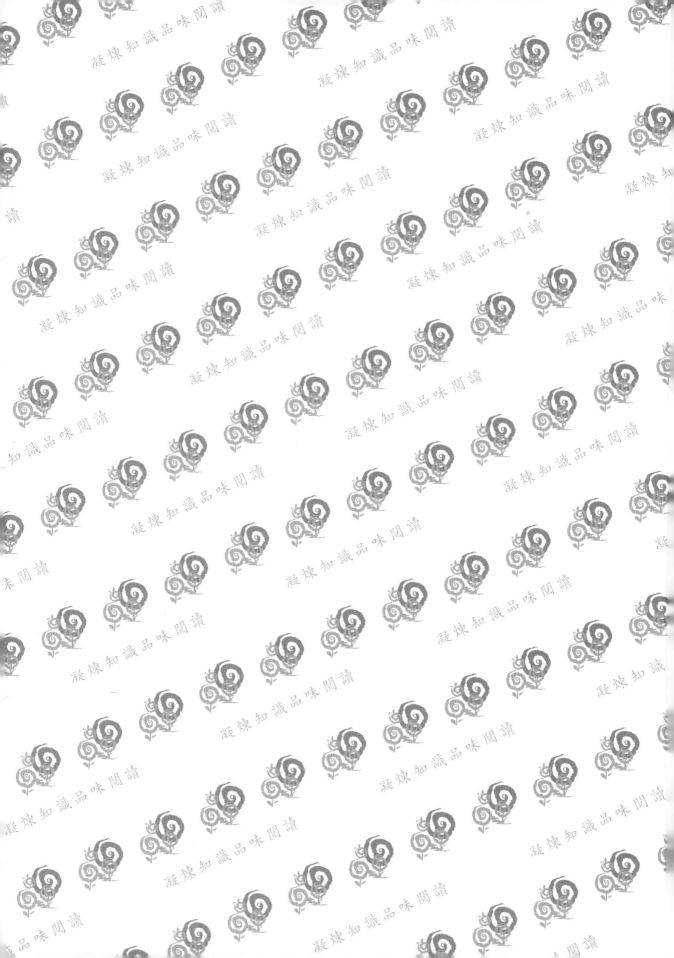

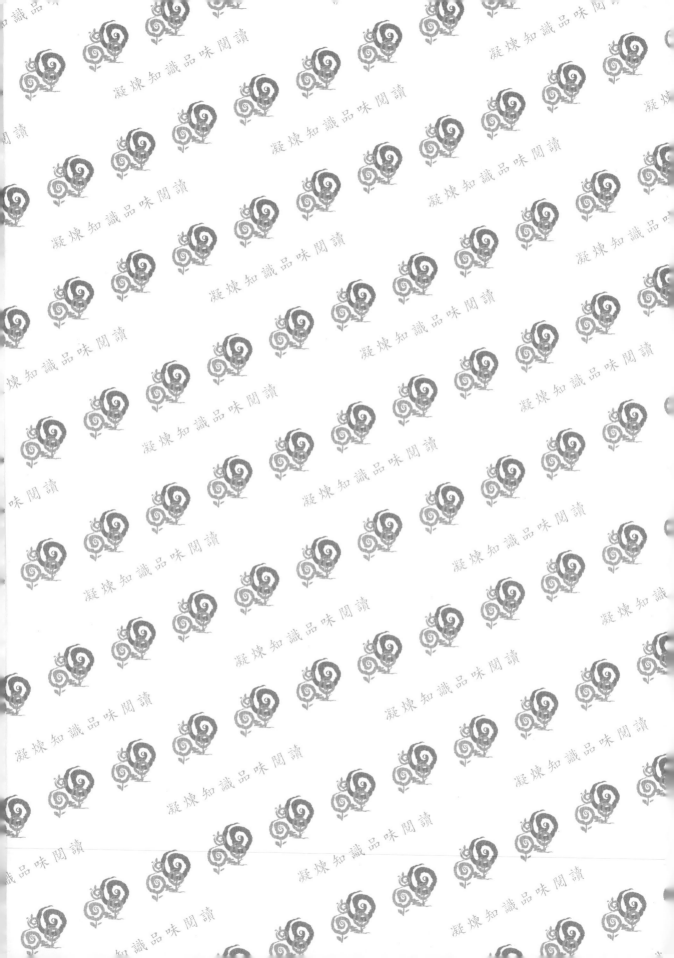

食品衛生與安全

施明智、陳俊成　著

五南圖書出版公司 印行

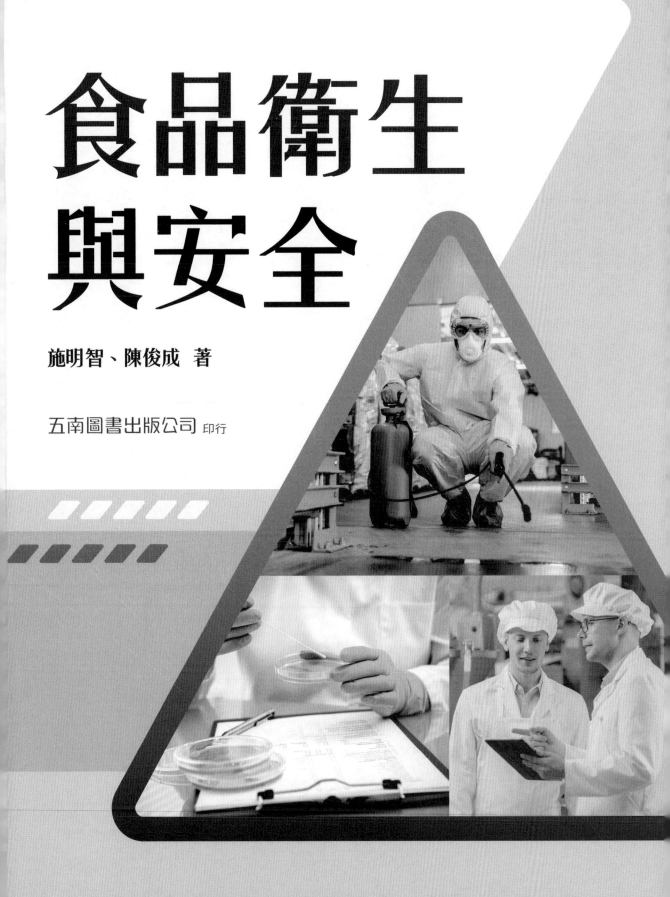

序

　　教了一輩子食品加工，沒想到在 2013 年突然必須教授食品安全與衛生課程，又剛巧遇到大統油脂事件。在新聞媒體常諮詢與採訪之過程，以及上課、備課過程中，開始深入了解什麼是食品衛生與安全之範疇。

　　而近十多來年也是台灣食品安全變化最大的時期。早期的食安事件多起因於環境污染造成的原料污染，然而從 2008 年中國發生三聚氰胺事件後，台灣的食安事件開始產生質的變化，不斷的發生食品攙入化學物質事件，如塑化劑、順丁烯二酸、到幾年前分別發生的植物油與動物油脂事件，大家才發覺台灣的食品安全也沒想像中的好。於是政府開始制定眾多的辦法，甚至連管理的法規都進行改名與作大幅度的修改。同時，開始導入風險評估與分析的概念，而我也幸運的趕上風潮，在那段時間裡上了眾多的安全評估的課程、工作坊。進而更進一步學到有別於以往所學的食安知識與工具。

　　在教與學的過程中，漸漸地希望將所學整理成完整的書，讓更多不是文化大學的學生與民眾能更了解食品安全的內容。然而，以我一個人之力勢必需花數年之時間才能完成這本書，於是，懇請陳俊成老師能協助一起完成本書。陳老師是我學長，曾經任職於台灣第一家團膳公司，並在乳品界浸淫多年，為國內數一數二的乳品專家。在其退休後，又分別擔任立法院資深助理與監察院食安諮詢委員，因此不論工廠實務與法條規範等，都有相當之實力。在兩人協力下，加上疫情好幾個月足不出戶的情況下，終於能縮短本書之完成時間。

　　最後，本書於校稿期間已盡最大努力校對，但仍可能有錯誤之處，尚請讀者與授課老師不吝指正。

施明智 陳俊成 謹識
2022 年 11 月於台北

目錄

第一章　食品安全與衛生概論　　**1**

第一節　食品安全與衛生概論　　2

第二節　食品衛生與安全之過去與現在　　8

第三節　常見認驗證制度與食品標章介紹　　24

第四節　食品衛生與安全之未來　　33

第二章　我國食品安全管理相關法規與權責分工　　**41**

第一節　我國目前食品安全管理的政策　　42

第二節　食品安全衛生管理法　　44

第三節　行政院食品藥品安全會報／食安辦公室　　69

第四節　行政院農業委員會之食安管理政策　　71

第五節　行政院環境保護署／毒物化學物質局與食安管理　　74

第六節　教育部與食安管理　　77

第七節　經濟部　　78

第八節　財政部　　80

第九節　內政部　　80

第十節　法務部　　81

第十一節　海岸巡防署　　82

第十二節　行政院消費者保護委員會／處　　82

第十三節　中央各部會食安管理之權責分工　　83

第三章 食品安全評估與風險評估 **85**

第一節 食品安全性評估 86

第二節 食品風險管理 124

第三節 風險分析介紹 133

第四節 食品防護介紹 138

第四章 食品的腐敗 **147**

第一節 食品腐敗之簡介 148

第二節 造成食物腐敗原因與種類 149

第三節 食物腐敗的生化變化與各類食物原因探討 157

第五章 微生物來源危害因素 —— 細菌性 **173**

第一節 食品中毒的定義 174

第二節 我國食品中毒近況分析 174

第三節 食品之病原性微生物 175

第六章 微生物來源危害因子 —— 黴菌毒素 **197**

第一節 黴菌毒素簡介 198

第二節 常見之黴菌毒素 203

第三節 黴菌毒素的防止與去除 222

第七章　生物來源危害因素──原生動物、病毒與　　　　　　　　　
　　　　其他　　　　　　　　　　　　　　　　　　　　　**227**

　　第一節　食源性寄生蟲病簡介　　　　　　　　　228
　　第二節　常見之寄生蟲簡介　　　　　　　　　　239
　　第三節　病毒造成之食品安全問題　　　　　　　252
　　第四節　其他生物造成之食品安全問題　　　　　262

第八章　化學性來源危害因素──動植物之天然毒素　**271**

　　第一節　概論　　　　　　　　　　　　　　　　272
　　第二節　植物性天然毒素　　　　　　　　　　　277
　　第三節　菇（蕈）類毒素　　　　　　　　　　　298
　　第四節　動物性天然毒素　　　　　　　　　　　306

第九章　化學性來源危害因素──環境污染物　　　　
　　　　（重金屬）　　　　　　　　　　　　　　**317**

　　第一節　環境污染物簡介　　　　　　　　　　　318
　　第二節　重金屬簡介　　　　　　　　　　　　　320
　　第三節　各類重金屬簡介　　　　　　　　　　　330

第十章　化學性來源危害因素 —— 加工毒物　　**355**

第一節　緒論　　356

第二節　異環胺類化合物　　357

第三節　多環芳香族碳氫化合物　　365

第四節　丙烯醯胺　　376

第五節　縮水甘油脂肪酸酯　　384

第六節　氯丙醇及 3- 單氯丙二醇　　389

第七節　3- 單氯丙二醇酯類　　395

第八節　呋喃　　399

第九節　羥甲基糠醛　　403

第十節　4- 甲基咪唑　　407

第十一節　反式脂肪酸　　409

第十二節　糖化最終產物　　413

第十三節　丙烯醛　　419

第十一章　化學性來源危害因素 —— 農藥及動物用藥管理　　**423**

第一節　農藥　　424

第二節　動物用藥品　　441

第三節　常見農藥及動物用藥違法案例　　447

第四節　農藥的管理機關　　450

第五節　農藥的販賣與使用管理　　451

第六節　農藥及動物用藥殘留容許量標準之制定　　452

第七節　我國農藥管理之重大政策　　456

第十二章　化學性來源危害因素──食品添加物　　461

第一節　我國食品添加物的使用安全管理　　462

第二節　食品添加物的特性　　463

第三節　我國食品添加物的管理　　464

第四節　食品添加物安全性評估及管制　　473

第五節　常被違法使用或超量使用的食品添加物案例　　474

第六節　國內已禁用，但曾經／仍被誤用之化學物質　　478

第七節　因科學期刊之文獻報告而引起關注的食品添加物　　488

第十三章　化學性來源危害因素──環境荷爾蒙
　　　　　（戴奧辛、食品用洗潔劑與食品包裝）　　501

第一節　環境荷爾蒙簡介　　502

第二節　戴奧辛與多氯聯苯　　505

第三節　食品用洗潔劑　　519

第四節　食品塑膠容器　　533

第十四章　食物不良反應、過敏原與組織胺　　543

第一節　食物不良反應　　544

第二節　食物過敏　　546

第三節　食物不耐症　　563

第四節　揮發性鹽基態氮與組織胺　　566

第十五章　其他食品衛生議題 —— 基改食品、放射線　**571**

第一節　基因改造食品　572

第二節　輻射污染　594

第十六章　工廠與餐飲衛生管理　**609**

第一節　食品工廠衛生管理相關法規與管理模式　610

第二節　食品衛生與食材管理　615

第三節　人員衛生　628

第四節　餐飲衛生管理　632

第一章

食品安全與衛生概論

第一節　食品安全與衛生概論

第二節　食品衛生與安全之過去與現在

第三節　常見認驗證制度與食品標章介紹

第四節　食品衛生與安全之未來

　　本章主要針對食品衛生之定義，以及我國食品衛生之過去、現在與未來之發展加以描述，並對國內與國際間之一些驗證制度略加以描述。

第一節　食品安全與衛生概論

一、定義

　　食品安全（food safety）或食品衛生是用於描述食品的處理、製備和儲存，以防止食源性疾病的一種科學方法／學科。

　　所謂食源性疾病（foodborne disease），俗稱食品中毒，是由於污染食物的致病菌、病毒或寄生蟲以及天然毒素（如黴菌毒素、毒菇等）、化學性污染物等造成的疾病。症狀因病因而異，但通常包括嘔吐、發熱和疼痛，並可能腹瀉。對於需潛伏期的污染物，症狀可能在數小時至數天內出現，取決於原因和食用量。

　　食品法典委員會（Codex Alimentarius Commission, Codex）為聯合國糧食及農業組織（Food and Agriculture Organization of the United Nations, FAO）及世界衛生組織（World Health Organization, WHO）共同成立，其職責係為協調各政府間對食品之管制標準，以建立完善、統一的國際食品標準體系。依照Codex的定義，所謂「食品安全」，係指確保食品依正常、預期之使用方式食用後，不致對消費者健康產生傷害。

　　一般人常將food hygiene與food safety視為是同義字。

　　但世界衛生組織定義食品安全（food safety）為：對食品按其原定用途進行製作和／或食用時，不會使消費者健康受到損害的一種擔保。

　　定義食品衛生（food hygiene）為：由栽培（或養殖）、生產、製造到最後消費者為止，在全過程中為了確保食品的安全性、完全性、健全性起見所必須的一切措施。

　　1975年我國公布食品衛生管理法，以作爲食品衛生管理之依據。而到2014年，一連串食安事件如塑化劑事件、混充油品事件、黑心油品事件，並鑒於生物技術、農藥化學發展蓬勃，難僅以「衛生」作爲食品規範之準則，故法規名稱亦從「食品衛生管理法」修改爲「食品安全衛生管理法」。

　　由以上定義與法規名稱可知，食品安全比食品衛生涵蓋的範圍要廣。

　　另一名詞——food sanitation雖亦翻譯爲食品衛生，但係指遵循某些規則和程式，以防止食品污染，保證其安全食用的做法，例如儀器、設備、加工或廚房環境的清潔維護方法等。亦有學者認爲food sanitation與food hygiene爲同義字。

　　大概要而論，食品安全food safety是涵蓋整個大方向，而食品衛生food sanitation與food hygiene比較偏向技術面。

二、食品安全的範圍

㈠ 傳統的食品安全範圍

　　食品安全定義爲「生產、加工、儲存、分配和製作食品過程中，確保食品安全、可靠、有益於健康並且適合人消費的種種必要條件和措施」。

　　食品衛生是研究由食物（包括食品添加物），直接或間接地引起危害健康的原因，並設法加以減少、預防或去除，或減少食品腐敗與中毒，以確保大眾飲食生活的安全與舒適。對於食品的腐敗、酸敗、含毒有害物質、病原微生物之污染、異物之混入等做適當之措施，並設法避免由食品、包裝器具等途徑而讓有毒物質污染食物。

　　以往對於食品安全所針對之對象主要以食品業者爲主，而對立面就是政府的管理。但從歷次各種食安事件發現，上游原料的乾淨與否也會影響產品，而消費者的態度更會影響食安的方向。

　　食品安全的問題已普遍地受到大眾重視，其原因可以歸納爲以下幾點：

1. 人們對自己的健康越來越關心，而食品是每天必須攝食的東西。
2. 食品種類及形式日益繁多，使得消費者對食品製造過程欠缺了解。
3. 生活水準的提高，使得消費者在享受生活之餘更加關心食品安全。
4. 現在分析技術之進步，使得過去測不到的有害成分能被精確測出，也使得以往較少受注意的微生物與化學物質被澈底研究。
5. 大眾傳播媒體的發達，食品安全始終是其報導的重點之一。

　　食品安全與公共衛生及大眾健康有密切關係，不安全的食品對各國公共衛生及大眾健康構成重大威脅。基於此理由，針對食品安全問題，歐盟於1985年即已強調四項「必要要求」（essential requirements），包括：⑴公共健康的保障；⑵消費者利益的保障，尤其消費者知情選擇；⑶確保公平交易；⑷提供必要的官方管制。歐盟可以依據「公共利益」，限制有食安問題食品在內部市場的自由流通，以及援引預防原則限制有食安疑慮食品之進口。

㈡食品安全新概念──從農場到餐桌（From farm to table）

　　廣泛的食品安全的範圍應該是「From farm to table」。

　　所謂從農場到餐桌（From farm to table）是因確保食品安全是一複雜的過程，從食品原料之栽種、生產、收穫，到產品運輸、貯藏、製造、包裝、販賣，直到消費者吃進肚子裡，都要考慮整個食物鏈（從農場到餐桌）的所有環節都要做好把關。然而，保障食品的安全並不僅僅局限於販賣與購買。在家裡，消費者們也有責任確保他們自己吃的東西是安全的。

　　圖1-1利用蔬果原料的生產過程，來說明其從農場到餐桌可能遭遇到的各種食品衛生安全上的問題。

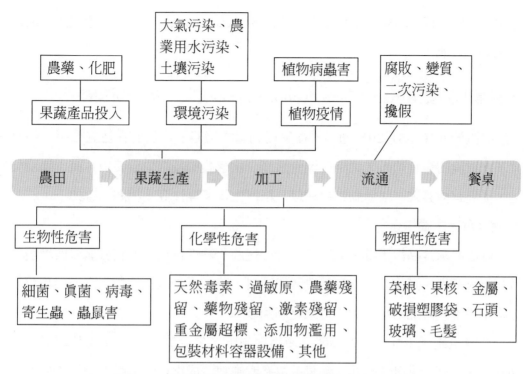

圖1-1　從農場到餐桌過程中影響蔬果安全的因素

　　根據世界衛生組織的說法，食品安全的五個關鍵原則是：

1. 防止從人、寵物和害蟲傳播的病原體污染食物。
2. 使用安全的水與安全的原材料。
3. 將生食和熟食分開，以防止污染熟食。
4. 在適當的時間和適當的溫度下烹飪食物以殺死病原體。
5. 將食物儲存在適當的溫度下。

　　後三項即table的概念，亦即即使原料再怎麼乾淨，廠商加工、運輸、販賣過程再怎麼小心，但在最後一哩的消費者拿到食品後，若未依食品安全的處置方式處理食品，則容易產生食品中毒，而前面廠商的努力皆將付諸流水。

　　食品從農場到餐桌的概念，是源頭管理落實之依據，必須徹底落實食品履歷（即食品可追蹤系統food traceability，亦即產銷履歷制度），即與食品有關的資訊，從原料（農產品）來源、生產（養殖）、收穫後處理、加工、製造、流通、

運輸、銷售的每一階段,都可以向上游追溯(trace back)或/及下游追蹤(trace forward)查詢。

㈢從農場到餐桌策略(Farm to Fork Strategy)──另一新趨勢

歐盟於2020年5月20日通過「從農場到餐桌策略」,目的在建立公平、健康與友善環境的糧食體系。策略目標包括減少化學農藥及抗生素使用、減少過度施肥、提倡有機農業、增進動物福利以及維持生物多樣性等,相關內容如下:

1. 確保食品永續生產

歐盟要求食品供應鏈參與者須致力於達成永續性目標,俾利於氣候與環境、增加氣候韌性、減少並有效利用農藥與肥料,雖然推動政策須投入人力與預算,但降低成本與增加附加價值將帶來更高回饋。

歐盟規劃減少50%化學農藥之使用與風險,針對較具危害性農藥則提前至2030年減少50%使用。此外,歐盟重視過度施肥造成之環境衝擊,爰規劃於2030年減少20%肥料使用,至2050年整體降低至少50%。

2. 確保糧食安全

1996年世界糧食高峰會(World Food Summit)定義糧食安全(Food Security)為「任何人在任何時候均能實質且有效地獲得充分、安全且營養的糧食,以滿足其飲食及食物偏好的活力健康生活」。影響食品供應鏈任何環節之危機皆會衝擊糧食安全。例如全球新冠肺炎大流行突顯糧食產業工作者的重要性,疫病造成食品供應鏈物流中斷、工人染疫、喪失市場、消費型態改變等,嚴重衝擊糧食供應體系。為因應未來可能發生的危機,歐盟將建立糧食體系危機應變協調機制,範圍涵蓋農漁業、食品安全、勞動力、健康與運輸等部門。

3. 建立永續性食品加工、批發、零售與餐飲業

為利食品加工、供應與零售廠商提供符合健康與永續規範之食品,歐盟規劃訂定「責任企業與行銷實務行動規範」,內容包括重新訂定健康與永續飲食規範、修改行銷與廣告策略以照顧易受傷害族群需求、確保食品價格競爭不至於影響市民對優質食品的認知、減少食品包裝等。另為促進健康飲食,歐盟將訂定膳

食營養素攝取建議，並限制廠商推廣高脂、高糖或高鹽食品。

4. 建立健康與永續的食品消費型態

　　不健康飲食習慣導致心血管疾病或癌症，爲促進蔬果與減少紅肉或加工肉品之消費，歐盟將調和會員國食品標示法規，包括部分產品強制性標示來源，讓消費者在選購時能充分獲取健康飲食訊息。歐盟亦將推動與調和自願性綠色標章，提供消費者選擇環境與氣候友善食品。

5. 減少食物損耗與浪費

　　降低食物損耗與浪費能增進供應商利潤與節省消費者支出，有效再分配剩餘食品亦具重要社會福利與環保意義。歐盟將整合食物損耗與浪費預防措施，例如研究消費者對於「有效期限」與「最佳食用期限」之誤解，及調查與改善生產階段之食物損耗，預計於2030年在零售與消費面減少50%人均食物浪費。

6. 打擊食品供應鏈詐欺行為

　　食品詐欺（Food Fraud）行爲係透過改變食品成分、攙僞與不實標示以獲取不法利益，此將危害食品安全、公平商業模式、食品市場韌性與永續糧食體系。歐盟將強化執法單位權力，與會員國及歐洲刑警組織在食品追溯與預警進行合作，通過嚴格防範措施與進口檢查，並將強化歐盟反詐欺局（European Anti-Fraud Office）在食品詐欺事件之協調與調查能力。

第二節　食品衛生與安全之過去與現在

一、我國歷年來重要食安事件

1970年代

發生時間	事件名稱	主要內容
1979年2月	假酒事件	交大教授因誤飲含有甲醇的假酒而失明。
1979年5月	米糠油多氯聯苯中毒事件	彰化油脂公司產製米糠油過程中,使用多氯聯苯為熱媒進行脫臭,因管線破裂使其滲入油中,導致台中惠明學校師生、多家工廠公司員工及一般民眾中毒受害。 1979年2事件,促成中華民國消費者文教基金會發起,以及衛生署食品衛生處的成立。

1980年代

發生時間	事件名稱	主要內容
1982年	鎘米	桃園縣觀音鄉大潭村的高銀化工疑似生產含鎘和鉛的安定劑,導致排放的廢水含鎘,造成農地遭受污染。
1984年	S95奶粉事件	飼料用奶粉冒充嬰幼兒奶粉。台灣藥商自美國進口飼料奶粉,不法加工製作高價嬰幼兒專用奶粉。
1984年11月	千面人事件	掬水軒被化名PSK的男子勒索新台幣一百萬元,為台灣食品千面人事件之濫觴。從掬水軒開始,味全、統一、光泉、義美等台灣食品大廠都曾發生類似事件。
1985年	沙士添加黃樟素	消基會披露黑松沙士飲料中含致癌物「黃樟素」,其後黑松公司全面回收產品,並推出不含黃樟素之新配方。
1985年9月20日	餿水油	自1976年起德泰油行長期收集台北市餐廳餿水,以餿水中的浮油製成劣質沙拉油轉賣成食用油。
1986年	綠牡蠣事件	台灣南部海域的養殖牡蠣被廢五金處理的廢棄物(含重金屬銅)大規模污染。

發生時間	事件名稱	主要內容
1986年	西施舌中毒事件	116人攝食屏東養殖場生產之西施舌，引起麻痺性貝毒中毒，2人死亡，政府開始建立水產養殖場監測制度。
1986年9月	蔭花生肉毒桿菌中毒事件	台南縣佳里鎮生寶食品公司所生產的玻璃罐裝蔭花生，為節省成本，僅以100℃的蒸汽蒸煮，導致肉毒桿菌孳生。造成至少2人死亡。
1987年12月	豆類製品污染	桃園縣大溪豆製品接連爆發添加防腐劑、漂白劑及二甲基黃等，致使政府修改法規，禁用二甲基黃。

1990年代

發生時間	事件名稱	主要內容
1995年6月	守宮木中毒事件	業者自馬來西亞引進守宮木減肥菜種植，全台數百人攝食，7人死亡。
1995年10月23日	美滿便當中毒事件	台北縣淡水鎮美滿便當公司午餐便當荷包蛋有腸炎弧菌，北市、北縣3124人攝食，1590人中毒，促使政府推動HACCP制度先期輔導。
1996年6月	飼料奶粉	從澳洲進口大量「飼料奶粉」充當「食用奶粉」賣給加工業者，再轉賣給消費者。政府啓動飼料奶粉染色矯味調配方制度。
1997年3月	口蹄疫發生	竹北的豬隻檢體發現口蹄疫，台灣正式成為疫區，外銷豬肉停止。
1998～2002年間	甲醇米酒	不肖業者私釀米酒並添加工業用甲醇充當酒精，造成多人眼睛失明及數十起死亡案例。
1999年6月	乳品戴奧辛污染	比利時進口乳品遭含戴奧辛之飼料油脂污染，風險雖小，但政府開始委託檢測機關執行戴奧辛監測計畫。

2000年代

發生時間	事件名稱	主要內容
2002年11月	米酒中毒事件	因徵收米酒稅使米酒價格由20元漲至180元，宜蘭爆發假米酒甲醇中毒6人死亡事件，政府推動優質酒類W標章。
2003年8月	袋鼠牛肉	不肖業者以袋鼠肉、馬肉、海龜肉等低價肉充當牛肉高價販賣。
2003年12月	禁美牛進口	美國出現狂牛症病例，因此禁止美國牛肉進口。

發生時間	事件名稱	主要內容
2004年6月	素食含動物成分	衛生署藥物食品檢驗局發現21種市售的傳統加工素料食品有15種（超過70%）攙雜有動物肉品成分。
2004年10月	重組牛肉	我家牛排、貴族世家、原燒、西堤牛排、陶板屋等相關業者爆發使用重組牛肉。
2005年5月	毒蠻牛事件	台中市便利商店被人放置了注入氰化物的罐裝飲料「蠻牛」，造成1死4傷。
2005年6月	毒鴨蛋事件	衛生署檢驗發現彰化線西鄉所產鴨蛋戴奧辛過高，並牽扯出環保署早知情，卻未於第一時間下令銷毀鴨蛋。
2005年10月	孔雀石綠石斑魚事件	檢驗認證合格的石斑魚被檢出含還原性孔雀石綠。結果發現養殖業者將未經查驗的石斑魚貼上認證標章，和合格的魚貨一同出貨。
2006年1月	開放美牛肉進口	開放美國牛肉進口，但因狂牛症疑慮，僅限於30個月以下小牛，並禁止帶骨牛肉進口。
2006年6月	台糖健素糖事件	檢調發現，台糖用動物用酵母粉當作食用酵母粉製作健素、香健素及健素糖三種食品。
2006年10月	大陸大閘蟹事件	大陸進口大閘蟹驗出硝基呋喃，政府加強檢驗，並**修法禁止旅客攜帶進口**。
2006年12月	瀝青鴨烏龍爆料	民眾向TVBS媒體投訴商人用瀝青除鴨毛，並經該台報導、經衛生署與農委會查證後，可能是脫毛用松膠用久變黑使民眾誤解。
2007年8月	豬肉瘦肉精事件	農委會解除瘦肉精違禁藥，衛生署擬研議預告殘留限量，因豬農抗議，嗣政策定調取消開放（牛豬分離）。
2007年9月	假鱈魚事件	賣場用油魚（圓鱈）冒充鱈魚，導致消費者腸胃發生不適。
2008年9月	三聚氰胺毒奶粉	**中國爆發三聚氰胺毒奶粉事件**，新西蘭乳品公司台灣分公司以「維多利亞全脂奶粉」等名稱進口台灣。
2009年6月	麥當勞回鍋油	台北縣消保官檢測含麥當勞等5家速食業者的油炸油，麥當勞用油含高出標準的砷，但後罪證不足結案。
2009年11月	戴奧辛鴨	高雄縣發現有養鴨場遭到戴奧辛污染。

2010年代

發生時間	事件名稱	主要內容
2010年3月	大溪豆干肉毒桿菌中毒事件	3月起，陸續發生數起食用大溪的素豆干、素蹄筋、素肚等真空包裝而發生肉毒桿菌中毒，數人死亡。衛生署因而訂定「真空包裝即食食品良好衛生規範」。
2011年3月11日	日本福島核災發生	日本東北地區太平洋近海地震引發海嘯，造成福島第一核電廠發生核事故，導致附近農漁產品受核污染。
2011年5月	塑化劑事件	衛生署查獲飲料食品添加有毒塑化劑，違法用起雲劑製成濃縮果粉、果汁、果漿、優酪粉等50多種食物香料。
2012年2月	美牛事件	行政院指示有條件解禁美國含萊克多巴胺牛肉，並修正衛生管理法訂定殘留限量標準。
2012年5月	生蠔中毒	饗食天堂由南韓進口的生蠔受到諾羅病毒污染，導致食品中毒。
2013年3月	商周「牛奶駭人」事件	商業週刊雜誌以「牛奶駭人」議題指出，台灣6成市售鮮乳含藥物代謝物。經食藥署稽查流程，結果不足採信，但已掀起恐慌。
2013年5月	毒澱粉事件	市售之粉圓、板條等產品添加工業用黏著劑順丁烯二酸，爆發「毒澱粉」事件。引發消費者不信任風波。
2013年5月	毒醬油事件	據媒體報導指出，部分自助餐店、攤販及餐廳使用的「雙鶴醬油」含有之「單氯丙二醇」超標。
2013年5月	義美過期原料	義美公司使用過期大豆分離蛋白、可可脂等原料生產泡芙系列產品。
2013年8月	甲苯毒餐盒	台中市皇冠印刷公司以有毒的甲苯擦拭紙容器油污。
2013年8月	胖達人香精麵包	胖達人連鎖麵包店廣告標榜「天然酵母，無添加人工香料」；但製作歐風台式麵包時，攙入人工合成香精。
2013年8月	山水米混充事件	農糧署依民眾檢舉證實，泉順公司產的山水佳長米其標示屬國家標準三等米，實為最劣的「等外米」等級。
2013年10月	綠薯條事件	摩斯漢堡薯條，消費者吃後嘴巴發麻，衛生局抽驗發現茄鹼超量。
2013年10月8日	含鋁膨鬆劑	消基會採樣24件樣品，其中甜甜圈、油條、饅頭、海帶及粉絲共16件樣品含鋁。

發生時間	事件名稱	主要內容
2013年10月16日	大統油事件	大統長基公司於特級橄欖油中添加低成本葵花油及棉籽油混充，且添加銅葉綠素調色。同時間，富味鄉公司油品亦涉嫌標示不清。由於大統長基公司若干產品獲有FGMP標章，本事件使社會大眾對FGMP產品之公信力存疑，引發FGMP之改造轉型。
2013年11月12日	違規使用銅葉綠素	衛福部追查發現「銅葉綠素鈉」下游廠商億元新流向，違規添加於粉圓、魚板、溼海帶、涼麵等食品。
2013年11月20日	環泰麥芽糊精混充	桃園市蘆竹區的環泰公司被查獲從民國99年起，自中國進口低價麥芽糊精，將外包裝更換為自家包裝後，賣給下游多家食品大廠。
2014年2月5日	食安法修法	修法公告，將「食品衛生管理法」修改為「食品安全衛生管理法」。
2014年2月26日	鼎王湯頭事件	餐飲集團「鼎王麻辣鍋」遭員工爆料湯頭竟是由味精、大骨粉等10多種粉末調製而成，且被驗出重金屬成分。
2014年3月	大創進口日本核食	大創百貨非法進口日本核災食品，被國貿局裁罰半年內不得輸入商品，但大創涉嫌竄改商品的交易日期。
2014年4月9日	注水肉	高雄農正鮮公司涉嫌將牛、羊、豬肉填充大量保水劑（磷酸鹽）加水使肉重量增加至少一倍後冷凍販賣。
2014年2月13日及4月16日	工業保險粉豆芽漂白事件	2月13日，台南一間工廠被查出以俗稱「保險粉」的工業用連二亞硫酸鈉和次氯酸鈉浸泡豆芽漂白、保鮮。4月16日，又查出苗栗市一間工廠以同樣方式浸泡豆芽，且已販售30年。
2014年9月4日	餿水油事件	4日警政署破獲屏東郭烈成之地下油廠收購餿水熬成餿水油，賣給強冠公司製成全統香豬油。包含奇美食品、盛香珍、85度C、味王、味全、黑橋牌、早安美芝城公司產品等皆使用該豬油。 6日，衛生局追查，強冠公司還替工研整合行銷公司代工製造「合將香豬油」，流向食品原料行、雜糧行、烘焙、早餐店、攤商等。 10月8日，調查局查獲鑫好公司將飼料油賣給頂新味全之正義公司，攪入「維力清香油」、「維力香豬油」、「正義香豬油」等油中。

發生時間	事件名稱	主要內容
2014年11月8日	藥桶仙草、化工豆花	新北市衛生局查緝盧佳食品公司（盧家仙草）向宏仁醫院購入血液透析液空桶盛裝仙草茶，還用化工級石膏製作豆花。
2014年11月21日	醃薑泡工業鹽丹	台中市政府查獲，霧峰區一地下工廠涉嫌以工業用氯化鈣（俗稱鹽丹）來醃製薑，用來保持薑的脆度。
2014年12月16日	德昌毒豆干事件	台中德昌食品豆製品，6日遭香港驗出含工業染劑二甲基黃。16日衛生單位追查，使用的油皮來自彰化縣久元企業社，其製作油皮的乳化劑來自台南市芊鑫實業社。其餘數家大溪豆干亦受波及。
2015年2月	黑心鴨血	新北雙鵬食品，將飼料用雞血攪入鴨血及豬血糕等火鍋料。
2015年2月	武陵農場餐飲中毒	台中「武陵農場」住宿區疑似爆發諾羅病毒感染疫情，3天內有超過200名遊客上吐下瀉。
2015年3月20日	潤餅皮加吊白塊	新北市衛生局抽驗市售潤餅皮，檢出位於中和的「春源商號」添加俗稱「吊白塊」的工業用漂白劑。
2015年3月31日	**胡椒粉攙工業原料**	2015年3月彰化地檢署查獲，「進興製粉公司」以工業級碳酸鎂混入胡椒粉、胡椒鹽、咖哩粉等調味粉和食用色素當中。 2015年4月，「台灣第一家」爆出在調味粉中攙入工業用碳酸鎂。
2015年4月	茶飲料殘留農藥	「英國藍」的玫瑰花茶等茶葉、「50嵐」的四季春茶，被驗出農藥芬普尼超標。
2015年5月21日	蜜餞攙工業用原料	彰化檢方查獲員林鎮存德工業原料行，涉嫌將銨明礬、偏亞硫酸氫鈉等工業用原料販賣給下游食品業者使用，攙入蜜餞等食品。
2015年07月4日	義美食品過期十年	義美食品遭桃園衛生局查獲，過期十年年菜不當存放未按規定銷毀。
2015年8月	黑糖丙烯醯胺	七月分康健雜誌抽驗市售黑糖，發現全含有可能致癌的丙烯醯胺，引發社會大眾討論。
2015年09月	工研醋過期品回收	大醇食品公司被查獲將回收品重新混入原料製成工研烏醋及豆瓣味噌等。

發生時間	事件名稱	主要內容
2016年01月19日	過期食品流入餐廳	鮮洋食品公司查獲使用逾期梅花豬肉與鱈魚卵原料加工製作臘肉和魚子醬，並出貨給精彩集團餐飲業者。
2016年1月29日	魚鬆成分標示不符	食藥署抽驗市售魚鬆產品成分標示不符，其中漁之鄉特選鮭魚鬆含有鮪魚成分、新東陽的精緻旗魚鬆驗出含有鮪魚和鮭魚成分、廣達香旗魚鬆根本沒有旗魚。
2016年6月	政府推動食安五環	由行政院食安辦與農委會、環保署、衛福部、經濟部及教育部等部會共同規劃與執行「食安五環」政策。
2016年11月16日	工業用碳酸鈉浸泡海產	彰化市化工行涉嫌將工業用碳酸鈉賣給傳統市場的下游攤商、自助餐店，取代食品級碳酸鈉浸泡魷魚、海帶、鯊魚皮等海產。
2016年12月19日	湯圓添加工業染劑	台中市衛生局查獲豐南街地下工廠以食用色素混合工業用紅色素（Rhodamine B鹽基性桃紅精）製作湯圓。
2017年1月14日	機械潤滑油塗抹麵製品	新北市珍典食品公司使用食品機械軌道潤滑油塗抹在包子、小籠包、刈包、豆沙包、芋泥包等表皮上以防止沾黏。
2017年3月10日	過期乳瑪琳重製	遠東油脂公司回收過期的乳瑪琳重製，並使用過期的無水奶油原料製成乳瑪琳、酥油等商品。
2017年4月22日	毒雞蛋事件	食藥署在雞蛋檢驗出含過量戴奧辛。戴奧辛蛋來自彰化地區「駿億」、「鴻彰」、「財源」蛋雞場。
2017年5月9日	塗改糕餅有效日期	知名餅店「維格餅家」將鳳梨酥等商品的有效日期塗改，然後販賣給不知情的大眾食用。
2017年5月18日	蝦味先用過期原料	裕榮食品公司「蝦味先」遭檢舉使用過期原料，稽查發現使用過期柴魚精粉、無水檸檬酸及紅麴粉等原料。
2017年5月	力勤過期冷凍肉品	台中力勤肉品公司涉嫌販售逾期冷凍肉品，改名兆基冷凍公司後，9月又被查獲販售過期肉品。
2017年8月21日	雞蛋芬普尼超標	農委會驗出彰化縣文政牧場、國賀牧場、連成牧場三家雞蛋芬普尼殘留量超標，芬普尼主要用於消滅雞蝨。
2017年9月28日	鹹鴨蛋檢出蘇丹紅	台中衛生局稽查網購蛋黃酥內鴨蛋黃含蘇丹紅。追查飼主為張信榮，檢驗其鴨蛋和鴨脂肪中皆檢出蘇丹紅。

發生時間	事件名稱	主要內容
2017年12月28日	販售過期和破殼蛋	蒍記泰安蛋品公司回收逾期蛋重新包裝販售，外觀破損的蛋品則製成蛋液販售。
2018年7月	永詠過期原料案	永詠公司（前身是立光農工公司）被查獲使用超過有效日期的食品添加物色素製造布丁粉等產品。
2018年8月	元山蛋品液蛋事件	食藥署等單位稽查桃園元山蛋品公司，查獲業者將沾有雞糞、破殼及長蛆之蛋品混製成液蛋。
2018年9月	亞培產品結塊	消費者反應亞培公司原味安素、腎補納等產品有結塊變質狀況，其後證實係冷卻水滲入罐中導致。
2018年11月	蘋果西打變質	大西洋飲料公司因生產之蘋果西打產品遭到微生物污染，導致消費者腹瀉。
2018年11月30日	因應非洲豬瘟措施	因應非洲豬瘟入侵，立法院通過「動物傳染病防治條例修正案」，並宣導民眾不得攜帶豬肉入境。
2019年2月13日	雞蛋檢出芬普尼	彰化縣順弘牧場驗出芬普尼蛋，46萬顆流入台北市和新北市。
2019年8月23日	蘋果西打變質	大西洋飲料公司再次因生產之蘋果西打產品遭到微生物污染，主動提出回收產品。

2020年代

發生時間	事件名稱	主要內容
2020年6月16日	口蹄疫拔針	世界動物衛生組織（OIE）正式公布台灣為口蹄疫不打疫苗非疫區。
2020年8月28日	萊豬進口	總統府頒布行政命令，預告終結14年禁止瘦肉精豬肉進口。
2020年12月15日	嬰幼兒鎘米餅	消基會召開記者會，指出抽查20件嬰幼兒米製副食品中，其中4件驗出重金屬鎘含量超過限量標準。
2021年1月21日	騰德姆斯報告造假	騰德姆斯公司爆發進口肉品含萊克多巴胺殘留容許食安檢測報告疑似造假弊案。
2022年2月3日	外銷金針菇染菌	彰化縣菇類生產合作社主導出貨的金針菇，外銷美國被檢出李斯特菌。

二、我國食品衛生之過去與現在

㈠ 與食品衛生有關之機構的成立

1. 立法之開始

1969年內政部以食品衛生管理為主旨，擬具「食品衛生管理條例草案」，呈送行政院院會。

1970年行政院衛生署成立，協調各機關後重新研擬草案送院。

1972年行政院衛生署擬具「食品衛生管理條例草案」，送立法院審議。

1975年立法院通過實施「食品衛生管理法」。至2013年多次修正，且更名為「食品安全衛生管理法」，逐步完備我國食品安全法規制度，朝向提升食品業者管理能力的方向邁進。

2. 執法機關之開始

1970年行政院衛生署成立。1979年發生的假酒與米糠油多氯聯苯中毒事件，促使政府於1981年成立衛生署食品衛生處，以專責管理食品衛生相關業務。2010年1月1日與其他單位合併為「行政院衛生署食品藥物管理局」。2013年7月23日改組為「衛生福利部食品藥物管理署」。

3. 消基會之設立

1979年發生的兩起事件亦促成中華民國消費者文教基金會於1980年11月1日在台北市成立。藉以維護消費者權益，促進消保法制進步，增進產銷和諧。

4. 食品GMP制度的肇始

1989年2月22日，經濟部公告食品良好作業規範（食品GMP）推行方案。經濟部成立「食品GMP推行會報」，推動「食品GMP認證制度」實施規章。1994年5月6日，台灣食品GMP發展協會成立，藉以推廣食品GMP制度。2015年3月，轉型為「台灣優良食品發展協會」。

5. CAS優良農產品制度之肇始

1991年農委會支持成立「財團法人CAS優良農產品發展協會」，初期主要的

任務是配合農委會推動CAS標章的政策，輔導我國冷凍食品產業發展，之後則持續接受農委會的委託執行CAS標章之各項推廣工作。2007年4月更名和改制成「財團法人台灣優良農產品發展協會」。

6. 消費者保護制度的開端

1994年1月11日，立法院三讀通過「消費者保護法」，消費者權益從此獲得更有效的保障。行政院成立行政院消費者保護委員會，另在全國各縣市政府設置消費者服務中心、消費者保護官及消費爭議調解委員會。1994年10月2日「社團法人台灣消費者保護協會」成立。

7. 食品安全管制系統（HACCP）制度的開端

1995年10月23日台北縣淡水鎮美滿便當公司，其午餐便當荷包蛋污染腸炎弧菌，北市、北縣1590人中毒，促使政府推動HACCP制度先期輔導。

1997年衛生署籌劃將HACCP制度之相關事宜納入食品衛生管理法之管理範疇內。以肉製品、冷凍水產、即食餐飲食品及烘焙食品等為優先對象。委託中央畜產會、食品工業研究所及中華穀類食品工業技術研究所蒐集資料、翻譯及辦理專業教育訓練，包括邀請美國食品衛生專家來台指導及辦理研習會。協助有意願之廠商製作HACCP制度之各項書面資料與執行危害分析、檢驗等工作，建立HACCP管理模式。同時辦理衛生單位及其他相關稽查人員的教育訓練。

在政府推動國中小學營養午餐政策下，學校外食人口增加，為防止發生食品中毒事件，因此我國首先將HACCP系統應用於餐盒食品工廠。

第一階段為1998年台灣省衛生處推動之「餐飲公共衛生檢查系統計畫」，鼓勵餐盒食品業者自願接受輔導與實施HACCP，稱為「餐飲業食品安全管制系統先期輔導制度」。1999年因台北市與高雄市亦加入參與輔導，該計畫業務遂由衛生署食品衛生處執行。

8. 行政院食品安全會報

2000年開始發生數起重大食品安全事件，每起事件皆對於人民的健康與生活造成影響。然而食品生產供應鏈與衛生、農業、環保、工業、關務、稅務、經貿、外交、警政與法務等不同機關息息相關，各部會雖各司其職，但在資源分

散、整合有限及溝通落差下，顯現出分段管理未臻完善處，導致不肖廠商有機可乘。有鑑於此，行政院於2009年成立食品安全會報，經數次改組後，於2014年成立食品安全辦公室，期望透過成立跨部會單位提升政府整體食品安全管理功能。

㈡ 歷年食安事件之影響

1979年之後台灣相繼發生「米糠油中毒」、「假酒」事件，進而引發政府專責機構與消基會等民間消費者保護團體成立，揭開食品安全納管與重視的序幕。

1. 頻繁修法

自1975年至2010年的35年間，食管法僅修正5次。但當2008年9月中國三聚氰胺毒奶粉事件直接影響到我國的食安後，突然自2011年起陸續發生多起重大食安事件。連續數年的大量食品安全事件與「黑心食品」的出現，使得台灣社會乃至有關國家地區都產生了擔憂。台灣民眾對食品安全也感到擔憂，形成一系列後續影響。

此也導致短短10年內，食安法修法11次，甚至連名稱都改掉了。其中每次的修法背後，都與某些食安事件有直接、間接的關係（表1-1）。

表1-1　近年食安事件與修法之關聯性

公布日期	相關食安事件	修法內容
2010年1月27日（第6次）	1. 2008年9月進口中國三聚氰胺毒奶粉事件	對於新興污染物等，主管機關訂定暫行標準之權限不足，造成檢驗結果判定不一致 1. 增加食品安全風險管理專章 2. 授權主管機關得定暫行標準 3. 要求業者聘用專技證照人員
	1. 2009年麥當勞砷油事件檢驗結果為總砷，但卻誤認為無機砷之含量 2. 2010年1月1日食品藥物管理局成立	1. 檢驗資訊之發布應確保檢驗品質及結果判讀之正確性 2. 刪除原委託經濟部標準檢驗局之條文

公布日期	相關食安事件	修法內容
2011年6月22日（第7次）	1. 真空包裝豆干肉毒桿菌中毒事件 2. 2011年1月1日邊境查驗業務回歸，配合全面檢討法規	1. 標示製造廠商 2. 增加輸入食品管理標章
2012年8月8日（第8次）	2011年5～7月食品遭塑化劑污染事件	違法處分太輕，無法遏止業者不法行為 1. 修正加重違規行為之罰則
2013年6月19日（第9次）	2013年5月順丁烯二酸化製澱粉事件	1. 食品業者登錄制度（非登不可） 2. 追溯及追蹤系統（非追不可） 3. 攙偽或假冒、添加未經許可添加物者，直接處以刑罰
2014年2月5日（第10次）	2013年10月油品混油事件	1. 修正法令名稱 2. 再次提高刑度及罰鍰 3. 明定業者自主檢驗（一級品管）制度 4. 設立食品安全保護基金
2014年12月10日（第11次）	2014年9月劣質豬油事件	1. 行政院及各縣市政府設立食安會報 2. 食品業者應設置實驗室 3. 食品業者應使用電子發票，以電子方式申報 4. 分廠分照制度 5. 僅標示國內負責廠商名稱者，應將製造廠商資訊通報轄區主管機關 6. 賦予主管機關沒入或追繳不當利得之權利
2015年2月4日（第12次）	重組肉、鼎王火鍋湯底事件	1. 食品業者應就衛生管理系統，主動接受第三方驗證之外部查核監控 2. 直接供應飲食場所及散裝食品，增列其他應標示事項 3. 散裝食品應標示可追溯之來源、生產系統
2015年12月16日（第13次）	2015年6月美國FDA發布3年後禁用部分氫化油	授權中央主管機關對可供食用之原料，得限制製造、加工、調配之方式或條件、食用部位、使用量、可製成產品型態，並增訂罰則
2017年11月15日（第14次）	1. 配合刑法沒收新制規定 2. 強化食品追溯性 3. 增列第28條第4項授權規定	1. 修正食安法第49條之1及第56條之1 2. 修正食安法第9條，明定食品業者應保存產品原材料、半成品與成品來源相關文件 3. 新增第28條第3項

2. 提升行政組織層級

食品安全關聯到每一個人、家庭、社會、產業與貿易等經濟活動。食品安全的影響因此重大深遠，為政府、產業及全民所共同重視之話題。

我國過去食安主要問題包括食安的人力不足、經費短缺、法令寬鬆及執行不力等，究其原因可以歸納為食安制度不夠完備，無法建構從農場到餐桌的食安體系以及無獨立性食安機構的建置。故政府經兩次改組後，於2013年7月23日成立衛福部食品藥物管理署。

經費部分也從2001年度食品衛生處的1.11億元，增加至2012年度食品藥物管理局的22.3億元，但即使改組至食藥署，經費仍未再見增加。及至2016年度政府推動食安五環，經費才增至28.3億元。

自2008年三聚氰胺攙偽事件起，食品安全犯罪手法日趨複雜多樣。為加強食品安全管理，我國積極推動法令修正。自2013年起多次修正食品衛生管理法，且更名為「食品安全衛生管理法」，並提出三級品管策略，建構全面的食品安全防護網，從源頭建立理想食品及農產品的生產鏈，藉由政府、業者以及民間三方共同來把關，提供優良消費環境。

3. 提出新政策——食安五環

為提升食安管理，自2016年6月起推動「食安五環」政策，以「源頭控管」、「重建生產管理」、「加強查驗」、「加重惡意黑心廠商責任」及「全民監督食安」等5大面向，作為我國食安升級推動的方針。透過跨部會、跨領域協力治理，結合政府管理、產業自律及民間參與，共同守護民眾從農場到餐桌的食品安全（圖1-2）。

4. 推動「前瞻基礎建設計畫——食品安全建設」

為提升我國食品安全把關量能，政府推動「前瞻基礎建設計畫——食品安全建設」，於2017至2025年分4期投入約51億元特別預算（第1期編列3億元；第2期5億元；第3期16億元），以有效精進我國邊境查驗、地方稽查和中央研發及食安事件的檢驗能力，期在「食安五環」的整體食安政策及行動計畫之外，額外強化食安把關的機制。

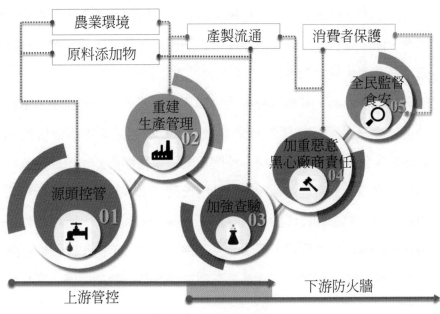

農業環境

原料添加物

產製流通

消費者保護

全民監督
食安 05

重建
生產管理 02

加重惡意
黑心廠商責任 04

源頭控管 01

加強查驗 03

上游管控　　　　　　　　　　　下游防火牆

圖1-2　食安五環

食品安全建設計畫共五項子計畫，包括「現代化食品藥物國家級實驗大樓暨行政及訓練大樓興建計畫」、「邊境查驗通關管理系統效能提升」、「強化衛生單位食安治理檢驗效能及品質」、「強化中央食安檢驗量能」及「提升新興傳染性疾病醫藥品及食因性病原檢驗研究量能及標準化」。該計畫之最新修正版本為2020年7月版。

5. 食品衛生相關辦法與知識的提升

早期只要某種食品發生影響食品安全的事件，衛生單位往往針對該類食品研擬出一項衛生安全標準，因此各類衛生安全標準曾多達40種以上，資料顯示，2013年8月20日曾公告修正35種衛生安全標準。近年則開始將這些多如牛毛的辦法開始整併。

其中，將各類毒素、重金屬、真菌毒素、其他污染物整合成「食品中污染物質及毒素衛生標準」。同時在此標準中加入一些以往未列入之項目，如食品種類變多，毒素與污染物也隨科學進步而有所增加，如增加縮水甘油脂肪酸酯等。

同時將各種與食品微生物及其毒素有關的標準，整併成「食品中微生物衛生

標準」。此衛生標準打破以往慣用以總生菌數、大腸桿菌群與大腸桿菌作為食品之衛生標準，而考慮各個食品中可能污染之指標菌作為其衛生標準，同時加入許多以往衛生標準中未見之微生物。

以鮮乳、乳粉為例，其須檢驗微生物為「腸桿菌科、沙門氏菌、單核球增多性李斯特菌、金黃色葡萄球菌腸毒素」；以往夏季冰品衛生不合格最常見於新聞，其須檢驗微生物為「腸桿菌科、沙門氏菌、大腸桿菌」；一般餐飲與餐盒，其須檢驗微生物為「金黃色葡萄球菌、沙門氏菌、單核球增多性李斯特菌」。

其中最不為人熟悉的為腸桿菌科（*Enterobacteriaceae*）。腸桿菌科是一群腸內的革蘭氏陰性兼性厭氧桿菌，無法產生芽孢，在37℃下24小時內能發酵葡萄糖產酸、在氧化酶試驗呈現陰性、大部分可還原硝酸鹽成亞硝酸鹽（圖1-3）。

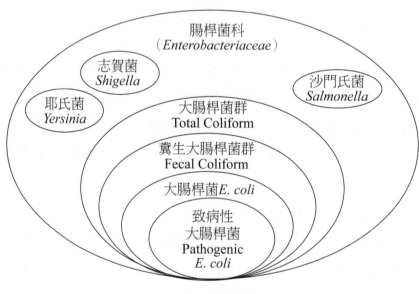

圖1-3　腸桿菌科

腸桿菌科屬腸道菌，除包含大腸桿菌群範圍內的乳糖發酵型細菌，另外還涵蓋了許多非乳糖發酵型細菌。包括沙門氏菌屬（*Samonella*）、志賀氏菌屬（*Shigella*）、埃希氏菌屬（*Escherichia*）、耶氏菌屬（*Yersinia*）、變形桿菌屬（*Proteus*）、克雷伯氏菌屬（Klebsiella）、腸桿菌屬（*Enterobacter*）等。這幾

類細菌有明顯的致病性，多數是食品衛生的重要指標菌，所以檢測腸桿菌科細菌比單純檢測大腸菌群更能真實地反應出食品加工中潛在的污染狀況。

腸桿菌科細菌普遍存在於動物體腸道、水、土壤中，若食物處理人員的衛生習慣不佳或是食物的保存條件不當，可能會導致食物受到腸桿菌科細菌污染或菌數增生而超過對應的衛生標準。

如果腸桿菌科細菌出現在熱加工後的食品，可能暗示熱加工處理不當或者加工後污染。在未經熱加工處理的食品，例如生菜沙拉，腸桿菌科的細菌可以經由清洗的步驟減少，但卻較難以完全去除。

三、國際食品安全管制之趨勢

食品安全議題隨著全球貿易自由化的趨勢，以及消費意識的抬頭，逐漸被世界各國所重視。許多國家更藉著提升其國產農產品安全與品質的手段，一方面抵抗低價進口農產品的競爭，一方面也藉以提升國際競爭力，積極尋求拓展國外市場的機會。地球是平的，我國發生的各種食安事件不僅重創消費者對國產食品衛生安全的信心，也危害國際食品市場的競爭力，甚至造成國際貿易的障礙。同樣的，在貿易頻繁的今日，世界其他國家所發生的食安事件也可能影響其國際貿易。

㈠各國食品安全之管理

隨著地球村的形成及網路資訊的突飛猛進，食品的來源及管理的面相趨於多元化、新穎化與資訊化；又因為產業分工精細，食品製造產銷鏈也日趨複雜，加上國際貿易自由化之趨勢，除了境內產品外，境外輸入產品亦趨多樣化；而食品來源、基因改造食品、新穎原料等非傳統食品及原料之發展，也增加民眾對於食品安全之疑義及疑慮，加上因工業發展致使新興環境污染物進入食品鏈等因素，同時顯現食品安全管理面向的多元化。

食品安全受到世人的重視，世界各國也將食品安全管理的改革，列為各國的

施政重點。近年各國修法時辰如下：

1. 2002年歐盟訂定「一般食品現代法」（Regulation (EC) No 178/2002）。
2. 2003年日本訂定「食品安全基本法」。
3. 2008年中國因應三聚氰胺事件之重大衝擊，隨即訂定「食品安全法」。
4. 2011年美國為解決微生物危害對消費者威脅及有效管理境外輸入食品，施行「食品安全現代化法」（Food Safety Modernization Act, FSMA）。
5. 2012年加拿大政府通過新的「食品安全法」。
6. 2015年紐西蘭與中國分別再次修訂其「食品法」及「食品安全法」。

㈡世界食品安全日

據估計，全世界每年約有300萬人死於食物和水傳播的疾病，還有數百萬人患病。由於食物是人類能量、健康和幸福的起點。在一個日益複雜和相互關聯的世界裡，食品供應鏈複雜度不斷增加，標準和法規在保障我們的安全方面就顯得更加重要。

因為食品安全是實現聯合國永續發展目標的關鍵因素，聯合國糧食及農業組織（FAO）與世界衛生組織（WHO）呼籲各國提高對於食品安全議題的政治關注、持續且強力地投入法規、實驗研究、監督與監測各層面，並強調「在這全球化的世界，食品安全應是每個人的議題」。聯合國決定自2019年起將6月7日定為「世界食品安全日」，其主要內涵包含糧食安全、公共衛生、醫療健康、國際貿易、減貧、環境永續等。藉由世界食品安全日的推動，使食品安全受到關注，協助預防、發現和管理食源性風險，安全的食品將有助於經濟繁榮、促進農業、市場准入、旅遊業和永續發展。

第三節　常見認驗證制度與食品標章介紹

食品的認證與標章制度是一個多重標章及多元認證的消費環境，最早有中

華民國實驗室認證體系（CNLA）、行政院環保署環境檢驗實驗室認證體系，以及經濟部成立的中華民國認證委員會（CNAB）等。在台灣成為世貿會員後，CNLA及CNAB於2003年合併成財團法人全國認證基金會（TAF）。

一、食品產業與各標章之關係

我國的食品標章，從政府單位至民間機關多達60多種，所涉及之部會，包括經濟部、衛生福利部以及行政院農業委員會等。有些標章具有法律效應，如健康食品標章；有些標章則由政府部門主推，如CAS、HACCP等；有些則為民間單位主導，如ISO 22000、SQF。常見標章與食品產業鏈之關係如圖1-4所示。

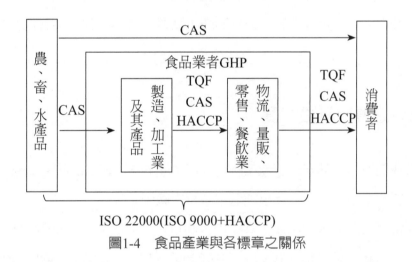

圖1-4　食品產業與各標章之關係

每個宣稱或標章都代表了該食品通過某項標準的審核，有些是使用了特定原料（有機食品、鮮乳標章）、有些是符合特定宗教規範（Halal清真認證、Kosher猶太認證等）、有些是產品經過審核才能使用標章於該產品上（健康食品、TQF、CAS等）。除健康食品外，表1-2所列之各標章與驗證制度，主要目的係在利用該驗證制度以建立該公司或產品之品質管制制度，使其產品達到相當之衛生保證。

各個食品標章通常有其意義的存在，如鮮乳標章表示該產品原料使用國產生乳，且具有一定之品質。但衛生品質與產品品質意義不同。衛生品質代表該產品

表1-2　常見食品驗證或標章之比較

標章種類	性質	主管機關	範圍	條件與對象
GHP	強制性	衛福部	生產硬體+品保制度	所有食品業者
食品安全管制系統（HACCP）	強制性／自願性	衛福部	品保制度	法令規定者為強制性，其餘為自願性
TQF	自願性	民間機構	生產硬體+管理軟體	產品線+產品
CAS	自願性	農委會	產品製程+管理軟體	國產農產品為原料，產品線+產品
ISO 22000	自願性	民間機構	管理軟體	申請的單位

符合衛生之標準，而產品品質除包含衛生品質外，尚包含其他與產品色香味、標準化等有關之品質。因此，產品品質涵蓋之範圍較廣。也就是說，達到產品品質之產品，其衛生上一定沒問題；但達到衛生品質之產品，其產品其他的品質是無法確保的。

二、常見之食品驗證制度

一般我們所謂食品安全管理系統（Food Safety Management System, FSMS）是適用於所有食品的生產，非單純適用某特定範圍。

我國常見之食品驗證制度，其中由我國自行發展的包括TQF與CAS，常見的國際認可的系統，則包括HACCP、ISO 22000、FSSC 22000、SQF、BRC、IFS等。另外，特定宗教規範（Halal清真認證、Kosher猶太認證等）亦為常見，其中Halal清真認證常為近年銷售穆斯林國家需具有的。

㈠何謂好的食品安全管理系統

全球食品安全倡議（Global Food Safety Initiative, GFSI）成立於2000年，成員包括世界著名的零售商（如美國的Walmart、英國TESCO、法國家樂福Carrefour等），它最主要的任務是決定什麼叫好的食品安全管理系統。GFSI訂出所謂食品安全管理標準的認可基準（Benchmarking food safety standards），全世界的

標準擁有單位跟它比對，只要比對完成，符合GFSI要求後，即代表好的食品安全管理系統，同時也讓各國能互相承認對方的食品安全及品質，省去不同零售商不斷查廠的困擾，而生產商可以更專心地把力氣專注在品質。

　　GFSI的公信力來自於它是從消費者的角度出發，而非標準擁有單位自行的認定。常見的FSSC 22000、BRC、SQF、IFS等被GFSI認可爲好的管理系統。

　　但ISO 22000則非GFSI認可爲好的食品安全管理系統，主要原因爲GFSI是從客戶的角度出發，在認可基準上偏向二者稽核標準（客戶稽核），寫得較爲明確。而ISO 22000因其爲三者稽核標準（獨立三方稽核），因此在標準內容寫得較爲彈性。以蟲害防治爲例，在ISO 22000條文僅7.2.3前提方案出現，但如何規劃、執行、確認、改善則完全沒有任何描述，而讓食品業者自行運作，但GFSI認爲好的食品安全管理系統應具備上述具體描述，因爲業者自行運作往往無法落實，導致食品安全系統無法確保其有效性，而這就不是好的食品安全管理系統。

（二）TQF產品整體驗證

1. 標章的意義

　　TQF產品整體驗證之前身爲GMP標章。TQF標章代表的是「品質、衛生、安全、信賴、國際化」。係爲強化業者自主管理體制，確保加工食品品質與衛生，及保障消費者及製造業者之共同權益之標章。

　　TQF標章如圖1-5所示，文字下方有九碼標章編號，其中，前5碼爲申請工廠的工廠生產系統編號（前2碼爲產品次類別編號，第3至5碼爲申請工廠登記之範

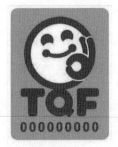
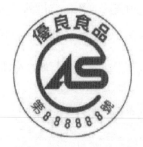

圖1-5　TQF產品整體驗證（左圖）與CAS優良農產品（右圖）標章

圍下同類產品之生產線標號），6～9碼爲產品編號。

2. 標章涵蓋範圍

目前共27類產品，包括：⑴飲料；⑵烘焙食品；⑶食用油脂；⑷乳品；⑸粉狀嬰兒配方食品；⑹醬油；⑺食用冰品；⑻麵條；⑼糖果；⑽即食餐食；⑾味精；⑿醃漬蔬果；⒀黃豆加工食品；⒁水產加工食品；⒂冷凍食品；⒃罐頭食品；⒄調味醬類；⒅肉類加工食品；⒆冷藏調理食品；⒇脫水食品；(21)茶葉；(22)麵粉；(23)精製糖；(24)澱粉糖類；(25)酒類；(26)機能性食品；(27)食品添加物。產品類別幾乎涵蓋所有的食品加工產業。

㈢ CAS台灣優良農產品標章

1. 標章的意義

CAS台灣優良農產品標章（Certified Agricultural Standards）係此三個英文字字首而來，由行政院農業委員會訂定，目的在於提昇國產農水畜林產品及其加工品的品質水準和附加價值，保障生產者和消費大眾共同權益，並和進口農產品區隔。

CAS台灣優良農產品的特點包括：⑴原料以國產品爲主。⑵衛生安全符合要求。⑶品質規格符合標準。⑷包裝標示符合規定。

CAS標誌如圖1-5。標章文字下方有六碼標章編號，前2碼爲產品類別編號，如01開頭即爲肉品；第3～4碼爲工廠編號；第5～6碼爲產品編號。

2. 標章涵蓋範圍

CAS標章有16大項，包括：⑴肉品；⑵冷凍食品；⑶果蔬汁；⑷食米；⑸醃漬蔬果；⑹即食餐食；⑺冷藏調理食品；⑻生鮮食用菇；⑼釀造食品；⑽點心食品；⑾蛋品；⑿生鮮截切蔬果；⒀水產品；⒁林產品；⒂乳品；⒃羽絨。

此驗證制度爲產品驗證，因此通過CAS標章驗證生產工廠可以同時生產CAS與非CAS產品。但若產品包裝上無CAS標章者就不是CAS產品。

㈣ 食品安全管制系統（HACCP）

中華民國於2008年以HACCP原則建立「食品安全管制系統」，並推行餐飲

業HACCP認證標章。

1. 標章的意義

HACCP（Hazard Analysis Critical Control Point）中文名稱是「危害分析重要管制點系統」，是一種預防性之製程管理系統。

⑴HACCP起源

HACCP系統緣起於1960年代美國阿波羅太空發展計畫，為提供太空人之食品，以保證不會造成食品病原菌污染，確保食品安全之食品製造管理方法。

⑵HACCP意義

其基本精神乃是藉由分析整個食品的生產製造過程（從原料開始經由進貨、儲存、加工、製造乃至最終產品），藉由流行病學、科學實驗數據或經驗法則分析，並配合管制點判定圖或危害的嚴重性與發生機率高低，找出重要管制點。最後藉由生產線上快速監測技術，將可能會造成食品有安全危害的步驟，給予適當的監控和管制，此即HACCP的基本精神。HACCP分為HA與CCP兩部分。

HA（危害分析）：針對食品生產過程，包括從原料處理開始，經由加工、包裝，流通乃至最終產品提供消費者為止，進行一科學化及系統化之評估分析以了解各種危害發生之可能性。

CCP（重要管制點）：係指經危害分析後，針對製程中之某一步驟或程序，其危害發生之可能性危害性高者，訂定有效控制措施與條件以預防、去除或降低食品危害至最低可以接受之程度。

傳統品質管制與HACCP之比較如表1-3。傳統品質管制重視的是事後的檢驗，而HACCP則強調事前預防的規劃。

2. 標章涵蓋範圍

我國衛福部將食品良好衛生規範準則（GHP）加上HACCP概念結合成「食品安全管制系統」，訂定相關管理與實施之法令條文（食品安全管制系統準則），並陸續公告一些食品業別必須實施本制度。相關業別包括食用油脂工廠、罐頭食品工廠、蛋製品工廠、水產加工食品業、肉類加工食品業、供應鐵路運輸旅客餐盒之食品業、旅館業附設餐廳、餐盒食品、乳品加工食品業等15類。

表1-3 傳統品質管制與HACCP之比較

HACCP系統	傳統品質管制系統
有系統地分析可能存在之危害	未有效分析可能之危害
用有限資源作有效掌握以管制重點	未能判定出管制重點，浪費有限資源
即時監測管制重點之控制條件，強調事先預防	注重抽樣檢驗半成品與成品，無法及時發現問題與事先控制
減少抽樣檢驗成本	依賴抽樣檢驗以發現危害
爲世界公認之食品安全管制系統，可作爲國際食品互相認證的共通管理基準	未能有效控制食品安全之危害

HACCP與TQF及CAS不同處在於：政府公告之業別係強制實施，與TQF及CAS爲自主參與不同。因此，已公告之業別若未實施HACCP則將依據法律之規定予以處罰。但若未在公告業別之工廠要實施HACCP，則屬自願性。

㈤ISO 22000食品安全管理系統

ISO系統由國際標準化組織（ISO）所擬定，該組織是一全球性的非官方組織。任務是促進全球的標準化及其有關活動，以利於國際間產品與服務的交流。ISO的國際標準以數字表示，例如「ISO 22000：2018」的「22000」是標準號碼，而「2018」是出版年分。

ISO 22000是由ISO國際標準組織推出的食品供應鏈食品安全管理系統，是由ISO 9001與HACCP結合成的，內容主要考慮以下三個方面：良好衛生規範（GHP）、HACCP的要求與管理體系（ISO-9001）要求。相較於ISO 9001，ISO 22000增加了HACCP和食品追溯的要求，因此它既是描述食品安全管理體系要求的使用指導標準，又是可供驗證和註冊的可審核標準。

㈥FSSC 22000食品安全管理系統

FSSC 22000食物安全管理系統（Food Safety System Certification 22000, FSSC 22000），是以現有ISO標準爲基礎而制定，提供食品安全及品質責任有效管理

的架構，並被全球食品安全倡議（Global Food Safety Initiative, GFSI）充分認可。企業取得FSSC 22000，代表公司擁有健全有效的食品安全管理系統（Food Safety Management System, FSMS）），並能滿足監管機構、食品企業客戶和消費者的要求。

現行食品製造商的FSSC 22000＝「ISO 22000：2018食品安全管理系統」＋「ISO/TS 22002-1：2009前提性方案」。

ISO 22000：為控制食品安全危害及確保遵循法規規範之管理工具。

ISO/TS 22002-1：2009（前身為 PAS 220）：針對前提方案（Prerequisite Programs, PRPs）之特定需求而開發，用來協助在製程中控制食品安全風險，以及對設計用來符合ISO 22000標準之管理系統給予輔助。

目前FSSC 22000可驗證的食品業包括：食品製造商、食品包裝與包材製造商、動物食品與飼料製造商、畜牧養殖業、運輸物流與倉儲業、餐飲業、零售商。

㈦ SQF（Safe Quality Food：食品安全品質標準）

SQF（食品安全品質標準）是由美國食品行銷協會（Food Marketing Institute, FMI）監管，並經GFSI認可的食品安全管理系統，整合衛生、安全、品質三大驗證等級。SQF不僅是「生產過程認證」，同時也是「末端產品品質認證」。SQF分為3個等級（表1-4）。

Level 1為達到食品安全基本原則（Prerequisites）。

Level 2則是達成建構在HACCP與風險管理上的食品安全管理計劃（HACCP Certification）。

Level 3除了完成Level 1、Level 2的要求外，還需要實施產品品質管理計劃（HACCP Certification (Hazard Analysis Critical Control Points)）。

只有通過SQF Level 3才可以在產品外包裝上放上SQF品質盾（SQF Quality Shield）（圖1-6）。與其他制度不一樣的是，SQF驗證效期僅有1年。

表1-4　SQF驗證分級說明

級別	相關計畫	使用SQF標誌	級別說明	適用對象
Level 1食品安全基本原則	不需要	N	僅包含GAP/GMP/GDP要求和食品安全基本原則，為食品業者之基本要求	入門級，適用於新企業或發展中企業
Level 2食品安全計畫	食品安全計畫	N	包含Level 1要求，還要完成產品及製程之食品安全風險分析，以確定危害並消除、預防或減少危害	已發展並可執行食品安全管制系統的企業
Level 3全面的食品安全和品質管制	食品安全和食品品質計畫	Y	包含Level 1、2要求，並要求完成對產品及製程的食品品質風險分析及採取措施，防止出現品質不良問題	已實施食品安全管制系統，並包含產品品質要求的企業

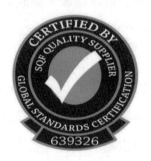 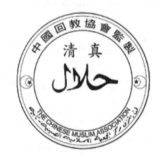

圖1-6　SQF品質盾（左圖）與中國回教協會清真認證（右圖）標章

㈧清真認證（Halal Certification）

　　屬自願性標示（圖1-6）。清真認證起源於伊斯蘭律法。清真認證係符合清真食品且經過相關組織驗證者。清真食品可分為「食材」及「食品」兩類。

　　食材的部分，穆斯林禁止食用血及豬肉。在處理禽畜類時，也都必須依規定的方式宰殺，如：一刀斃命、宰殺時誦真主之名。

　　清真食品的製作過程中，須使用具清真認證或不包含受限制（例如：酒精、豬相關產品、血液）的輔助器材，且在製造環境與過程中，皆不可受非清真的成分、原料的污染。

㈨其他食品標章

其他國產品食品標章尚包括：深層海水自願性產品嚴正標章、正字標記、有機農產品標章、屠宰衛生檢查合格標誌、鮮乳標章、GGM羊乳標章、國產蜂產品證明標章、校園食品標章、餐飲衛生管理分級評核標章、SNQ國家品質標章。

第四節　食品衛生與安全之未來

一、食品安全衛生管理新潮流

㈠面臨的問題

新冠肺炎疫情於2020年1月爆發後，全球各地紛紛停工停產和限制人貨往來，影響各行各業。隨著疫情蔓延，對全球食品業造成巨大衝擊，各地業者也面對同樣挑戰。首先，餐飲業者因防疫措施而無法正常營業，導致食品供需出現變化，以往供應餐廳的食品，更多流向了超市和外賣店。其次，許多消費者從實體店轉向網購，迫使廠商加快建立網上銷售管道，因而導致宅經濟的快速成長。

而俄烏戰爭影響全球糧食的供應，引起供應的短缺。被稱為「歐洲糧倉」的烏克蘭與俄羅斯，其兩國加總的糧食出口占全球貿易中食物卡路里總量的12%。俄國是第一大小麥出口國，烏克蘭則是第五大，占全球總貿易量的27%。兩國在玉米、芥花籽、大麥、葵花籽／油等重要糧食市場也排在全球前列的位置。

過去數十年，台灣在中西文化交融下發展出精緻多元的食品產業，從上游的原料、中游的加工製造，再到下游的銷售服務，建立了非常完整的產業鏈。然而面對世界地球村一日生活圈的趨勢，因為交通便利及多元化帶來的緊密關係，由前面列舉的新冠疫情與俄烏戰爭可知，世界上的任何變化，台灣都會受到影響。

　　未來面臨的問題,包括:

1. 食品的國際貿易數量增加,食品的態樣及產地日趨複雜,也衍生出了相關食品安全的問題。
2. 密集且工業化的農業及畜牧業生產,改變糧食供應型態。
3. 民眾遷徙及觀光旅遊業型態的變化。由2021年8月高雄市查獲越南來的月餅含有非洲豬瘟可知,許多未知之食安問題藏在意想不到的地方。
4. 食品產銷型態的改變。網購的增加使食物來源越發不明。
5. 食品調理方式及飲食習慣喜好的改變,如真空低溫(舒肥)烹調。
6. 新發展的食品加工方法、新的食品科技運用。
7. 新的食品及農業生產技術,如昆蟲蛋白、真菌蛋白與基因編輯的使用。
8. 人類與動物間的健康關係更密切,尤其在SARS及H5N1禽流感事件之後。

㈡應重視的項目

　　依據以上的改變,未來食品安全須重視之項目包括:

1. 建立評估新科技食品安全性的方法。
2. 強化食因性疾病調查系統方式以及改進風險評估方法。
3. 加強風險溝通及宣導。

二、化學性物質之安全性與評估

㈠食品的危害因子

　　造成食品衛生的危害因子,包括生物性、化學性與物理性危害。

1. 生物性危害

　　生物性危害主要是因食品受到各類生物污染導致危害人體健康。生物性危害往往伴隨著食品的腐敗,有關食品腐敗見本書第四章介紹,各微生物危害見第五章,原生動物與病毒見第七章。

2. 化學性危害

評估化學性危害之安全性與風險見第三章。化學性危害主要是因食品受到各類化學物質污染導致危害人體健康，其中，黴菌毒素見第六章，天然毒素見第八章，重金屬見第九章，農藥與動物性用藥殘留見第十章，加工生成物見第十一章，食品添加物見第十二章，環境荷爾蒙見第十三章，過敏原與組織胺見第十四章。

3. 物理性危害

物理性危害指於食品含有之有害物或令人反感之物質，簡稱異物（外來物）。異物一般是肉眼可見，分為四大類，見第十五章介紹。

㈡化學性物質之安全與評估

生物性危害是當今食品安全的頭號敵人，目前在國內，95%以上的食品安全不合格問題源自於此。同時，生物性危害往往較易產生立即性危險，也是歷年來衛生單位預防與防治之重點。在美國，每年就有7,600萬例食源性疾病病例，導致325,000人住院治療和5,000人死亡。此類風險具有傳播性，發生時通常影響範圍廣泛，所以微生物風險評估及管理仍是一個不可忽略的議題。

然而，回溯台灣民眾印象中所發生恐慌之大規模食品安全事件，九成以上皆為化學性危害所造成（表1-5）。雖然化學性危害不會引起立即性傷害，但其對人體健康的傷害是長期性的，因此，更容易引發社會大眾的注意。

以上列舉的食安風險，有毒化學物質包括合法的食品添加物、殘留農藥、殘留藥物、重金屬及非法的食品添加物或污染物等。這類風險最為大家所關切的原因在於該有毒物質在食品中的低含量，推估其暴露劑量與毒性反應關係，很難察覺其毒性；而長期毒性所需的暴露劑量與時間的數據又不容易精確取得，因此風險評估與管理的複雜性及困難度均很高。

化學性物質對人類健康的影響是越來越複雜且詭譎多變而不可預測，尤其是新興污染物。新興污染物定義為：新認定或之前未確認、未受法規規範、且對人體健康及生態環境具有風險性的化學污染物。2008年奶粉中驗出的三聚氰胺及

表1-5 台灣重大食安事件發生因素

年分	食品安全事件	危害性	年分	食品安全事件	危害性
1979	米糠油多氯聯苯中毒	化學性	2010	豆干肉毒桿菌中毒	生物性
2005	石斑魚含孔雀石綠	化學性	2011	塑化劑	化學性
2006	大閘蟹含氯黴素	化學性	2012	生蠔諾羅病毒中毒	生物性
2007	豬肉瘦肉精	化學性	2013	順丁烯二酸酐化製澱粉／橄欖油混油	化學性
2008	中國三聚氰胺毒奶粉	化學性	2014	鼎王湯塊／劣質豬油	化學性
2009	麥當勞炸油事件	化學性	2015	茶飲農藥殘留過量	化學性
2009	鴨蛋戴奧辛污染	化學性	2017	雞蛋芬普尼超標	化學性

2011年因塑化劑事件而受關切的鄰苯二甲酸二酯，都是新興污染物的典型例子。

此類污染物通常經由人類活動（包括工商業、農業、醫療場所、製藥廠，甚至一般家庭生活等）所產生且不容易於環境中分解。新興環境污染物可能是新合成之化學物質或是已知之化學物質或微生物改變用途或處置，因此之所以稱作「新興」是因為對人類而言，其為新污染來源或新污染途徑。因此新興污染物不一定是新的化學物質，也可能已經長期釋放於環境，但其存在和重要性直到近期才被重新評估，或是因新的分析檢測方法發展後才被偵測到。新興污染物之暴露所可能造成的健康疑慮持續受到關心，但評估新興污染物可能導致健康風險的資料卻依舊待努力。

台灣由於民粹高漲，人民要求的食品規格被導向零風險、零檢出，因此主管機關現階段的處置手法就是不斷地圍堵，不管是邊境管理、雲端登錄、自主檢驗、提高市場抽驗頻率等，都是針對現階段民眾恐慌、已知的問題進行後市場性監督控管，不似歐美將食安議題放在預警性的未知物評估，並進行風險控管，更進一步擬定SOP以預防未來發生恐慌性的食安問題。

因此針對化學性危害，政府應建立檢驗技術、蒐集科學數據、做好風險評估及資訊揭露，同時透過風險溝通由民眾自行決定是否接受該項風險，由上而下一起做好食安控管工作。

三、透過人工智慧進行管理與預測風險

隨著科技、數位化、新型的食品與加工方法的進展，刺激了食品安全、營養、生活與貿易的進行，也使民眾暴露於更多、更高、更複雜的食品安全風險中，食品供應鏈各個環節之安全衛生控管日益彰顯其重要性。

數據經濟時代來臨，在此「得數據者得天下」的時代，數據分析與解讀已成企業競爭力的新指標，也成爲新的食安管理模式。

食品污染可能發生在從農場開始的食品供應鏈之任何階段，由於要辨識食源性疾病的原因相當困難，消費者、食品產業與政府往往難以預防食源性疾病的風險。食品可追溯性之資料剛好可以作爲大數據分析食品風險之用。由以往案例可發現，食品之製造可透過食品供應鏈之方式，追溯上下游廠商在加工過程中之任何疏失，循此途徑可找出任何可能導致消費者蒙受損害之瑕疵產品。

㈠ 人工智慧運用範例 —— 食藥署戰情中心

大數據資料之分析與探勘，可用於公共衛生領域，亦可用於食品安全領域。透過結構性與非結構性資料，包含動物、農業、食品監測、食品添加物及動物用藥殘留、過敏原、食源性疾病監測、食品消耗、產品供應及銷售、食品詐欺、食品事件預警系統及各社群媒體資料，可加以整合並協助食品之風險分析。

食藥署於2015年9月成立「戰情中心」，蒐集國內外食品與藥物相關輿情，並運用大數據資料的探勘技術進行風險判斷，藉以精確掌握高風險產品及業者清單，落實源頭管理。

戰情中心設有三個小組，其中，「輿情監控小組」負責監測國內外媒體及網路社群新聞，掌握相關輿情與產品回收警訊；「系統整合小組」職掌食藥署及跨部會系統，整合食藥數據資料與資安管理；「資料分析小組」則統計分析資料、偵測潛在的風險與趨勢，以了解可能的犯罪，並通報負責單位以進行稽查。

戰情中心的核心「食品雲」整合食藥署的「五非系統」，包括「邊境查驗自動化管理系統（非報不可）」、「產品通路管理資訊系統（非稽不可）」、「食

品業者登錄系統（非登不可）」、「檢驗系統（非驗不可）」及「追蹤追溯系統
（非追不可）」。

　　此外，戰情中心透過跨部會系統整合，針對環境保護署、農業委員會、經濟
部、財政部及教育部等食品相關系統，建立數據資料串連溝通的機制，形成「泛
食品雲」的網絡，藉以蒐集大量數據資料（圖1-7）。

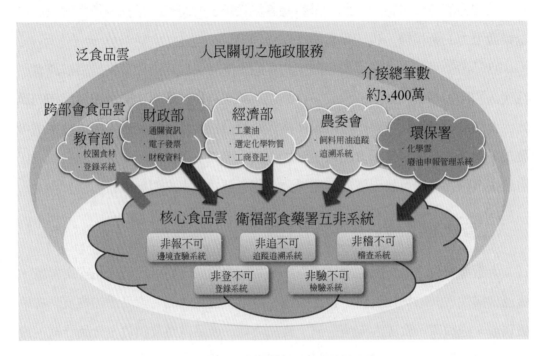

圖1-7　泛食品雲涵蓋內容

　　平時在食品邊境管控上，戰情中心針對「茶類」、「生鮮冷凍水果」、「生
鮮冷凍蔬菜」、「生鮮冷凍水產」、「辛香料」及「調味醬」等六大高風險類別
產品，進行長期性的資料分析；並建立「報驗進口批數」、「進口淨重」、「邊
境抽驗率」、「檢驗不合格率」及「檢驗不合格年成長率」等五大風險預測指
標，協助篩選高風險目標，達成即時監控的目的。

　　各種監控資料之紀錄運用大數據分析，可回應消費者包含食品安全、動物保
護及環境永續等消費需求與倫理關切。

㈡人工智慧運用範例二——食品業者

　　直接供應飲食之場所，如餐廳或大型團膳，可透過各種網路或App等訂餐資料，利用大數據分析預測來客率與時間，使供應之餐點依時間序分批料理，利用溫度控制確保食品新鮮度與減少微生物之滋長，並可減少剩食量。

　　在食品安全領域，全世界許多公司（如Walmart）都已使用區塊鏈之概念進行溯源。使用區塊鏈溯源可增加產品透明度、減少詐欺。根據美國食品產業媒體Food Manufacturing的報導，自2020年新冠肺炎疫情以來，供應鏈的趨勢有著重大變革，包括⑴須更靈活彈性，⑵千禧世代環保意識，與企業永續經營畫上等號，⑶區塊鏈除了快速，還更安全，⑷運用物聯網與大數據分析結果，改善營運策略，⑸顧客至上，開通線上線下全通路，⑹人工智能，正在悄悄取代人力。

四、重視風險溝通

　　食品安全少了風險溝通，就像沒人翻譯的無字天書。

　　食品安全是一個公共性的議題，所謂公共性指的是一件社會事務牽涉到大範圍的公眾利益。在現代社會發展過程中，食品安全事件不斷以新的形式和內容出現，危害著公共福祉，而一個逐漸能護衛餐桌、保障食品安全的新公共性格局亦在逐漸生成。而新公共性是認真的對待市場、政府和社會這三方面，主張一種協商、合作、兼顧的公共性，而非一家獨大或者彼此對立的公共性，所以，公私夥伴合作，共同認真來對待食品安全問題，更益加凸顯其重要性。

　　尤其是消費大眾的部分，除了認識食品安全的重要性居家要落實之外，參與食品安全活動或參與食品社團或組織，是消費大眾的權利與義務。

　　「風險溝通」強調利害關係人之間水平式的對話與資訊交換，其目的是為了使食安管理措施更為周延並符合審議式民主的需求。

　　風險溝通一旦納入食品安全的管理，將可優化利害相關人之間關於食安風險的各種資訊與意見交換。此處所謂的利害關係人包括（但不限於）：政府、消費

者、產業（生產者和其他供應方）、公民團體，甚至是媒體等。

　　學理上，「風險」＝「發生的機率」×「事故的後果」。

　　但民眾所認知的「風險」＝「危害」＋「氣憤」。

　　基於政府單位與一般公眾對於「風險」的認知差距如此之大，要進行有意義的對話的唯一辦法，是建立一個共同理解，應用一致的風險溝通框架，建立必要的組織和個人風險溝通技巧，協助管制單位在傳達對公眾安全的承諾時，能夠以不具威脅性的方式，與民眾討論科學決策。換句話說，風險溝通是用來連結風險分析、風險管理和公眾三者之間的工具，藉由整合各界的價值觀、技術資訊與決策，協助管制單位達成使命。風險溝通不在要求對方認同自己所認知的風險，而是在分享彼此有關風險的資訊，其目的是增進了解和理解、建立信任和信譽、鼓勵正確的態度、行為和信念。

　　此外，也應該提高民眾風險溝通的參與度，在合理的限度下促進溝通透明化，避免只交待片面資訊，讓民眾以為其中隱藏著更多不能說的祕密，造成惡性循環，這些都是產官學界與民眾需要共同正視與解決的問題。

　　2020年政府宣布2021年1月1日起，台灣開放含萊克多巴胺美豬、30月齡以上美牛進口。宣布後引起社會大眾的議論紛紛，顯示宣布前並未做好風險溝通。

　　良好的食安風險溝通應是主動溝通、完整溝通、透明溝通缺一不可。

　　此種治理機制符合民主政治對於問責性的要求，讓風險承擔者知曉在與其自身利害相關之食安法制中究竟存有什麼風險，以及這些風險可能為自己帶來的利弊得失。當制度上利害關係人皆能獲得充分資訊時，其風險承擔或風險迴避的能力將隨之獲得提升，此結果對於食品市場的交易秩序將具有正面裨益，亦有益於政府食安管理目標之達成。

第二章

我國食品安全管理相關法規與權責分工

第一節　我國目前食品安全管理的政策

第二節　食品安全衛生管理法

第三節　行政院食品藥品安全會報／食安辦公室

第四節　行政院農業委員會之食安管理政策

第五節　行政院環境保護署／毒物化學物質局與食安管理

第六節　教育部與食安管理

第七節　經濟部

第八節　財政部

第九節　內政部

第十節　法務部

第十一節　海岸巡防署

第十二節　行政院消費者保護委員會／處

第十三節　中央各部會食安管理之權責分工

食品安全的管理必須要有相當的法令配合，才能進行有效的管理。本章先介紹我國目前食品安全管理的政策，並對食安管理的母法——食品安全衛生管理法加以介紹。接著對我國食安管理的相關機構與其功能略加敘述。

第一節　我國目前食品安全管理的政策

從農場到餐桌（From Farm to Table）的概念，雖然在五零年代起由西方社會開始盛行，當時的中心思想也僅著重於「縮短食材到餐桌的距離」之環保概念。台灣自2008年受到中國三聚氰胺奶粉案的牽連以後，食品安全事件急遽增加，成為媒體爭相報導的熱門議題。後續如2011年的塑化劑案、2013年的順丁烯二酸毒澱粉案及大統黑心油案、2014年芊鑫二甲基黃豆干案及強冠回收劣質油案等重大食安事件相繼爆發，已達非嚴格整頓不可的程度。

行政院於2016年6月23日通過「食安五環」改革方案，將從農場到餐桌的概念加入安全衛生的元素，透過法規的增修，強化衛生福利部（以下簡稱衛福部）、農業委員會（以下簡稱農委會）、環境保護署（以下簡稱環保署）、教育部、經濟部及財政部等相關行政部門的食安管理執行力度。「食安五環」包括「源頭控管」、「重建生產管理」、「加強查驗」、「加重惡意黑心廠商責任」及「全民監督食安」等五大面向，行政院食品安全辦公室（以下簡稱食安辦）針對「食安五環」政策的說明及補充如下：

一、源頭控管

所有食物均源自自然，環境中空氣、水及土壤都是食物可能的污染源，負責環境品質監控及管理的環保署就成為食安五環的第一環主政機關。此外，2016年12月28日成立「行政院環境保護署毒物及化學物質局」（簡稱毒化局），專責規劃及推動食品安全源頭的化學物質管理，已公告列管27種具食安風險疑慮化學物

質，並整合跨部會化學物質管理及勾稽檢查、源頭預防管控食安風險、運用雲端科技建置泛食品雲進行大數據分析、阻絕非准用物質流入食品產銷體系等。

二、重建生產管理

完善從農場到餐桌之生產鏈管理（農業生產、儲運、食品加工及銷售），積極導入全球化優良農業規範及在地化植物醫師制度（法案仍在立法院待審中），另推動食品業者建構食品防護計畫（Food defense）及E化體系，並落實食品業者自主安全監測、檢驗及追溯追蹤等機制（非追不可）。為強化生產管理，掌握食品業者資訊（非登不可），至2022年4月全台已有超過61萬家次食品業者完成登錄納管。

三、加強查驗

運用「分年分月、風險管控」原則，針對高違規、高風險、高關注產品，提高查驗比率，並強化農漁畜產品用藥安全監測，遏止不良產品上市。在提升抽驗頻率下，農漁畜產品、國產食品及進口食品等合格率逐年上升，並將針對常見違規樣態，滾動調整稽查策略，也將針對倉儲及物流管理，提升稽查強度。

四、加重黑心廠商責任

滾動審視食安法令，並強化與檢調、警察、政風等機關的聯繫合作，打擊黑心廠商，掌握不法事證，依法課以重罰、移送法辦及賠償責任，對重大違規不法加重廠商裁罰。在食安法的修法過程中，逐步提高罰則，最高將可處以金額二億元以下罰鍰；情節重大者，並得命其歇業。

五、全民監督食安

依據食品安全衛生管理法第四十三條第二項規定，訂定食品安全衛生檢舉案件處理及獎勵辦法，本辦法於2015年6月3日修訂通過，檢舉人檢舉違反食安法規定案件時，得以書面、言詞、電子郵件或其他方式敘明違法事項，向主管機關提出檢舉，主管機關應迅速確實處理，並將處理情形於三十日內，通知檢舉人。因檢舉而查獲違反食安法規定情事者，主管機關得依違法事實發給檢舉人至少罰鍰實收金額百分之二十至百分之五十之獎金。

建立全民監督防護網絡：啟動1919全國食安專線，鼓勵全民檢舉，自2015年12月接受民眾的檢舉與諮詢；推動校園食材登錄制度：資訊透明揭露，提升全民食品安全認知；強化多元社群媒體應用：防止假消息，加強與民眾溝通及教育。

第二節　食品安全衛生管理法

食品安全衛生管理法（以下簡稱食安法）是我國最重要的食品安全管理法規，而衛生福利部正是執行食安法的中央主管機關。衛福部所屬的食品藥物管理署（以下簡稱食藥署）則是實際執行單位，以「藥求安全有效，食在安心健康」為使命，並以「全民信賴的食藥安全守護者，創造食品藥物安全消費環境」為願景，建構健全完善的食品藥物安全管理體系為目標。

一、食品安全衛生管理法的立法與修法歷程

在我國食安管理相關法規中，以食安法最為重要，其規範不僅影響到所有食品相關業者及消費者，也左右了食藥署的食安管理之推動。

我國食品安全衛生管理法最早於1975年1月28日公告實施，當時的法規名稱為食品衛生管理法，其立法宗旨是為管理食品衛生，維護國民健康，特制定本

法。本法分為7章，法條計有32條。食安法隨著食安事件發生的樣態及政府組織的改造而不斷的修正。其中以台灣重大食安事件發生最嚴重的2011年至2015年間最為頻繁，修正幅度也最大。統計至最新2019年6月18日的修正版本，共計歷經18次的全文修正及部分條文修正，其內容已擴大為10章，60條法條。重要的修法歷程如表2-1所示。

表2-1　食安法重大增修歷程

增修公告日期	重要異動
1975年1月28日	法律制定；名稱：食品衛生管理法；立法宗旨是為管理食品衛生，維護國民健康；計7章，32條條文。
2000年2月9日 全文修訂	將品質納入立法宗旨；將經營食品或食品添加物之包裝、運送業亦納入管理；不再納入省級主管機關；將屠宰衛生檢查與屠體，內臟查核之工作回歸農委會管理；食品業者應符合食品良好衛生規範的要求；指定之食品業別，應符合中央主管機關所定食品安全管制系統之規定；一定種類、規模之食品業者應投保產品責任保險；指定之食品製造工廠，應設置衛生管理人員；條文增修至40條。
2013年6月19日 全文修正	配合行政院衛生署改制衛生福利部；新增食品安全風險評估諮議會之設置；對重大或突發性食品衛生安全事件，必要時得依風險評估或流行病學調查；建立食品衛生安全監測體系，應發布預警或採行必要管制措施；食品業者應實施自主管理；公告類別及規模之食品業者，應向中央或直轄市、縣（市）主管機關申請登錄，始得營業；公告類別及規模之食品業者，應置一定比率，並領有專門職業或技術證照之專業人員；確立食品良好衛生規範準則的四大面向；公告之食品業者應辦理衛生安全管理之驗證；建立產品原材料、半成品與成品供應來源及流向之追溯或追蹤系統；新增食品安全風險管理、食品輸入管理及食品查核及管制等章節；全文共計10章，法條擴增至60條。
2014年2月5日 部分條文修正	修訂名稱為食品安全衛生管理法；行政院衛生署改制衛生福利部；將基因改造食品納入食品安全管理範圍內；將「食品藥物管理局」、「疾病管制局」分別修正為「衛生福利部食品藥物管理署」及「衛生福利部疾病管制署」。

增修公告日期	重要異動
2014年12月10日部分條文修正	行政院及各縣市政府應成立食品安全會報；分階段公告使用電子發票；規定上市、上櫃食品業者，均須自行設置實驗室，從事自主檢驗；食品或食品添加物之工廠應單獨設立，不得於同一廠址及廠房同時從事非食品之製造、加工及調配（分廠分照）；修正最高罰鍰金額為二億元。
2015年2月4日部分條文修正	公告類別及規模之食品業者，應取得衛生安全管理系統之驗證。
2015年12月16日部分條文修正	新增：中央主管機關對於可供食品使用之原料，得限制其製造、加工、調配之方式或條件、食用部位、使用量、可製成之產品型態或其他事項。
2017年11月15日部分條文修正	食品業者應保存產品原材料、半成品及成品之來源相關文件。
2019年4月17日部分條文修正	增列加工助劑並明訂其定義為指在食品或食品原料之製造加工過程中，為達特定加工目的而使用，非作為食品原料或食品容器具之物質。該物質於最終產品中不產生功能，食品以其成品形式包裝之前應從食品中除去，其可能存在非有意，且無法避免之殘留。同時也增訂加工助劑之安全使用原則。

二、現行食安法法條簡要說明

現行最新食安法為2019年6月12日公告之版本，全文共分為十章，章節重點說明如下：

㈠第一章總則（第1-3條）

1. 明定食安法的立法宗旨為管理食品衛生安全及品質，維護國民健康。
2. 明定中央及地方主管機關，中央為衛生福利部，地方為直轄市政府及縣（市）政府。
3. 行政院應設置食品安全會報。
4. 食安法條文中用詞的定義，使該定義為法規定義。

㈡第二章食品安全風險管理（第4-6條）

1. 主管機關建構風險評估以及諮議體系。

2. 中央主管機關應組成食品風險評估諮議會。

3. 賦予中央主管機關對於重大或突發性食品衛生安全事件之管理措施的權責。

4. 各級主管機關依科學實證，建立食品衛生安全監測體系（市場監測之責）。

5. 各級主管機關應設立食安中毒及感染中毒之通報系統。

㈢第三章食品業者衛生管理（第7-14條）

1. 食品業者應實施自主管理，訂定食品安全監測計畫。

2. 食品業者有責任將原材料、半成品或成品進行自主檢驗。

3. 中央主管機關應公告食品安全監測計畫之食品業者類別與規模、最低檢驗週期，及其他相關事項。

4. 食品業者於發現產品有危害衛生安全之虞時，應即主動停止製造、加工、販賣及辦理回收，並通報直轄市、縣（市）主管機關。

5. 食品業者之從業人員、作業場所、設施衛生管理及其品保制度，均應符合食品之良好衛生規範準則。

6. 經中央主管機關公告類別及規模之食品業，應符合食品安全管制系統準則之規定。

7. 經中央主管機關公告類別及規模之食品業者，應向中央或直轄市、縣（市）主管機關申請登錄，始得營業。

8. 經中央主管機關公告類別及規模之食品業者，應取得衛生安全管理系統之驗證。

9. 食品業者應保存產品原材料、半成品及成品之來源相關文件。

10. 經中央主管機關公告類別與規模之食品業者應建立來源及流向之追溯或追蹤系統。

11. 中央主管機關應分階段公告使用電子發票。

12. 食品業者之設廠登記，應由工業主管機關會同主管機關辦理。

13. 食品或食品添加物之工廠應單獨設立，不得於同一廠址及廠房同時從事非食品之製造、加工及調配。

14. 經中央主管機關公告類別及規模之食品業者，應置衛生管理人員。

15. 經中央主管機關公告類別及規模之食品業者，應置一定比率，並領有專門職業或技術證照專業人員。

16. 經中央主管機關公告類別及規模之食品業者，應投保產品責任保險。

17. 公共飲食場所衛生之管理辦法，由直轄市、縣（市）主管機關依中央主管機關訂定之各類衛生標準或法令定之。

㈣ 第四章食品衛生管理（第15-21條）

1. 不得製造、加工、調配、包裝、運送、貯存、販賣、輸入、輸出、作為贈品或公開陳列之情形，共計有十項。

2. 國內外如發生因食用安全容許殘留乙型受體素肉品導致中毒案例時，應立即停止含乙型受體素之肉品進口；國內經確認有因食用致中毒之個案，政府應負照護責任，並協助向廠商請求損害賠償。

3. 不得製造、販賣、輸入、輸出或使用之食品器具、食品容器或包裝、食品用洗潔劑的條件。

4. 食品添加物之品名、規格及其使用範圍、限量標準，由中央主管機關定之。

5. 加工助劑之衛生標準及使用條款。

6. 屠宰場內畜禽屠宰及分切之衛生查核，由農業主管機關依相關法規之規定辦理。

7. 運送過程之屠體、內臟及其分切物於交付食品業者後之衛生查核，由衛生主管機關為之。

8. 經中央主管機關公告之食品、食品添加物、食品器具、食品容器或包裝及食品用洗潔劑，其製造、加工、調配、改裝、輸入或輸出，非經中央主管機關查驗登記並發給許可文件，不得為之。

㈤第五章食品標示及廣告管理（第22-29條）

1. 食品及食品原料之容器或外包裝，應以中文及通用符號，明顯標示：品名、內容物名稱、淨重、容量或數量、食品添加物名稱、製造廠商或國內負責廠商名稱、電話號碼及地址、原產地（國）、有效日期、營養標示、含基因改造食品原料、其他經中央主管機關公告之事項。

2. 食品添加物之標示規定。

3. 直接供應飲食之場所及特定散裝食品販賣者之標示規定。

4. 食品器具、食品容器或包裝之標示規定。

5. 食品用洗潔劑之容器或外包裝之標示規定。

6. 食品、食品添加物、食品用洗潔劑及經中央主管機關公告之食品器具、食品容器或包裝，其標示、宣傳或廣告，不得有不實、誇張或易生誤解之情形。

7. 食品不得為醫療效能之標示、宣傳或廣告。

8. 接受委託刊播之傳播業者應向主管機關提供規定之資料。

㈥第六章食品輸入管理（第30-36條）

1. 輸入經中央主管機關公告之食品、基因改造食品原料、食品添加物等項目，應向中央主管機關申請查驗並申報其產品有關資訊。

2. 業者或其代理人有提供輸入產品之相關紀錄、文件及電子檔案或資料庫之責。

3. 食品業者應就前項輸入產品、基因改造食品原料之相關紀錄、文件及電子檔案或資料庫保存五年。

4. 食品業者得向查驗機關申請具結先行放行。

5. 中央主管機關對於管控安全風險程度較高之食品，得於其輸入前，實施系統性查核。

6. 經中央主管機關公告者，旅客攜帶入境時，應檢附出產國衛生主管機關開具之衛生證明文件申報之。

㈦第七章食品檢驗（第37-40條）

1. 檢驗方法由中央主管機關定之；未定檢驗方法者，得依國際間認可之方法爲之。

2. 食品業者對於檢驗結果有異議時得申請複驗。

㈧第八章食品查核及管制（第41條-43條）

1. 賦予直轄市、縣（市）主管機關食品查核之權責。

2. 警察機關應派員協助主管機關。

3. 檢舉人身分資料之保密與獎勵。

㈨第九章罰則（第44-56條）

1. 對於違反食安法規定之各款項賦予主管機關之權責。

2. 明定違法情事爲限期改善與直接開罰之法條。

3. 散播有關食品安全之謠言或不實訊息，足生損害於公衆或他人者之罰則。

4. 主管機關得依情節之輕重，酌予處罰。

5. 處罰方式包括罰鍰與罰金[1]、拘役、徒刑、歇業、停業、廢止（公司、商業、工廠之全部或部分登記事項登記、登錄）。

6. 中央主管機關爲保障食品安全事件消費者之權益，得設立食品安全保護基金。

㈩第十章附則（第57-60條）

1. 規範食藥署要訂定食品安全衛生管理法施行細則。

2. 規範本法及部分條文的公布實施日期。

---

[1] 罰金是構成刑法上的犯罪，經過法院判決後所受到的處罰；罰鍰則是違反行政義務後，經過行政機關的決定所受到的處罰。

三、我國食安管理的推動現況

　　食安法既是我國食安管理的母法，主管機關即應依法律進行各項食安管理辦法之訂定與推動。由於食安法中規範食品業者應實施自主管理，因此主管機關在制定食安管理辦法時都以業者自主管理爲出發點。茲將目前食品藥物管理署（以下簡稱食藥署）正積極推動的各項食安管理辦法說明如下：

㈠食品良好衛生規範（GHP）之推動

　　依食品安全衛生管理法第八條第四項規定訂定「食品良好衛生規範準則」，以爲推動之規範，爲食品業者確保其產品之衛生安全及品質所應符合之最基本軟、硬體要求。食品良好衛生規範準則的英文爲The Regulations on Good Hygiene Practice for Food，因此簡稱爲GHP。

　　食安法所定義的食品業都是食品良好衛生規範準則的適用對象，因此範圍甚廣，其規模、型態及屬性上的差異也極大。因此，在實質推動上採用由上往下逐步擴大，以現場輔導、評核（餐飲衛生管理分級評核）及講習的方式，將食品良好衛生規範深植到食品業的每一個角落，目前已推動到公有零售市場等微型食品業。

　　食品良好衛生規範準則的內容依法涵蓋從業人員、作業場所、設施衛生管理及品保制度等四大面向，共計11章，46條條文。

1. 總則
2. 食品製造業
3. 食品工廠
4. 食品物流業
5. 食品販賣業
6. 餐飲業
7. 食品添加物業
8. 低酸性及酸化罐頭食品製造業

9. 真空包裝即食食品製造業

10. 塑膠類食品器具容器或包裝製造業

11. 附則

　　附表一：食品業者之場區及環境良好衛生管理基準

　　附表二：食品業者良好衛生管理基準

　　附表三：食品製造業者製程管理及品質管制基準

　　附表四：低酸性及酸化罐頭食品製造業生產及加工管理基準

　　附表五：低酸性及酸化罐頭食品製造業殺菌設備與方法管理基準

　　附表六：低酸性及酸化罐頭食品製造業容器密封之管制基準

㈡食品安全管制系統

　　依據食安法第8條第2項規定「經中央主管機關公告類別及規模之食品業者，應符合食品安全管制系統準則之規定」。危害分析重要管制點（Hazard Analysis and Critical Control Point），HACCP系統制度，已是世界各國普遍認定目前最佳的食品安全控制方法，其基礎建立在GHP之上，因此兩者統合稱為食品安全管制系統。主管機關採用分業分階段強制實施的策略，持續推動及落實食品安全管制系統。

　　在強制實施HACCP方面，衛生署自2003年起開始推動食品業實施食品安全管制系統，對安全風險較高之包括水產食品業、肉類加工食品業、餐盒食品工廠業及乳品加工食品業等四類業別，依序納入強制實施範圍。因應食品衛生管理法之修正，衛生福利部於2014年3月11日依據同法第8條第4項規定訂定「食品安全管制系統準則」。為提高國內旅館經營者對食品安全之重視，國際觀光旅館內之餐飲業於2015年納入實施對象；為整合國內旅館業之餐飲衛生安全，於2017年11月17日擴大要求五星級旅館等旅館業附設餐廳，應有一廳以上實施食品安全管制系統。

　　為落實食安五環政策，重建生產管理並提升業者衛生管理能力，於2018年4月17日公告供應鐵路運輸旅客餐盒之食品業應實施食品安全管制系統。2018年5

月1日公告擴大實施業別包含食用油脂工廠、罐頭食品工廠及蛋製品工廠；以及為明確規範應實施食品安全管制系統準則之實施範圍及定義，重新公告訂定水產加工食品業及肉類加工食品業之相關規定。另，為提升鐵路運輸業販售餐盒之衛生安全並確保消費者飲食安全，更自2019年1月1日起供應鐵路運輸旅客餐盒之食品業應符合食品安全管制系統準則規定，提供消費者飲食安全。

㈢非登不可

2013年12月03日公告食品業者登錄辦法，歷經3次修正，最新版本為2020年4月29日公告之修正辦法。依據食安法第8條第3項，自2014年起陸續公告具有工廠登記、商業登記或公司登記之製造加工業、餐飲業、輸入業、販售業及物流業等食品業者須依法登錄，正式啟動非登不可之管理制度。

食藥署自2014年開始推動食品業登錄，透過舉辦食品業者登錄—業者宣導說明會、宣導文宣及影片，甚至由各縣市衛生局協助食品業者進行登錄，至2022年4月30日登錄統計已達到610,648家次，以台北市為最多（84402），其次依序為台中市（80586）、新北市（75354）、高雄市（67373）。依經營型態分類，食品相關公司行號：292839家次、製造場所／工廠：19711家次、餐飲場所：155393家次、販售場所：139200家次、物流場所：3505家次。

登錄制度之目的是為了解業者基本資料及產品資訊，以有效落實對業者之輔導與稽查管理，對業者而言可強化自主管理，對整體產業而言可提升食品衛生安全品質，進而帶動產業發展。

㈣追溯追蹤系統（非追不可）之建立與開立電子發票之推動

2013年11月19日發布食品及其相關產品追溯追蹤系統管理辦法，2018年10月03日進行修正。本辦法所稱之追溯追蹤系統，指食品業者於食品及其相關產品供應過程之各個環節，經由標記得以追溯產品供應來源或追蹤產品流向，建立其資訊及管理之措施。規定食品及其相關產品之輸入、輸出、製造、加工、調配、販賣業務時建立之追溯追蹤系統，至少應包含之各管理項目。食品業者須於每月10

日前上傳（申報）上一個月的食品追溯追蹤資訊至食品追溯追蹤管理資訊系統—非追不可。應以書面或電子文件，完整保存食品追溯追蹤憑證、文件等紀錄至少五年。

　　根據2018年6月26日衛生福利部授食字第1071300516號公告，應建立食品追溯追蹤系統之食品業者彙整簡表，如表2-2及2-3所示。

表2-2　公告應建立食品追溯追蹤系統之食品業者實施時程

產業別	輸入業者	製造業者	販賣業者	實施日期
1. 食用油脂	商業、公司或工廠登記	工廠登記		2014.10.31
2. 肉品加工食品	商業、公司或工廠登記	工廠登記 實施HACCP		2015.2.5
3. 乳品加工食品（市售包裝乳粉及調製乳粉除外）	商業、公司或工廠登記	工廠登記 實施HACCP		2015.2.5
4. 水產品食品	商業、公司或工廠登記	工廠登記 實施HACCP		2015.2.5
5. 盒餐食品第25項除外	無	工廠登記		2015.2.5
6. 食品添加物	商業、公司或工廠登記	商業、公司或工廠登記		2015.2.5
7. 基因改造食品原料	商業、公司或工廠登記	無		2015.2.5
8.-14.大宗物資（黃豆、麥類、玉米、麵粉、澱粉、糖）	商業、公司或工廠登記	工廠登記且資本額≧3000萬元		2015.7.31
15. 茶葉	商業、公司或工廠登記	無		2015.7.31
16. 包裝茶葉飲料	無	工廠登記且資本額≧3000萬元		2015.7.31

產業別	輸入業者	製造業者	販賣業者	實施日期
17. 黃豆食品	商業、公司或工廠登記	工廠登記且資本額≧3000萬元		2015.7.31
18. 嬰兒及較大嬰兒配方食品	商業、公司或工廠登記	工廠登記且資本額≧3000萬元 工廠登記且資本額<3000萬元	商業、公司或工廠登記且資本額≧3000萬元	2016.1.1 2016.7.1 2017.1.1
19. 市售包裝乳粉及調製乳粉	商業、公司或工廠登記	工廠登記	商業、公司或工廠登記且資本額≧3000萬元	2015.2.5 2017.1.1
20. 蛋製品		工廠登記且資本額≧3000萬元		2017.7.31
21. 食用醋		工廠登記且資本額≧3000萬元		2017.7.31
22. 嬰幼兒食品	商業、公司或工廠登記			2017.7.31
23. 農產植物製品、菇（蕈）類及藻類之冷凍、冷藏、脫水、醃漬、凝膠及餡料製品、植物蛋白及其製品	商業、公司或工廠登記			2019.1.1
24. 其他食品業別		工廠登記且資本額≧3000萬元		2019.1.1

產業別	輸入業者	製造業者	販賣業者	實施日期
25. 餐盒食品			達三家以上非百貨公司之綜合零售業獨立門市之連鎖品牌，且資本額≧3000萬元	2019.1.1

表2-3　強制上傳非追不可及使用電子發票之食品業實施時程

產業別	輸入業者	製造業者	販售業者	電子申報實施日期	電子發票實施日期
1. 食用油脂	商業、公司或工廠登記	工廠登記且資本額≧3000萬元		2014.10.31	2014.12.31
	無	工廠登記且資本額<3000萬元		2017.1.1	2018.1.1
2. 肉品加工食品	商業、公司或工廠登記	工廠登記實施HACCP且資本額≧3000萬元		2016.1.1	2017.1.1
	無	工廠登記實施HACCP且資本額<3000萬元		2017.1.1	2018.1.1
3. 乳品加工食品（市售包裝乳粉及調製乳粉除外）	商業、公司或工廠登記	工廠登記實施HACCP且資本額≧3000萬元		2016.1.1	2017.1.1
	無	工廠登記實施HACCP且資本額<3000萬元		2017.1.1	2018.1.1
4. 水產食品		工廠登記實施HACCP且資本額≧3000萬元		2016.1.1	2018.1.1

產業別	輸入業者	製造業者	販售業者	電子申報實施日期	電子發票實施日期
	商業、公司或工廠登記	工廠登記實施HACCP且資本額<3000萬元		2017.1.1	2018.1.1
5.盒餐食品（第25項除外）		工廠登記實施HACCP且資本額≧3000萬元		2016.1.1	2017.1.1
		工廠登記實施HACCP且資本額<3000萬元		2017.1.1	2018.1.1
6.食品添加物	商業、公司或工廠登記	商業、公司或工廠登記		2017.1.1	2019.1.1
7.基因改造食品原料	商業、公司或工廠登記			2016.1.1	2017.1.1
8.-14.大宗物資（黃豆、麥類、玉米、麵粉、澱粉、糖）	商業、公司或工廠登記	工廠登記且資本額≧3000萬元		2016.1.1	2017.1.1
15.茶葉	商業、公司或工廠登記			2016.1.1	2017.1.1
16.包裝茶葉飲料		工廠登記且資本額≧3000萬元		2016.1.1	2017.1.1
17.黃豆食品	商業、公司或工廠登記	工廠登記且資本額≧3000萬元		2016.3.1	2017.1.1
18.嬰兒及較大嬰兒配方食品	商業、公司或工廠登記	工廠登記且資本額≧3000萬元		2016.1.1	2015.9.1

產業別	輸入業者	製造業者	販售業者	電子申報實施日期	電子發票實施日期
		工廠登記且資本額<3000萬元		2016.7.1	2015.9.1
			商業、公司或工廠登記且資本額≧3000萬元	2017.1.1	2015.9.1
19.市售包裝乳粉及調製乳粉	商業、公司或工廠登記	工廠登記且資本額≧3000萬元		2016.1.1	2015.9.1
		工廠登記且資本額<3000萬元		2016.7.1	2015.9.1
			商業、公司或工廠登記且資本額≧3000萬元	2017.1.1	2015.9.1
20.蛋製品		工廠登記且資本額≧3000萬元		2018.1.1	2020.1.1
21.食用醋		工廠登記且資本額≧3000萬元		2018.1.1	2020.1.1
22.嬰幼兒食品	商業、公司或工廠登記			2018.1.1	2020.1.1
23.農產植物製品、菇（蕈）類及藻類之冷凍、冷藏、脫水、醃漬、凝膠及	商業、公司或工廠登記			2021.1.1	2021.1.1

產業別	輸入業者	製造業者	販售業者	電子申報實施日期	電子發票實施日期
餡料製品、植物蛋白及其製品					
24.其他食品業別		工廠登記且資本額≧3000萬元		2020.1.1	2023.1.1
25.餐盒食品			達三家以上非百貨公司之綜合零售業獨立門市之連鎖品牌，且資本額≧3000萬元	2021.1.1	2021.1.1

㈤食品衛生安全驗證制度（三級品管）

1. 推動食品衛生安全驗證制度的法源依據及目的

　　為有效落實食品安全衛生管理法（簡稱食安法）第七條、第八條及第四十一條之規定，強制食品業者實施三級品管，透過一級品管（業者自律）、二級品管（第三方驗證）及三級品管（政府稽查）等措施，強化食品安全把關機制。

2. 何謂食品衛生安全管理系統驗證

　　GHP與HACCP就是「食品衛生安全管理系統驗證」的核心內容，透過政府認證的驗證機構，進一步檢查食品業者在食品衛生安全管理系統的符合性，更加確保食品的安全性品質。食品衛生安全管理系統驗證為系統整體性驗證，非單一食品驗證。

3. 推動食品安全驗證制度的相關辦法

　　⑴2014年11月7日發布訂定「食品業者衛生安全管理驗證及委託驗證管理辦

法」，並自發布日施行。

⑵2014年12月10日公告「食品業者衛生安全管理驗證作業程序」。

⑶2017年1月12日公告「食品衛生安全管理系統認證及驗證收費辦法」。

⑷2019年1月2日公告「應取得衛生安全管理系統驗證之食品業者」。

⑸2019年6月4日發布修正「食品衛生安全管理系統驗證機構認證及驗證管理辦法」。

⑹2019年6月14日修訂「食品衛生安全管理系統驗證作業程序」。

⑺2019年11月7日公告「食品衛生安全管理系統驗證範圍」。

4. 通過認證之驗證機構

　⑴財團法人食品工業發展研究所。

　⑵財團法人中華穀類食品工業技術研究所。

　⑶財團法人中央畜產會。

　⑷財團法人台灣優良農產品發展協會。

　驗證證明書效期為3年。

5. 2019年1月2日公告應取得衛生安全管理系統驗證之食品業者

　⑴辦理工廠登記且資本額3000萬元以上之澱粉、麵粉、糖、鹽及醬油製造業。

　⑵辦理工廠登記之食品添加物製造業。

　⑶辦理工廠登記之特殊營養食品製造業。

　⑷應符合「食品安全管制系統準則」之乳品加工食品業。

　⑸辦理工廠登記之罐頭食品製造、加工、調配業者。

　⑹辦理工廠登記且資本額3000萬元以上之食用油脂製造、加工、調配業者。

　統計至2021年9月25日止為560家。

㈥食品雲之建置

　　食品雲之建置理念係以巨量資料分析探勘技術，偵測風險目標以建立監測模

型，協助推動落實「食安五環」源頭控管、重建生產管理、十倍市場查驗十倍安全、加重惡意黑心廠商責任、全民監督食安之各項改革工作。在平時，主動預判預警可能的異常模式；在食品事件發生時，提供可能涉案之業者、產品來源及流向資訊，可快速有效查處，共同強化食品供應鏈每一個環節的安全管理，並提供大眾透明資訊。

　　泛食品雲由核心食品雲及跨部會食品雲所建構而成，自2015年起，由衛福部主責。

1. 核心食品雲

　　衛福部（食藥署）食品管理制度、非登不可（登錄系統）、非報不可（邊境查驗系統）、非追不可（追溯追蹤系統）、非驗不可（檢驗系統）、非稽不可（查稽系統）。

2. 跨部會食品雲

　　⑴農委會：飼料油追溯追蹤系統、檢驗資訊平台。

　　⑵環保署：化學雲、廢棄油申報管理系統。

　　⑶財政部：通關資訊、電子發票、財稅資料。

　　⑷經濟部：工業用油申報管理系統、進口油脂登錄系統、生產選定化學物質系統、工商登記系統。

　　⑸教育部：校園食材登錄系統。

　　⑹介接完成時程：

　　　2015年12月完成食品安全相關系統第一階段跨部會介接。

　　　2016年11月完成食品安全相關16個資訊系統跨部會介接。

　　　2018年及2019年推動跨部會檢驗數據資料之整合，完成農產品及食品農藥殘留檢驗資料庫介接，與動物用藥殘留檢驗欄位編碼及標準化之制定。

　　　2020年持續強化農漁畜產品動物用藥及重金屬檢驗資料庫介接工作，並督導協調成立跨部會電子發票工作小組，應用串聯資料追蹤追溯，掌握流向資訊。

㈦食品標示

1. 食品標示的目的

食品標示之目的，在於提供正確的食品內容物相關資訊，作爲消費者選購食品之重要依據，並確保攝食安全性，以保障消費者的健康及權益。

2. 食品標示法源依據

食品安全衛生管理法第3條第1項第8款對標示的定義爲指於食品、食品添加物、食品用洗潔劑、食品器具、食品容器或包裝上，記載品名或爲說明之文字、圖畫、記號或附加之說明書。

食安法第22條規定食品及食品原料之容器或外包裝，應以中文及通用符號，明顯標示品名、內容物名稱、淨重、容量或數量、食品添加物名稱、製造廠商或國內負責廠商名稱、電話號碼及地址、原產地（國）、有效日期、營養標示、含基因改造食品原料、其他經中央主管機關公告之事項。

3. 食品標示應注意事項

食品標示是非常龐雜的管理工作，一般食品之標示應注意事項如表2-4。詳細規定請參考衛生福利部食品藥物管理署所出版的食品標示法規指引手冊。

表2-4　食品標示應注意事項

標示規定	注意事項
品名	1. 品名應與食品本質相符。 2. 經中央主管機關規定者，依中央主管機關規定之名稱：未規定者，得使用中華民國國家標準（CNS）所定名稱或自定其名稱。 3. 各品類之產品應參照「食品品名標示規範彙整」之規定。
內容物	1. 內容物爲二種以上混合物時，應依其含量多寡由高至低分別標示之。 2. 無論含量多寡，皆須展開標示。 3. 內容物名稱須反映該內容物真實屬性之名稱標示，可參考「可供食品使用原料彙整一覽表」、CNS名稱等。 4. 倘食品中之複合原料符合CNS者，依CNS品名標示之，如：醬油、醋等，無須展列該複合原料之各項組成物。

標示規定	注意事項
淨重、容量或數量	1. 依產品特性，標示淨重、容量或數量。 2. 液汁與固形物混合者，分別標明內容量及固形量。但其為均勻混合且不易分離者，得僅標示內容物淨重。 3. 得視食品性質，註明最低、最高或最低與最高含量。
食品添加物名稱	1. 混合二種以上食品添加物，以功能性命名者，應分別標明添加物名稱。 2. 食品添加物名稱，應使用中央主管機關所定之食品添加物品名或一般社會大眾所知悉的通用名稱，不得僅以功能（用途）名稱標示。 3. 屬甜味劑、防腐劑、抗氧化劑者，應同時標示其功能性名稱及品名或通用名稱。 4. 食品中之食品添加物如係透過合法原料之使用而帶入食品，且其含量明顯低於直接添加於食品之需用量，對終產品無功能者，得免標示之。
製造廠商或國內負責廠商名稱、電話號碼及地址	1. 產品如已完整標明國內負責廠商名稱、地址及電話即屬符合規定，不強制要求標明製造廠商資訊。 2. 輸入食品應標示國內負責廠商資訊；並得另標示國外製造廠商之名稱、電話號碼及地址。 3. 僅標示國內負責廠商名稱者，應將製造廠商、受託製造廠商或輸入廠商之名稱、電話號碼及地址通報轄區主管機關。
原產地	原產地（國）指製造、加工或調配製成終產品之國家或地區。 1. 輸入食品之原產地（國），依「進口貨物原產地認定標準」認定之。 2. 輸入食品依「進口貨物原產地認定標準」，屬不得認定為實質轉型之混裝食品，應依各食品混裝含量多寡由高至低標示各別原產地（國）。 3. 中文標示之食品製造廠商地址足以表徵為原產地（國）者，得免為標示。
有效日期	1. 依習慣能辨明之方式標明年月日。 2. 保存期限在三個月以上者，其有效日期得僅標明年月，並以當月之末日為有效期限之終止日。 3. 鮮乳、脫脂乳、淡煉乳、加糖全脂煉乳、加糖脫脂煉乳、乳油（Cream）、調味乳、發酵乳、合成乳及其他液態乳製品應加標示保存期限及保存條件。

標示規定	注意事項
標示字體	標示字體之長度及寬度各不得小於2毫米。但最大表面積不足80平方公分之小包裝，除品名、廠商名稱及有效日期外，其他項目標示字體之長度及寬度各得小於2毫米。

4. 營養標示

　　一般包裝食品及未以營養添加劑作為礦物質或維生素來源之錠狀、膠囊狀食品都必須進行營養標示。強制標示項目為熱量（大卡）、蛋白質（公克）、脂肪（酸）（分飽和脂肪及反式脂肪）（公克）、碳水化合物（公克）、糖（公克）及鈉（毫克）。應標明每份及每100公克（毫升）或每份及每日參考值百分比之營養含量，如圖2-1所示。

營養標示		
每一份量	公克（或毫升）	
本包裝含	份	
	每份	每100公克（每100毫升）
熱量	大卡	大卡
蛋白質	公克	公克
脂肪	公克	公克
飽和脂肪	公克	公克
反式脂肪	公克	公克
碳水化合物	公克	公克
糖	公克	公克
鈉	毫克	毫克
宣稱之營養素含量		
其他營養素含量		

營養標示		
每一份量	公克（或毫升）	
本包裝含	份	
	每份	每日參考值百分比
熱量	大卡	％
蛋白質	公克	％
脂肪	公克	％
飽和脂肪（酸）	公克	％
反式脂肪（酸）	公克	＊
碳水化合物	公克	％
糖	公克	＊
鈉	毫克	％
宣稱之營養素含量		
其他營養素含量		

營養標示增列「糖」含量，格式可二擇一

＊參考值未訂定

每日參考值：熱量2000大卡、蛋白質60公克、脂肪60公克、飽和脂肪18公克、碳水化合物300公克、鈉2000毫克、宣稱之營養素每日參考值、其他營養素每日參考值

圖2-1　一般食品營養標示之格式

　　未有營養宣稱之下列包裝食品，得免營養標示：

　⑴飲用水、礦泉水、冰塊一般包裝食品。

⑵未添加任何其他成分或配料之生鮮、冷藏或冷凍之水果、蔬菜、家畜、家禽、蛋、液蛋及水產品。

⑶沖泡用且未含其他原料或食品添加物之茶葉、咖啡、乾豆、麥、其他草木本植物及其花果種子。

⑷調味香辛料及調理滷包。

⑸鹽及鹽代替品。

⑹其他食品之熱量及營養素含量皆符合「包裝食品營養標示應遵行事項」得以「0」標示之條件者。

⑺非直接販售予消費者之食品及食品原料

5. 含基因改造食品原料

　　包裝食品、食品添加物及散裝食品如：⑴農產品型態之基因改造食品原料（如黃豆穀粒）、⑵基因改造食品原料經簡單之切割、研磨產品（如黃豆片、黃豆粉）、⑶豆漿、豆腐、豆花、豆乾、豆皮、大豆蛋白製得之素肉產品等，含有基因改造食品原料，應標示「基因改造」或「含基因改造」字樣。

　　對於以基因改造之食品原料產製高層次加工品，如食用油脂，應標示為基因改造或本產品為基因改造OO加工製成，但已不含基因改造成分等字樣。

6. 包裝食品宣稱為素食標示

　　應於包裝上顯著標示「全素或純素」、「蛋素」、「奶素」、「奶蛋素」、「植物五辛素」等字樣，其類別如表2-5。

表2-5　素食類別

全素或純素	只食用不含植物五辛（蔥、蒜、韭、蕎及興渠）之純植物性食物。
蛋素	食用全素或純素及蛋製品。
奶素	食用全素或純素及奶製品。
奶蛋素	食用全素或純素及奶蛋製品
植物五辛素	食用植物性之食物（含奶或蛋者須於內容物名稱內說明）。

7. 過敏原標示

　　為加強揭露食品過敏原標示訊息，參考國際規範及國人發生食品過敏之臨床調查資料，衛生福利部於2018年8月21日公告「食品過敏原標示規定」，過敏原強制標示項目由現行的蝦、蟹、芒果、花生、牛奶、蛋等6項及其製品調整為下列11項，並自2020年7月1日生效。

　　⑴甲殼類及其製品

　　⑵芒果及其製品。

　　⑶花生及其製品。

　　⑷牛奶、羊奶及其製品。但由牛奶、羊奶取得之乳糖醇，不在此限。

　　⑸蛋及其製品。

　　⑹堅果類及其製品。

　　⑺芝麻及其製品。

　　⑻含麩質之穀物及其製品。但由穀類製得之葡萄糖漿、麥芽糊精及酒類，不在此限。

　　⑼大豆及其製品。但由大豆製得之高度提煉或純化取得之大豆油（脂）、混合形式之生育醇及其衍生物、植物固醇、植物固醇酯，不在此限。

　　⑽魚類及其製品。但由魚類取得之明膠，並作為製備維生素或類胡蘿蔔素製劑之載體或酒類之澄清用途者，不在此限。

　　⑾使用亞硫酸鹽類等，其終產品以二氧化硫殘留量計每公斤十毫克以上之製品。

　　另過敏原醒語之標示方式除原有之「本產品含有○○」或「本產品含有○○，不適合對其過敏體質者食用」，並增列將其所含致過敏性內容物全部載明於「品名」之方式。

㈧專門職業人員及衛生管理人員之設置

　　依照食安法第十二條第一項公告應置專門職業人員之食品業者，至少應置一名專任專門職業人員。依食品業者專門職業或技術證照人員設置及管理辦法

（2020年11月6日）之規定，食品業者依產業類別應置之專門職業人員如下：

一、禽畜產加工食品業、乳品加工食品業：食品技師、畜牧技師或獸醫師。

二、水產加工食品業：食品技師或水產養殖技師。

三、餐盒食品製造、加工、調配業或餐飲業：食品技師或營養師。

四、其他食品製造業：食品技師。

　　專門職業人員，其職責如下：

一、食品安全管制系統之規劃及執行。

二、食品追溯或追蹤系統之規劃及執行。

三、食品衛生安全事件緊急應變措施之規劃及執行。

四、食品原材料衛生安全之管理。

五、食品品質管制之建立及驗效。

六、食品衛生安全風險之評估、管控及與機關、消費者之溝通。

七、實驗室品質保證之建立及管控。

八、食品衛生安全教育訓練之規劃及執行。

九、國內外食品相關法規之研析。

十、其他經中央主管機關指定之事項。

　　專任專門職業人員應曾接受中央主管機關認可之食品安全管制系統訓練機關（構）（以下簡稱訓練機關（構））辦理之課程三十小時以上，且領有合格證書；從業期間，應持續接受訓練機關（構）或其他機關（構）辦理與該系統有關之課程，每年至少八小時。

　　依食安法第十二條第一項公告應置技術證照人員之食品業者，依產業類別應置之技術證照人員，其範圍如下：

一、餐飲業：中餐烹調技術士、西餐烹調技術士或食物製備技術士。

二、烘焙業：烘焙食品技術士、中式麵食加工技術士、中式米食加工技術士。

　　食品業者所聘用調理烘焙從業人員中，其技術證照人員比率如下：

一、觀光旅館之餐飲業：百分之八十五。

二、承攬機構餐飲之餐飲業：百分之七十五。

三、供應學校餐飲之餐飲業：百分之七十五。

四、承攬筵席餐廳之餐飲業：百分之七十五。

五、外燴飲食餐飲業：百分之七十五。

六、中央廚房式之餐飲業：百分之七十。

七、自助餐飲業：百分之六十。

八、一般餐館餐飲業：百分之五十。

九、前店後廠小型烘焙業：百分之三十。

技術證照人員，其職責如下：

一、食品之良好衛生規範準則相關規定之執行及監督。

二、其他經中央主管機關指定之事項。

技術證照人員從業期間，每年至少八小時應接受各級主管機關或其認可之衛生講習機關（構）辦理之衛生講習。

食品業者置專門職業或技術證照人員，應於中央主管機關建立之登錄平台登錄各該人員資料及衛生講習或訓練時數。

㈨ 後市場監測計畫

1. 法源依據

依食安法第5條第一項規定各級主管機關依科學實證，建立食品衛生安全監測體系，於監測發現有危害食品衛生安全之虞之事件發生時，應主動查驗，並發布預警或採行必要管制措施。

第二項：前項主動查驗、發布預警或採行必要管制措施，包含主管機關應抽樣檢驗、追查原料來源、產品流向、公布檢驗結果及揭露資訊，並令食品業者自主檢驗。

2. 食藥署已進行延續性及專案重點監測項目及計畫

⑴ 食品攙偽之調查。

⑵ 市售基因改造食品之調查。

⑶ 後市場食品中真菌毒素含量監測。

⑷食米中重金屬（鎘、汞、鉛）含量監測。

⑸水產品中甲基汞重金屬含量監測。

⑹市售蔬果植物類重金屬含量監測。

⑺食品中殘留動物用藥之檢測。

⑻食米中殘留農藥之監測。

⑼農產品殘留農藥監測。

⑽食品中眞菌毒素抽驗計畫。

㈩各項管理辦法、衛生標準及檢驗方法之制定

　食藥署根據食安法之規定，制定各項必要的管理辦法、衛生標準及檢驗方法等，其種類、數量會隨時間之推移而有所增減。目前食品衛生標準有26項，食品製造及衛生安全管理爲40項，食品標示及廣告計32條，食品輸入及查驗登記共42項，其他有42項，總計154項食品法規條文；公告檢驗方法251項，建議檢驗方法338項，食品添加物規格檢驗方法511項。詳情可至食藥署網站查詢，首頁>政府資訊公開>法規資訊>食品類法令規章。

第三節　行政院食品藥品安全會報／食安辦公室

　行政院於2009年6月1日核定「行政院食品安全會報設置要點」，會報設置委員二十三人至二十九人，由行政院副院長兼任召集人；置執行秘書一人，由衛生福利部部長兼任；幕僚作業，亦由衛生福利部負責。食安會報每6個月召開 1 次會議，必要時，得召開臨時會議。主要任務定位爲食品安全政策之指導、食品安全事件之協調、食品衛生安全之預警制度及其他相關問題之諮詢，除成爲相關部會溝通協調之平台外，亦提供政府機關、學術單位與民間團體直接進行雙向溝通之平台。

　行政院於2013年8月23日將「行政院食品安全會報」名稱並修正爲「行政院

食品藥品安全會報」。行政院食品藥品安全會報之委員由衛生福利部及相關部會首長10人、專家學者代表6人、消費者民間團體代表8人所組成，就食品安全衛生之管理，行政院食品藥品安全會報主要職掌跨部會協調事項，針對與食品安全管理密切關聯之機關及組織權限。

行政院食品藥品安全會報下設置兩個小組：

1. 食品安全聯合稽查及取締小組：為統合與食品安全相關權責機關力量，共同打擊非法食品之目的，依據「行政院食品藥品安全會報設置要點」第7點規定，行政院食品藥品安全會報下設有「食品安全聯合稽查及取締小組」對於違法業者加強查緝及處辦。

2. 食品安全推動工作小組：為強化與整合會報功能，於2014年8月成立「食品安全推動工作小組」，由行政院指派政務委員兼任召集人，由衛福部、經濟部、農委會三部會首長擔任副召集人，該小組之委員組成橫跨九部會（內政部、財政部、教育部、法務部、經濟部、衛福部、環保署、農委會、消保處），並設立專責幕僚辦公室。惟為統籌規劃食品安全政策，協調中央及地方權責機關預防及處理重大食品安全事件，並推動食品雲之建置以保障國民健康，行政院將原食品安全推動工作小組，轉型並擴大為「行政院食品安全辦公室」，於2014年10月22日正式成立。設立之法源依據為「行政院組織法」第14條，是常設性任務編組，負責督導協調、統籌推動跨部會食品管理工作，其下設置管理協調組、應變溝通組、稽查取締組、資訊服務組等業務單位，由行政院政務委員或衛生福利部部長督導，並置主任及副主任綜理相關業務。

第四節　行政院農業委員會之食安管理政策

行政院農業委員會（下稱農委會），就食品安全管理而言，主管生產階段之農、林、漁、畜牧產品之安全，其職責主要針對食物的栽種、養殖、生產及收穫進行管理，包括農藥、動物用藥物、添加物之使用，並執行水果、蔬菜、肉品、養殖水產品在上市前之藥物殘留及衛生檢查工作，以完善源頭之管理。

一、農委會涉及食安管理相關法規

1. 農產品生產及驗證管理法
2. 農產品標章管理辦法
3. 優良農產品驗證管理辦法
4. 有機農產品及有機農產品加工品驗證管理辦法
5. 產銷履歷農產品驗證管理辦法
6. 農產品檢查及抽樣檢驗辦法
7. 畜牧法
8. 肥料管理法
9. 飼料管理法
10. 動物用藥品管理法
11. 農藥管理法

二、主要的農政機關

農委會主管全國農林漁牧及糧食行政事務，該會及所屬機關就農林漁牧產品安全衛生管理事項分工如次：

1. 農糧署：農產品上市前農藥殘留監測、推動產銷履歷農產品、吉園圃安全蔬

果、有機農產品、CAS優良食米等驗證。

2. 藥物毒物試驗所：農產品農藥及重金屬殘留檢驗。

3. 農業試驗所：農產品農藥殘留篩檢及技術研究。

4. 漁業署：水產品上市前衛生品質監測、水產動物用藥稽查及藥殘篩檢、水產品CAS驗證（即台灣優良農產品驗證）及產銷履歷驗證之推動。

5. 畜牧處：畜禽產品上市前藥物殘留監測、CAS肉品及蛋品等驗證、有機畜產品、畜禽產品產銷履歷驗證之推動。

6. 動植物防疫檢疫局：國內動植物的防疫、進口動植物的檢疫、屠宰衛生檢查、畜禽飼養正確安全用藥、畜禽產品上市前藥物殘留監測、農藥殘留標準增修訂及病蟲害防治之各項工作。

7. 畜產試驗所：飼料及生乳之抽樣檢驗。畜牧場用藥稽查。

三、重要政策

㈠產銷履歷

　　產銷履歷是自願性農產品驗證制度，通過驗證的產品才可使用產銷履歷標章及宣稱「產銷履歷」，並受法律保障並履行相關義務。生產產銷履歷農產品，能夠強化自己產品在市場上的辨識性，對於建立品牌、培養消費者認同會更有幫助。產銷履歷是土地、產品、生產者的驗證制度，建立制度與產品的符合性要求，須遵守相關法規與TGAP，並透過第三方驗證則是從公平立場來查核農產品經營者是否符合法規與TGAP的要求（Taiwan Good Agriculture Practice，簡稱TGAP）。

　　銷履歷生產的價值包括：

1. 提高產品辨識性，培養消費者認同。

2. 提高生產品質，增加產品競爭力。

3. 加強風險控管與責任釐清。

通路分裝加工業者－選用產銷履歷原料的價值：

1. 加強食品安全管理。

2. 建立全程追溯的產品。

3. 提高品牌形象。

㈡化學農藥十年減半政策

　　為改善農產品食安，除整合農產品標章、強化農產品溯源管理與提高國內糧食自給率，農委會預計在2028年，達成全國農藥使用量減半的目標，即每公頃降低農藥使用量6.3公斤或全國農藥總量減少4,570公噸。

㈢推動屠宰場肉品衛生安全管制系統（屠宰場HACCP系統）

　　為推動屠宰場現代化及肉品冷鏈升級，自2020年12月15日開始推動「屠宰場肉品衛生安全管制系統」（HACCP）。農委會公告修正「屠宰作業準則」第二條，並發布「屠宰場肉品衛生安全管制系統實施及驗證作業要點」與「屠宰場肉品衛生安全管制系統實施指引」，從此我國屠宰場與肉品分切加工廠接軌全程實施HACCP。截至2021年12月30日通過肉品衛生安全管制系統驗證廠商共計家畜屠宰場6家，家禽屠宰場2家。

㈣農產品農藥及動物用藥殘留監測

　　於官網首頁設置「農產品檢驗專區」，揭示農產、畜產、水產品檢驗結果，讓資訊更加透明化，便利民眾查詢。

第五節　行政院環境保護署／毒物化學物質局與食安管理

食品安全的真正源頭在於農業生產環境的控管，依據土壤及地下水污染整治法、空氣污染防制法及廢棄物清理法之規定，環境保護署（以下簡稱環保署）負空氣、水及土壤品質監控及廢棄物回收之責。

一、環保署的主要業務

環保署為監控農業生產環境之安全無虞，適用之環境保護法規包含空氣污染防制法、水污染防治法、毒性化學物質管理法、環境用藥管理法、土壤及地下水污染整治法、海洋污染防治法等。

環保署為廢棄食用油之管理機關，廢棄物清理法訂有廢棄食用油管理之相關事項，如第三章「事業廢棄物之清理」，明定環保署職掌「廢食用油」之回收及處理之責。

環保署主要權責有二：

1. 負責監控農業生產環境（包括稽查、抽驗工廠是否符合廢棄物清理法等環保法規），防免土壤、水質、空氣資源受污染源（工業廢棄物、污水、廢氣等毒性物質）污染而損害農產品。
2. 廢棄食用油之管理（包括回收、流向、再利用）及廢食用油處理廠商之監管。

二、行政院環境保護署毒物及化學物質局

行政院環境保護署「毒物及化學物質局」，於2016年12月28日成立。施行「毒性化學物質管理法」防制污染環境或危害人體健康、掌握國內化學物質各項

資料、篩選評估毒性化學物質及關注化學物質。依授權進行毒性及關注化學物質公告、公告管理事項不合需要之公告變更或廢止，及對第一類至第三類得公告限制或禁止其有關運作。工作職掌為掌控毒化物來源、管理毒化物運作，以達到防止環境污染、確保民眾健康訂定危害預防評估及緊急應變措施。

㈠ 毒性化學物質的分類

1. 第一類毒性化學物質（難分解物質）

在環境中不易分解或因生物蓄積、生物濃縮、生物轉化等作用，致污染環境與危害人體健康。

2. 第二類毒性化學物質（慢毒性物質）

有致腫瘤、生育能力受損、畸胎、遺傳因子突變或其他慢性疾病等作用者。

3. 第三類毒性化學物質（急毒性物質）

化學物質經暴露，將立即危害人體健康或生物生命者。

4. 第四類毒性化學物質

其有內分泌干擾素特性或有污染環境、危害人體健康者。

毒化局於2017年9月26日公告13種食安疑慮物質為毒化物；於2018年6月28日公告蘇丹色素等16種物質為毒化物，如表2-6所示。

表2-6　已公告禁用毒化物質

物質名稱	濫用情形	危害風險
蘇丹色素（Sudan）含：蘇丹1號、蘇丹2號、蘇丹3號、蘇丹4號、蘇丹紅G、蘇丹橙G、蘇丹黑B、蘇丹紅7B	辣椒製品、鴨蛋、腐乳及鹹蛋黃	動物實驗引起老鼠肝臟及膀胱腫瘤病變
二乙基黃（Diethyl yellow）	豆干	長期食用導致致癌之虞
王金黃（Basic orange 2）	非法用於腐皮、豆干等豆製品食品、黃魚染色增加賣相	長期食用對人體引起視力損害、腸胃不適、嘔吐、造成癌症病變

物質名稱	濫用情形	危害風險
鹽基性芥黃（Auramine）	非法添加於糖果、黃蘿蔔、麵條、黃豆干、土魠鹽干、生鮮魚、酸菜類等食品	長期食用對人體可能帶來頭痛、心跳加速、意識不明之影響，亦可能導致膀胱癌
紅色2號（Red No.2）	糖果、餅乾、黃豆加工食品、蜜餞、加工鹹魚等染色	幼童長期食用可能會引發過動症，動物實驗顯示造成乳癌及大腸癌，並導致性腺及胚胎中毒
氮紅（Azorubine）	非法添加於餅乾、糖果等食品	長期食用對於敏感體質之民眾引發過敏、氣喘，加劇對於注意力缺乏過動症兒童症狀
橘色2號（Orange 2）	非法用於糖果、餅乾、烤花枝、紅魚片等零食	長期食用將損害肝臟細胞
月桂酸五氯苯酯（Pentachlorophenyl laurate）		持久性有機污染物
全氟辛酸（Perflurooctanoic acid, PFOA）		重複或長期暴露可能會導致牙齒腐蝕、口腔潰瘍及發炎
孔雀綠（Malachite green）	食用水產（魚蝦）用藥	動物實驗致癌、畸胎、致突變、肝損傷
順丁烯二酸（Maleic acid）	化製澱粉─增加黏度、質地、久煮不爛	動物實驗肝、腎、細胞毒性
順丁烯二酸酐（Maleic anhydride）	化製澱粉─增加黏度、質地、久煮不爛	動物實驗肝、腎、細胞毒性
對位乙氧基苯脲（甘精，Dulcin）	非法定食品甜味劑、多用於蜜餞	動物實驗致癌性、肝、脾、腎、泌尿系統損傷
溴酸鉀（Potassium bromate, KBrO3）	製作麵包用麵粉改良劑，民國83年公告禁用	動物實驗致癌性
富馬酸二甲酯（Dimethyl fumarate）	用於食品、飲料、水果延長保鮮期	刺激呼吸道和皮膚，造成過敏、疼痛、呼吸困難

物質名稱	濫用情形	危害風險
紫色1號（苄基紫，Benzyl violet 4B）	可能被違法添加於糖果、餅乾、糕點	動物實驗致癌性
二甲基黃（Methyl yellow）	豆干、腐皮、黃蘿蔔、酸菜、黃魚等染色增色	動物實驗致癌性
甲醛次硫酸氫鈉，吊白塊，雕白粉（Sodium hydroxymethanesulfinate）	違法用於潤餅皮、腐竹等食品漂白	頭痛、眩暈、嘔吐、呼吸困難、窒息死亡
三聚氰胺（Melamine）	違法添加於奶粉，增加含氮量以哄抬價格	腎結石、腎毒性
α-苯並吡喃酮（香豆素，Coumarin）	非核可之食品添加物，違法直接添加至紅茶	動物實驗致癌性、肝腎毒性（人體危害風險較低）

第六節　教育部與食安管理

　　教育部依據學校衛生法、學校餐廳廚房員生消費合作社衛生管理辦法，就學校餐廳、廚房、員生消費合作社之飲食衛生管理、學校食品製作、學校炊、餐具管理等作詳細規範。

　　教育部會同農委會及衛福部聯合稽查團膳廠商及食材供應商，確保學童用餐衛生及安全，建置「衛生－農業－教育」校園食安防護溝通平台。

　　校園食材登錄平臺自2019年12月28日起，教育部國民及學前教育署委託國立成功大學維運；2019年11月12日修正之「大專校院餐飲衛生管理工作指引」，持續加強學校餐飲衛生管理工作。

第七節　經濟部

一、經濟部及所屬機關與食品安全

㈠工業局

1. 原推動及撤銷食品GMP制度的機關。
2. 係國內工業行政管理之主管機關，食品工廠建築及設備之設置標準亦為其職掌項目。

㈡國際貿易局

　　主要業務為商品進出口、貿易政策、貿易拓展、廠商管理、出進口貨品分類（CCC Code）號列之編定等業務。

㈢標準檢驗局

1. 經濟部標準檢驗局專責國家標準制定、商品檢驗與度量衡體系管理。
2. 辦理外銷食品及飼料衛生安全管理系統驗證及外銷水產品特約檢驗。

㈣商業司

　　掌理公司登記，連結財政部及衛生福利部，健全商業、稅務及食安管理。

㈤經貿談判代表辦公室

　　代表政府參與多邊及雙邊經貿談判，包括食品貿易談判。

二、財團法人全國認證基金會（Taiwan Accreditation Foundation，TAF）

㈠設立緣起

　　為因應我國2002年1月1日正式加入世界貿易組織（WTO），以及建置符合WTO技術性貿易障礙協定（TBT）符合性評鑑基礎架構之需求，經濟部參酌當時國際認證發展趨勢，整合國內認證資源，將經濟部標準檢驗局中華民國實驗室認證體系（CNLA）及經濟部中華民國認證委員會（CNAB）兩者業務合併，2003年9月17日正式立案成立財團法人全國認證基金會（Taiwan Accreditation Foundation, TAF）。

㈡設立宗旨

　　全國認證基金會以提供經濟與社會發展需求之公正、客觀、獨立及符合國際規範之第三者認證服務為宗旨。

㈢主要任務

1. 建置國家及產業需求之符合性評鑑認證方案，健全國內符合性評鑑制度之發展環境。
2. 推動國內各類驗證機構、實驗室之國際認證，建立國內符合性評鑑機構（驗證機構、檢驗機構、實驗室等）品質與技術能力之評鑑標準。
3. 持續維持及運用國際認證組織相互承認協議機制，積極參與國際或區域認證組織之活動或主辦國際認證活動，促使我國符合性評鑑制度與國際接軌，檢測與驗證結果為國際承認，達到「一次認證、全球接受」，有利經貿發展。

第八節　財政部

涉及食品安全方面的管理,財政部主要之工作有二,其一是由關務署及各海關辦理進口食品之查緝、查核與通關管理作業;其二是由財政資訊中心負責統籌及建置食品雲結合電子發票之雲端資料系統建置。

關務署依關稅法、進出口貨物查驗準則之規定,負責辦理包括進口食品之通關作業、關稅稽徵、查緝走私等作業。依規定,進口貨物如屬食品或含有食品,即應向衛福部食藥署申請輸入合格許可,海關始得放行貨物。關務署亦應配合衛福部、農委會加強查緝取締非法進口產品以及進口產品之產地來源證明查核管理事項等。

財政資訊中心依稅捐稽徵法、電子發票實施作業要點與其他相關法律規定,結合賦稅署、關務署及各地區國稅局,執行資料之蒐集、資訊處理及運用,協助衛福部推動電子發票業務及食品雲之建置。

第九節　內政部

內政部與食品安全關係較為密切的單位為警政署,根據食安法的規定,警政署有協助地方衛生局食安稽查之責,其中又以保安警察第七總隊第三大隊與食安管理的關係最為密切。

根據內政部警政署保安警察總隊組織準則及內政部警政署保安警察第七總隊辦事細則之規範,其職掌內容為協助有關空氣污染、土壤污染、水源污染、廢棄物、有害事業廢棄物、有毒化學物質、重大污染案件之稽查、取締及障礙排除。此外,除了要主動查緝非法食品外,亦須全力配合衛福部等相關目的事業主管機關進行稽查障礙排除工作。

第十節　法務部

一、法務部的業務與食品安全

　　法務部有協助行政院及其所屬機關法規研擬制（訂）定、修正、廢止之法制協助之責，例如食品安全衛生管理法及其他相關法律之制（訂）定及修正。

二、法務部調查局與食品安全

　　法務部調查局的職掌為肩負國家安全及犯罪防制兩大使命工作，為有效達成確保國家安全、維護社會安定、保障民眾福祉之願景，並配合法務部施政方針及本局未來發展需要。其重大政策為打擊重大犯罪及經濟犯罪防制，包括查緝黑心食（商）品，打擊民生犯罪。

三、食品安全廉政平台之設置

㈠食品安全廉政平台設置之法源

　　根據法務部廉政署組織法第2條第1項第3款至第5款規定之相關掌理事項及政風機構人員設置管理條例第4條第2款、第5款至第7款及同條例施行細則規定之政風機構相關掌理事項，設置及推動食品安全廉政平台實施計畫。

㈡食品安全廉政平台設置之目的

1. 透過政風組織運作及積極協同參與，維護食品安全管理之公正執行，協助促進國民健康。

2. 建置跨域整合網絡，加強違常情資蒐集及風險防範預警，保障同仁權益及機
關執法立場，重點彰顯廉政效能。

第十一節　海岸巡防署

一、海岸巡防署的任務

海岸巡防署的任務為維護台灣地區海域及海岸秩序，與資源之保護利用，確
保國家安全，保護人民權益。針對食品安全管理的作為，主要權責為查緝未經檢
疫及違法農漁畜產品的走私入境，以維護國人健康及穩定經濟秩序。由轄下海岸
巡防總局及海洋巡防總局負責執行。

二、涉及食安管理相關法規

1. 海岸巡防法。
2. 行政院海岸巡防署與行政院農業委員會協調聯繫辦法。

第十二節　行政院消費者保護委員會／處

一、行政院消費者保護委員會／處的設置與職掌

行政院依據消費者保護法第40條規定，成立行政院消費者保護委員會（以下
簡稱消保會），屬行政院之任務編組。消保會為為監督與協調消費者保護事務之
推動，以保障消費者權益，促進國民消費生活安全，並提升國民消費生活品質而

設置。

　　行政院另設置消費者保護處，為行政院層級的業務編組，其職掌包括：消費者保護基本政策及計畫之研（修）訂、協調與監督中央及地方主管機關消費者保護業務之推行、消費者保護法之研修、重大消費爭議事件之協調處理等，並負責辦理行政院消費者保護會之幕僚作業等。

二、消保處（會）所適用涉及食安管理之相關法規

1. 消費者保護法。
2. 消費者保護團體評定辦法。
3. 消費爭議調解辦法。
4. 消費者保護官任用及職掌辦法。

第十三節　中央各部會食安管理之權責分工

　　綜合中央各部會有關食品安全管理之權責分工，如表2-7所示。

表2-7　中央部會有關食安管理之權責分工

單位	權責
行政院食安辦公室	統籌規劃、協調、諮詢及督導食品安全政策、統籌跨部會食品管理工作
衛生福利部	執行食品安全衛生管理法之主要執行機構 為食安管理主要機關
農業委員會	農業生產階段之產品安全、防疫及供需調節
環境保護署	農業生產階段之環境安全管理 食品產業廢棄物之回收及處理 毒化物質之管控
經濟部	食品及農產品相關之國際貿易業務、食品工業之輔導管理、食品驗證及檢驗、工商登記
教育部	校園午餐及校園食品安全管理及教育
財政部	進口食品及農產品之通關查驗、稅務、電子發票業務
內政部	協助地方衛生局食安稽查障礙之排除
法務部	食安廉政平台／食安案件之偵查
行政院海岸防衛署	農漁畜等產品及食品走私之查緝
行政院消保處	食安稽查及消費者訴願處理

第三章

食品安全評估與風險評估

第一節　食品安全性評估

第二節　食品風險管理

第三節　風險分析介紹

第四節　食品防護介紹

食品安全評估普遍用於食品、健康食品、食品添加物、農藥與各類化學物質，是評估任何物質安全性的最佳利器。風險管理是針對風險評估之結果提出改善建議，透過有系統、有組織之決策過程落實執行與追蹤考核等程序，以達到保護消費大眾，以及避免、減少在發生風險時之各項損失。食品防護為近年來討論度很高的項目。本章將介紹食品安全評估、風險評估與食品防護之基本概念。

第一節　食品安全性評估

一、安全性評估簡介

毒物學家Paracelsus曾說過「All things are poison and nothing is without poison, only the dose permits something not to be poisonous.」（萬物皆有毒，但每一物都有「可接受劑量」）。如水是人類生存所必需之物質，但若一個人於短時間內攝取過量水分，則可能造成水中毒（water intoxication）症狀。原因為大量水產生稀釋性低血鈉症而造成中毒。以70公斤成人估算，一天攝取不超過3500 mL的水就不會產生水中毒現象。

因此安全性評估目的即在評估某種物質可能造成人體危害的風險及其劑量。其中以化學物質最常使用安全性評估方式鑑定其毒性。

化學物質之安全性評估主要根據毒性試驗、人體代謝狀況與環境因子等資料加以綜合評斷。一般毒性試驗包括：急性毒性試驗、亞急性毒性試驗、慢性毒性試驗。另特殊毒性試驗包括畸胎性試驗、繁殖試驗、致癌性試驗、致突變性試驗等特殊試驗。

世界衛生組織與世界糧農組織（WHO/FAO）在1958年發表的「使用化學物質為食品添加物時之安全性確認法」，以毒性試驗（動物試驗）所得之毒性資料作為評估食品添加物安全性之依據。主要試驗資料之項目包括（表3-1）：

1. 基本試驗資料：(1)每日攝取量之預估。(2)代謝、吸收、排泄、分布、蓄積資料。(3)對生物體機能之影響。

2. 毒性試驗資料：(1)急性毒性試驗。(2)亞急性毒性試驗。(3)慢性毒性（包括致癌性）試驗。(4)對次世代的影響。(5)突變原性試驗。(6)畸胎性試驗。

表3-1　毒性試驗的主要項目

基本試驗資料	毒性試驗資料（續前）
1. 每日攝取量的預估	3. 慢性毒性試驗（chronic toxicity test）
2. 代謝、吸收、排泄、分布、蓄積	4. 致突變性試驗（mutagenicity test）
3. 對生物體機能的影響	5. 致癌性試驗（carcinogenicity test）
	6. 致畸胎性試驗（teratogenicity test）
毒性試驗資料	7. 繁殖試驗（reproduction test）
1. 急性毒性試驗（acute toxicity test）	8. 基因毒性試驗（genotoxicity test）
2. 亞急性毒性試驗（subacute toxicity test）	9. 其他試驗（other tests）

二、安全性評估常用名詞

(一) 無（毒害）作用量（No Observable Effect Level, NOEL）

於試驗中以某物質長期餵食動物後，經一段時間後，不致引起該群試驗動物產生任何有害作用的物質濃度或含量。

(二) 最高無作用量（No Observed Adverse Effect Level, NOAEL）

與NOEL大致相同，也就是動物每天攝食也不會發生病變的最大濃度或餵食量。亦即對生物體無任何明顯影響的界限量（圖3-1）。

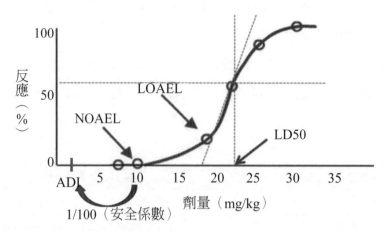

圖3-1　劑量與反應關係圖，圖中顯示ADI、NOAEL、LOAEL與LD_{50}

(三)最低可見有害作用量（Lowest Observed Adverse Effect Level, LOAEL）

在毒性試驗中，能引致可觀察到的有害作用的最小劑量（圖3-1）。

(四)參考劑量（Reference Dose, RfD）

即每天的平均劑量（mg/kg-day），此劑量不致對人體產生不利之影響。參考劑量爲一種不確定的估計值，其用來估算一般人口每天暴露的水準（level），終其一生無有害影響。參考劑量（RfD）觀念包含閾值（threshold）。常常RfD等於ADI。

(五)每日容許攝取量（Acceptable Daily Intake, ADI）

又稱每日可接受攝取量。爲人體每日連續攝取某一食物或飲用水中某物質，不致引起任何急性或慢性有害作用的濃度或使用量，一般以mg/kg表示。

ADI通常以下列公式求得：ADI＝NOEL×安全係數

安全係數一般選定於1/100～1/500之間，只能粗略地以下列兩因素來估計：

1. 試驗動物的品種差異（通常設定爲1/10）（人體與試驗動物的感受性差異）。

2. 試驗個體之間的差異（通常也設定為1/10）（抵抗力低的人與健康的人抵抗性的差異）（圖3-1）。

㈥每日容許攝取量（Tolerable Daily Intake, TDI）

TDI與ADI相似，差別係ADI用於可食用的物質，如食品、食品添加物，而TDI指非刻意被添加入食品中的物質，如食品污染物。TDI衍生者如下：

TD_1：最小（致腫瘤）中毒量。超過臨界量，剛引起輕度（腫瘤）中毒的量。

TD_{50}：半數（致腫瘤）中毒量，為致癌潛在性指標之一。可被定義為在一群原無腫瘤發生的實驗動物中，以慢性毒性劑量實驗（mg/kg bw/day）能誘發半數實驗動物在其標準生命期中產生腫瘤的劑量。

TD_{99}：最大（致腫瘤）中毒量，為致癌潛在性指標之一。可被定義為在一群原無腫瘤發生的實驗動物中，以慢性毒性劑量實驗（mg/kg bw/day）能誘發全部實驗動物在其標準生命期中產生腫瘤的劑量。

㈦不確定因子（Uncertainty Factor, UF）

不確定因子亦被稱為安全係數（safety factor, SF）。主要用於推估ADI或ARfD值過程中，由動物體系試驗結果推估到人體之劑量時，考量不同物種及個體間對於毒性反應之差異，所給予的係數（表3-2）。

㈧急性參考劑量（Acute Reference Dose, ARfD）

評估消費者在24小時或更短時間內攝入食品中殘留物質估算的參考劑量，該劑量不會對人體健康造成短期危害影響。一般以每次每公斤體重攝入之毫克數（mg/kg bw）表示。

表3-2 推估ADI值與ARfD值過程中不確定因子來源與係數

不確定性來源	不確定因子
種間差異（inter-species）	10
毒物動力學（toxicokinetics）差異	4
毒物效力學（toxicodynamics）差異	2.5
個體間差異（inter-human）	10
毒物動力學（toxicokinetics）差異	3.16
毒物效力學（toxicodynamics）差異	3.16
從LOAEL值替代NOAEL值	2～10
從亞慢性毒性試驗結果推估到慢性暴露（用於ADI值評估）	（額外增加）
毒性反應的嚴重程度	
數據不完整	

㈨ 生物安全劑量（Virtually Safe Dose, VSD）

某物質長期被人攝食，但不至於完全無害；也就是說，其危險機率不等於0，但是危險機率相當低。則造成此低危險機率的該物質用量，稱之為VSD。指強毒性或致癌性物質在長期曝露下，對實驗動物僅具$1/10^6$（$=10^{-6}$）危險度之劑量。

㈩ 致死劑量（Lethal Dose, LD）

急性毒性試驗之動物反應為死亡，致死劑量是表示以口服、經皮吸收及注射等方式做毒性試驗後有多少動物死亡之比例，當LD的下標為10（LD_{10}）則代表給予此劑量時有10%之動物死亡。由其衍生者如下（除LD_{50}外）：

MLD：最小致死量（minimum lethal dose）。是指將一定量的測試藥劑利用口服、皮下或靜脈注射大於20隻動物後，使其75～80%之動物死亡之劑量，但是此方法並不安定且可靠性較低。

㈢半數致死劑量（Lethal Dose 50, Median Lethal Dose, LD_{50}）

　　以某物質餵食一群試驗動物，則造成該群試驗動物死亡率達50%的劑量，稱為該物質對該群試驗動物的LD_{50}。該數值可用計算方式獲得，亦可使用作圖方式獲得（圖3-2）。LD_{50}通常用以代表專一化合物質急性毒性實驗之結果。此數值越小，毒性越強（表3-3）。故圖3-2中，物質A的毒性高於物質B。

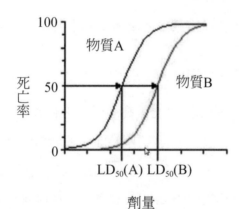

圖3-2　劑量與死亡率關係，LD_{50}作圖法

表3-3　各種物質的LD_{50}值（mg/kg）

名稱	LD_{50}	名稱	LD_{50}
肉毒桿菌毒素（botulinum toxin）	0.00001	滴滴涕（DDT）	100
戴奧辛（dioxin）	0.001	巴比妥（barbital）	150
河魨毒（tetrodotoxin）	0.1	嗎啡（morphine）	900
箭毒（d-tubocurarine）	0.5	硫酸亞鐵（$FeSO_4$）	1,500
尼古丁（nicotine）	1	氯化鈉（NaCl）	4,000
馬前子鹼（strychnine sulfate）	2	乙醇（ethanol）	10,000
防己素（picrotoxin）	5		

　　LD_{50}會受到下列因素的影響：

1. 試驗動物的種類、性別。

2. 物質被攝取或進入個體的方式。

3. 試驗動物的營養狀態等。

所以LD_{50}的結果必須要註明試驗時的動物種類、詳細條件與因素。

LD_{50}之單位一般以mg/kg表示，若以化學物質在食品中之濃度來換算，則通常以ppm（百萬分之一）表示。LD_{50}衍生者如下：

LC_{50}：半數致死濃度。於特定試驗中，可使50%動物死亡所用的濃度。

$1/LD_{50}$或$1/LC_{50}$：絕對毒性。

LT_{50}：半致死時間。在一定濃度下所產生的半致死時間（lethal time）。

(生) 有效劑量（Median Effective Dose, ED_{50}）

除了半致死劑量外，使用藥物之最高敏感度之有效劑量濃度為50%之有效劑量，稱為半有效劑量（ED_{50}）。開發新藥時除了要考慮到新藥品的有效劑量外，並且要考慮到治療指數，當一藥物之治療指數小時，意謂此藥物之半有效劑量ED_{50}比較大，其半致死劑量LD_{50}比較小，藥品所產生的毒性也較大，所以在注射或服用這些藥品後所造成的致死性就會比較大。

(生) 閾值（Threshold）

指低於此劑量時，不會有效應產生，若超過此劑量便有反應產生之臨界值。

(齒) 每人每日可接受劑量（Maximum Permissible Intake, MPI）

為ADI × 國人平均體重，單位為mg/person/day。

(齒) 最高殘留量（Maximum Residue Level, MRL）

因使用一動物用藥或農藥而在食品或飼料農產品中造成之最高殘留量。其單位為mg/kg或μg/kg鮮重。

㈥容許量（Tolerance）

（ADI × 平均體重）／（每日食物平均攝食量×受測物質在攝食量中之百分比）。

㈦公認安全（Generally Recognized as Safe, GRAS）

某些物質雖然大量食用會造成有害作用，但由於：1.不可能達到如此高的食用量。2.人體可自然分解排泄該物質。3.只要每日攝取量不超過ADI，則不會有累積效果。故該物質便稱之為公認安全物質。

在美國，食品添加物質可分為兩大部分，一類為GRAS物質，另一類為食品添加物。GRAS物質設定之歷史為：在1958年，美國食品添加物改訂法（Food Additives Amendment of 1958）規定，食品製造業者若不能證明某化學品是安全的，就不能添加在食物中。例外為若屬「公認安全」物質則不必證明其安全性。所謂GRAS物質，即為在1958年元旦之前，使用於食品中的物質，便被認可為「公認安全」物質。因此，凡是在歷史上一直使用於食品中的物質，或是在本質上知其無毒性的物質（如糖、鹽），則大部分被承認為GRAS物質。但隨著毒性試驗法的進步，有些GRAS物質亦被發現具有毒性，因此，目前不時對GRAS物質的毒性加以研究，一旦發現其具有可能的毒性，便可能限制其使用。

在美國列入GRAS表上的食品類食品添加物約有600種，並定期檢查、修訂出版；典型的GRAS物質包括：香辛料、天然調味料及許多香料，而發粉、檸檬酸、蘋果酸、洋菜、膠、甘油一酸酯、甘油二酸酯等乳化劑也是屬於GRAS物質。

範例：ADI的計算應用

【例】：加保利是一種殺蟲劑，每日容許攝取量（ADI）為8 μg/kg bw，以體重60公斤成人計算，則：

⑴每人每日可接受劑量（MPI）上限值為何？

(2) 以黃菊花檢出加保利1.2 ppm來估算，每天至少須飲用多少克黃菊花沖泡而成的茶水才會達到ADI的上限值？

(3) 每克檢體含加保利約占ADI的多少%？

【答案】：(1)每人每日可接受攝取量為8 µg/kg × 60 kg = 480 µg。

(2)設所需之黃菊花量為X克。以本次檢出加保利1.2 ppm的黃菊花來計算：$[ppm = 10^{-6}$（百萬分之一），$1 \ µg = 10^{-6}$克]（1.2×10^{-6}）×X克= 480 µg = 480×10^{-6}克 X =（480×10^{-6}克）/（1.2×10^{-6}）= 400克

亦即每天至少須飲用400克黃菊花沖泡而成的茶水才會達到ADI的上限值。

(3)若每天攝食400克時為可接受攝取量的上限值，則每公克檢體所含加保利約占ADI的$1/400 \times 100\% = 0.25\%$

三、動物試驗基本原則

㈠飼養試驗之基本規範

實驗動物應在營養充足條件下進行試驗，原則上，每日餵食受試產品的總體積不應影響動物之正常進食，避免受試產品之每日總飲食量占比大於5% w/w，導致實驗動物之營養不良。安全評估試驗有對照組者，其飼料之熱量、蛋白質、脂肪、礦物質及維生素應與試驗組近似等量。

執行動物試驗時，應將下列的環境因素列入考慮以免影響試驗結果，造成偏差：1.飼養籠子（畜舍）的設計、墊料。2.光照條件、溫度、溼度。3.通風設備等。

㈡動物實驗受試產品給予途徑

1. 受試產品以口胃管餵食（oral gavage）模式

根據每隻動物定期測量（至少每週一次）之體重，換算出餵食之受試產品的劑量，以口胃管餵食。執行動物實驗時，使用之器材及設備材質應為造成動物疼痛或傷害最低者，且操作人員應經適當訓練。採用口胃管餵食時之體積建議每次應在10 mL/kg動物體重以下。若餵食體積過高，可採多次給予方式。

2. 直接混加受試產品於動物飼料或飲水中模式

受試產品以混入飼料或飲水的方式給予者，並以每隻或每組為單位，定期測量飲食或飲水的消耗量，扣除所測之食物掉落量，換算成實際之受試產品消耗量，再根據每隻動物定期測量（至少每週一次）之體重校正為受試產品實際攝食劑量（mg/kg）。試驗者於試驗開始前及試驗中，應測量受試產品於飼料或飲水中安定性及純度之質與量。

㈢動物實驗3R原則

毒性試驗可分為體內（*in vivo*）與體外（*in vitro*）測試，兩者之優缺點如表3-4。

由於動物實驗需要犧牲動物生命，未發揮人道精神、減少動物犧牲，故目前進行動物實驗前，都須經過3R評估。

1. 替代（Replacement）：確無其他替代方案

是否可利用體外實驗技術、電腦化模擬及錄影帶等技術，以取代活體實驗，並且可以得到相同的實驗結果及數據。

2. 減量（Reduction）：確已使用最少數量動物

利用適當的實驗方法、控制環境的變異數及統計學上的顯著性，可以在試驗設計上減少實驗動物的使用量，並且可以取得相同的實驗結果及數據。近來在實驗動物學上的進步，使動物的健康監測、遺傳特性及環境要求標準化，可以減少實驗上的變異數，而減低使用數量。

表3-4　體外試驗方法的優缺點

優點	缺點
可以用不同測試系統（細胞和組織）測試相同劑量範圍的試驗物質	不能評估測試物質的總體副作用（如體重降低）
試驗條件可以控制	不能評估系統效應
降低系統誤差	不能測定組織與器官間相互作用
降低試驗間變異	不能評估藥物動力學效應
可取代耗時長的試驗，節約時間和成本	不能評估特定器官敏感度
測試物質需要量少	不能測試慢性效應
試驗產生毒性物質有限	
可採用人體細胞和組織	
減少實驗動物用量	

3. 精緻化（Refinement）：確已做到精緻化或動物福祉最佳化

　　減少實驗動物於實驗中產生的緊迫及疼痛。規劃動物試驗時，先行了解動物的需求、良好的飼養管理及環境需求，可以減少動物的緊迫。使用適當的麻醉劑、止痛劑以及合理的安樂死等，皆是精緻化的一部分。同時，實驗動物中心在營運上的改善，也可使動物實驗的飼養與管理更為人道。精緻化不只可以增加動物之福祉，同時也可以保證動物實驗的品質。

四、一般毒性試驗簡介

　　一般毒性試驗包括急性毒性試驗、亞急性毒性試驗及慢性毒性試驗（圖3-3）。

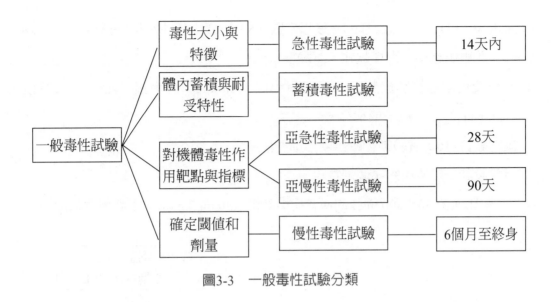

圖3-3　一般毒性試驗分類

(一)急性毒性試驗（Acute toxicity study, LD50 study）

急性毒性試驗為安全性評估的第一個試驗。急性毒性係指實驗動物一次或24小時內多次接觸某一化學物質所引起的中毒反應（圖3-4）。

該試驗是將試驗樣品，於24小時內一次或多次給予（口服或注射）實驗動物大範圍單一劑量的化學物質後，觀察24小時內急性中毒症狀的試驗方法。評估期間通常為24小時、7天或14天等，一般多持續2週左右。

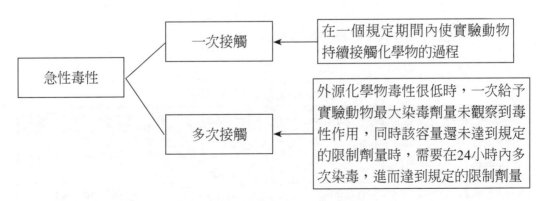

圖3-4　急性毒性試驗概念分解

進行急性毒性試驗之目的是測定受試物對動物的半數致死劑量（50% of

lethal dose，LD_{50}），故毒性的強度以半數（50%）實驗動物死亡的劑量表示（圖3-5）。此數值越小，毒性越強。試驗要求如下：

1. 至少使用兩種實驗動物：一般使用小鼠（mouse）、大鼠（rat）、天竺鼠（guinea pig）、兔子或狗等。

2. 動物數目>10，實驗動物雌雄兩性都要使用。

3. 試驗設計一般使用3～6個劑量組。

4. 一般以LD_{50}在30～300 mg/kg bw者稱為毒物，30 mg/kg bw以下者稱為劇毒物。

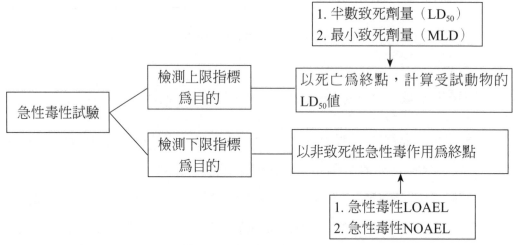

圖3-5　急性毒性試驗分類

一般毒性物質毒性等級分類標準如表3-5。

表3-5　毒性物質毒性等級分類標準

毒性等級	大鼠口服LD_{50}	兔子皮膚LD_{50}	推測人的LD_{50}值
1. 極毒性	<1 mg/kg	<5 mg/kg	0.07 mL
2. 高毒性	1～50 mg/kg	5～43 mg/kg	4 mL
3. 中等毒性	51～500 mg/kg	44～340 mg/kg	1盎司（29.5 mL）
4. 輕微毒性	0.5～5 g/kg	0.35～2.81 g/kg	1品脫（0.47 L）
5. 幾乎無毒	5～15 g/kg	2.82～22.59 g/kg	1夸脫（0.95 L）
6. 比較無害	>15 g/kg	>22.6 g/kg	>1夸脫

㈡亞急性毒性試驗（Sub-acute/short-time toxicity study）

將試驗樣品每日少量攝取，連續給予少量的毒性試驗。

亞急性毒性試驗之試驗期間約為實驗動物壽命的1/10（數週到3個月）。小鼠和大鼠約為2～3個月。主要觀察動物的吸收、排泄、代謝等作用。又有28天、90天餵食毒性試驗。

亞急性毒性試驗可進行28天連續試驗，口服方式包括攙入飼料、飲水或管餵方式，劑量設計應儘可能涵蓋人體預期攝入量之100倍以上為最高劑量組，共以三個劑量組進行試驗。

試驗結果用以判斷試驗物質之LOAEL或NOAEL，並初步評估人體食入的安全性，並為長期或慢性毒性試驗之劑量設計、觀察指標及毒性終點提供重要參考依據。除特殊毒性外，通常以無作用量（NOEL）來表示，再依NOEL推算出該物質的ADI。

觀察項目如下：1.臨床觀察：每天觀察兩次，確定死亡率；每天記錄一般中毒症狀。2.生長效率、飼料效率。3.臨床病理檢驗：血液檢驗、血清生化檢驗、尿液檢驗、眼睛檢查。4.組織病理檢查：解剖檢驗、臟器稱重、病理組織切片。

90天餵食毒性試驗又稱亞慢性毒性試驗（sub-chronic toxicity study）。一般食品於人類生活中多為長期反覆性食用，亞慢性毒性試驗是評估實驗動物於部分生命期（不超過10%壽命期）內，每日重複暴露於試驗物質下可能產生之毒性影響，以了解試驗物質於動物體內的蓄積作用及其標的器官之影響，並為長期慢性毒性或致癌試驗提供劑量設計之參考依據。

亞慢性毒性試驗目的是確定受試物在不同劑量下較長期餵養對動物影響；了解受試物對動物繁殖及子代的致畸作用；評價受試物是否能套用於人類食物中。

㈢慢性毒性試驗（Chronic/long-time toxicity study）

慢性毒性試驗包括致癌試驗和終生試驗。可以判斷致癌性（carcinogenicity）。試驗目的在：

1. 發現並鑑定只有長期接觸後才出現的毒性作用，特別是進行性或不可逆的毒性作用以及致癌作用。

2. 獲得必要的資料並綜合前面的研究結果，對受試物進行評價。

慢性毒性試驗是到目前為止評價受試物是否存在進行性或不可逆反應，以及致癌性的唯一適當的方法。

一般實驗動物給予以下三種劑量：最大無作用量（低）、最小中毒量（中）及確實中毒量（高）。實驗時間6個月至終身。

試驗至少使用兩種以上動物，包括一種大鼠或小鼠的齧齒類，及一種狗或猴的非齧齒類。實驗動物雌雄兩性都要使用。以農藥為例，農藥之慢性毒性一般係指農藥長期使用對哺乳動物之毒性及影響。實驗方面，一般以大鼠及狗進行長期餵食毒性，以大鼠及小鼠進行致癌性試驗，以大鼠及白兔進行致畸胎性試驗，並以大鼠進行至少二代之生育毒性試驗。主要審查該農藥長期使用或餵食哺乳動物之毒性、症狀或不良影響，並確定其無毒害藥量（NOEL），以作為其殘留對消費者長期暴露之風險評估，並訂定殘留安全容許量。

觀察項目：1.動物的吸收、排泄、代謝等作用。2.一般中毒症狀。3.體重、飼料攝取量（生長效率、飼料效率）。4.血液（清）及尿液的生化檢查。5.解剖檢查、臟器重量、病理組織學檢查。6.死亡率等。

五、特殊毒性試驗簡介

特殊毒性試驗種類甚多，方法也日新月異，而隨著不同待測物種類（食品添加物、健康食品、農藥），測定項目亦各不相同。此僅列出常見之試驗項目。

(一)基因毒性試驗（Genotoxicity Study）

基因是細胞內最重要的物質，掌管細胞的一切活動，因此當基因受到傷害，將導致細胞的變性、突變甚至癌化。

基因毒性試驗可分為體內（*in vivo*）與體外（*in vitro*）測試，以體外（*in*

vitro）測試優先，應至少完成微生物基因突變分析、體外哺乳類細胞基因毒性分析，如前述試驗結果為陰性，再進行動物體內基因毒性分析。另依受試產品的性質，得增加其他之基因毒性測試（表3-6）。若體外試驗結果已確認受試產品基因毒性陽性，則無須再進行動物實驗。

基因毒性試驗之目的，在於藉由從細菌、細胞到動物完整的試驗，評估試驗物質是否直接或間接引發基因損傷，藉此判別試驗物質的致癌性，或判別試驗物質是否具致突變劑的風險。

表3-6　基因毒性試驗

試驗	試驗方法	試驗對象
微生物基因突變分析	一般使用細菌基因突變測試法	常以沙門氏桿菌進行致突變性測試
體外哺乳類細胞基因毒性分析	體外哺乳類細胞的染色體異常分析法	使用哺乳類細胞株或初代哺乳類細胞。
	體外鼷鼠淋巴瘤tk分析法	細胞：使用L5178Y tk+/- 鼷鼠淋巴瘤細胞株。
動物體內基因毒性分析	1. 每日單一或重複給予受試物質。一般採用口胃管餵食，必要時得採直接混加於飼料或飲水中 2. 得使用下列3種方法之一： (1) 囓齒類骨髓細胞染色體異常測試法 (2) 囓齒類骨髓細胞之微核測試法 (3) 囓齒類周邊血液之微核測試法	1. 大鼠、鼷鼠皆可用。 2. 一般使用雄性鼷鼠。

1. 微生物基因突變分析

一般使用細菌基因突變測試法（gene mutation in bacteria），常用沙門氏桿菌回復突變試驗。

其原理係當菌體受致突變物質刺激時，由需組胺酸（histidine）之營養缺失型回復突變（reversion）為能自行合成組胺酸之原養型的特性，藉缺乏組胺酸之選擇培養基（菌量5 mg/plate）檢測，以測定化合物之致變性。

　　一般依Ames Salmonella/mammalian microsome mutagenicity test（Ames Test）方法（安姆氏試驗）進行評估。Ames test為短期遺傳毒物檢測系統中最常用來偵測致突變物質的方法之一，係利用微生物系統來檢測化學物質是否會造成基因之突變，藉以評估對人體致癌的可能性。

　　Ames test中所使用的微生物為*S. typhimurium*組胺酸合成缺陷菌株（His⁻），命名為TA菌株，其於組胺酸的合成上有不同的突變位置，造成其無法自行合成組胺酸，藉以推測致突變物可能作用的機制。

　　實驗利用需以組胺酸為營養的鼠傷寒沙門氏桿菌（*Salmonella typhimurium*）進行致突變性測試。因該菌在無組胺酸的環境中無法生存，將欲測試的物質加入不含組胺酸的營養基中，然後再加入鼠傷寒沙門氏桿菌，若發現沒有此種菌株長出，代表此物質沒有致突變性；但若長出此種菌株，代表此物質有致突變性，可能會致癌。進行安姆氏試驗時，同時須進行無菌試驗、負值控制、溶劑控制與正值控制，以印證試驗的正確性（圖3-6）。

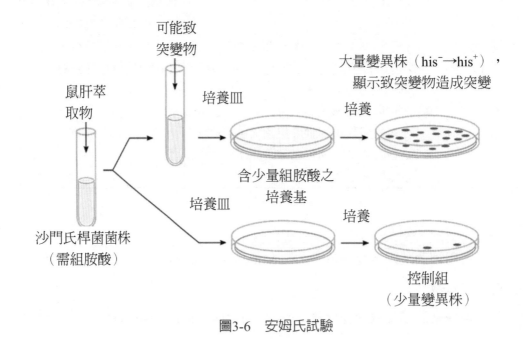

圖3-6　安姆氏試驗

　　進行安姆氏試驗時，須使用下列5種菌株（表3-7）：

⑴ *S. typhimurium*TA98。

⑵ *S. typhimurium*TA100。

⑶ *S. typhimurium*TA1535。

⑷ *S. typhimurium*TA1537、TA97或TA97a（擇一使用）。

⑸ *S. typhimurium*TA102、*E. coli*WP2 *uvr*A或*E. coli*WP2 *uvr*A (pKM101)（擇一使
用）。其中⑷與⑸各列有三種菌株，試驗者應分別擇一使用。

表3-7　需以組胺酸為營養的鼠傷寒沙門氏桿菌之特性

菌株	變異型態	DNA目標	Genotype
TA98	Frameshift	G-C	*hisD3052, rfa,△uvrB,+R*
TA100	Base substitution	G-C	*hisG46, rfa,△uvrB, +R*
TA1535	Base substitution	G-C	*hisG46, rfa,△uvrB, -R*
TA1537	Frameshift	G-C	*hisC3076, rfa,△uvrB, -R*
TA102	Base substitution	A-T	*hisG428, rfa,+R*

　　每一種測試菌株皆含數種不同型態組胺酸操作因子，以TA98及TA100菌株
之組胺酸突變位置及檢測特性為例：

⑴ TA 98：於hisD3052位置產生突變，其在hisD gene的連續8個-GC-的位置因為1
個-1 frameshift而形成-CGCGCGCG-，可用來檢測造成frameshift的突變劑，如
2-nitrosofluorene及daunomycin。

⑵ TA100：屬鹼基取代突變的菌株（base pair substitution mutation），其於his
G46位置產生突變，his G gene含有組胺酸生合成第1個酵素的基因訊息，其
將- GGG-（proline）取代為-GAG-（leucine）。可用來檢測造成鹼基取代作用
的突變劑。

　　進行微生物基因突變分析時，必須：

⑴ 應至少測試五個以上之濃度，濃度之間隔可為2倍或半對數。

⑵ 對照組應包含陰性對照組與陽性對照組

⑶ 進行含有與不含有S9混合物（S9 mixture）的測試。S9 mixture是由鼠肝臟萃

取出來，可以使測試物質在體外即經過動物肝臟所代謝。將S9 mixture加入安姆氏試驗的系統中的目的，乃欲偵測測試物質的代謝物是否具有致突變性。

許多環境中的化學物質，本身雖不會致突變，但是一旦進入體內經過肝臟酵素的代謝，就會轉化成致突變物。因此，將S9 mixture加入偵測系統，便可以模擬化學物質進入人體後的效應，以評估代謝物的致突變性。

許多研究會採用多環芳香烴類化合物（BaP）作為有添加S9 mixture之標準正控制組，而以DMSO作為負控制組，另以Phenol當作未添加S9 mixture之標準正控制組。

2. 體外哺乳類細胞基因毒性分析

一般使用體外哺乳類細胞的染色體異常分析法（*In vitro* chromosomal aberration test with mammalian cells in culture）或體外鼷鼠淋巴瘤tk分析法（*In vitro* mouse lymphoma tk assay）。

⑴ **體外哺乳類細胞的染色體異常分析法**

使用哺乳類細胞株或初代哺乳類細胞。測試試驗物質經由大鼠肝臟活化酵素系統代謝後，以及短時間、長時間與細胞培養後，以測定細胞是否會引發直接或間接染色體結構變異。實驗注意事項如下：

① 進行三個以上試驗濃度組，濃度間隔可為2倍或半對數。

② 依據初步試驗結果決定最高試驗濃度：以受試物會造成50%以上細胞生長抑制之濃度為最高濃度；若無觀察到細胞毒性，則以5 mg/mL作為最高濃度。

③ 對照組：包含陰性對照組與陽性對照組。

④ 進行含有及不含有代謝活化系統的測試，如S9混合物。

⑵ **體外鼷鼠淋巴瘤tk分析法**（*In vitro* mouse lymphoma tk assay）

使用L5178Y tk+/-鼷鼠淋巴瘤細胞株。利用tk cell特性測試受測物是否會造成細胞基因不正常致突變率增加之現象。將細胞（tk+/-）先以測試樣品處理，然後再經篩選藥物的篩選，如此只有突變細胞（tk-/-）可形成菌落。經由觀察細胞群落生成數目的多寡，即可判斷受測試物質致突變

能力的強弱。同時，經由細胞群落的大小，也可以區分出來各種不同型態的遺傳物質改變的細胞。試驗採用的靶細胞系主要有小鼠淋巴瘤細胞L5178Y，以及人類淋巴母細胞TK6和WTK1等。對於同一陽性受檢物，WTK1細胞的突變頻率遠高於TK6細胞，認為與WTK1存在p53基因突變有關。

3. 動物體內基因毒性分析

一般使用囓齒類動物造血細胞的染色體傷害分析法（*In vivo* test for chromosomal damage using rodent hematopoietic cells），得使用下列3種方法之一：

⑴囓齒類骨髓細胞染色體異常測試法。觀察受測物是否會造成囓齒類動物體內細胞染色體斷裂、重組交換之傷害。

⑵囓齒類骨髓細胞之微核測試法。測定受測物對動物腿骨髓內細胞之微核增加之影響。

⑶囓齒類周邊血液之微核測試法。

實驗動物：大鼠、鼴鼠皆可用，但若分析周邊紅血球細胞時，建議使用鼴鼠。一般而言，使用單一性別即可。一般使用雄性鼴鼠。若雄性與雌性動物在代謝或毒性上有明顯的差異時，則須同時使用雄、雌性動物進行試驗。受試產品之目標消費族群為特定性別者，則應使用該性別動物進行試驗。動物數量每組至少5隻。

給予受試產品之途徑一般採用口胃管餵食，必要時得採直接混加於飼料或飲水中。採用口胃管餵食時之體積建議每次應在10 mL/kg動物體重以下。若餵食體積過高，可採多次給予方式。測試以三個以上劑量組，一般為分別給予最大無作用量（低）、最小中毒量（中）及確實中毒量（高）三種劑量，觀察其生長情形。

以囓齒類周邊血液微核試驗為例，該實驗用於檢測試驗物質是否具有基因傷害作用，致使網狀紅血球在分裂成熟過程中細胞核遭受到破壞，而有細胞核碎片的脫出。受測物餵食實驗動物後，經24～72小時後採血，以螢光染劑處理並利用螢光顯微鏡計數，與對照組比較微核改變之比例。藉以評估試驗物質是否會造成

囓齒類動物體內周邊血液的微核發生。

4. *Hprt*基因之體外哺乳類細胞基因突變試驗

體外細胞基因突變試驗於1997年OECD建議以*TK*、*Hprt*、*Xprt*基因突變試驗，而到2015年OECD建議以*Hprt*基因突變試驗為主，雖然此基因在 X 染色體上，但是可偵測到較細微的突變變化。

利用哺乳動物細胞來測試環境毒物是否造成基因突變，常見的哺乳動物細胞包括中國倉鼠卵巢細胞（CHO）及V79細胞。

在哺乳類細胞中，有兩段基因常被用來作為研究對象，一段是與胸苷激酶（thymidine kinase, TK）作用有關的tk基因。另一則是與purine salvage pathway所需的次黃嘌呤鳥嘌呤磷酸核醣基移轉酶（hypoxanthine-guanine phosphoribosyl transferase, HPRT）有關的*Hprt*基因。二者在致變異實驗結果上，並無明顯的差異。

測試試驗物質經由大鼠肝臟活化酵素系統代謝以及無代謝與細胞培養後，再以硫代鳥嘌呤（6-thioguanine, 6-TG）篩選*Hprt*基因突變，有突變的細胞將會形成細胞集落，藉以評估試驗物質是否會引起致突變反應。

(二)致突變性試驗／突變原性試驗（Mutagenicity）

檢查對生物引起突變的可能性，致癌性物質約有80%在致突變性試驗呈陽性，所以誘突變性試驗可用以評估食品添加物的安全性。

致突變異性與致癌性本來並沒有絕對的相關性，但是最近幾年發現的致癌物質大都是致突變異性物質。因此，為了縮短試驗時間，對於致癌性試驗不再以動物做長期性監測，而以致突變性作為指標。試驗方式與基因毒性試驗大致相同。

1. 以微生物做致突變性試驗

(1)復歸突變試驗（Reverse mutation）

安姆氏教授（Dr. Ames）發現致癌性物質會使微生物發生突變，稱為Ames test（安姆氏試驗），為目前世界上最普遍使用之致突變試驗。可以藉由此試驗檢測試驗物質是否具有致突變性。

⑵DNA修復試驗

使用具有DNA修復能力的枯草菌與欠缺DNA修復能力的枯草菌,來檢查物質是否會使DNA受到損害。

2. 以動物的培養細胞做染色體異常試驗

為二次篩選的一種。檢查染色體的數目或形體異常等之染色體異常。使用果蠅(drosophila)或蠶來做遺傳基因突變試驗。

3. 以哺乳動物作為活體試驗

檢體在第二次篩選呈陽性方使用,使用大白鼠或小白鼠。

㈢28天餵食毒性試驗(28-day feeding toxicity study)

實驗動物為雄雌大鼠各10隻以上,5～6週齡,使用胃管餵食28天,餵食量10 mL/kg bw以下。給予量分為最大無作用量(低)、最小中毒量(中)及確實中毒量(高)三種。

觀察項目如下:1.臨床觀察:每天觀察兩次,確定死亡率;每天記錄一般中毒症狀。2.生長效率、飼料效率。3.臨床病理檢驗:血液檢驗、血清生化檢驗、尿液檢驗、眼睛檢查。4.組織病理檢查:解剖檢驗、臟器稱重、病理組織切片。

㈣90天餵食毒性試驗(90-day feeding toxicity study)

使用二種或以上的試驗動物,大數目的試驗動物,90天期間每天經口給予致死劑量以下的物質,觀察其所引起的毒性。

觀察項目同28天餵食毒性試驗。

㈤致畸胎／致畸性試驗(Teratogenicity)

檢測某物質對於試驗動物的胎兒,有無障害作用發生,又名「催奇試驗」。試驗物質經口給予懷孕動物,在適當時期的一定期間內,經口給予試驗樣品,觀察對胚胎的影響。

實驗動物大鼠使用20隻以上,觀察6～15天和20天;或兔12隻以上,觀察6～

18天和29天。

觀察項目如下：1.胎兒死亡率。2.懷孕成功率。3.黃體素。4.胎兒之內臟骨骼組織切片。

致畸胎性若要應用在人體上，僅以動物試驗評估也不準確。因此，對於試驗動物的致畸胎性結果，必須審慎檢討下列各點，才足以用來評估，判斷對人體的危害程度：

1. 胎兒發生異常是否確實由該物質所誘發的？

　⑴發生的異常與同種動物自然發生的異常現象是否相同？

　⑵發生機率是否高於同種動物自然發生異常的機率？

　⑶是否集中於某一胎發生？

　⑷劑量與反應的相關性是否存在？

2. 造成異常的給予條件是否接近容易發生於人體的條件？

3. 引發動物胎兒異常的最低給予量是否接近人體可能的攝取量？

4. 發生異常的動物種類是否在兩種以上，或只發生於特定物種？

5. 該物質於試驗動物及人體中的吸收、代謝、排泄方式是否有太大的差異？

㈥致癌性試驗（Carcinogenicity study）

動物長時間（2年以上）餵飼，檢查攝取試驗樣品是否會引起癌症的試驗。

1. 試驗與判斷方式

觀察試驗動物會不會發生癌症，以及發生在哪一臟器。大鼠和小鼠試驗需要兩年以上，4群實驗動物各劑量群雌、雄性，各劑量組至少各6隻（最理想為10隻以上），肉眼檢查及病理組織學檢查。

依據WHO的致癌性試驗統計，有以下型態反應即可判斷為陽性反應：

　⑴發現的癌症型態為對照組所沒有的。

　⑵雖然對照組也發生，但是實驗組的發生率較高。

　⑶發現有腫瘤的臟器及組織之種類比對照組多。

　⑷實驗組與對照組的發生率雖然無差異，但實驗組在較早期發現致癌

現象。

2. 致癌物質的分類

依致癌率提高或使致癌時間提早的物質，可分為三類。

⑴**一級致癌物**（primary carcinogen）

受測物質本身或其代謝物直接作用於細胞的遺傳因子，造成細胞癌化的現象。例如：多環芳香族化合物（PAH）的苯駢芘（benzopyrene）、亞硝基化合物（nitroso compound）、奶油黃等。

⑵**二級致癌物**（secondary carcinogen）

試驗物質的作用使生物體某器官或組織形成容易癌化的條件；或有些致癌物質可使生物體內分泌環境呈現不規則狀態。細胞經此類物質作用後，其致癌比例相對提高。抑制免疫作用的物質屬於此類。如硫脲（thiourea）、檳榔（荖花）。硫脲先阻害T3（triiodothyronine，三碘甲腺原氨酸）及T4（thyroxin，甲狀腺素）的生成，導致甲狀腺刺激素（TSH）分泌量增加，而甲狀腺濾泡細胞受了TSH的連續刺激，則產生高頻率的細胞分裂。於是，癌性細胞的發生機率就比平常來得高了。

⑶**致癌的引發劑與促進劑**

引發劑（initiator）指引發正常細胞產生癌性變化的物質。

促進劑（promoter）指促使癌性細胞迅速增殖的物質。若無癌細胞時，癌症促進劑的存在並不致癌。如單氯丙二醇、巴豆油。

3. IARC對致癌物的分類

世界衛生組織（WHO）轄下的國際癌症研究機構（IARC）將致癌物質按照危險程度分為4類（表3-8）：

⑴**1類致癌物**（Group 1）：對人體有明確致癌性的物質或混合物，如黃麴毒素、砒霜、石綿、六價鉻、戴奧辛、甲醛等121種。

⑵**2A類致癌物**（Group 2A）：對人體致癌的可能性較高的物質或混合物，在動物實驗中發現充分的致癌性證據。對人體雖有理論上的致癌性，但實驗性的證據有限。如丙烯醯胺、無機鉛化合物、紅肉、加工肉等

93種。

(3) **2B類致癌物**（Group 2B）：對人體致癌的可能性較低的物質或混合物，在動物實驗中發現的致癌性證據尚不充分，對人體致癌性的證據有限。用以歸類相比二類A致癌可能性較低的物質。如氯仿、滴滴涕、鎳金屬、硝基苯及汽油等320種。

(4) **3類致癌物**（Group 3）：對人體致癌性尚未歸類的物質或混合物，對人體致癌性的證據不充分，在動物實驗中致癌性證據不充分或有限。或者有充分的實驗性證據和充分的理論機制表明其對其他某些動物有致癌性，但對人體沒有同樣的致癌性。如苯胺、蘇丹紅、咖啡因、二甲苯、糖精、三聚氰胺及汞與其無機化合物等501種。

(5) **4類致癌物**（Group 4）：對人體可能沒有致癌性的物質，缺乏充足證據支持其具有致癌性的物質。如己內醯胺。

表3-8　IARC對致癌物的分類

等級		人類流行病學調查	動物實驗	致癌機制
第一類		對人類致癌	確定	確定
第二類	A類	有限	證據足夠	有
	B類	有限	有	無
第三類		證據不充分	證據不充分或有限	有或有限
第四類		根據現有資料足以認定為非致癌物		

(七)繁殖試驗（Reproduction study）

繁殖試驗係測試動物自交配前（雄性／雌性動物），經交配，迄至受精卵著床過程中，受試產品給予造成之毒性影響或干擾作用。

1. 試驗方法與動物

試驗動物通常使用大鼠或鼷鼠，每劑量組至少需有雄、雌各20隻動物以上。給予受試產品之途徑一般採用口胃管餵食，必要時得混入飼料或飲水中。劑

量範圍一般進行三個以上劑量組及陰性對照組。陰性對照組的動物則應給予該溶媒或載體。

以大鼠或鼷鼠進行試驗時，雄性動物宜自5～6週大即開始給予受試產品至少60天以上，然後進行交配，交配期間應持續每天給予受試產品，並持續至雄鼠犧牲為止；而成熟的母鼠則在交配前2週、交配期間、交配成功至胎兒器官開始形成之期間（自孕期第0天到第6天）每天給予受試產品。若由28天以上的重複劑量毒性試驗之結果顯示該受試產品對精子生成並無任何影響，包括檢查雄、雌性動物之生殖器官重量及組織病理均無異常，雄鼠交配前的受試產品給予期間可改為28天。

2. 觀察項目

　(1) 臨床觀察：每天觀察試驗動物至少2次，以確定是否有痛苦、垂死或死亡情形；另每天觀察試驗動物的臨床症狀1次以上，並記錄試驗動物死亡、臨床症狀或不良影響之情形，包括影響之開始時間及過程，以及動物死亡率。

　(2) 食物攝取量與試驗動物體重之測量：在試驗開始前及試驗期間每週至少測量體重1次。試驗期間，原則上每週至少同時測量1次每隻或每籠動物之食物投予量、剩餘量及掉落量，計算食物攝取量。

　(3) 交配指數（Mating Index）與生育力指數（Fertility Index）：

事先餵食受試產品之成熟雄鼠與雌鼠以1：1同籠方式使其進行交配，交配期間繼續給予相同飼料，且每天觀察雌鼠陰道栓塞或進行陰道抹片觀察是否有精子，以確定其是否交配成功。交配期一般為2週，並繼續觀察其是否有懷孕。

計算「交配指數」與「生育力指數」：

交配指數＝（交配成功的雌性動物數目／雌性動物數目）

生育力指數＝（懷孕的雌性動物數目／交配成功的雌性動物數目）

比較餵食受試產品的「試驗組動物」與沒餵食受試產品的「陰性對照組動物」，確認其「交配指數」和「生育力指數」是否有統計學上之顯著差異（$p < 0.05$）。

(4)**觀察器官**：交配成功的雌鼠通常在孕期第13～15天進行剖檢，檢查黃體數目、胚胎的著床數目與被吸收數目、胚胎死亡率等，並同時進行器官與組織的肉眼觀察，若發現任何組織變化，保存其器官及對照組之相同器官，以備進行必要之組織病理檢驗。

全部動物之睪丸、副睪、卵巢及子宮等分別保存，以備進行必要之組織病理檢驗。同時，用以交配的雄鼠與交配不成功的雌鼠在適當時間須進行剖檢，肉眼觀察其器官與組織。

六、代謝試驗（Metabolic Study）簡介

探討化學物質被動物體（或人體）攝入後，於腸道中被吸收的程度與速率、吸收後的分布情形，於器官或組織蓄積的可能性及代謝物轉變的過程與結果、排泄的方式與速率等資料，以判定該化學物質對於試驗動物是否屬於毒性物質。

㈠代謝過程

代謝包含吸收、身體分布、排泄等過程。物質的代謝可分為兩個階段－第一階段：氧化、還原、水解；第二階段：合成反應、結合反應（表3-9）。

表3-9　生物轉化機轉之兩階段

第一階段：氧化、還原及水解反應	第二階段：生物結合反應
Oxidation	Glucuronidation
Reduction	Sulphation
Hydrolysis	Amino acid conjugation
Hydration	Acetylation
Dehalogenation	Methylation
	Glutathione conjugation
	Thiocyanate conjugation

1. 第一階段（Phase I）

(1)氧化反應（Oxidation）

醇、醛的氧化：醇氧化為醛，再氧化為酸。如苯、酚之氧化。

側鏈、脂肪族、芳香族的氫氧化（羥化）：如芳香環的羥化。

氮、氧、硫的烷基脫離：氧化為羥基，經非酵素分解而分別生成醛、胺、酚及硫醇。

氮、硫原子的氧化：形成羥胺與亞碸（sulfoxide）。

脫胺、脫硫：胺類（amine）脫去-NH_3，以及硫尿嘧啶（thiouracil）之=S轉為=O。

環化：藉ATP、CoA和O_2的參與，經β-oxidation而形成環化作用。

(2)**還原反應（Reduction）**

重氮、硝基化合物：偶氮（-N=N-）轉變為（-NH-NH-），後再轉變成-NH_2。

二硫化物（-S-S-）：轉成硫醇（-SH）。

(3)**水解（Hydrolysis）**

酯類：藉酯酶之作用產生水解。

醯胺：分解成胺類及其他產物。

2. 第二階段（Phase II）：合成反應／結合反應（Conjugation）

結合反應是結合兩個化合物而形成單一分子。多種內生代謝物產物與毒物或其代謝物形成結合物，此新分子之毒性一般較低，通常水溶性較大而較易被排泄。

葡萄糖醛接合（Glucuronide）：為體內解毒機制，可代謝-OH、-COOH、-NH_2和-SH，經由尿液排出。

硫酸接合（Sulfate）：為體內解毒機制，為酚或醇加上硫酸根，利於代謝。

胺基酸接合（Amino acid conjugation）：一般為甘胺酸的共軛接合。

乙醯接合（Acetylation）：胺苯與磺胺的乙醯化，由尿中排出。

甲基接合（Methylation）：甲基由甲硫胺酸供給。

硫醇酸接合（Glutathione conjugation）：麩胱甘肽接合。Glutathione藉硫接合於芳香烴，經glutamine-glycine脫離後，再經N-乙醯化而生成。

硫氰接合（Thiocyanate conjugation）：為氰之解毒機制（表3-10）。

表3-10　生物轉化第二階段反應之官能基

反應	官能基
Glucuronidation	-OH、-COOH、-NH$_2$、-SH、-CH
Sulphation	aromatic-OH、aromatic -NH$_2$、alcohols
Amino acid conjugation	aromatic -NH$_2$、-COOH
Acetylation	aromatic -NH$_2$、aliphatic -NH$_2$、hydrazines
Methylation	aromatic-OH、-NH$_2$、-SH
Glutathione conjugation	epoxide、organic halides

某些毒物的活性代謝中間產物（如epoxide代謝物）會與DNA結合而引起細胞傷害及基因突變，進而可能致癌。圖3-7以苯之代謝說明第一與第二階段之變化。

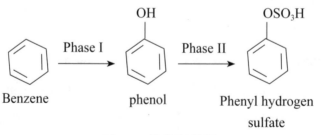

圖3-7　苯代謝過程

外來物質的代謝過程，如圖3-8所示。

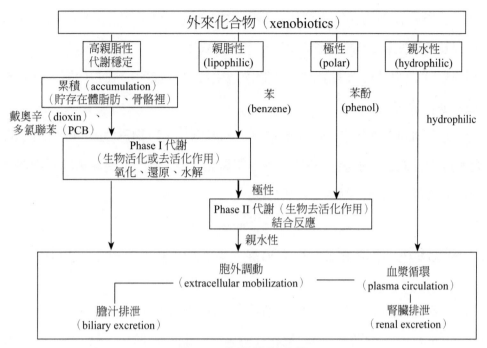

圖3-8　物質代謝過程

㈡代謝試驗目的

代謝試驗的目的是了解毒物在體內的吸收、分布和排泄速度以及蓄積性；尋找可能的靶器官；為選擇慢性毒性試驗的合適動物種系提供依據及了解有無毒性代謝產物的形成。

代謝試驗一般利用代謝及藥物動力學研究，以發現種間的代謝差異及各種化合物的生物半衰期的差別，定性、定量地了解受試物對機體的作用及種間的差異；了解不同因素（如劑量、時間、性別、種屬等）對吸收、分布、排泄的影響，並以數學公式說明觀察到的結果。

試驗內容主要包括：

1. 根據受試物本身性質，確定不同時間間隔，對血液、尿液、糞便、呼氣、汗液和其他體液中的受試物濃度或含量進行動態觀測。將所得基本數據作參數，通過動力學計算，確定受試物在體內的吸收率、吸收速度、代謝半衰期、蓄留時間、排泄途徑和速度等。

2. 測定受試物在體內各種主要組織臟器中的含量，以了解受試物於體內的分布情況及確定主要的濃集組織器官。

3. 利用現代的測試技術對受試物在體內經生物磷化後所形成的代謝產物種類和數量進行檢定。

　　代謝產物的毒性作用一般比原物為小，但也有比原物毒性強的。如強致癌物黃麴黴毒素經混合功能氧化酶催化發生環氧化反應生成2,3-環氧黃麴黴毒素。苯甲酸經生物轉化的結合反應生成馬尿酸。

七、劑量與反應之相關性（Dose-response relationship）

　　進行安全性評估，首先需要有劑量與反應之相關性（dose-response relationship）之概念，即化學物質攝取量和反應強度之間的關係。一般表示法有兩種，橫軸皆為劑量，但縱軸可為反應強度或單一個體反應強度。其關係有四類，如圖3-9。

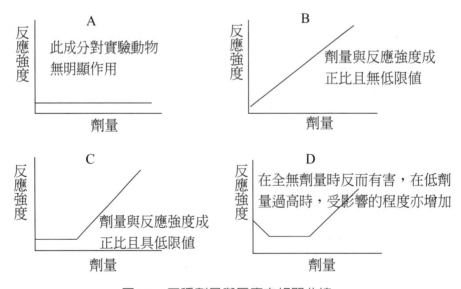

圖3-9　四種劑量與反應之相關曲線

　　劑量與反應之相關性圖常用於急性毒性試驗中推算LD_{50}值，及慢性毒性試驗以外差法推算安全劑量（VSD）（圖3-10）。

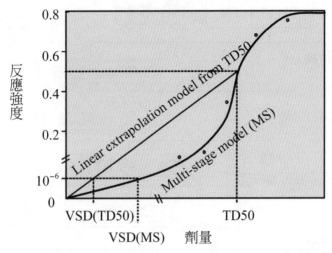

圖3-10　利用劑量與反應相關曲線推算LD_{50}（TD_{50}）與VSD

八、各種食品與化學物質之安全性評估方式

　　除常食用之食品與使用之化學物質外，各類新穎食品與化學物質、藥品要使用前，往往須經過安全性評估，才能確保對人體或動植物無害。因此，不同類食品與化學物質、藥品各有其安全性評估流程，所進行的項目也各不相同。

　　食品安全評估主要包含兩個方向，一為安全性評估，測量化學物質使用安全之劑量；一為毒性評估，測量化學物質引起毒性之劑量及對人體之影響。

　　今列出一常用之安全性評估決定樹狀圖供參考（圖3-11）。不同物質須進行之試驗階段不同，如表3-11。

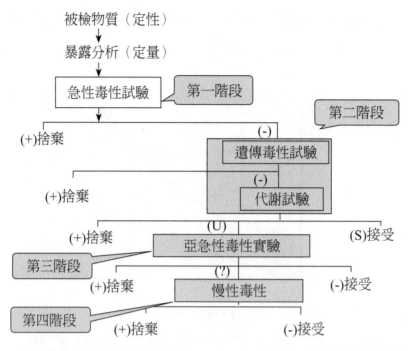

圖3-11　安全性評估決定樹狀圖（safety decision tree），各符號代表意義如下：

＋：存有無法接受的危害性　　－：不存在無法接受的危害性
S：可知代謝物且其具安全性　U：未知代謝物且對其安全性存疑
？：需更多的試驗證明其安全性

表3-11　不同性質物質須進行之安全性評估之階段

須評估之物質	第一階段	第二階段	第三階段	第四階段
創新物質	＋	＋	＋	＋
已知物質的類似物	＋	＋	＋	？
已知物質	＋	＋	？	

㈠食品添加物

國內對於食品添加物安全性評估項目，主要參考WHO/FAO之標準，包括：

1. 添加物本身之急毒性及長期毒性。

2. 添加物在食品中之用量及該食品之攝取量。

3. 添加物與食品中之其他成分在食品加工或貯存時之作用或變化。

食品添加物之安全性評估流程如下（圖3-12）：

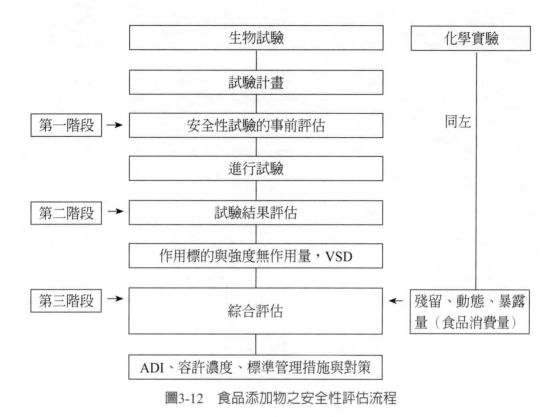

圖3-12 食品添加物之安全性評估流程

1. **第一階段**：事前評估：(1)確定試驗物質。(2)確定試驗設計計畫：試驗動物、化學物質劑量、投予方式、飼育長短等。(3)試驗標準的決定。(4)分析方法的確定。(5)是否與國際間的試驗標準相互抵觸。

2. **第二階段**：結果評估：(1)檢討安全性試驗之數據。(2)試驗物質作用標的與強度之確認。(3)決定最大無作用量（NOEL）。(4)根據劑量—反應關係，推算實質的生物安全劑量（VSD）。

3. **第三階段**：綜合評估：(1)由NOEL推算每日容許攝取量（ADI）。(2)根據VSD與ADI設定容許濃度、容許標準。(3)管理措施與對策的確定（表3-12）。

表3-12 不同食品添加物須進行之安全性評估之階段

分類	安全性評估之階段			
	一	二	三	四
香料				
WHO批准、ADI制定、兩個以上國際組織允許	參照國外資料或規定進行評價			
資料不全、一個組織允許	+	?		
無資料、無國際組織允許	+	+	?	
動植物可食部分				
其他食品添加物				
資料完整、WHO公布ADI	+	致突變試驗	?	
一個組織允許、WHO未公布ADI	+	+	?	
動植物、微生物提取物	+	+	+?	
進口食品添加物	審查後決定是否進行毒性試驗			

一般廠商要申請增列食品添加物應檢附資料如下：

1. 動物安全性試驗（急性、亞急性、慢性毒性及催畸性、致癌性試驗）。

2. 世界各國准用情形。

3. 達加工目的之科學評估文件。

4. 規格標準。

5. 檢驗方法。

因大部分食品添加物為化學物質，其攝取量與用量標準制定流程如圖3-13。

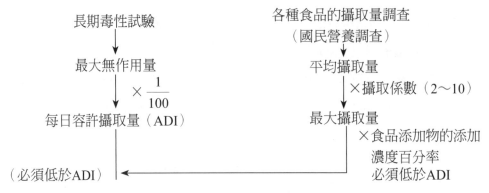

圖3-13 食品添加物之攝取量與用量標準之制定流程

㈡健康食品

根據2020年修訂之「健康食品安全性評估方法」中的「二、健康食品安全評估分類及評估項目」，健康食品分為以下四類（表3-13）：

1. **第一類**：指下列二種情形之一者，得免執行安全評估試驗：

    ⑴產品之原料為傳統食用且以通常加工食品形式供食者。

    ⑵產品或其原料具有完整之毒理學安全評估學術文獻報告及長期供食用之紀錄，且其原料組成成分及製造過程與所提具之學術文獻報告相符。

2. **第二類**：指產品之原料為傳統食用，但產品或原料非以通常加工製備者，其應檢具下列項目之安全評估試驗資料：⑴基因毒性試驗。⑵28天餵食毒性試驗。

3. **第三類**：指產品之原料非屬傳統食用者，其應檢具下列項目之安全評估試驗資料：⑴基因毒性試驗。⑵90天餵食毒性試驗。⑶致畸胎試驗。

4. **第四類**：指產品之原料非屬傳統食用且含有致癌物之類似物者，其應檢具下列項目之安全評估試驗資料：⑴基因毒性試驗。⑵90天餵食毒性試驗。⑶致畸胎試驗。⑷致癌性試驗。⑸繁殖試驗。

表3-13　健康食品安全性分類原則及評估項目

		第一類	第二類	第三類	第四類
安全性評估項目	1. 基因毒性試驗	×	○	○	
	2. 口服急性毒性試驗	×	×	*	*
	3. 28天餵食毒性試驗	×	○	*	*
	4. 90天餵食毒性試驗	×		○	○
	5. 致畸試驗	×		○	○
	6. 致癌性試驗	×			○
	7. 繁殖試驗	×			○
8. 組成／安全文獻／食用紀錄		○	○	*	*
9. 建議攝取量的安全邊際（MOS）		<ADI×60 kg	30/60/100	100	100

○：表示須檢附資料　＊：建議進行　×：表示不須檢附該項目之資料

㈢農藥

依據農藥管理法，農藥非經農委會核准登記發給農藥許可證，不得製造、加工或輸入。申請核准登記須辦理農藥標準規格檢驗，並應提供委託田間試驗報告、毒理試驗報告及理化資料等技術資料審核。

為確保農藥之有效性，農藥田間試驗規定應在國內進行，試驗項目包括藥效、藥害及殘留量試驗，以了解該藥劑在國內病蟲害之防治效果，及藥劑自然分解與殘留情形。

至於毒理試驗資料，在登記審核過程中占極重要的角色，為了避免農藥對人體健康或環境造成不良影響，農委會公告「農藥毒理資料要件範圍」，對於新農藥申請登記，嚴格要求除了須提供一般以哺乳動物為試驗之急性毒性試驗及慢性毒理資料，如致癌性、生育毒性或畸胎性試驗等外，並需要提供更多對環境生態影響之毒理試驗資料。此外，須檢附該藥劑已在美、加、德、英、法、日、荷蘭、瑞士及澳洲等九國中任一國家上市之證明文件，以為慎重。一般化學農藥所需理化及毒理要件資料如下（表3-14）：

1. **化學資料**：產品組成及規格（有效成分、其他成分、不純物）、製程說明、理化性、殘留量分析及產品檢驗方法。

2. **毒理資料**：

　　⑴急性毒性：口服、皮膚、呼吸、眼及皮膚刺激性、皮膚過敏性等。

　　⑵亞慢性毒性試驗：90日餵食毒性、21日皮膚毒性等。

　　⑶慢性毒性試驗：長期餵食毒性、致腫瘤性、畸型性、後代繁殖等試驗。

　　⑷致變異性試驗：植物體及動物體內代謝試驗。

　　⑸環境影響試驗：水解、光分解、土壤代謝、移動性、消散性等試驗。

　　⑹生態影響試驗：淡水魚急毒性、水蚤急毒性、鳥類毒性及蜜蜂急毒性試驗。

表3-14　農藥安全性評估項目及須蒐集之資料

試驗需求		資料蒐集
代謝實驗	藥物動力學、代謝分析物（生體可利用率）	性別和劑量差異性、劑量飽和情形、後續毒性試驗設計、需要進一步評估的代謝產物
急毒性	口服急毒性、致變異性（神經急毒性）	急毒性反應、後續試驗劑量設計
短期毒性	口服28天重複毒性（神經毒性28天試驗、免疫毒性試驗）	不同種別、劑量之毒性反應、後續實驗劑量設計、NOAEL值、早期重複毒性反應和目標器官確認
亞慢毒性	口服90天亞慢毒性（神經毒性90天試驗）	不同種別、劑量之毒性反應、後續實驗劑量設計、NOAEL值和目標器官確認、重複毒性反應
慢毒性特定終點	餵食長期毒性、致腫瘤性生殖毒性、出生前發育毒性（發育神經毒性）	不同種別、不同敏感族群、致腫瘤性、NOAEL值和目標器官確認、終生毒性反應確認

㈣非傳統性食品原料

　　根據衛福部2018年修正之非傳統性食品原料申請作業指引，「非傳統性食品原料」，係指：

1. 於台灣境內無食用歷史（經驗）者；或有食用歷史，惟尚未攝取至一定經驗程度者，如僅有某特定區域或族群之消費者食用經驗。（食用歷史（經驗）係指該原料食用時間達25年以上）。

2. 傳統性食品原料經由非傳統方式培育、繁殖程序或新穎之食品加工製程，而導致食品的組成或結構改變者（不包含已訂定規範之食品，如基因改造食品或輻射照射處理食品）。

　　業者提出申請後，如被判定為非傳統性食品原料，則須提出相關安全性資料（表3-15），以供食藥署審查。

表3-15　非傳統性食品原料安全性評估項目

	定義一	定義二
應檢具之毒性試驗資料	1. 90天餵食毒性試驗 2. 基因毒性試驗 3. 致畸試驗 未達兩個（含）以上國家准許申請之食用時，則申請案應檢附至少一種試驗動物（至少是大鼠）之90天餵食毒性試驗資料，且前述資料須爲具優良實驗室操作規範（GLP）認證之動物實驗室執行相關動物試驗並提出試驗結果報告。	1. 28天餵食毒性試驗 2. 基因毒性試驗
其他安全性資料	急性毒性試驗、慢性毒性試驗、生殖毒性試驗、致癌性試驗、生物新穎效應（包含吸收、分布、代謝、排除）試驗、生物利用率、對其他成分影響試驗報告、產生過敏、副作用或藥理作用、其他國家或國際組織之綜合性評估報告等	

㈤基改食品

基因改造食品之安全性評估見第十五章。

第二節　食品風險管理

　　傳統上對於食品安全問題的判斷，憑藉的是經驗以及嘗試錯誤。不過目前消費者對於食品的要求更趨多樣化，也因此創造出更爲多元的食品，不管在食材、口味、口感、添加料、包裝及製程等，均不斷地創新，以滿足眾多消費大眾的需求。也因爲食品生產模式、消費者飲食習慣的改變等方面的發展轉變，對於食品安全方面的評估，需要一套結構更爲完整的模式來進行。

　　過去對於食品安全的評估，主要以追溯性的方式、隨機採樣測試，以確認食品是否符合安全的標準。但這種評估方法僅能確保食品在評估的當下是否符合安全標準，卻無法提供更爲有效的資訊給消費者，尤其是在判斷消費者實際食用該

食品時之安全性。世界貿易組織（World Trade Organization, WTO）在制定貿易協定時，尤其是動植物食品衛生檢驗與檢疫措施協定（Agreement on the application of sanitary and phytosanitary measures, SPS agreement）過程中，特別強調在制定食品控制標準時應以科學的方法作爲基礎，因此在此前提下，定量的風險分析乃爲可行且符合邏輯的評估模式。歐盟於2000年發表的食品安全白皮書（White paper on food safety），就特別指出，食品安全政策的制定必須基於風險分析，亦即透過**風險評估、風險管理、風險溝通**以建立食品政策。

有鑑於此，行政院衛生署食品藥物管理局於2012年1月公告「食品安全風險分析工作原則」，作爲建立食品安全風險分析工作運作架構。其內容包括目的、範圍、通則、風險評估政策、風險評估、風險管理、風險溝通、一般規定等。

一、風險管理意義

狹義的風險管理是指能防患風險於未然的事前對應。廣義之風險管理是指全方位風險管理。最直接的解釋即是針對風險評估之結果提出改善建議，透過有系統、有組織之決策過程落實執行與追蹤考核等程序，以達到保護消費大眾及避免、減少食品工廠在發生風險時之各項損失。其目的是希望掌握風險，將風險所造成的損失降到最低，且將重大風險控制在合理範圍的一種經營手法。

危害，指食品中對健康具有潛在不良影響的生物、化學或物理因子或狀況。

風險，指食品中的危害物質對健康具有不良影響的機率與該影響的嚴重性。

食品安全風險分析之目的係爲確保人體健康。風險分析係整合風險評估、風險管理及風險溝通三項獨立但緊密關聯之程序。**風險預防**是風險分析的核心。

鑑於食品相關之健康危害物質的風險評估和風險管理程序中存在多元不確定性，不僅在風險分析中應明確考量現有科學資訊的不確定性和差異性，且使用於風險評估的假說和風險管理的措施皆應反應出危害物質的特性與不確定性。

因爲所有存在的食品風險都有可能造成危害、緊急事件與危機，因此這些風險必須受到嚴格的評估與管理。風險管理的概念主要是希望協助食品業者解決日

益多量化與複雜化的食品衛生安全問題，有助於食品業者及消費大眾在面對各式各樣的食品安全事件中，能夠釐清真相，以捍衛國人飲食健康、遠離黑心食品、分散產業風險。同時，風險管理制度必須建構在公正、客觀、透明、負責、有效的風險分析之基礎上。

構成風險管理的三大要件為：風險分析與評估、風險管理、風險溝通。

二、風險分析（Risk analysis）

風險分析是一種用來評估人體健康和安全風險的方法，為食品安全制度之基礎。它可以確定適當的方法來控制風險，並與利益相關者就風險及所採取的措施進行溝通。由於飲食與人類的健康與生存息息相關，2001年6月WHO修訂了「保障食品之安全與品質─強化國家食品管制體系指引」。在該綱領中，對食品安全的控制原則涵蓋下述要項：從產地至餐桌之整合性概念（from farm to table）、風險分析（risk analysis）、透明度（transparency）、法規影響評估（regulatory impact assessment）。其中風險分析是食品控制政策之制定與消費者保護措施非常重要的基礎。風險分析之架構如圖3-14。

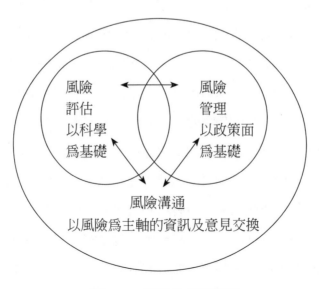

圖3-14　風險分析架構圖

三、風險評估（Risk assessment）

㈠風險評估特性

　　風險評估是將已知或未知的食品危害，針對傷害人體健康的影響進行科學性之評估，一般具有以下幾個基本特徵：1.風險評估應該客觀、透明、資料完整，並可供進行獨立評審。2.在可行的情況下，風險評估和風險管理的職能應分別執行。3.在整個風險評估過程中，風險評估者和風險管理者應保持不斷的互動溝通。4.風險評估應遵循結構化和系統性的程序。5.風險評估應以科學數據為基礎，並考慮到從生產到消費的整個食品鏈。6.要明確記錄風險評估中的不確定性及其來源和影響，並向風險管理者解釋。7.如果認為有必要，風險評估應進行同步評議。8.當有新的信息或需要新的資料時，應該對風險評估進行審議和更新。

㈡風險評估四步驟

　　風險評估過程一般由**危害鑑定、危害特徵描述、暴露評估、風險特徵描述**等四步驟組成（圖3-15）。

1. 危害鑑定（hazard identification）

　　對所關注的危害進行明確鑑定是風險評估中的一個關鍵步驟，並由此啓動了專門針對該危害所引起風險的評估過程。主要是評估此物質在特定的暴露情況下，是否會造成人體的健康危害，以及導致何種健康效應。對於食品的危害鑑定而言，主要在確認是否有對人體健康產生不良影響的因子（化學性、物理性或生物性）存在於食品中。以生物性因子為例，主要即在確認食品中是否存在潛在性危害的微生物或者微生物毒性物質。確認的方式可以經由相關性的科學文獻、資料庫或學者專家的諮詢獲得。此外，還可以透過流行病學的研究資料或是動物實驗、臨床研究等獲得。

2. 危害特徵描述（hazard characterization）

　　在危害特徵描述的過程中，風險評估者須對已知與特定危害相關的不良健康

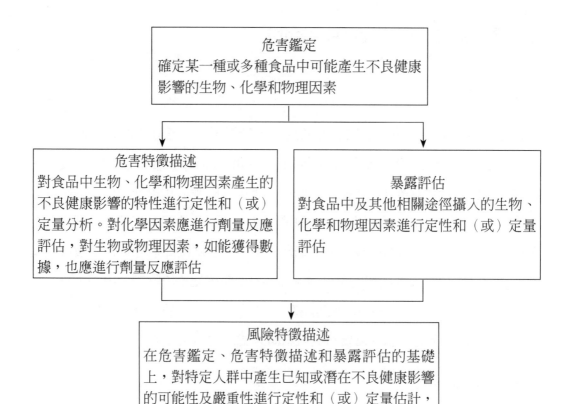

圖3-15　風險評估之組成

影響的性質和程度進行描述。本階段的評估主要在了解存在於食品中之危害物質所產生危害反應的特性、嚴重程度以及危害影響時間長短，並且特別著重於不同危害物質在不同的劑量下對人體的危害程度之劑量反應（dose-response）關係之建立。因為係描述此物質的劑量與不良健康效應的發生率之間的關係，故又稱劑量反應評估（dose-response assessment）。

3. 暴露評估（exposure assessment）

　　暴露評估是指對暴露於危害的人群，其攝入危害的量進行特徵描述。亦即評估此物質經由不同暴露途徑（呼吸道吸入、食入、皮膚接觸等）進入人體的劑量。暴露評估的主要目的在了解人類攝取食品的過程中，存在於食品當中危害物質之量的多寡，以及每日攝取該種食品量的多寡，藉以評估暴露的程度。

4. 風險特徵描述（risk characterization）

　　風險特徵描述是風險評估的最後一個步驟，主要整合前面三個步驟評估的結果，形成對風險的估計。並且考慮評估過程中的不確定性、機率分配以及潛在身體危害之影響程度，綜合起來以提供作為風險管理的依據。

(三) 風險評估模式

　　實務上，執行食品安全的風險評估有兩種模式，取決於被評估物質的特性。一種為具閾值（threshold）的評估，另外一種則為不具閾值的評估。閾值指的是產生危害反應所需要的最低劑量。若低於閾值，則不會有危害產生；在劑量高於閾值的狀況下，危害反應始呈現。因此可以透過實驗，求得無作用劑量（no-effect level）的大小。據此，加上不確定性因素的考量，可以訂定出每日容許攝取量（ADI）或者是安全的參考劑量（RfD）。

　　至於沒有閾值的反應機制者，理論上因危害物質不具閾值，故並不存在安全的劑量，只要食品中含有該物質就視為不安全。但考量食品中無法避免污染狀況之發生，實務上管理的標準是以一生中接觸該物質，而產生癌症風險的百萬分之一作為上限。亦即，暴露的狀況若使風險值小於 1×10^{-6}，則為可接受的風險（acceptable risk），若大於 1×10^{-6}，則為不可接受的風險。

(四) 風險評估的應用與挑戰

　　風險評估應用於食品安全的評估上，有幾點須加以注意。由於目前執行風險評估的過程中，有關危害物質的毒性資料，因為涉及人道的問題，不可能以人體來進行試驗。所以，絕大多數均是源自於動物實驗或者是活體外實驗（in vitro），以協助解釋反應的機制與結果。在進行上述試驗的過程中，試驗的進行必須符合國際上所認可的執行規範或者是方法，如此得到的結果方能具公信力。

　　同時，由於危害物質之毒性資料是從動物實驗獲得，而食品的攝取量多寡、攝食者的體重大小，均會影響食用後的反應程度或是惡性腫瘤的發生率。因此，如何建立一套從動物實驗調整至人體狀況的模式是需要的。

而風險評估應根據實際的暴露情況，並考慮風險評估政策所定義的各種不同情境，包括疑似與高風險族群。風險評估並應考慮相關急性、慢性（包括長期）、累積和／或合併的不良健康作用。

四、風險管理（Risk management）

風險管理包括對風險的定義、測量與評估以及發展因應風險的策略。即是針對風險評估出來之結果與改善建議，透過系統化之體系、決策過程及考核等程序，以達到保護員工、社會大眾與環境以及避免公司商業中斷損失。故風險管理的目的在於將可避免的風險、成本與損失極小化。理想的風險管理，係事先已掌控優先次序，可以優先處理引發最大損失及發生機率最高的事件，其次再處理風險相對較低的事件。

根據「食品安全風險分析工作原則」，實施風險管理應注意下列事項：

1. 風險管理決策與相關衛生措施，應以保護消費者健康為首要目標。對於不同情形下的類似風險，如無正當理由，應避免採取差別措施。

2. 風險管理的架構應包括初期採取的風險管理活動、評選風險管理方案、執行與監控和檢討風險管理決策。

3. 風險管理決策應根據風險評估，符合比例原則以權衡受評估的風險以及收關於保護消費者健康和促進食品的公平貿易的合理因素，並參照國家層級決策之相關規定。

4. 為達成既定目標，風險管理應考慮相關產品、儲存和運用於整個食品鏈的處理程序，包括傳統操作程序，以及分析方法、抽樣、檢查、可執行性與可遵守性，與特定不良健康結果的普及率。

5. 風險管理應考慮風險管理方案的可行性與經濟效應。

6. 風險管理的流程應確保透明化，具一致性且詳實記錄。風險管理決策應製作文書建檔，俾便所有利害關係人充分了解風險管理的流程。

7. 於評估可行的風險管理方案時，應結合初期採取的風險管理活動與風險評估

的結果，以決定管理模式。

8. 訂定風險管理方案時，應根據風險分析的範圍與目標，以及對消費者安全保護的水準進行評估；不作為亦為風險管理方案的選項之一。

9. 所有的風險管理在決策過程應確保透明化與一致性，並應盡力審慎考量每一項風險管理方案的潛在優點與缺失。當由具有相同保護消費者健康功能的風險管理方案中進行選擇時，應考慮相關措施對於貿易的潛在衝擊，並選擇貿易限制效果並未逾越必要性的措施。

10. 風險管理應為一項能持續根據所有最新資訊評估與審查風險管理決策的流程，並應經常監控風險管理決策的相關性、有效性與衝擊以及可行性，且在必要時審查該決策與執行成效。

五、風險溝通（Risk communication）

　　風險溝通是經由風險分析程序針對風險、風險相關因子與風險感知等評估資訊，與執行風險評估者、執行風險管理者、消費者、產業界、學術界、其他利害關係人與團體間流通與交換資訊與意見，並解釋風險評估結果與風險管理決策基礎的程序。其中，團體可包括國內外產業團體、外國政府、消費者團體。

　　風險溝通是風險分析中必須的組成部分，是風險管理架構中不可缺少的要素。風險溝通有助於給風險分析團隊的成員以及外部利益相關方提供及時的、相關的、準確的信息，同時也能從他們那裡獲得信息，進而進一步加強對某種食品安全風險的性質和影響之了解。

　　風險溝通很難做好，因為需要專門的技術和培訓，並不是所有的食品安全風險管理者都有機會參與。同時，風險溝通還要求有廣泛的計畫性、有戰略性的思路以及投入資源去實施這些規劃。風險溝通與一般風險管理架構見圖3-16。

　　風險溝通之主要功能在於確認所有能提升風險管理效益之資訊與意見皆能納入決策程序，而非單純散布資訊。對利害關係人風險溝通時應清楚說明風險評估政策、被評估的風險與不確定性，且詳實說明做成的決定與執行方式、包括如

何因應不確定性，並應指出任何對風險分析產生影響的限制、不確定性與假設，以及在風險評估中的少數意見。

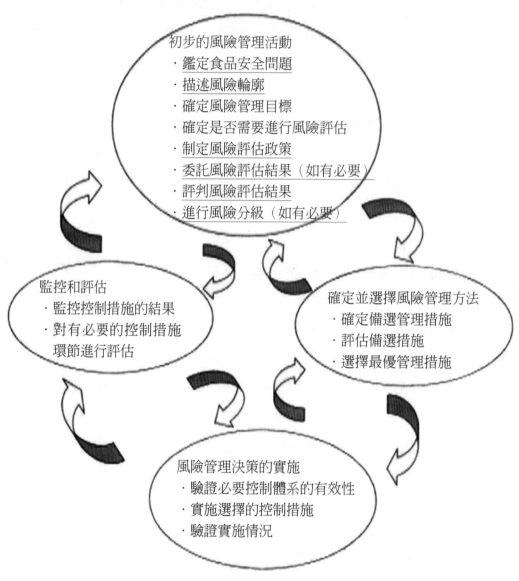

圖3-16　風險溝通與一般風險管理架構（畫底線為需要進行有效風險溝通的步驟）

第三節　風險分析介紹

一、風險分析概述

風險分析（Risk Analysis）的意義係透過預先與謹慎之「預防勝於治療」模式，並對於風險行為採取相對應之預防管制措施，事先消弭具有科學不確定之風險議題。

(一)定義

狹義的風險分析是指藉由定量分析的方法，以給出完成任務所需的經費、進度、性能三個隨機變數的可實現值之機率分布。

而廣義的風險分析則是一種辨識和測算風險、開發、選擇和管理方案來解決這些風險的有組織的手段。它包括風險辨識、風險評估和風險管理等三方面。

風險分析是對風險影響和後果進行評價和估量，包括定性分析和定量分析。

(二)定性分析

評估已辨識風險的影響和可能性的過程，按風險對目標可能影響進行排序。

其作用和目的為：(1)辨識具體風險和指導風險對應方式；(2)根據各風險對目標的潛在影響進行風險排序；(3)利用比較風險值確定總體風險級別。

(三)定量分析

量化分析每一風險的機率及其對目標造成的後果，也分析總體風險的程度。

作用和目的：(1)測定實現某一特定目標的機率；(2)利用量化各個風險對目標的影響程度，找出最需要關注的風險；(3)辨識現實的和可實現的進度及目標。

二、風險分析的內容

首先從認識風險特徵入手去**辨識**風險因素；然後選擇適當的方法**估計**風險發生的可能性及其影響；接著，**評量**風險程度，包括個別風險因素風險程度估計和對目標整體風險程度估計；最後，提出針對性的風險**對策**，將各風險進行歸納，提出風險分析結論（圖3-17）。

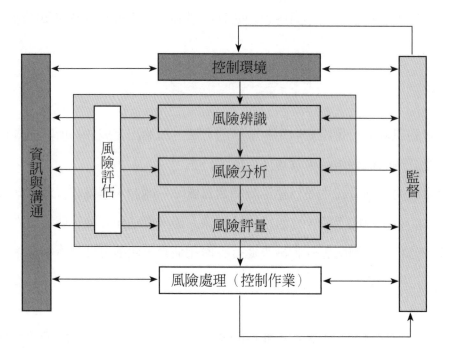

圖3-17　風險分析的過程

㈠風險辨識

1. **定義**。是指確定哪些可能導致風險，如食安問題、預算超支、進度推遲或性能降低的潛在問題，並定性分析其後果。
2. **目的**。藉由辨識的過程，找出需要管理的風險。
3. **方法**。清楚了解每個風險事件的5W，以獲得詳細的事件內容。
   What—發生什麼事情。

How—如何發生。

Why—爲何發生。

Where—在哪裡發生。

When—何時發生。

4. **辨識方式**。在這一步須做的工作是分析系統的薄弱環節及不確定性較大之處，得出系統的風險源，並將這些風險源組合成一格式文件供以後的分析參考。它屬於定性分析的範圍。

　　風險因素辨識應注意借鑒歷史經驗，如可找到的相關科學文獻或新聞事件。

　　風險辨識要根據行業和項目的特點，採用分析和分解原則，把綜合性的風險問題分解爲多層次的風險因素，一般常用專家調查的方式完成（圖3-18）。

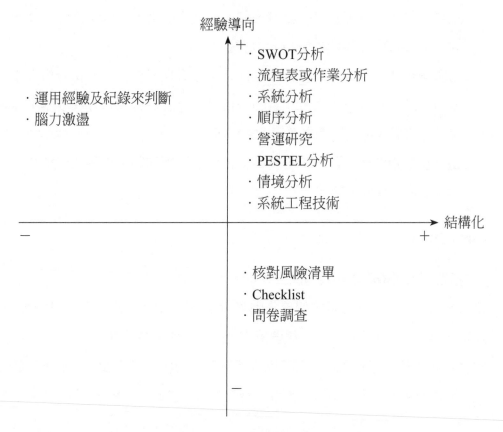

圖3-18　風險辨識的方法

㈡風險評估

估計風險發生的可能性，並確定其對目標影響的嚴重程度。應採取定性描述與定量分析相結合的方法對風險做出全面估計。這其中可能牽涉到多種模型的綜合應用，最後得到系統風險的綜合印象。

1. 風險評估的方法

⑴**風險機率估計法**。方法有主觀估計與客觀估計。

⑵**風險影響估計法**。方法有綜合評價法、蒙地卡羅模擬法、專家調查法、風險機率估計、風險解析法（RBS）、層次分析法（The Analytic Hierarchy Process）、機率樹分析。

2. 風險評估的流程

⑴**蒐集資訊**。資訊來源包括紀錄經驗、國外的應用、出版文獻、調查與研究、專家判斷、模型應用、自行實驗。

⑵**運用分析法**。分析種類可分成定性分析（質性分析）、定量分析（量化分析）及半定量分析（質和量的分析），若有足夠的預算和成本來處理風險，可導入專業機構來進行外部分析。

⑶**畫出風險矩陣圖**。依分析資料結果畫出風險矩陣圖，橫軸代表機率，縱軸代表影響程度。

㈢風險評量

包括單因素風險評量和整體風險評量。

1. **單因素風險評量**。即評量單個風險因素對目標的影響程度，以找出影響的關鍵風險因素。評量方法主要有風險機率矩陣、專家評量法等。

2. **整體風險評量**。即綜合評量主要風險因素對整體的影響程度。對於重大投資項目或估計風險很大的項目，應進行投資項目整體風險分析。

㈣風險對策

　　風險對策研究不僅要了解目標可能面臨的風險，且要提出針對性的風險對策及處理計畫，避免風險的發生或將風險損失減低到最小程度。風險對策應有可行性。所謂可行，不僅指技術上可行，且從財力、人力和物力方面也是可行的。

　　風險對策包括辨認可行對策、評估與選擇對策，以及執行處理計畫。

　　食品中微生物性的污染與化學性污染的差異為，當人食入受污染的食品後，在短時間內就容易發病，因此，以往政府衛生單位食品中毒之重點主要放在微生物性危害的防治與評估（表3-16）。

表3-16　化學風險評估與微生物風險評估的比較

組成部分	化學風險評估	微生物風險評估
危害辨識描述	1. 化學物質的結構 2. 生物測定對動物的毒性以及無作用量（NOEL）	1. 危害物質的辨識 2. 從食品中毒調查或流行病學研究中蒐集引發食源性疾病的病原
暴露評估	1. 從實驗動物攝食污染食物的後果進行推估 2. 使用每日容許攝入量（ADI）計算食品中的最大殘留容許量（MRL） 3. 設定停止進食時間，以確保未超過最大殘留容許量	1. 通常包括對食品被攝入後的罹病率以及病原菌濃度的測定，過程較為複雜 2. 解釋微生物的生長／死亡動態 3. 依據監測的研究結果建立模型 4. 確定加工過程變更對風險影響的調查方案
危害特徵的描述（劑量─反應評估）	由生物測定的安全係數計算無作用量（NOEL）推算可接受的每日攝入量（ADI）	1. 從志願者研究以及動物模型調查的資料估計不同微生物污染濃度對健康的影響 2. 通常涉及複雜的評估模型
風險特徵描述	如果符合法規，則可忽略風險	以疾病或死亡的機率進行風險評估，如預期病例數／100,000人，以及對特定族群（亞群）的估算

微生物危害的風險評估是利用現有的科學資訊以及利用適當的檢驗方式，評估食品中某些微生物因素的暴露（攝入）對人體健康所產生的不良後果進行辨識、確認以及加以定性和（或）定量，最終提出風險特徵描述的過程；並根據評估的結果估計出該種風險因素對食品和人體的危害性，從而制定有科學依據的限量標準，以便保障食品安全、保護人體健康及促進國際的食品公平貿易。

第四節　食品防護介紹

一、食品防護（Food Protection）概述

㈠食品防護定義

食品防護計畫（food defense plan）是保護食品生產和供應過程的安全，防止食品因不正當商業利益、惡性競爭、反社會和恐怖主義等原因遭受生物性、化學性、物理性等方面的故意污染或破壞。

食品防護是以HACCP作爲基礎架構的一種全面生產管理，保護食品在源頭、生產和供應過程的安全，包括食品安全（food safety）、食品防禦（food defense）、食品詐欺與攙僞造假（food fraud）及食品品質（food quality）四面向的風險預防管控措施（圖3-19）。其類型與範例說明如表3-17。

		動機
食品品質 （Food Quality）	食品詐欺（造假） （Food Fraud）	獲得經濟利益
食品安全 （Food Safety）	食品防禦 （Food Defense）	健康傷害與引起恐慌
非蓄意（偶然的）	蓄意	
	行爲	

圖3-19　食品防護風險矩陣

表3-17　食品安全事件之類型

事件類型	例子	造成原因或動機	影響	次要效應
食品品質	水果表皮受傷或腐爛	產銷過程處理不當	產品滯銷或可能的污染增加	產品／品牌聲譽降低
食品詐欺	三聚氰胺牛奶事件	廠商為增加利潤或收益	有毒物質的危害	造成公眾的恐懼
食品安全	大腸桿菌污染生菜	產銷環境污染	造成疾病或死亡	造成廠商蒙受損失和公眾恐懼
食品防禦	蠻牛被加入氰化物	透過傷害消費者對業者進行報復	致命性有毒物質的危害	造成廠商蒙受損失和公眾恐懼

1. **食品品質**（food quality）。是以消費者的需求為導向，強化消費者關切之功能性成分的安全等進行關鍵品質因子的管控。

2. **食品詐欺與攙偽造假**（food fraud）。主要是指蓄意添加或取代，或移除某些成分以取得經濟利益，通常是食品鏈裡有機會接觸到食品的相關人員所為。

3. **食品安全**（food safety）。是指已知天然存在的生物、物理及化學性危害的預防，並強化過敏原及放射性物質污染的管控。

4. **食品防禦**（food defense）。是指保護食品生產與供應過程的安全，防止食品因不正當商業利益、惡性競爭、反社會和恐怖主義等原因，遭受蓄意的污染或破壞。

　　美國於2016年啓動的食品安全計畫（FSMA）包含食品安全、食品防禦及食品詐欺三面向，且強調基於風險的預防管控。而全球食品安全倡議（GFSI）亦於2017年修改其規範，由原有之食品安全與食品品質外，加上食品防禦與詐欺的管控。

㈡食品防護計畫目的

　　食品防護計畫在防止蓄意污染危害，考慮具惡意意圖的個人或團體，在食品供應鏈的製造、儲存、配送等過程，蓄意污染該公司產品以引起人員傷害及／或產品破壞。

防範蓄意食品攙偽的方法爲減災戰略，目的在防止蓄意攙假以防止對食品安全造成廣泛危害，包括針對食品供應的恐怖主義行爲，這種行爲雖然不大可能發生，但可能導致疾病、死亡及破壞社會經濟。

食品防護計畫要組織食品防護小組，並召開會議討論，判定引起設施、產品、員工最大威脅設施的侵入者可能類型，並透過設施因子評估決定威脅等級。設施因子包括：設施位置、設施建築與設計、生產產品類別、公司已建立的食品安全計畫、制定的書面政策與計畫、員工背景與食品防禦訓練與意識。

脆弱性評估是一種有用的工具，用於幫助制定一個完整的食品防護計畫，必須定期審查脆弱性評估，以確保在食品防護計畫中涵蓋危害及風險的任何變化。

(三)食品防護與食品安全的異同

食品安全和食品防護計畫既有區別又有關聯性。

1. 食品安全和食品防護計畫關聯性

(1)目的相同。都是爲了防止食品污染，避免因此造成人身傷害。系統設計皆爲了防護食品、保護公司，而保護消費者是最重要的目的。

(2)基本思路相同。都是運用重要管制點的控制。

2. 食品安全和食品防護計畫之區別

(1)**重點不同**。食品安全計畫著重於預防食品受到偶然的污染，而食品防護計畫著重於防止食品遭到蓄意的污染。

(2)**可預測程度不同**。食品安全計畫預防偶然／意外的污染，是可合理的預測。食品防護計畫防止遭到蓄意污染、人爲投毒，通常是不合常理且很難預測。

(3)**CCP點不完全一致**。HACCP計畫不能代替食品防護計畫。

常見原物料中潛在之危害因子（食品安全）與攙偽因子（食品詐欺）如表3-18。

表3-18　常見原物料中潛在之危害因子（食品安全）與攙偽因子（食品詐欺）

原料	生物性危害	化學性危害	攙偽因子
水產品，以牡蠣、蛤蜊為例	弧菌屬、沙門氏菌、志賀氏菌、彎曲桿菌、A型肝炎病毒、諾羅病毒	天然毒素如麻痺性貝毒、下痢性貝毒等；環境污染物，如重金屬、農藥	逾期品、輻射污染區之產品混充
禽畜肉原料	沙門氏菌（牛、雞、豬）、病原性大腸桿菌（牛）、彎曲桿菌（雞）	-	大豆、逾期肉、其他肉種混充、非清真假冒清真認證等
生鮮截切蔬果原料	肉毒桿菌（真空包裝產品）、病原性大腸桿菌、沙門氏菌、李斯特菌、志賀氏菌、金黃色葡萄球菌、梨形鞭毛蟲	農藥殘留	-
烘焙原料，以麵糊為例	病原性大腸桿菌、沙門氏菌、李斯特菌	過敏原標示錯誤或交叉接觸	-
飲料類原料，如咖啡豆、茶葉等		真菌毒素／天然毒素	逾期原料、非法化學品染色等
食品添加物，以乳化劑為例	沙門氏菌	未經許可之添加物質、化學品污染	-
巧克力與糖類原料	沙門氏菌、金黃色葡萄球菌	未經許可之添加物質、過敏原標示錯誤或交叉接觸	染色、其他物質混充取代
乳品原料，以奶粉、牛奶、奶油為例	仙人掌桿菌、病原性大腸桿菌、沙門氏菌、李斯特菌、金黃色葡萄球菌、彎曲桿菌	藥物殘留、重金屬、工業化學品	以逾期原料、三聚氰胺、尿素等攙偽
蛋品原料	沙門氏菌、李斯特菌	-	低價品、次級品等混充假冒
穀物原料（穀類與豆類）	仙人掌桿菌、肉毒桿菌、產氣莢膜桿菌、病原性大腸桿菌	真菌毒素／天然毒素、農藥殘留	非食品原料混充假冒

原料	生物性危害	化學性危害	攙僞因子
堅果類	病原性大腸桿菌、沙門氏菌	真菌毒素／天然毒素、過敏原標示錯誤或交叉接觸	-
油脂類	-	真菌毒素／天然毒素、過敏原標示錯誤或交叉接觸	混充、染色等
香辛料，以未加工處理的香辛料為例	仙人掌桿菌、肉毒桿菌、產氣莢膜桿菌、沙門氏菌、李斯特菌	重金屬、真菌毒素／天然毒素、未經許可之添加物質	逾期、以化學品染色、其他物質替換取代等
甜味劑（包含糖）	-	未經許可之添加物	-

㈣HACCP、TACCP、VACCP的異與同

威脅評估重要管制點（Threat Assessment and Critical Control Point, TACCP）主要目的是藉由分析食品供應鏈中潛在**蓄意污染**的威脅風險，包含食品竄改、故意攙假或污染食物，以進行食品防禦（food defense）。TACCP是以HACCP作為基礎，確保供應鏈未受到相關人為污染。此污染行為是出於刻意的動機，目的是針對人或企業造成傷害。如散播不實的食物謠言造成對大眾健康不良的影響。

脆弱性評估重要管制點（Vulnerability Assessment and Critical Control Point, VACCP）主要是藉由分析所有可能出於經濟利益而攙假的行為，並加以預防，以進行食品詐欺（food fraud）防禦。過程中必須要以公司犯罪者的思考模式，從供應鏈、行為學、社會經濟學、過往歷史等各個角度來分析，針對所有可能對食品的完整性、真實性產生不利或不誠實的行為加以避免。此類不誠實的行為是出於經濟利益的動機，而非蓄意針對人或企業造成傷害（即使最終結果可能對人或企業造成傷害）。VACCP是從犯罪者的角度，評估各種食品的詐欺行為。

HACCP則是預防食品中毒與非蓄意或意外產生的食品安全問題。

總結來說，HACCP、TACCP、VACCP同樣都是為了食品安全所創立的管制

點。不過HACCP是針對非蓄意的危害（包含物理性、化學性與生物性）進行鑑別，並加以預防。故HACCP無法鑑別出蓄意的危害，TACCP與VACCP則可以補強HACCP的不足。目前食品安全管理系統FSSC 22000已將食品防禦與食品詐欺預防列為要求之一。

二、食品防禦計畫的展開

㈠ 外部威脅與內部威脅及其保全

1. **外部威脅。**有組織的惡意分子或激進分子、卡車司機（運送和接收）、可疑的供應商、參觀人員等。一般的保全設施可用來防止外部威脅者侵入廠區後，進一步侵入設施內建築物及生產線。

2. **內部威脅。**有不滿情緒的員工、衛生清潔人員、臨時工、假扮員工的惡意組織成員、外包契約廠商等。保全方式有攝錄機監控、門禁進出管控、員工遴選制度、教育與職涯規劃與關懷計畫、訪客管理計畫、室內照明、警衛保全等。

   相對於外部威脅，內部威脅不容易發現，例如有不滿情緒的員工，他們了解工廠的運作方式且知道如何避過許多用於檢測或阻止外來入侵者的安全控制。

㈡ 侵入者可使用的攻擊媒介物

   侵入者通常使用四類媒介物攻擊產品：生物性物品、化學性物品、物理性物品與放射性物品。

1. **生物性物品。**來自實驗室的細菌、毒性物質、病毒、寄生蟲。

   預防措施：管制實驗室進出，適當的處理生物性物品與其廢棄物品。

2. **化學性物品。**包括清潔劑、設備潤滑劑、殺蟲劑、實驗室化學藥品等。

   預防措施：不使用時妥善保存於安全區域，並限制人員進出、定期盤點、領用紀錄確實填寫並保存。

3. **物理性物品。**玻璃或金屬碎片、木屑及任何用於污染食品的物理性材質物品。此類物質雖然不易致命，但食入亦會引起身體傷害，且容易引起媒體注

意而傷害公司及產品聲譽。

4. **放射性物品**。不易被個人獲取，可能為固體或液體。

三、共通性食品防禦重點

共通性食品防禦措施評估項目有四部分，包括**外部安全**、**一般內部安全**、**後勤與倉儲安全**、**管理**。

㈠ 外部安全

工廠外部有哪些適當的食品防護措施。如大門、窗戶、屋頂、通風口、水井等是否安裝鎖等裝置，並確保在不經人看守的情況下（如下班後／週末）可防止未經許可人員的進入。工廠是否對進入或暫停在工廠的人和／或車輛有食品防護程序。

㈡ 一般內部安全

在企業內部是否有監控、緊急照明、緊急報警等食品防護措施。加熱、通風、空調、水、電和CIP等系統的控制是否有進行一定的限制。工廠對於廠內實驗室設施、設備和操作是否採用了一定的食品防護程序。

㈢ 後勤與倉儲安全

1. **加工安全**。加工過程是否有採用監控、監督等措施進行食品防護。原輔料拆包前是否有對包裝進行檢查。生產加工紀錄能否完整進行正向和反向的追溯。

2. **儲存安全**。原輔料倉庫、成品倉庫、有害物質／化學品（例如農藥、工業化學品、清潔用品、消毒殺菌劑、消毒劑）等是否有採用食品防護程序。

3. **運輸和接收安全**。運輸和接收操作、貨物收發等是否有採用食品防護程序。

4. **水和冰的安全**。對水和冰設備設施是否有採用食品防護措施。是否定期檢查

供水系統。

(四)管理

人員的安全。是否對員工進出進行檢查。關鍵操作環節是否指定專人進行。是否採取措施識別內外部人員。是否限制外來人員進出。

四、以風險評估健全食品安全

未來食品安全管理已不單是簡單的食品安全，而是由「危害分析及以風險為基礎預防控制」（Hazard Analysis and Risk-Based Preventive Controls, HARPC）補強HACCP系統。其為2012年美國更新「食品安全現代化法案」FSMA的標準。FSMA是一種保護性和預防性的法則，所有食品設施必須執行危害分析和基於風險的預防性控制（HARPC）。與HACCP不同之處在於應建立科學或基於風險的預防措施，而不是重要管制點（CCP）和管制界限，以降低食品污染的風險（表3-19）。

表3-19　HARPC與HACCP的步驟差異

HACCP	HARPC
1. 危害識別（Identify Hazards）	1. 危害識別（Identify Hazards）
2. 決定重要管制點（Determine CCP's）	2. 風險為主的預防管控 （Risk-based Preventive Controls）
3. 監控方式（Control Measures）	3. 效能監測 （Monitoring of Effectiveness）
4. 管控界限（Control Limits）	4. 矯正措施（Corrective Actions）
5. 矯正與矯正措施 （Corrections and Corrective Actions）	5. 驗證（Verification）
6. 驗證與確效 （Verification and Validation）	6. 紀錄與文件資料 （Record keeping and Documentation）
7. 紀錄與文件資料 （Record keeping and Documentation）	7. 重新分析（Requirement to Reanalyze）

　　隨著食品供應鏈的全球化和新出現的食品安全風險，它不再是「將做什麼」，而是在減少或防止食品污染的可能性前提下「會採取什麼措施」，以減少食品供應鏈中食品回收的可能。因此主要焦點包括：

1. 要了解基於風險的監控規則與HACCP原則的比較；
2. 建立監控過程，以防止食品污染的風險。

　　另外，根據「食品製造業者訂定食品安全監測計畫指引」規定，食品安全決策小組應就所生產之項目規劃突發性事件應變程序（SOP），並應就歷史曾發生之食品安全事件、假設性模擬事件、恐怖攻擊事件或者國際疫情事件，於實施範圍內進行一年至少一次的演習。

第四章

食品的腐敗

第一節　食品腐敗之簡介

第二節　造成食物腐敗原因與種類

第三節　食物腐敗的生化變化與各類食物原因探討

食品的腐敗容易造成業者與消費者的損失，也常引起一些食品安全上的問題。本章先針對食品腐敗之定義與食品中毒之差異加以介紹。接者介紹造成食物腐敗原因與種類，最後介紹食物腐敗的生化變化與各類食物原因探討。

第一節　食品腐敗之簡介

一、食品腐敗之定義

食物因爲微生物性、化學性或物理性的變化，使該食物產生官能上的變化，而無法被消費者所消費的現象就稱爲食物的腐敗。根據食安法第15條第1項第一款的規定，變質或腐敗的食品不得製造、加工、調配、包裝、運送、貯存、販賣、輸入、輸出、作爲贈品或公開陳列。

廣義的食品腐敗（Food spoilage）是指因食品的降解作用（food degradation）的結果，造成食品之營養價值、物理性質及化學品質上的劣化（food deterioration）。狹義的食品腐敗（Putrefaction）則專指動物性蛋白質分解作用的結果，亦稱爲腐化作用。

二、食物腐敗與食品中毒的特質差異

食物的腐敗與食品中毒不同，腐敗的食物引起食品中毒的機會較低，因爲腐敗的食物會在官能上產生顯著的變化，讓消費者能夠察覺而不會進行消費。腐敗可能在官能上產生下列特質，因此能避免消費者的誤食。

㈠外觀上的變化

微生物生長的結果，使食物的表面產生肉眼可見的菌絲或菌落，也可以使液

體食品變得混濁。改變食物的顏色，因為血紅素或葉綠素的破壞及菌絲或菌落的顏色，使食物的顏色產生變化。

㈡食物組織上的變化

微生物細胞及代謝物的蓄積，食物組織的降解作用，使食物產生黏質物。食物的組織因為酵素性的降解作用而變軟。

㈢風味的變化及異臭味的產生

微生物代謝的結果產生氨、胺等含氮化合物、硫化物及有機酸等，使食物的風味改變或產生異臭味。

第二節　造成食物腐敗原因與種類

一、造成食物腐敗的影響因子

造成食物腐敗的影響因子極多，主要可分為內在因子、外在因子及其他因子三大類，如表4-1所示。

表4-1　造成食物腐敗的影響因子

類別	影響因子
內在因子	水活性、pH及氧化還原狀態、營養素的種類與含量、抗生物質的存在、生物學構造等。
外在因子	儲存溫度及相對溼度、氣體組成分、微生物活性等。
其他因子	光學反應性、氧氣的存在、害蟲的入侵、不當的處理方式等。

(一)外在因子

1. pH及緩衝能力

自然界提供了各種食物固有的酸度，以保護各種動植物性食物免於被微生物所降解，此現象也適合作為食物保存的重要指標，如表4-2所示。酸度對微生物的生長而言，也產生了最低pH、最適pH及最高pH的三個基準點，因此有嗜酸性、嗜中性及嗜鹼性之分。

表4-2　數種食品的酸度

食物種類	pH值範圍	食物種類	pH值範圍
柑橘類	2.0～5.0	蔬菜	4.0～6.5
蘋果	2.9～3.3	魚類	6.6～6.8
香蕉	4.5～4.7	牛乳	6.5～6.8
啤酒	3.5～4.5	麵粉	6.2～6.8
肉類	5.6～6.2	卵白	8.5～9.5

食物酸度的變化，都會影響到微生物的生態、繁殖速率及腐敗的特質。例如蔬菜具有中度酸性的特質，因此容易遭到軟腐性細菌如*Erwiniacarotovora*及*Pseudomonads*的腐敗。而水果具有較低pH的特質，因此限制了細菌的腐敗，使傾向於黴菌及酵母菌的腐敗。

2. 水活性及水分含量

水活性（water activity，簡稱a_w）指在密閉空間中，某食品的飽和蒸氣壓與相同溫度下純水的飽和蒸氣壓的比值。食物中水分的含量及水活性，是微生物污染及繁殖的重要因子。因此食物有依水活性及水分含量之分類，如低或中溼度食品、乾燥或低溼度食品。微生物的生長也因水活性而受到限制，一般微生物的最低生長水活性如表4-3所示。

表4-3 數種腐敗性微生物的最低生長水活性

微生物族群	最低水活性	腐敗性微生物例
大部分細菌	0.91	*Pseudomonas, E.coli, Proteus, Shigella, Klebsiella, Bacillus, C. perfringens*
大部分酵母菌	0.88	*Candida, Torulopsis, Hansenula, Micrococcus*
大部分黴菌	0.80	*Aspergillus flavus* 與大多數嗜鹽菌
嗜鹽性細菌	0.75	*Wallemiasebi sp.*, Xerophilic molds
嗜乾性黴菌	0.65	*Aspergillus echinulatas*
嗜滲透壓酵母菌	0.60	*S. bisporus*

乾燥及低溼度食品被認為是貨架穩定食品（shelf stable foods），因為這些食品不需額外的保存技術即可滿足儲存目標。這類食品的水活性均維持在0.60以下，水分含量也低於25%，例如脫水卵白粉、奶粉、脆餅及穀類等。此類食品因為能避免食媒性病原性細菌的生長，如*C. botulinum*，可視為無生物性危害風險食品。

3. 氧化還原電位

氧化還原電位（Oxidation reduction potential，簡稱Eh）是食物免於遭到腐敗性微生物降解的一個固有保護系統之一。當電子由一個化合物轉移到另外一個化合物時，就會產生氧化還原電位差的可逆性系統。好氣性微生物的生長需要正的電位（氧化），而嫌氣性微生物則需要負的電位（還原）。

食物中有許多因素會影響到氧化還原電位的表現，諸如氧化還原配對反應（如表4-4所示）、氧化劑對還原劑的比率、pH值、氧氣量等。部分食物的氧化還原電位如表4-5所示。諸如穀胱甘肽（glutathione）、半胱氨酸、抗壞血酸及還原醣等氧化還原配對反應都是食物中扮演建立還原條件的重要角色。食物內部酸鹼質的變化，都會阻礙氧化還原電位的平衡，結果造成基質緩衝能力的變化。在所有的氧化還原配對反應系統中，食物中氧的含量是很重要的。食物中氧的含量會因絞碎、切碎、研磨及破碎而增加，結果導致傾向於正的電位，有利於更多微生物的生長，導致食物的腐敗。

表4-4　重要的氧化還原配對及電位

氧化還原配對	Eh(mV)
½ O_2/H_2O	+820
Fe^{3+}/Fe^{2+}	+760
Dehydroascorbic acid/ascorbic acid	+80
Methylene blue ox/red	+11
Pyruvate/lactate	190
NAD+/NADH	320

表4-5　部分食物的氧化還原電位

食物種類	Eh (mV)	食物種類	Eh (mV)
生肉	200	果汁	+300
碎肉	350	葡萄	+410
小麥顆粒	+225	檸檬	+380
研磨大麥粉	+225		

4. 營養素種類與含量

　　食物中的營養素，如胺基酸、碳水化合物（單醣類、雙醣類、多醣類）、脂質、維生素及礦物質等營養素均有利於微生物的生長。

5. 抗生物質的存在

　　許多食物中含有抗微生物生長物質，例如丁香、肉桂、肉荳蔻等精油中含有丁香酚（eugenol）、肉桂醛（cinnamic aldehydes）、大蒜素（allicin）及百里酚（thymol）等具有抗微生物生長的成分。水果、蔬菜、茶葉、咖啡及部分植物性食物中含有羥基肉桂酸（hydroxy cinnamic acid）的衍生物，如*p*-香豆素（*p*-coumaric acid）、氟酸（fluoric acid）、咖啡因（caffeine）及綠原酸（chlorogenic acids）等，這些成分都具有抗微生物生長的作用。莓類水果如藍莓、蔓越莓含有天然存在的苯甲酸。牛乳則含有乳鐵蛋白（lactoferrin）、乳過氧化酶（lactoperoxidase）及溶菌素（lysozyme）等天然抗生物質。雞蛋則含有卵轉鐵蛋白（Ovotransferrin）、抗生物素蛋白（avidin）、溶菌素及卵黃素蛋白（Ovo flavoprotein）等天然抗生物質。

6. 生物學構造

　　無論是植物性或動物性食物，都具有特殊的生物學構造，以避免微生物的降解作用。例如水果及蔬菜的種子、外皮；堅果類的外殼；動物的毛皮；雞蛋的角質層、殼及薄膜等構造都能對外界病原性微生物提供壁障的功能。因此，食物在收穫、屠宰及加工過程中很容易將這些生物學構造加以破壞，使微生物容易入侵。

㈡ 內在因子

1. 儲存溫度

　　依照溫度對於化學作用的法則，溫度越高反應速率就越高，因此溫度是決定化學反應速率的關鍵因素。而各種微生物的生長或酵素的作用，都有其必要的溫度條件。一般而言，室溫及稍高於室溫的條件下都是適合微生物生長及酵素作用的溫度，如中溫菌的最適生長溫度為37℃，嗜熱性細菌的生長溫度為45～70℃。一般嗜冷性微生物的生長溫度範圍為10～15℃，因此若能將食物的儲存溫度控制在7℃以下進行冷藏，則能部分延長食物的保存期限；若在–18℃以下進行凍藏，則能提供更為長期的保存性。

2. 相對溼度

　　相對溼度和水活性為相對的負相關性，水分含量低的食物若在相對溼度高的環境下儲存，將會增加氧化還原電位，也會因氣相中水分的轉移，造成食物水活性的增高，使微生物易於生長。為避免食物在儲存過程中的腐敗作用，應保存食物於較低相對溼度的環境之下。

3. 空氣組成分

　　氧氣及二氧化碳是兩個影響微生物生長的指標性空氣成分，如同食物的氧化還原電位及pH值。以蘋果及梨的儲存為例，其儲存空間內的空氣組成若含有10%的二氧化碳，會因大多數的微生物無法在這個空氣組成下生長，使蘋果及梨獲得比較良好的儲存性，即所謂控氣貯藏（controlled atmosphere storage，簡稱

CA貯藏法）。

提高空氣中二氧化碳的濃度可使一些黴菌及格蘭氏染色陰性細菌的生長受到抑制，但是格蘭氏染色陽性細菌卻不受影響，如乳酸桿菌，因此若能搭配多元的加工處理及儲存條件才能得到良好的效果。

㈢ 其他因子

1. 氧及光線所誘導的酵素性及化學性反應

動植物體內固有的酵素通常在經過屠宰或收穫以後，其活性都有因缺乏控制機制而有增強的現象。例如植物組織中的果膠在收穫以後甲基化作用的結果產生褐變，這是酚酶（phenolase）對酚類化合物進行氧化作用的結果。

光線是造成食物變色及變味的重要因子，尤其是含有維生素A及C的食物。因此，光線、空氣、溫度及觸媒（如銅及鐵）都會影響這些反應的反應速率，進而影響到食物的品質。

2. 昆蟲及病媒的侵害

昆蟲疾病媒對食物的侵害都可以大幅提高食物污染的風險，例如老鼠可能帶來食媒性疾病，如漢他病毒、鼠疫、黃疸病等。因此，食物在儲存過程中應妥善的包裝、控制儲存條件並做好衛生及病媒防治工作，以達妥善儲存食物的目的。

3. 處理過程中的污染

微生物孢子的存活是導致巴氏殺菌食品腐敗的主要原因，例如*Clostridium*及*Bacillus*屬的孢子。奶製品的腐敗變質多是由於製備過程中熱處理不足和不當的加工處理所造成的，例如切片、切碎、研磨和去殼。某些食品在運輸過程中遭到損毀，造成微生物或病原性微生物污染而導致腐敗。

二、食物腐敗的種類

㈠食物的自然腐敗

　　食物在種植、收穫、運輸及儲存過程中都會產生自然腐敗，而影響食物腐敗的因素包括：氧氣、溫度、酵素、微生物等。會因為物理性損害、生物性污染及化學性變化的結果，使食物不適合於人類食用。

　　食物的自然腐敗主要有四個原因，即水分的流失、酵素的作用、化學作用及食物的熟成。

1. 水分的流失：當食物長期暴露在空氣中，水分會逐漸由表面逐漸流失。水分的流失對於食物的外觀有很大的影響，會讓食物的表皮產生收縮、皺紋及萎縮等不新鮮的現象。

2. 酵素的作用：當蔬菜或水果經過截切後，會釋出一些酵素，在氧氣的存在下，會讓蔬果表面產生酵素性褐變作用，降低食物的保存性及消費者的消費意願。

3. 食物的熟成與腐爛：許多蔬果在採收以後仍然持續進行熟成的作用，在熟成過程中主要產生三種變化，其一是組成分的變化，例如將澱粉轉為醣類；其次是表皮的顏色產生變化，例如香蕉由綠色轉為黃色；第三是水果在成熟的過程中，原果膠質會被原果膠酶（protopectinase）轉變成水溶性較高的果膠，使果皮及果肉軟化。

    食物的熟成雖然使更為美味，但也變得更不容易儲存，更容易進行微生物性的腐敗作用。食物的過度熟成就會造成腐爛，使不適合於消費者食用。

4. 化學性變化：當蔬果於採收以後或動物在屠宰以後，即刻會產生化學性變化。氧氣、光線及高溫都會造成食物進行不良的化學變化。化學變化會造成食物在顏色及香氣上的影響，例如脂質的氧化異味及色素的氧化變色。

㈡ 微生物性腐敗

造成食物腐敗的微生物範圍極廣，以細菌的腐敗速度為最快，食物種類也最多，尤其是肉類、魚貝類、乳品類等高蛋白食物的腐敗作用。酵母菌及黴菌的生長速度比細菌為慢，但是在生態分布上卻比細菌廣，也較能利用更多種基質及耐受較為嚴苛的環境條件，因此酵母菌及黴菌對於食物腐敗的重要性不亞於細菌。

許多食物的腐敗是因為本身所處的環境及所附著的微生物所造成的，尤其是容易腐敗的食物，例如魚類是容易腐敗的食物，其腐敗性也受到生長習性及生長地區的環境所影響；而蔬果也有相同的現象，例如土壤、空氣、灌溉用水、昆蟲及動物等都會影響到該食物體的微生物組成。也就是說，微生物透過食物表面、機械、人類或周遭大氣等接觸面的交叉污染，改變食物中的微生物組成，加速食物的腐敗。

常見的腐敗性微生物如表4-6所示。

表4-6　常見食物腐敗性微生物

微生物種類	菌屬	食物例
酵母菌	*Zygosaccharomyces* *Saccharomyces* *Candida* *Dekkera/Brettanomyces*	蜂蜜等高糖分食品 麵包及酒類 水果、蔬菜及乳製品 酒精飲料、發酵乳品
黴菌	*Zygomycetes* *Penicillium* *Aspergillus* *Fusarium spp.*	水果及蔬菜 水果、穀類、麵包 穀類、雜糧、豆類、堅果類 穀類、雜糧
細菌	*Spore-forming bacteria* *Lactic acid bacteria* *Pseudomonas* *Enterobacteriaceae*	罐頭食品、真空包裝食品 乳製品、醃漬物、加工肉品 蔬菜、水果、肉類、魚類、乳品 多為病原性細菌；各種污染食品

第三節　食物腐敗的生化變化與各類食物原因探討

一、食物腐敗的生物化學變化

　　食品因為食品中的蛋白質、脂肪及碳水化合物等化學組成分的反應或裂解，造成食物的腐敗。這些化學反應的速率端視所處環境的條件而定，例如水活性、溫度、pH、光線及氧氣等因素的影響。

㈠蛋白質的變化

　　蛋白質的生物性降解作用是由酵素對蛋白質及他種成分的作用活性所完成的，因此能產生蛋白質水解作用的酵素統稱為蛋白酶（proteases）。蛋白酶能將長鏈狀的蛋白質分解成胺基酸，能水解胺基酸與胺基酸間之胜肽鍵的酵素就稱為內肽酶（endo-peptidases），而能水解蛋白質的胺基端或羧基端之蛋白酶，就稱為外肽酶（exo-peptidases）。具有蛋白質水解活性的胞漿質（protease plasmin）能在巴氏殺菌的過程中存活，因此能引起牛乳中蛋白質的凝固作用（coagulation）及凝膠作用（gelatinization）。其他蛋白酶能對肉類蛋白質產生作用，使肉類產生糊狀化的現象。肉類蛋白質的降解作用也會造成蛋白質的氧化作用，肉類過度暴露在氧氣的情況下，會引起肌紅蛋白及氧合肌紅蛋白（oxymyoglobin）的氧化，形成變性肌紅蛋白，造成肉類的變色，使亮紅色變成褐色，造成消費者的疑慮。

　　腐化作用（Putrefaction）也是一種蛋白質的降解作用，此作用特別是指由嫌氣性微生物對動物性蛋白質所產生的分解作用，這類微生物也稱為腐化性細菌（putrefying bacteria）。腐化作用的結果通常是腐胺（putrescine）以及屍鹼（cadaverine）的產生，其作用是：

　　蛋白質食物+蛋白質水解性微生物→胺基酸+氨+硫化氫

㈡ 褐變

水果及蔬菜進行酵素作用的結果，造成組織的褐變及軟化。通常這些反應是由酚氧化酶所催化的，蔬果中的酚類化合物與氧氣在酚氧化酶的催化下產生不利的褐色色素。

另外一種食物的褐化作用是因爲非酵素性反應所產生的，又稱爲梅納褐變（Millard Browning）。這種非酵素性褐變作用，是因爲蛋白質（胺基酸）與還原醣間反應的結果，這個作用除了造成食物的變色及質地的變化以外，也會造成營養價值的損失。離胺酸是種必需胺基酸，它能快速的與還原醣進行反應，造成營養性的損失。

㈢ 碳水化合物的變化

碳水化合物是構成水果及蔬菜的主要成分，碳水化合物的降解作用也是造成蔬果腐敗的重要原因。蔬菜的細胞與植物細胞一樣，都具有堅硬的細胞壁，並透過如纖維素、半纖維素及果膠等多種多醣類所黏合而成。當蔬菜收成後，細胞無法再從土壤中獲得養分，開始老化。其中構造上最值得關注的變化爲軟化，開始喪失應有的質地。蔬果的軟化是由天然的酵素對植物細胞壁的作用所造成的，在植物的衰老階段中有許多酵素參與其中，包括纖維酶、果膠酶、半纖維酶、蛋白酶及其他酵素。當酵素破壞細胞以後，化學氧化作用接續進行，使蔬菜產生異味並且損失部分營養價值。破壞的細胞也更容易受到微生物的攻擊，快速造成腐敗。此外，蔬菜可能進行包裝，但是植物細胞仍然進行呼吸，並繼續分解碳水化合物以供能量的需求。

㈣ 脂質的變化

脂質腐敗作用的發生，主要是因爲氧化作用或脂肪水解性酵素及其他水解性反應所造成的，脂質的氧化作用是許多食物中所含脂肪及油脂最重要的降解作用。在氧化作用中，氧會攻擊不飽和脂肪酸，使產生顏色上的變化、異味的產

生、甚至毒性物質的生成。脂肪酸及三甘油脂中不飽和雙鍵的數量及位置，會影響到氧化作用的速率。光線、加熱及其他因素都會增加氧化作用的速率。過氧化氫酶及過氧化酶是兩種最重要的氧化性酵素，都能造成切片蔬菜的黑變。蔬菜進行殺菁作用的目的，就是用來抑制這些酵素的活性，避免蔬菜的黑變。

空氣中的氧與食物組成分的反應，能引起酸敗作用（Rancidification）。酸敗作用是指脂質的劣變，因此會造成香氣喪失及異味的產生。當食物中的脂質由於水的存在而產生水解作用的結果，產生脂肪酸。若脂肪酸中含有揮發性脂肪酸，就會產生異味。若酸敗是因為空氣所引起的，就稱為氧化性酸敗。若不在酵素的存在下，而在空氣中進行醯基甘油（acylglycerol）的氧化作用就稱為自氧化作用。自氧化作用的產物為氫過氧化物，這些產物雖然沒有味道，但它們能進一步分解為醛類、酮類及酸類，使氧化脂肪及油脂產生酸敗味，這種現象可以因為抗氧化劑的添加而得到延緩。

二、各種食物的腐敗

㈠乳品類

牛乳對多種細菌而言，是很好的生長培養基，腐敗性細菌能夠透過牧場的環境、擠乳設備、各種加工設備、作業人員及空氣等污染源，導致牛乳的污染及腐敗。乳酸菌是生乳的優勢污染菌，生乳若未適當的冷卻，就會使這些污染細菌快速增殖。當牛乳生菌數含量達到每毫升10^6以上，就會因為乳酸及其他物質的產生而異味，更會造成牛乳的凝固作用。冷藏雖然可以壓制乳酸菌的生長，但是假單孢菌屬、腸內桿菌屬、產鹼桿菌屬等嗜冷性細菌卻能夠生長，因為無法讓耐熱性脂解酶及蛋白酶失活，因其作用的結果，造成牛乳酸敗異味及苦味的產生。巴氏殺菌能殺死嗜冷性及中溫性細菌，但卻無法殺滅耐熱性的細菌，如產檢桿菌屬、微桿菌屬及能產生孢子的芽孢桿菌屬及梭狀芽孢桿菌屬等細菌，能造成牛乳及乳製品後續的腐敗。

　　乾酪的腐敗有時是因為原料生乳品質低下所造成的，也會因為加工廠不衛生的加工條件所引起。硬質及半硬質乾酪具有低水分含量及pH接近5的原因，限制了部分微生物的生長。但是某些黴菌、大腸桿菌群及梭狀芽孢桿菌屬的細菌卻能夠在這種條件下生長。在乾酪的儲存過程中，一些嗜冷性細菌能夠產生生物胺，特別是酪胺（tyramine），能造成過敏現象。軟質乾酪具有較高的pH（5.0～6.5）及水分含量（50～80%），可能會遭到假單孢菌屬、產鹼桿菌屬及黃桿菌屬的污染。再製乾酪（processed cheese）可能遭到產孢梭狀芽孢桿菌*Clostridium sporogenes*的污染，造成產品的產氣與異味。

　　酵母菌及黴菌是發酵乳的主要腐敗性微生物，因為這些乳製品的酸度較高，抑制了許多細菌的生長。假單孢菌屬、酵母菌及黴菌能引起乳酪（butter）的腐敗，尤其是水分含量較高的奶油（cream）容易遭到更多微生物的污染與腐敗，當假單孢菌屬及腸內細菌屬增殖以後，會產生酸敗的現象。

㈡生鮮及加工肉類

　　與蔬菜水果不同的是，肉類主要由蛋白質及脂肪所組成，而蔬果的主成分則為碳水化合物。來自健康動物的肌肉基本上是不含細菌或真菌的，但是當屠宰以後屠體即刻會暴露在污染的環境中，因此良好的衛生作業是產製高品質肉品是非常重要的。屠宰以後污染的微生物種類及數量決定其保存期限，例如牛肉的表面可能含有10^1～10^7每平方公分的微生物，其中大多數為嗜冷性細菌。將牛肉絞碎或研磨以後，微生物將大幅增加，因為有更多的表面接觸及更多的可用水分及營養素。新鮮肉類可以發現多種微生物的存在，但是其腐敗狀況受到肉類pH、組成分、加工肉品的質地、溫度及包裝內部空氣組成分等因素的不同而有所差異。

　　假單孢菌屬是生鮮畜禽肉在嫌氣性儲存條件下之優勢腐敗菌，當初期低量的葡萄糖被種種微生物消耗掉以後，假單孢菌因為對於分解葡萄糖酸鹽（gluconates）及胺基酸的能力比他種微生物為強，因此成為優勢微生物。這些成分的分解，形成具有惡臭的硫化物、氨及胺類，包括生物性胺類—腐胺（putrescine）和屍胺（cadaverine）。暗黑、堅硬及乾燥的肉類具有較高的pH，因此會

更容易腐敗，因為胺基酸的脫胺作用較早開始。*Shewanella putrefaciens*無法生長於pH低於6以下的肉類，但是還是可以產生硫化物及氨。這些硫化物不僅會產生異臭味，也會造成顏色的變化，因此*Shewanella*對於高pH、有氧環境下的新鮮肉類具有高度腐敗性，雖然它並非優勢腐敗性微生物。在有氧及冷藏下的肉類，*Brochothrix thermosphacta* 是常見的腐敗性細菌。腸桿菌科中，特別是鋸桿菌屬（*Serratia*）及腸內桿菌屬細菌是高pH值之真空包裝生鮮肉品的腐敗，這些微生物為兼性厭氧性微生物，能產生有機酸、硫氫化物及使肉品變綠。

乳酸菌能在真空及空氣修飾包裝的肉品及禽肉中生長，由葡萄糖的發酵作用產生有機酸，使產生酸味的異味，並且產生氣體、黏質物及肉品的綠變。由於乳酸菌的蛋白質水解能力較弱，因此不會產生大量的胺類及硫化物，所以乳酸菌對於肉類的攻擊性較低。

嗜冷性的微生物及嫌氣性的芽胞梭菌屬微生物，也能造成真空包裝肉品的腐敗。這類腐敗的特質是因產生大量的氣體，使包裝顯著膨脹，也因為產生丁酸、丁醇及硫化物質而產生異臭味。酵母菌及黴菌在肉類中的生長速度相對較慢，因此鮮少造成肉類的腐敗。

在肉塊或絞肉中單獨添加氯化鈉、硝酸鹽／亞硝酸鹽或混和其他調味料、乳化劑及防腐劑，能顯著改變加工肉品的環境及腐敗性微生物的菌相。乾燥及乾式發酵肉類通常無法提供微生物的生長環境，只會因加工過程中的缺失而造成該產品的腐敗。腐敗性微生物能在新鮮肉品及熟肉中生長，因此預防腐敗最好的方法就是冷卻，在低溫、真空及空氣修飾的條件下儲存。

假單孢菌屬通常不是重要的肉類腐敗性細菌，因為假單孢菌屬對於醃製鹽及巴氏殺菌都很敏感，也無法在真空或高二氧化碳的環境中生長。但是，當包裝肉品開封以後，假如肉品的醃製不足，假單孢菌屬就會在冷藏加工肉品中開始生長。一些耐冷性及耐鹽性的腸桿菌科微生物已被發現能引起特定加工肉品的腐敗，如火腿及培根。

乳酸菌是加工肉品的重要腐敗性微生物，因乳酸菌所造成腐敗的肉品，會有異味、氣體及黏質物的產生，也會讓肉品的顏色產生綠色的變化，其腐敗的情況

可能會比生鮮肉類更為嚴重，因為這些加工肉品都添加了碳水化合物。不同乳酸菌菌種之間，會因為肉品pH及水活性、烹煮及儲存溫度、氧氣含量及二氧化碳濃度的不同而造成乳酸菌菌株間不同的競爭力。

　　梭狀芽孢桿菌和芽孢桿菌等孢子形成菌通常不會造成加工肉品的腐敗問題，因為有硝酸鹽／亞硝酸鹽及其他醃漬鹽類存在的原因。然而在不良的加熱及冷卻的作業條件下，包括長時間冷卻及溫度控制失當，都有機會允許這些微生物的生長，這些孢子可能來自香辛料或其他配料。

　　酵母菌能造成一些加工品的腐敗，但通常僅在以亞硫酸鹽作為防腐劑，或該肉類經過輻射處理，或在有氧的條件下進行低溫儲存時才是重要的課題。在一些香腸中，酵母菌的腐敗可能會產生黏液和醋或麥芽味等異臭味。

㈢ 生鮮及加工蛋類

　　在生鮮蛋類中，沙門氏桿菌是經由腸道而感染的，這是屬於食品中毒的範疇，與蛋類的腐敗無關。除了沙門氏桿菌以外，剛產下的帶殼蛋類應該是幾乎無菌的，但是當與外界接觸的當時，即刻會遭到微生物的污染，主要的污染源為巢、土壤、糞便等，主要的優勢污染性微生物為格蘭氏染色陽性細菌。

　　生鮮蛋類在蛋殼破裂、不當的清洗及儲存，都會促進其腐敗作用。造成蛋殼腐敗的主要微生物是格蘭氏染色陰性，其具有運動性的桿菌如假單孢菌屬、變形桿菌屬、產鹼桿菌屬、產氣單孢菌屬及大腸桿菌群等，如表4-6所示。

　　巴氏殺菌的蛋製品在冷藏狀況下，其保存期限仍是有限的，除非額外添加防腐劑。主要造成巴氏殺菌蛋製品腐敗的細菌為嗜冷性格蘭氏染色陰性細菌，而脫水蛋製品由於水活性低，因此少有腐敗的問題發生。由於殺滅微生物所需的溫度接近於蛋白質凝固所需的溫度，因此在殼蛋的熱處理過程中能提供相當程度的巴氏殺菌作用。在儲存前用氣態環氧乙烷燻蒸雞蛋，可保護雞蛋避免受細菌的腐敗。

表4-6　造成雞蛋腐敗之相關細菌

細菌種類	腐敗顏色
變形桿菌屬 *Proteus spp.*	黑色
液化產氣單孢菌 *Aeromonas liquefaciens*	黑色
淺色鋸桿菌 *Serratia marcesen*	紅色
腸桿菌屬 *Enterobacter spp.*	褐色
嗜麥芽假單孢菌 *Pseudomonas maltophilia*	綠色
螢光假單胞菌 *Pseudomonas fluorescens*	粉紅色
噬胞黃桿菌 *Flavobacterium cytophaga*	黃色
其他腸桿菌屬及產鹼桿菌屬	無色

　　研究指出，從未經殺菌的液體蛋製品樣品中可以鑑定出的腐敗性細菌包括 *Acinetobacter calcoaceticus*、*Aeromonas hydrophila*、*Bacillus cereus*、*Citrobacter freundii*、*Enterobacter aerogenes*、*E. cloacae*、*Escherichia coli*、*Klebsiella pneumoniae*、*Proteus vulgaris*、*Serratia marcescens*、*Pseudomonas putida*、*Salmonella typhimurium*、*Streptococcus faecalis*、*S. lactis*及*Vibrio metschnikovii*等。當溫度上升時，格蘭氏染色陰性細菌就會成為優勢污染微生物，當溫度上升到20～30℃，Enterobacteriaceae菌屬就會成為優勢細菌；當溫度維持在5℃時，優勢細菌為假單孢菌屬，格蘭氏染色陽性細菌很少存在。

　　能在巴氏殺菌後存活的優勢微生物為格蘭氏陽性菌，如*Streptococci*，*Enterococci*及*Bacillus*孢子。但是最常見的殺菌後污染微生物為格蘭氏陰性菌，如 *Pseudomonas*及*Enterobacteriaceae*。非孢子生成性嗜冷性細菌的腐敗，通常是在不當的加熱或殺菌後遭到污染所造成的，這種現象可以透過糾正殺菌作業及衛生的作業管理而得到控制。因此，若不包含殺菌後的污染原因，芽孢桿菌屬似乎是導致殺菌液體蛋製品腐敗的主要細菌群之一。即使芽孢桿菌孢子在原料和巴氏殺菌蛋製品中的含量都很低，但它們也能抵抗巴氏滅菌。芽孢桿菌屬，特別是仙人掌桿菌群，能夠在液體全蛋中繁殖，導致酵素性腐敗。這些普遍存在的細菌由於其耐熱性而難以消除，以及它們強大的黏附能力，使它們能夠在設備表面形成生

物膜，造成製程中衛生管理的困擾。

　　乾燥的蛋製品很少發生腐敗的現象，主要的原因是水活性低，通常是因處理不當，使水活性增高而導致腐敗。冷凍蛋製品也同樣因為水活性低，而能避免微生物的生長。完全煮熟的水煮蛋、炒蛋及煎蛋，通常在高於71℃的溫度下烹煮，不僅能使蛋白質凝固，也能有效的殺滅微生物的營養細胞。這些蛋製品應該低溫銷售或儲藏，以避免微生物的生長。

㈣ 生鮮及加工穀類

　　穀類在生長、收穫、乾燥及儲存過程中暴露在種種細菌、黴菌及酵母菌之下，其中的優勢微生物為黴菌，因為穀類通常在低水分的環境下，但是黴菌的生長仍然需要水分，因此有效的乾燥及良好的儲存條件，是避免黴菌生長的必要條件。穀類在研磨過程中，會降低微生物的含量。黴菌的腐敗，會造成穀類及麵粉外觀的變化，某些黴菌也會造成黴菌毒素的產生。

　　黴菌也是烘焙食品的主要腐敗性微生物，最常見的腐敗性黴菌菌屬為麴菌屬、青黴菌屬及散囊菌屬（*Eurotium*），如圖4-1。青黴菌屬對於酸麵團麵包及低溫冷藏麵包的腐敗格外重要。剛出爐的麵包是不含黴菌的，但很快的會因空氣及接觸面的原因而遭到污染。桿菌的孢子是很耐熱的，在麵包的內部能在烘焙的過程中存活，當麵包冷卻以後就可以發芽生長。一些菌株能夠造成澱粉的降解作用以及黏質性細胞外多醣類的產生，使麵包產生軟黏性的質體，也隨伴產生類似

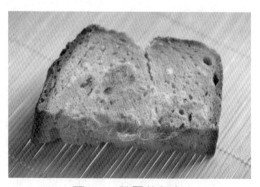

圖4-1　發霉的麵包

水果的異臭味。酵母菌也能對某些麵包及蛋糕水果的腐敗，造成產品表面的白堊化（chalky）及異味。

　　高糖及低水分的蛋糕也容易受到黴菌的腐敗，但是某些酵母菌及細菌（桿菌屬及假單孢菌屬）也能攻擊蛋糕。含有鮮奶油、卡仕達醬及水果內餡之烘焙食品，也是增加腐敗性微生物攻擊的目標。

㈤生鮮及加工蔬菜及水果類

　　完整且健康的水果，在其表面含有許多微生物，但是都可以抑制其生長。直到收穫以後，水果的成熟使細胞壁弱化，降低其抗真菌化學物質的含量，而且在收穫過程中所遭到的物理性傷害使外圍保護層破損，使腐敗性微生物快速生長。黴菌能耐受酸性條件及低水活性，因此能造成柑橘類水果、蘋果、梨及其他水果的腐敗。

　　青黴菌屬、灰黴屬及根黴菌屬經常在腐敗水果中被分離出來。其他酵母菌及細菌也能造成水果的腐敗，特別是包裝截切水果的腐敗，如圖4-2。

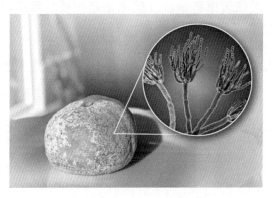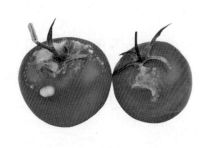

圖4-2　（左）發霉的柑橘—青黴菌，（右）發霉的番茄

　　果汁一般為相對高糖分及低pH的食品，這些因素使適合於酵母菌、黴菌及一些耐酸性細菌的生長。黴菌的腐敗可能在水果表面形成薄膜或纖維狀團狀物、果汁呈現雲霧狀及異臭味。瓶及罐裝缺乏氧氣，因此能限制黴菌的生長。

　　酵母菌屬及結合酵母屬能抵抗果汁的熱處理，能造成某些果汁的腐敗。脂酸

芽孢桿菌屬是種嗜酸性及耐熱性之孢子形成性細菌，是果汁的重要腐敗性細菌，能引起巴氏殺菌果汁的腐敗，產生異味。*Propionibacterium cyclohexanicum*是種耐酸性、非孢子產生性的桿菌，也能在殺菌果汁中存活。乳酸菌能污染柑橘汁及番茄汁，而一些假單孢菌屬及腸內細菌屬也能造成果汁的腐敗，這些細菌並不耐熱，但可能在巴氏殺菌後的污染。

蔬菜因為接近中性的pH值及高水活性的原因，也是腐敗性微生物另外一種誘人的營養素來源。雖然蔬菜暴露在多種土壤微生物中，但並非所有的微生物都會攻擊植物，一些腐敗微生物在土壤中並不常見，例如乳酸菌。大多數腐敗損失不是由於引起植物疾病的微生物，而是由於利用機械表面的機械和冷害的細菌和黴菌造成的。一些微生物僅存在於少數幾種蔬菜中，而其他微生物則普遍存在。胡蘿蔔軟腐歐文氏菌（*Erwinia carotovora*）是最常見的腐敗細菌，幾乎可以在各種蔬菜中檢測到。它甚至可以在冷藏溫度下生長。

細菌性腐敗最初會使組織軟化，這是因為果膠的降解作用所造成的結果，最終甚至會讓整個蔬菜降解成泥狀物。後續為澱粉及醣類的代謝作用，並伴隨乳酸及乙醇而產生令人不愉快的異臭味，幾種假單孢菌及乳酸菌都是重要的蔬菜腐敗性細菌。

有幾個屬的黴菌能造成蔬菜的腐敗，造成味道、顏色及組織上的變化，並產生酸性物質，如根黴屬、交替菌屬（*Alternaria*）、灰黴屬等黴菌。與穀類比較之下，蔬菜的水分含量更高，因此允許更多真菌類微生物的生長，而一些麴菌能攻擊洋蔥。

㈥ 魚類

在生鮮魚類中，造成腐敗的原因主要可分為酵素性腐敗、化學性腐敗及微生物性腐敗三類，其中以來自細菌的腐敗，對於健康的危害最為重要。細菌自然存在於魚類的外皮黏液、皮膚、鰓及腸道，魚類的自然細菌相中主要為格蘭氏染色陰性細菌，包括不動桿菌屬、黃桿菌屬、*Moraxella*、*Shwenella*及假單孢菌屬。當魚類死亡以後，細菌開始侵入組織，造成腐敗和產生不良的化合物，導致食品

安全問題。

　　魚類是非常容易腐敗的食材，也是高蛋白食品，含有高量的游離胺基酸。微生物代謝這些胺基酸的結果，產生氨、生物胺類（如腐胺putrescine、組胺酸及屍胺cadaverine）、有機酸、酮類及含硫化合物。脂肪的降解作用會產生酸敗異臭味。此外，海水魚及部分淡水魚含有三甲基胺氧化物（trimethylamine oxide），此化合物會被樹種腐敗性細菌降解成三甲基胺，形成魚腥臭味。由於鐵質是魚類的限制營養素，也因此有利於假單孢菌等細菌的生長，它能結合鐵質形成螯鐵蛋白（siderophores）。

　　海水魚、淡水魚及溫帶魚與熱帶魚間之腐敗性微生物是有所差異的，儲存及加工條件也會影響微生物的生長。細菌由於世代時間較短，因此在生鮮魚類的高水分及中性pH的環境中，成為優勢的腐敗性微生物，能快速地造成魚類的腐敗。假單孢菌及希瓦氏菌（*Shewanella*）是冷藏生鮮魚類在好氣條件下的優勢腐敗性細菌，在二氧化碳包裝及添加低濃度氯化鈉的條件下則是合於乳酸菌及*Photobacterium phosphoreum*的生長。高溼度的鹽醃水產品能支持酵母菌的生長，而乾燥的鹽醃水產品則仍會遭到黴菌的污染。巴氏殺菌能殺滅細菌的營養細胞，但無法殺滅梭狀芽孢桿菌及芽孢桿菌的孢子，仍然能夠存活，尤其是未經鹽醃的水產品。

㈦香辛料、堅果類、可可及咖啡

　　香辛料、堅果、可可及咖啡都是食品原料，可單獨使用或作為加工食品的配料。微生物腐敗的控制對於這些食品原料是很重要的，不僅會直接影響到最終食品的品質及食用安全性，也會影響其保存期限。

1. 香辛料

　　與香辛料相關的黴菌可以依其生長特質分成兩大類，即田間污染類及後續加工儲存類。田間真菌類的主要來源為土壤、空氣及周遭作物，所以香辛料在收穫之前就會遭到自然性的污染。田間真菌類對於植物的入侵路徑，可能是透過被昆蟲攻擊或人為破壞所造成的不健康的區域而入侵植物體的，包括各種植物疾病的

發生，例如尖孢鐮刀菌（*Fusarium oxysporum*）會導致孜然、丁香幼苗及羅勒植株的枯萎。當香辛料收穫及乾燥以後，儲存污染性黴菌成為優勢，這些黴菌的存在，可以反應出乾燥不當、儲存環境通風不良、儲存溼度過高、儲存溫度變動過大的後果，例如在溫暖的地方儲存香辛料，經過潮溼的白天及涼冷的夜晚，其結果會在容器的內部表面產生冷凝作用，然後使冷凝水滴到產品中，這種現象提供了黴菌良好的生長環境。香辛料水分的增高結果，也會提高昆蟲攻擊的活性。觀察*Aspergillus flavus*分生孢子由昆蟲的幼蟲產生，可推測昆蟲是這個黴菌的載體。

黴菌的存在會對香辛料造成品質上的缺點，如黑胡椒果實及肉桂皮的表面可以肉眼看到黴菌的生長。除上面提到的黴菌以外，鏈格孢菌屬（*Alternaria* sp.）、長蠕孢屬（*Helminthosporium* sp.）及枝孢菌屬（*Cladosporium* sp.）為典型的田間真菌類，而麴菌屬及青黴菌屬則被歸類為儲存性黴菌。在所有的香辛料中，以黑胡椒的真菌類族譜的分布為最廣，其次為綠荳蔻及黑孜然，以香芹籽及丁香的真菌類族譜分類為最窄。

香辛料的種植者及加工業者應盡一切努力將黴菌生長及腐敗的風險降至最低。最終使用者在使用香辛料時，也應考慮到香辛料腐敗對最終產品的潛在腐敗風險。最重要的考慮因子是食品的組成分、水活性、pH值、加工條件、儲存溫度及使用配料的微生物含量。香辛料的黴菌數量超過10^4 CFU/公克是很不尋常的，正常狀況下，香辛料的黴菌數量應該低於10^2 CFU/公克。為何在使用香辛料時，特別對於香辛料的黴菌數量要加以注意？因為黴菌與細菌相比之下，更容易在低pH值及低水活性之下生長。

除了黴菌以外，酵母菌也能在香辛料中被發現，如羅勒、墨角蘭、洋芫荽、百里香、蒔蘿、香菜及小茴香等。未經處理的小茴香、洋芫荽、羅勒及蒔蘿種子的酵母菌含量為10^5 CFU/公克。製造室溫存放、低pH調味品及醬汁的製造商為了降低腐敗的風險並確保儲存的安定性，都會選用酵母菌含量較低的香辛料。

細菌對於香辛料的污染與腐敗經常被忽略，雖然儲存中乾燥的香辛料水分活性低，足以避免細菌的生長。香辛料的細菌數量受到很多因素的影響，包括生長

環境、表面構造、土壤、處理及加工方式、儲存條件、香辛料的化學組成分等。但是未處理的香辛料卻能含有大量的細菌，尤其是根部類及果實類的香辛料，樹皮和種子類香辛料的細菌數量最低，如未處理的黑胡椒之總生菌數含量爲10^7～10^8 CFU/公克，而奧立岡葉及月桂葉的總生菌數含量僅爲10^2 CFU/公克。香辛料精油中含有抗微生物組成分者，如丁香中的丁子香酚（eugenol）及芥菜種子中的烯丙基異硫氰酸酯（allyl isothiocyanate）都能有效的降低微生物的數量。香辛料的pH值對於微生物數量的影響並不大，例如辣椒的pH值約爲4.4，但仍然含有中量至大量的細菌及眞菌。

香辛料中的優勢細菌爲中溫好氣性孢子生成細菌，如芽孢桿菌屬。這些孢子生成菌並不會污染香辛料，因爲它們無法在乾燥的香辛料中生存。但是若在適合生長的條件下，它們卻能污染食物。由市場販賣的香辛料樣品中分離得到的微生物中，有50～95%爲好氣性孢子生成菌，包括*Bacillus subtilis*、*B. brevis*、*B. firmus*、*B. cereus*、*B. licheniformis*、*B. megaterium*及其他等，許多孢子生成菌也從黑胡椒、白胡椒、辣椒、墨角蘭（Marjoram）、香菜、衆香子及洋蔥粉中被分離出來，這些細菌都具有蛋白質水解性。醋解性微生物也能在黑胡椒、白胡椒、洋蔥粉、肉桂、香菜及衆香子中被大量發現。研究顯示，若香辛料樣品中的總生菌數量越高者，同時含有大量蛋白質水解性、醋解性及耐熱性細菌的數量也越多。

乳酸菌是某些香辛料的潛在腐敗性微生物，例如洋蔥粉。尤其是異常發酵型乳酸菌對於低pH調味品及醬汁的生產廠商而言是很重要的，因爲這類乳酸菌的污染會影響到產品的保存安定性。

2. 堅果類

堅果類的堅硬外殼能保護堅果，抵抗來自昆蟲、鼠類及微生物的攻擊與污染，使果肉保持在幾乎無菌的狀態。因此當堅果的外殼去除以後，果肉就會產生污染的風險，尤其是在脫殼以後的運輸及儲存階段。

當堅果由樹上掉下來或因機械收成而接觸土地，以及乾燥階段，都會發生污染。雖然造成堅果腐敗的主要微生物爲黴菌，但也有少量研究發現細菌也能造成堅果的腐敗。堅果通常在收成以後，立即在田間進行自然乾燥或機械乾燥，這對

於堅果的品質是很重要的,因為新鮮堅果的水分含量高達30%,若能將水分降至8%以下,其水活性約為0.70,如此低的水分含量及水活性可將來自細菌的腐敗機會降度最低。然而堅果的低水分含量及水活性、低可溶性碳水化合物濃度、高油脂、接近中性的pH值及吸溼性質仍然是黴菌良好的生存環境。堅果果肉的切片或破碎加工,都會增加腐敗的風險。

堅果的黴菌菌相在不同的加工及處理階段中是會產生變化的,在田間收成時的主要污染黴菌群為交替菌屬、新月菌屬、分枝孢子菌屬、青黴菌屬等黴菌及部分的酵母菌;當堅果在乾燥及儲存階段中,其環境條件較不適合於田間污染黴菌的生存,使散囊菌屬(*Eurotium* spp.)、麴菌屬、青黴菌屬及*Wallemia*菌屬成為優勢黴菌,若任何水分的增加,都能顯著的提高其水活性,允許更多黴菌的生長,如交替菌屬;若水分含量的大幅變化,將會使*A. flavus*大量生長。花生、杏仁、核桃、開心果和向日葵種子的污染,通常與麴菌屬的感染有關;腰果則經常受到根黴菌屬、青黴菌屬及麴菌屬的污染。

3. 可可豆

雖然健康的可可豆在豆莢裡面是無菌的,但可可豆所包覆的漿狀物是微生物生長的良好基質。因可可豆是種農產原料,在收穫及後續的發酵過程中會遭到種種微生物的污染。當可可豆莢收穫以後,利用榔頭或機械來破開外殼,使露出為漿狀物所包覆的可可豆,因為工人的手、機械、運輸用及發酵用容器都是腐敗性微生物很好的載體。

可可豆可能在發酵堆的表面受到黴菌的污染,假如可可豆沒有每2~3天翻堆一次,則可可豆的子葉會產生肉眼可見的黴菌,這個結果對於可可豆的品質會造成重大的影響。因為黴菌的生長會讓可可豆產生顏色上的變化,同時也會在後續的加工過程中產生異味。

某些真菌,特別是*A. flavus*具有顯著的脂肪水解活性,是發酵可可豆腐敗的主要因素。薰煙色麴菌(*Aspergillus fumigatus*)是發酵過程中最常見的有害性黴菌,這種黴菌破壞可可豆的種皮,使它種黴菌能夠穿透,如*A. niger*、*A. flavus*、*A. tamari*、散囊菌屬及青黴菌屬。發酵可可豆也可能因為醋酸菌屬及假單胞菌屬

的活性而產生異味，假如在發酵作用中的pH升高到5以上。

4. 咖啡

　　主要造成咖啡豆腐敗的微生物為黴菌，黴菌在咖啡的各個加工過程中到烘焙之前都是存在的。當咖啡果在收成以後，在去漿之前若存放時間超過一天以上，就會造成黴菌的污染。假如發酵槽不乾淨，黴菌也能在發酵過程中生長，使產生過度發酵的後果。然而，黴菌的生長在乾燥的咖啡豆中是最常見的，不僅會加速咖啡豆的腐敗，也可能會產生赭麴毒素A（Ochratoxin A）。赭麴毒素A是種熱安定性的黴菌毒素，由幾種麴菌屬及青黴菌屬黴菌所產生，能在咖啡焙炒過程中殘留，造成潛在的健康風險。

　　微生物對咖啡豆所造成的腐敗作用，會使咖啡豆產生許多品質上的缺點。咖啡豆的過度發酵及酵母菌的過度生長，會因為醇類轉化成醋，使咖啡產生水果味及酸味；在發酵階段中，軟腐細菌（soft rot bacteria）的生長，會使乳酸及醋酸轉成丙酸及丁酸，讓咖啡產生類似洋蔥的氣味；乾淨的咖啡豆若遭到黴菌的污染，會使咖啡產生土味及霉味等異味；有幾種真菌的污染，會讓咖啡豆產生所謂Rio flavor的異味，這種異味類似酚醛味、藥品味及土味，這是因發霉咖啡豆形成三氯苯甲醚（trichloroanisole）所造成的，最常發生的是巴西及肯亞咖啡。

第五章

微生物來源危害因素——細菌性

第一節　食品中毒的定義

第二節　我國食品中毒近況分析

第三節　食品之病原性微生物

細菌性食品中毒是經常造成食品中毒的病因物質，不僅種類繁多，歷年來造成食品中毒的人數也最多，是探討食品中毒最重要的環節。因此在探討各類食品中毒時，都會將細菌性食品中毒列爲重點章節。本章主要說明食品中毒的定義，並對我國食品中毒近況加以分析。最後，也是最重要的，針對食品之病原性微生物一一加以介紹。

第一節　食品中毒的定義

食品中毒是一種急性疾病，通常是突然發病，由食用受污染或有毒的食物引起。症狀通常包括腹痛、腹瀉、噁心、嘔吐和發燒等，嚴重者有致命的風險。衛生福利部參採美國疾病管制中心對於食品中毒案件之定義，二人或二人以上攝取相同的食品而發生相似的症狀，則稱爲一件食品中毒案件。

如因肉毒桿菌毒素而引起中毒症狀，且自人體檢體檢驗出肉毒桿菌毒素，由可疑的食品檢體檢測到相同類型的致病菌或毒素，或經流行病學調查推論爲攝食食品所造成，即使只有一人，也視爲一件食品中毒案件。如因攝食食品造成急性中毒（如化學物質或天然毒素中毒），即使只有一人，也視爲一件食品中毒案件。

第二節　我國食品中毒近況分析

根據2020年食品中毒發生與防治年報統計資料顯示，患者數最多的月分爲8月，計838人。夏季因炎熱且潮溼的天氣適合微生物生長，食品容易產生變質或腐敗的情形，提高食品中毒發生的可能性。但其中值得關注的是食品中毒發生案件數卻以1月分爲最高（81案），這與病因物質的變化有關。自2015年起諾羅病毒便持續位居我國食品中毒病因物質判明案件數首位，細菌性病因物質退居第二，可見諾羅病毒已成爲我國食品中毒的主要元兇，成爲重點防治對象。

　　2020年的統計結果，細菌性食品中毒中以沙門氏桿菌的案件數爲最多，其次依序爲仙人掌桿菌、腸炎弧菌及金黃色葡萄球菌。根據近五年來的統計，如表5-1所示。經常位居歷年細菌性食品中毒前三名的病因物質分別爲仙人掌桿菌、金黃色葡萄球菌、沙門氏桿菌及腸炎弧菌，顯示這些病原性細菌是我國食品中毒防治的重點項目。

表5-1　近五年來台灣細菌性食品中毒病因物質前三名名單

年度	第一名	第二名	第三名
2016	仙人掌桿菌	沙門氏桿菌	腸炎弧菌
2017	腸炎弧菌	仙人掌桿菌	金黃色葡萄球菌
2018	金黃色葡萄球菌	仙人掌桿菌	沙門氏桿菌
2019	金黃色葡萄球菌	仙人掌桿菌	沙門氏桿菌
2020	沙門氏桿菌	仙人掌桿菌	腸炎弧菌

　　歷年台灣食品中毒之原因食品皆以複合調理食品爲主，如便當與三明治等餐點。依攝食場所分類的統計，前三名依序爲供膳之營業場所發生之案件數最高（313案），其次爲自宅（69案）及學校（68案）。其中供膳之營業場及校園餐飲一直是主管機關防治的重點對象，如食品良好衛生規範準則及食品安全管制系統的加強輔導與推動。

第三節　食品之病原性微生物

一、細菌性食品中毒的分類

1. **感染型**。病原菌在食品中大量繁殖後，隨著食品進入人體，且在小腸內繼續增殖到某一程度，進而引發食品中毒症狀者稱爲感染型食品中毒，例如沙門氏桿菌、腸炎弧菌。

2. **毒素型**。細菌污染食品後，於食品中大量繁殖並產生毒素（toxin），當人誤食毒素（不須食入活菌體）而引發食品中毒症狀者稱為毒素型食品中毒，例如金黃色葡萄球菌、肉毒桿菌。

3. **毒素媒介感染型**。又稱為中間型。細菌經由食品進入人體後，就在腸管內增殖，並且在同一時候形成芽胞，產生腸毒素而引發食品中毒症狀者稱為中間型食品中毒，例如仙人掌桿菌、病原性大腸桿菌、產氣莢膜桿菌。

二、食媒性病原性微生物

㈠金黃色葡萄球菌（*Staphylococcus aureus*）

1. 生物特質

金黃色葡萄球菌為格蘭氏染色陽性細菌，狀似球形至卵形，細胞形成不規則的團塊狀，類似於葡萄串，如圖5-1；在培養基上會產生金黃色、橙色、白色等色素，所以稱為金黃色葡萄球菌；為觸酶反應陽性，氧化酶反應陰性之偏性嫌氣性細菌；是典型的中溫菌，生長溫度範圍為7～50℃，最適生長溫度為37℃；生長pH範圍4～10；生長水活性最低為0.83；具耐鹽性，能在食鹽濃度為20%的環境下生長；能產生毒素，特別是在有氧及大量污染的情況下；對磺胺類藥物非常敏感，但有多數菌株已產生耐藥性。

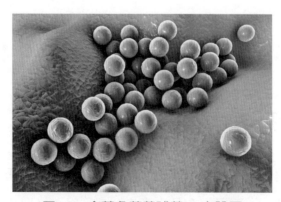

圖5-1　金黃色葡萄球菌3D立體圖

　　病原性金黃色葡萄球菌生長時會產生金黃色葡萄球菌腸毒素（內毒素），此腸毒素對熱很穩定，煮沸30分鐘仍不被破壞，須持續2小時才會被破壞。耐酸性強，對腸道內酵素也有抵抗力，也不會被腸道內酵素分解。

2. 傳染途徑

　　此菌經常存於人體的皮膚、毛髮、鼻腔及咽喉等黏膜及糞便中，尤其是化膿的傷口，因此很容易經由食品作業人員的操作不當而污染食品。常見中毒原因食品爲受污染之肉製品、家禽、蛋製品、魚貝類、乳製品、盒餐、生菜沙拉及麵包店產品等。或可因乳牛的乳腺炎（Mastitis）而污染牛乳及容器設備，進而導致乳製品遭受污染。

3. 中毒症狀及潛伏期

　　金黃色葡萄球菌的主要症狀爲嘔吐、噁心、腹痛、腹瀉、脫水、頭痛等，症狀可持續數小時到1天到數日；若腸毒素和食品一起被攝入，會影響腸黏膜細胞釋放出鈉離子及水分，因此導致腹瀉。死亡率幾乎爲零，但對病人及老人則具有威脅。

　　金黃色葡萄球菌中毒的潛伏期約爲1～7小時不等，平均爲2～4小時，出現症狀的時間端視攝入毒素的劑量及個人體質的差異而定。

4. 如何預防

　　⑴注意個人衛生，身體有傷口、膿瘡、咽喉炎、溼疹者，一定不可直接或間接從事食品製造調理的工作。

　　⑵調理食品時應戴衛生帽子及口罩，頭髮不得露出帽子外，口罩應同時罩住口鼻，並注重手部之清潔及消毒，以免污染食品。

　　⑶調理食品所用之器具應確實保持清潔。

　　⑷注重食品衛生，避免食品受到再污染。

　　⑸將調理好的食品存放於寬及淺的容器中，食品應儘速在短時間內食畢，如未能馬上食用，貯存短期間（兩天內）者，可於5℃以下冷藏庫保存，或保溫在60℃以上。若超過兩天以上者務必冷凍保存。

㈡仙人掌桿菌（*Bacillus cereus*）

1. 生物特質

仙人掌桿菌為格蘭氏染色陽性之偏性嫌氣性桿菌，能形成耐熱性孢子，孢子的形狀為橢圓形。仙人掌桿菌的營養細胞較大，通常為1毫米× 3～5毫米。仙人掌桿菌因周身布滿短鞭毛，具運動性，形如仙人掌而得名，如圖5-2；其生長溫度範圍為8～55℃，最適生長溫度為28～35℃；不具耐酸性及水活性，最適合生長的pH值為6～7，生長水活性範圍為0.912～0.95。在環境中分布極廣，很容易由灰塵及昆蟲傳播污染食品。

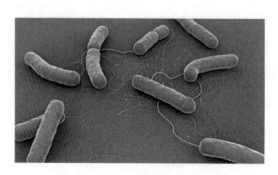

圖5-2　仙人掌桿菌3D立體圖

2. 傳染途徑

仙人掌桿菌極易由灰塵及昆蟲傳播污染食品，食品中帶菌率高達20～70%。仙人掌桿菌中毒的主要為食品遭仙人掌桿菌污染以後，於室溫下貯存過久，導致細菌增殖產生毒素（嘔吐型毒素及腹瀉型毒素），細菌本身或其產生之毒素皆可能導致食品中毒。遭仙人掌桿菌污染的食品大多沒有出現腐敗變質的現象，除了米飯有時稍微發黏，口味不爽口之外，大多數食品的外觀都正常。食物冷藏溫度不當，尤其在夏天，食品於20℃以上的環境中放置時間過長，使該菌大量繁殖並產生毒素，再加上食用前未經澈底加熱，因而導致中毒。

3. 中毒症狀及潛伏期

嘔吐型的症狀有噁心及嘔吐等，原因食品主要是米飯或澱粉類製品，蒸煮或

炒過之米飯放置室溫，貯放時間過長為最常見的污染途徑。其潛伏期較短，約1～5小時。

　　腹瀉型的症狀有水樣腹瀉及腹痛，以腸炎的表現為主，原因食品主要是香腸、肉汁等肉類製品或乳製品、濃湯、醬汁、果醬、沙拉、布丁甜點等常被污染；其潛伏期較長，約為8～16小時。

4. 如何預防

　　⑴避免食物受到污染（防止灰塵及病媒），食品業者應落實食品良好衛生規範準則中之衛生管理原則。

　　⑵食品烹調後儘速食用，如未能馬上食用，應保溫在65℃以上。貯存短期間（兩天內）內者，可於5℃以下冷藏庫保存，若超過兩天以上者務必冷凍保存。

㈢ 腸炎弧菌（*Vibrio parahaemolyticus*）

1. 生物特質

　　腸炎弧菌為格蘭氏染色陰性，呈桿狀或彎曲狀的嗜鹽性細菌，如圖5-3。經常存在於河口、海洋和沿海的環境中。腸炎弧菌具有運動性，能在食鹽濃度為0.5～10%的環境中生長；為氧化酶陽性，不能發酵蔗糖的偏性嫌氣性細菌。生長溫度範圍為5～43℃，生長最適溫度為37℃；生長pH範圍為4.8～11，最適生長pH為7.8～8.6；生長水活性範圍為0.94～0.996，最適生長pH為0.981。

2. 傳染途徑

　　海鮮水產品易於生長過程中受水源的腸炎弧菌污染，故生食海鮮水產品或食用受其污染的食品就可能造成食品中毒，亦可能透過菜刀、砧板、抹布、器具、容器及手等交叉污染而引起中毒。

3. 中毒症狀及潛伏期

　　腸炎弧菌常見於溫暖的沿海海水中，在適宜的生長環境下（30～37℃）繁殖速度快，可在12～18分鐘內繁殖1倍；主要症狀為腹瀉、腹痛、噁心、嘔吐、發燒等，症狀約持續2～6天；發病潛伏期4～30小時（平均約12～18小時）。

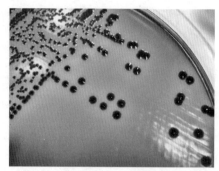

圖5-3　腸炎弧菌於硫代硫酸鹽─檸檬酸鹽─膽鹽─蔗糖洋菜培養基長出之綠色菌落

4. 如何預防

(1)腸炎弧菌嗜鹽，生鮮魚貝類可用自來水充分清洗去除此菌。

(2)腸炎弧菌對低溫極敏感，在10℃以下不但不生長且易致死，可用低溫冷藏方法防止繁殖。

(3)生鮮及熟食所使用之容器、刀具、砧板應分開，勿混合使用。避免二次污染，手、抹布、砧板和廚房器具於接觸生鮮海產後應用清水澈底洗淨。

(4)本菌不耐熱，在60℃經15分鐘即易被殺滅，故在食用前充分加熱煮熟是最好的預防方法，絕對避免生食。

(5)煮熟的食物必須保存於夠高的溫度（至少需高於60℃），否則即需迅速冷藏至7℃以下，以抑制腸炎弧菌的生長。

(6)生鮮與熟食不宜存放在同一冰箱或貯藏櫃，若不得已，須存於同一地點，熟食也應覆蓋完整並放在上層，以免遭受生鮮食品的污染。

(7)腸炎弧菌食品中毒只要遵守清潔、加熱、冷藏三個大原則，幾乎可完全防止。海鮮食品鮮美營養，人人嗜食，但應注意其處理方法。

㈣沙門氏桿菌（*Salmonella* species）

1. 生物特質

　　沙門氏桿菌為腸細菌科的成員，格蘭氏染色陰性，不產生孢子的偏性嫌氣性

桿狀細菌，如圖5-4。其特質是觸酶反應陽性，氧化酶陰性，因具有周鞭毛，因此具有運動性，但有些變種卻不具有運動性，如*S. Gallinarum* 及*S. Pullorum*。生長溫度範圍為5.1～47.1℃，其最適生長溫度為37.1℃。沙門氏桿菌對熱敏感，能在巴氏殺菌過程中被殺滅；能在冷藏食品、冷凍食品及乾燥食品中長時間存活。最低生長水活性為0.93，但能在乾燥食物中存活，其存活率依水活性的降低而降低；最低生長pH因不同的酸而有所差異，醋酸為5.4，鹽酸及檸檬酸為4.05，最適生長pH為7.0。

　　沙門氏桿菌屬中經常造成人類疾病的有兩個種－*S. enterica*及*S. bongori*，其中以*Salmonella enterica*對公共健康所造成的危害為最大。*Salmonella enterica*由六個成員所組成，分別為*S. enterica subsp. enterica* (I)、*S. enterica subsp. salamae* (II)、*S. enterica subsp. arizonae* (IIIa)、*S. enterica subsp. diarizonae* (IIIb)、*S. enterica subsp. houtenae* (IV)及*S. enterica subsp. indica* (VI)。沙門氏桿菌有七個亞種（加上*S. bongori*），2007年發現計有2579種血清型，其中超過200種血清型對人具病原性。一些具有醫學重要性血清型，包括Typhimurium，Enteritidis，Newport，Dublin及Choleraesuis，其中最具代表性的是*Salmonella serotype Typhimurium*或簡稱*Salmonella Typhimurium*。

2. 傳染途徑

　　*S. typhi*和*S. paratyphi*因已高度適應於人類，故無其他自然界宿主，但其他血清型則有各自主要宿主。*S. serotype Typhimurium*宿主範圍較為廣泛，包括牛、豬、羊、馬、囓齒類、鳥類、家禽、貓等；*S. serotype Enteritidis*的主要宿主為雞；*S. serotype Choleraesuis*的主要宿主為豬；*S. serotype Newport*的主要宿主為牛；*S. serotype Heidelberg*的主要宿主為雞；*S. serotype Dublin*的主要宿主為牛及羊；*S. serotype Arizonae*的主要宿主為爬蟲類；*S. Virchow*的主要宿主為牛及狗；*S. Marinum*及*S. Chameleon*的主要宿主為美洲綠蜥蜴；*S. Java*、*S. Litchfield*及*S. Urbana*的主要宿主為龜類。

　　S. typhi 和*S. paratyphi*是造成人類傷寒及副傷寒的元兇，通常經由親密接觸病患或慢性帶源者感染或食入遭糞便污染之食物、飲水或在疫區遭到感染而導致

疾病。

非傷寒性沙門氏菌感染症（non-typhoid salmonellosis）細菌廣泛散布於動物界，廣泛存於禽畜類腸道中，蛋、禽畜類產品為主要傳染媒介，該菌也可經由人、貓、狗、蟑螂、老鼠等途徑污染水源或食品。沙門氏桿菌屬中的傷寒桿菌會造成傷寒等疾病，一般食品中毒多為非傷寒型沙門氏桿菌症。值得注意的是，非傷寒性沙門氏菌症為目前全球四大造成腹瀉疾病之一，也是台灣重要的食媒性病原性細菌之一。

食用被動物糞便污染的水或食品，如雞蛋、禽肉、畜肉等動物性產品，或豆餡、豆製品等蛋白質含量較高的植物性食品以及生熟食交叉污染。

3.中毒症狀及潛伏期

主要症狀為噁心、嘔吐、腹痛、腹瀉、發燒（高燒維持在38～40℃）及頭痛等，症狀約持續4～7天；發病潛伏期約6～48小時，平均為18～36時。

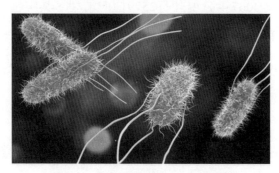

圖5-4 沙門氏桿菌之3D立體圖

4. 如何預防

　(1)加熱：本菌不耐熱，於60℃加熱20分鐘即被殺滅，故食品應充分加熱，並立即食用。

　(2)加熱後的食品應防止交叉污染，生食及熟食所使用之容器、刀具、砧板應分開，勿混合使用。注意手部衛生：處理食品之前，手部要清洗並保持潔淨。

　(3)防止病媒侵入：應撲滅或防止鼠、蠅、蟑螂等病媒侵入調理場所，也不

得將狗、貓、鳥等動物帶進調理場所，垃圾應加蓋並定時清除。

⑷被蒼蠅沾染、過期或腐敗等不潔食物，均應丟棄，切勿食用。

㈤病原性大腸桿菌（Pathogenic *Escherichia coli*）

1. 生物特質

大腸桿菌廣泛存在於人體或動物體的腸道內（健康人的帶菌率約為2～8%，豬、牛的帶菌率約為7～22%），藉由已受感染的人員或動物糞便污染食品或水源。大部分的大腸桿菌屬於「非病原性的」，僅少部分大腸桿菌會引起下痢、腹痛等症狀，稱之為「病原性」大腸桿菌。其代表菌株有O157:H7及O111:H8等，其中O表示菌體抗原，是包埋在細菌細胞壁中的脂多醣類，H表示鞭毛抗原。

大腸桿菌為一種人畜共通菌，主要存在於牛、羊的腸道與排泄物內。出外旅遊，最常造成「旅行者腹瀉」的元兇就是大腸桿菌。

2. 中毒種類及症狀

病原性大腸桿菌因其發病機制可分為：

⑴**侵襲性大腸桿菌**（enteropathogenic *E. coli*，**簡稱EPEC**）：侵入人體腸道而引起急性大腸炎、大便含血或黏液等症狀。

⑵**產毒性大腸桿菌**（enterotoxigenic *E. coli*，**簡稱ETEC**）：和霍亂症狀類似，會有水樣下痢（每天4～5回）、脫水等症狀，持續約數天至1星期。

⑶**出血性大腸桿菌**（enterohemorrhagic *E. coli*，**簡稱EHEC**）：受感染者會出現嚴重腹絞痛、血狀腹瀉等，沒有發燒症狀，多數健康成人可在1週內恢復，僅有少數患者會併發溶血性尿毒症，甚至轉成急性腎衰竭，嚴重時會喪命。腸道出血性大腸桿菌感染症是新興傳染病的一種，列屬第2類法定傳染病。

3. 潛伏期

一般引起食品中毒之潛伏期平均為5～48小時，症狀的程度差異很大，年齡越小，症狀越嚴重。腸道出血性大腸桿菌的毒性很強。食用生牛肉、未澈底加熱

之牛肉（特別是絞肉）、生牛奶或受污染之水源（如未經消毒之飲用水），或因調理人員未注意操作衛生，交叉污染導致。

4. 如何預防

產毒性大腸桿菌所產生的毒素有些可以耐熱，有些則容易受熱破壞。腸道出血性大腸桿菌不耐熱，在攝氏75℃度加熱超過1分鐘即可殺死。預防方法如下：

(1)飲用水之衛生：注意飲用水的衛生管理（如加熱煮沸、加氯消毒或其他消毒劑的處理），並定期實施水質檢查。尤其是使用井水或貯水槽時，更須避免水源受到污染。

(2)食品須經適當加熱，如絞肉中心必須加熱至所有粉紅色部分消失為止。

(3)食品器具及容器應澈底清洗及消毒。

(4)被感染人員切勿接觸食品之調理工作。

(5)勤洗手，特別是在如廁後、進食或者準備食物之前。

(6)不食用生的或未煮熟的牛肉，不飲用生乳。

㈥ 霍亂弧菌（*Vibrio cholerae*）

1. 生物特質

霍亂弧菌為格蘭氏染色陰性之多型性桿菌（彎曲狀或直桿狀），不產生孢子，具單端鞭毛及運動性，如圖5-5；為觸酶反應及氧化酶反應均為陰性之偏性嫌氣性細菌，能在食鹽濃度為3%的環境中生長；生長溫度範圍為5～43.1℃，最適溫度為37.1℃；生長pH範圍為5～10，能耐受鹼性環境；生長最低水活性為0.937～0.986，因溶質的不同而有所差異。在適當的環境下，霍亂弧菌的生長速度極快，其世代時間僅為9～11分鐘。

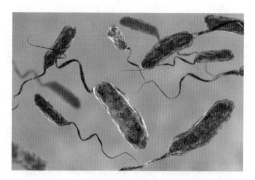

圖5-5　霍亂弧菌之3D立體圖

霍亂弧菌在鹹水及淡水均能生存，常見於海鮮水產品中。該菌依其體抗原之不同，分類爲190種血清型，其中能夠引發霍亂症狀且會造成大流行者，爲產毒性O1血清型與O139血清型；其他不會造成大流行的霍亂弧菌血清型，則通稱爲非產毒性（非O1或非O139型）霍亂弧菌。

2. 傳染途徑

飲用未煮沸的生水或水產品（生蠔、甲魚、未熟的魚及蝦蟹等）。攝食受病人（主要）或帶原者（次要）之糞便或嘔吐物污染的水或食品。由於霍亂弧菌對胃酸的抵抗力不佳，通常須吃入大量的細菌（超過1百萬個）才會致病。但若胃酸不足、切除過胃部或免疫機能較差者，則少量的細菌即可能致病。

3. 中毒症狀及潛伏期

霍亂是一種突然發作的急性細菌性腸炎，大多數感染者（90%以上）無臨床病徵或僅爲中度腹瀉，僅有少於10%以下病患會出現霍亂症狀或造成嚴重脫水。

霍亂的臨床症狀主要是嚴重腹瀉（每日數次至數十次）和嘔吐，病人通常不會發燒，其解出的水質糞便因略呈灰色，有時有些黏液，不含血便，以及略帶甜味而被形容爲似洗米過後的水。

持續的腹瀉和嘔吐會導致水分迅速流失，有時會達到體重的8～12%，造成快速脫水、循環衰竭、酸中毒和休克。病人有下述症狀：呼吸短促、脈膊細小、心音微弱、血壓下降、煩燥不安、表情呆滯、聲音嘶啞、口渴、眼球下陷、兩頰凹陷、皮膚乾燥及喪失彈性等，乃至於小便減少或無尿，同時因電解質失衡而有

肌肉抽筋之症狀。

　　大部分造成輕微的拉肚子或甚至沒有症狀，最常見的症狀為腹瀉、腹痛及發燒；潛伏期為1～3天，症狀在7天內會緩解。

4. 如何預防

　　(1)霍亂弧菌在寒冷潮溼的環境下及凍結的冰內可活3～4天，因此澈底煮熟食物，是預防中毒最好的方法。霍亂弧菌不耐熱，在100℃加熱3分鐘或是60℃加熱15分鐘便能殺死霍亂弧菌。不吃生冷的食物，食用水產品時不可用生食的方式。

　　(2)飲用水之衛生：注意飲用水的衛生管理（加氯消毒或其他消毒劑的處理），並在飲用前煮沸。

　　(3)避免食物互相污染，尤其是即食食品和生吃的食物。生食及熟食所使用之容器、刀具、砧板應分開，勿混合使用。

　　(4)勤洗手，特別是在如廁後、進食或者準備食物之前，注意個人衛生及保持環境清潔。

　　(5)政府要加強防疫措施，若有病例出現，擇其相關的接觸者，例如同桌用餐或結伴旅遊者都必須接受檢查及健康監視，食品的來源更需加以檢查。

　　(6)依據世界衛生組織（WHO）2007年的資料顯示，霍亂最嚴重的地區在非洲，其次為印度、中東及中國大陸等。前往霍亂疫區前，應接受防疫注射，功效約可持續6個月。但即使接受了注射，仍有可能染上霍亂。

　　(7)出國時，儘量飲用瓶裝水，儘量買須自己剝皮的水果食用。

　　(8)若有任何不適（如嘔吐腹瀉等），應盡快就醫，以保障個人健康，對於傳染病疫情的控制也大有幫助。

(七) 肉毒桿菌（*Clostridium botulinum*）

1. 生物特質

　　肉毒桿菌為格蘭氏染色陽性之嫌氣性桿狀細菌，具備運動性及孢子形成性，

極具耐熱性；生長溫度範圍10～48℃；生長pH範圍4.6～9；生長水活性0.935以上；毒素產生pH 4.83～5.2。

　　肉毒桿菌廣泛分布於自然界，如土壤、湖水、河水及動物的排泄物內。本菌會分泌毒素，中毒死亡率占所有細菌性食品中毒的第一位。肉毒桿菌的菌株種類繁多，且各具不同的生理特質。該物種最重要的共同特徵是產生與肉毒桿菌中毒有關的藥理學相似的神經毒素。目前已被區分出八種不同血清型的毒素，分別是A、B、C1、C2、D、E、F及G，其中C2不是種神經毒素。單株的肉毒桿菌通常只能產生一種毒素，但也有例外的案例發生。

2. 中毒類型

　　引起肉毒桿菌毒素中毒有4種型式：

　　⑴ **食因型（傳統型）**：攝食遭肉毒桿菌毒素污染之食品所引起，如家庭自製醃製蔬果、魚、肉類、香腸、水產品等。食品加工過程中若遭菌體或芽胞污染，又未經商業滅菌，在無氧、低酸性（pH>4.6）及未低溫貯藏狀態下，即可能造成肉毒桿菌生長並產生毒素，如pH>4.6的低酸性罐頭（含鐵罐、玻璃罐）食品、香腸、火腿、燻魚等肉類加工品及真空包裝豆干製品為主。

　　⑵ **腸道型（嬰兒與成人型）**：人體的腸道屬缺氧環境，適合肉毒桿菌生長並產生毒素。1歲以下嬰兒因免疫系統尚未健全，且腸道菌叢未發展完全，若食用蜂蜜，易使得孢子萌發成菌體並增殖後產生毒素。

　　⑶ **創傷型肉毒桿菌中毒**：病例較為罕見，大多來自2次感染，傷口處遭受細砂、泥土之污染，在無氧環境下肉毒桿菌增殖並產生毒素。

　　⑷ **其他型肉毒桿菌中毒**：使用來源不明的肉毒桿菌針劑作為美容產品。

3. 中毒症狀

　　早期發病症狀包括疲倦、眩暈、食慾不振、腹瀉、腹痛及嘔吐等胃腸炎症狀，但在數小時內會消失。因毒素主要侵犯末梢神經，會造成視力模糊或複視、眼皮下垂、瞳孔放大或無光反射、顏面神經麻痺、唾液分泌障礙、口乾、吞嚥困難及言語困難等，嚴重時會因呼吸障礙而死亡。若給予適當的呼吸系統照護及抗

毒素治療，死亡率可降低至7%以下；神經性症狀通常於18～36小時內出現，但亦有數天後才發作。潛伏期越短病情通常越嚴重，死亡率越高。

4. 如何預防

　　⑴食品製造業者應避免肉毒桿菌毒素的產生，故食品加工過程中應注意：

　　　　① 所用的食品原料應充分洗淨、除菌。

　　　　② 香腸、火腿類應注意硝酸鹽／亞硝酸鹽的添加量是否適量均勻。

　　　　③ 充分殺菌。

　　⑵真空包裝食品通常沒有經過高溫高壓殺菌，因此購買真空包裝黃豆即食食品建議須選購經衛生福利部查驗登記、具有衛部真字號真空包裝圖案之產品。若未具有真空包裝圖案之產品，則須冷藏保存，並建議充分加熱後再食用。

㈧李斯特菌（*Listeria monocytogenes*）

1. 生物特質

　　李斯特菌為格蘭氏染色陽性，不產生孢子之偏性嫌氣性細菌，如圖5-6；觸酶反應陽性，氧化酶陰性；細胞呈球形至桿狀（0.4～0.5毫米×0.5～2.0毫米）；周生鞭毛，具翻滾運動性；在胰蛋白腺洋菜培養基所長出的菌落，在斜光照射下觀察，呈現特有的藍綠色光澤。李斯特菌能在0～42℃的廣溫度範圍內生長，最適生長溫度為30～35℃，於5℃以下生長極為緩慢，其世代時間由13小時延長為

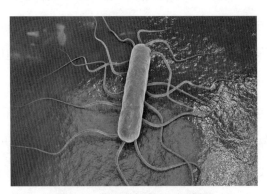

圖5-6　李斯特菌3D立體圖

130小時；生長pH範圍爲4.4～9.6；生長水活性最低爲0.92；能耐一般牛乳的商業巴氏殺菌條件（63℃/30分鐘）；能生長於10%的食鹽水溶液中。

2. 傳染途徑

　　李斯特菌對環境適應性強，廣泛存於自然界中，常發現於土壤、腐生植物和許多哺乳動物的糞便中。該菌具有耐鹽性及在低溫下仍可生長繁殖之特性，對於孕婦、老人、小孩或免疫力較弱之患者具有潛在致死之風險。

　　由於李斯特菌廣泛存於自然界中，易受污染之食品包括水果、生菜沙拉、加工肉類製品、熱狗、乳酪、奶油、沙拉醬、未經適當殺菌的牛奶或冰淇淋等。需經常接觸牲畜的工作者，例如獸醫、畜牧業、寵物飼養者、禽鳥飼養者以及生食者與實驗室工作人員也屬於感染高危險群。

3. 中毒症狀及潛伏期

　　對於一些健康狀態良好的人，感染時可能無症狀發生，或只產生類似感冒發熱頭痛或腸胃不適等症狀。高風險族群（如老人、免疫低下及孕婦）與新生兒，感染後可能有敗血症及中樞神經系統感染，進而導致休克、昏迷，並伴隨致死之風險。懷孕期間感染可能導致流產或死胎、早產或新出生嬰兒受感染。潛伏期短至3天，長到70天。

4. 如何預防

(1)保持個人及飲食衛生，避免進食高風險的食品及飲品。如加強洗手，進食前、如廁後保持個人衛生、生吃的蔬菜、水果要澈底洗淨、肉類務必煮熟，避免進食未經煮熟之生肉、不要進食未經殺菌處理的牛奶及乳製品以及來路不明的牛奶及乳製品、避免進食存放在冰箱超過一天以上的即食食品、澈底復熱經冷藏的食品、鮮和熟食所使用之容器應分開使用、生長或採收時可能和土壤接觸之瓜果類應澈底刷洗乾淨後再行分切。

(2)懷孕婦女應有充分的知識了解其危險性，包括對胎兒的危險性。

(3)不要碰觸流產的動物屍體，因爲它們有可能已被感染。

(4)飼養動物者、獸醫及畜牧業者應加強環境清潔消毒，定期監測動物的健

康狀況，並於接觸過動物後要加強洗手。

(5)食品與食品處理器具之製造者應了解此病特性，工廠和設備設計應有利清洗和消毒以降低可能之污染。

㈨曲狀桿菌（*Campylobacter jejuni/coli*）

1. 生物特質

曲狀桿菌為格蘭氏染色陰性不形成孢子之微好氧性桿菌，在氧氣濃度為3～5%的環境下生長良好。細胞長度0.5～8毫米，寬度0.2～0.5毫米，形狀呈彎曲狀或S狀，如圖5-7；為雙端鞭毛，多數具運動性；氧化酶陽性；生長溫度範圍為25～45℃，最適生長的溫度是為42～45℃，低於30℃或者高於47℃則無法生長；生長pH範圍4.9～9.5；生長水活性0.987～0.997。總結*C. jejuni*的生理特質為對乾燥、加熱、冷凍、消毒劑及酸性環境極為敏感。

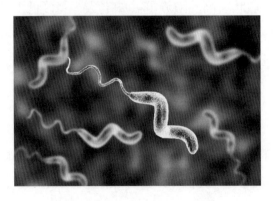

圖5-7　曲狀桿菌之3D立體圖

2. 傳染途徑

曲狀桿菌通常發現於野生或飼養的牛、馬、綿羊、山羊、猴子、豬、狗、貓和各種禽鳥類之腸胃道，大量動物宿主是人感染來源。多數人感染途徑是由於食用污染之食品，如未煮熟家禽、肉品和未經適當滅菌之牛奶和水。直接接觸感染動物包括農場動物、寵物（狗、貓）和屠宰場動物也可能造成感染。

3. 中毒症狀及潛伏期

曲狀桿菌是全世界最常造成細菌性腸胃炎的人類致病菌之一，是旅遊者下痢常見病因。臨床症狀為突發之腹部痙攣疼痛，大量含血之腹瀉、頭痛、衰弱及發燒、肌肉酸痛及倦怠，症狀可以持續一天到一週，甚至更長。潛伏期為1～10天，一般為2～5天。曲狀桿菌食品中毒中有80%以上是由*C. jejuni*所引起的，其次為*C. coli*，兩者所產生的中毒症狀極為相似。

研究統計顯示，5歲以下的兒童、15～29歲青年及成年人是感染*C. jejuni*腸胃道疾病最主要的年齡層。感染率最高的是6～12個月齡的嬰兒，*C. jejuni*也會讓懷孕婦女感染，並感染胎兒，造成流產或死產。感染人類免疫缺陷病毒／愛滋病毒族群的感染發病率比正常人高40倍。

4. 如何預防

(1) 不飲用未經殺菌處理之水，如自來水或山泉水，要煮沸後飲用；飲用經殺菌處理之乳品以及食用經加熱烹調之禽畜肉品。

(2) 生食及熟食所使用之容器、刀具、砧板應分開，勿混合使用。

(3) 勤洗手，注意個人衛生。

(4) 小孩應做好衛生防範措施，避免接觸可能感染病菌的貓狗。

(5) 避免家畜禽食入被曲狀桿菌污染的草料和飲水。

(6) 做好屠宰場的衛生管理。

㈩ 志賀氏桿菌（*Shigella* species）

1. 生物特質

志賀氏桿菌為腸桿菌科的一員，為格蘭氏陰性，不具運動性，不產生孢子之偏性嫌氣性桿菌，細胞形態纖長，無莢膜，如圖5-8；觸媒反應陽性；最適生長溫度為20～30℃，可生長之溫度範圍為6～47℃，在低溫下存活性較佳。最佳生長pH範圍為6～8，無法在pH4.5的環境下存活。此菌可分為四種血清分群，分別為*S. dysenteriae*、*S. flexneri*、*S. boydii*及*S. sonnei*，以*S. dysenteriae*的傳染性最強。*S. sonnei*可生長之pH範圍為4.8～9.3，*S. flexneri*則為5.0～9.2。生長水活性為

0.96以上，但在半乾性食品中仍可生長；對熱之耐受性低，加熱至60℃/10分鐘可殺滅。

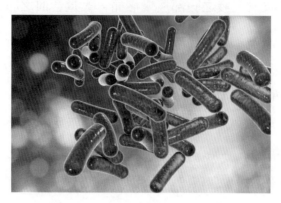

圖5-8　志賀氏桿菌之3D立體圖

2. 傳染途徑

　　大部分感染案例為攝入遭糞便污染的食物及水，主要是在不良的衛生作業條件下所造成的污染。曾發生污染之食品包括：馬鈴薯、鮪魚、沙拉、牛奶、乾酪、乳酪、雞肉、魚肉、水產品及水。在美國地區，馬鈴薯沙拉（含有馬鈴薯、鮪魚、小蝦、通心粉及雞肉等原料）是造成志賀氏菌病之重要病因食品。

3. 中毒症狀及潛伏期

　　志賀氏桿菌引發的中毒症狀包括腹痛、腹絞痛、下痢、發燒、嘔吐、血便、膿便等，潛伏期1～4天，症狀通常持續4～7天，但有時會持續更長的時間。志賀氏桿菌疾病的感染症狀嚴重程度與感染細菌量有關，因此在臨床呈現的症狀不同，有的輕微，有的嚴重腹瀉，有的有血便，有的則無，特別是*S. sonnei*感染也可能出現無感染症狀。

　　部分志賀氏桿菌會產生內毒素（enterotoxins）及志賀毒素（Shiga toxin，為一種外毒素，類似*E. coli* O157:H7所產生的毒素）。嚴重時會導致病患死亡，尤其對5歲以下小孩、50歲以上年長者、營養不良者較易引起嚴重症狀。

4. 如何預防

　　⑴注意個人衛生習慣，飯前便後務必洗手。

⑵食物須經充分加熱煮熟後才可食用，不吃生冷的食物。

⑶應避免食物的交叉污染。

⑷如非即時食用，熟食必須貯存在4℃或以下，或60℃或以上的環境。

⑸任何人如有腹瀉或嘔吐，切勿處理食物，以免傳播細菌。

㈩ 產氣莢膜桿菌（*Clostridium perfringens*）

1. 生物特質

產氣莢膜桿菌又稱魏氏梭菌，為產孢之革蘭氏染色陽性之厭氧桿菌。細胞大小為1～1.5×4～8微米，無鞭毛，不具無運動性，如圖5-9。生長溫度範圍為12～50℃，最適生長溫度為43～47℃；世代時間為7.1分鐘，產生腸毒素之最適溫度35～40℃；生長之pH值為5.5～9，最適生長pH值為6～7。產孢環境之pH值為6～8；最適生長環境是在無氧環境，但厭氣條件不像其他*Clostridium* spp.般的嚴苛；耐鹽濃度為5～9%；此菌之孢子耐乾燥環境，但是營養細胞對低水活性忍受度低。

2. 產毒分類及症狀

產氣莢膜桿菌依產毒型式可分為5型（A～E），毒素大致分Alpha、Beta、Epsilon、Iota四種、大部分造成食品中毒主要是A型。但只有A型和C型發生食品中毒，A型引起的食品中毒較C型普遍，潛伏期短（8～24小時）通常12小時，症狀持續24小時且為較溫和之症狀，如引起腹瀉、腹部絞痛、胃腸脹氣，常無嘔

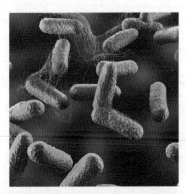

圖5-9　產氣莢膜桿菌之3D立體圖

吐、噁心，少見發燒、發冷且極少會致命。C型症狀為嚴重腹痛、嘔吐、下痢且較A型有較高致死率。

A型產氣莢膜桿菌為人體發生氣性壞疽之典型菌種，潛伏期為6至24小時，其症狀為下痢、腹痛，很少發生嘔吐及發燒等現象。對於小孩、老人及免疫性差的人，其症狀可能較嚴重。造成死亡的個體通常是老年人或是幼兒，死亡原因是脫水。

3. 傳染途徑

未澈底煮熟的食物和已煮熟但放在不當溫度下貯存或長時間冷卻之食物均屬高風險食物。易受感染之食品包括肉類（尤其是牛肉及禽肉）及含肉類產品（如肉汁及燉菜）等。

4. 如何預防

(1)食品製備後（特別是肉類產品）應貯存高於60℃或放置7℃以下環境，並儘速食用完畢。

(2)大份量的餐點（例如湯類）和大塊的肉類建議分成少份量冷藏，食用前建議澈底加熱再食用。

(土)阪崎腸桿菌（*Enterobacter sakazakii*）

1. 生物特質

阪崎腸桿菌是腸桿菌科的成員，為格蘭氏染色陰性之偏性嫌氣性直桿菌，菌體長約1～3微米，寬約1微米；不產生孢子；能利用周鞭毛運動；具有莢膜，因此具備良好的黏附性；是種典型的中溫性細菌，能在6～47℃的溫度範圍內生長，最適生長溫度為37℃，在4℃的環境下菌體易死亡，但有些菌株甚至能生長於47℃；最適生長之pH值為7～5；最適之生長水活性為0.96～0.99；最適生長之食鹽濃度為0.5%；一般巴斯德殺菌（pasteurization）條件即可將其殺滅。

2. 高風險食品

可由許多食品中分離出，包括乾酪、肉品、蔬菜、穀物、香辛料及超高溫殺菌的牛乳，但大部分學者均認為此菌與乾的嬰兒配方乳粉有很大的相關性。因

為具有吸附能力並產生生物膜（biofilm）的特性，因此可存活於各種食品及設備中，而不易被一般的清潔操作程序清除。在奶粉、穀類及麵糰類等製品加工廠之設備，或是醫院、家庭用來沖泡奶粉及清洗奶瓶之器具中都曾被檢出，而成為其污染食品的媒介。當食品或物體表面接觸到阪崎腸桿菌，可容易的存活下來，在生長條件適合時大量增殖，而增加感染的風險。

3. 中毒症狀

阪崎腸桿菌對少數早產、低體重或免疫不全的嬰兒所引起的嚴重症狀有：腦膜炎（meningitis）、新生兒壞死性結腸炎（neonatal necrotizing enterocolitis，NEC）、敗血症及猝死。

由於阪崎腸桿菌的致病性非常低，因此世界衛生組織（WHO）一直未將其列為嬰兒配方食品之微生物檢驗標準，直至2008年世界食品法典委員會（Codex）才公布增列此項標準。目前全世界僅歐盟及愛爾蘭有針對嬰兒配方食品訂有阪崎腸桿菌之微生物標準。

4. 如何預防

世界衛生組織建議，6個月以下嬰幼兒哺育純母乳。若不得已必須使用嬰兒奶粉，家長應了解奶粉非完全無菌，相關器具要妥善清洗與消毒，應以不低於70℃的沸水沖泡，並避免奶粉結塊，以降低遭細菌污染風險。此外，沖泡好的牛奶最好立即餵食，在室溫下存放 2 小時以上便應捨棄。

㈢耶辛尼氏腸炎桿菌（*Yersinia enterocolitica*）

1. 生物特質

耶辛尼氏腸炎桿菌是腸細菌科的成員，計有11種，其中有4種具有病原性，但僅*Y. enterocolitica*及*Y. pseudotuberculosis*會引起腸炎。耶辛尼氏腸炎桿菌為格蘭氏染色陰性，為不能生成孢子之偏性嫌氣性細菌；觸酶反應陽性，氧化酵素陰性；能在1～40℃的廣範圍溫度下生長，與嗜冷性細菌類似，在3℃的低溫下生長緩慢，經過4天的培養，其菌數增加約兩個對數量；於37℃不具運動性，但在30℃以下能以周鞭毛進行運動；能在pH 4～10的範圍內生長；對食鹽的最大耐

受度為最5%；最低生長水活性為0.945；對熱耐受性不高，在62.8℃環境下處理0.96分鐘便無法存活。

2. 傳染途徑

　　耶辛尼氏腸炎桿菌的傳染途徑為糞口傳染，主要寄存在動物體身上，特別是豬的扁桃腺和舌頭，在水中亦廣泛存在。當耶辛尼氏腸炎流行期，也可在土壤、海狸、野豬及松鼠的身上發現，由其轉移到食物鏈中。易受污染的食物主要是生鮮或未煮熟的乳品（生乳）和肉品（豬肉、牛肉、羊肉等），但魚、蝦、貝類等海產及蔬菜等也可發現該菌存在。

3. 中毒症狀及潛伏期

　　受到耶辛尼氏腸炎桿菌感染之病人主要臨床症狀包括腸胃炎、下痢、發熱、腹痛、嘔吐等，會持續1～3週，即使經過治療，耶氏菌症致死率仍約10%左右。潛伏期為1～10天，通常為4～6天。較容易感染此種疾病者為10歲以下的兒童及免疫力較差的長者。

4. 如何預防

　　加強手部衛生、注重飲用水安全及食品衛生、避免生食豬肉和未經處理之乳製品。

第六章

微生物來源危害因子——黴菌毒素

第一節　黴菌毒素簡介

第二節　常見之黴菌毒素

第三節　黴菌毒素的防止與去除

徽菌毒素（mycotoxins）係黴菌生長所產生之二次代謝產物，當人或動物食入或接觸，甚至吸入含有毒素的基質或菌體後，便會引起中毒，因此食品與飼料中應避免其產生。本章主要簡介黴菌毒素，說明各黴菌毒素以及預防與避免方式。

第一節　黴菌毒素簡介

一、黴菌毒素之定義

黴菌在自然界中分布非常廣泛，同時其生長時營養及環境條件的需求較低，故易於生長。而人或家畜食用長黴的食品及飼料，可能會引起疾病的結果，是早為人們所熟知的。此乃因黴菌在生長時會產生**黴菌毒素**（mycotoxins），其係黴菌生長所產生之**二次代謝產物**，此二次代謝產物，有些會排出於所生長之基質中，有些則存在於菌體內。當人或動物食入或接觸，甚至吸入含有毒素的基質或菌體後，便會引起中毒，由這些毒素所引起的中毒稱黴菌毒素中毒（mycotoxicosis）。

二次代謝物（secondary metabolite）乃指生物「主要生化代謝路徑」中所沒出現的化合物，即為蛋白質或碳水化合物消化之後產生的「非生長所需」物質，因此如生物鹼、配醣體、酚、單寧、固醇等，皆稱為二次代謝物。

二、發現歷史

自古即有各種因食物受黴菌污染而導致人類食物中毒之紀錄。

1. 從歐洲中世紀一直持續至19世紀末、經常發生黑麥角菌中毒，主因是用受黑麥角菌污染之黑麥作為麵包原料。此菌會產生麥角生物鹼，造成手、腳指甲產生壞死、脫落現象。

2. 1934年間在美國伊利諾州調查發現有5,000頭馬匹死於誤食發黴的玉米。

3. 1953年美國東部有數以萬計的豬隻，因食用受真菌感染之玉米而中毒。後來從感染過的玉米中分離出兩種真菌*Aspergillus flavus*及*Penicillium rubrum*。同時，美國的加州發現以棉籽餅作為飼料之鱒魚，其產生肝癌的比例有明顯增高的現象，引發各國研究黴菌毒素的熱潮。

4. 1988年台灣發生大宗進口穀物受黴菌毒素嚴重污染的情形，即進口的「毒玉米事件」，造成經濟上的重大損失。

三、來源

　　目前已知產毒黴菌共33屬，約160幾種黴菌能產生大約500多種黴菌毒素，其中30多種毒素對人體或動物可引起疾病。其中以麴黴屬（*Aspergillus*）、青黴菌屬（*Penicillium*）、鐮孢菌屬（*Fusarium*）及麥角菌屬（*Claviceps*）等較易產生毒素，且較為人知（表6-1）。

　　適合黴菌產生毒素的基質，主要為含豐富醣類與適量蛋白質的穀類，其他如牧草、豆類、飼料、火腿、醃肉、乾酪等畜產品，以及農產品製成之食品，如花生醬、玉米片、豆醬等。

表6-1　常見產生黴菌毒素之真菌、種類與主要污染源

真菌	常見之黴菌毒素	飼料原料
麴黴屬 （*Aspergillus*）	黃麴毒素（aflatoxins） 赭麴毒素（ochratoxins）	玉米、花生；稻米、青貯飼料
青黴菌屬 （*Penicillium*）	橘麴毒素（citrinin）、棒麴毒素（claviformin）	青貯飼料
鐮孢菌屬 （*Fusarium*）	伏馬鐮孢毒素（fumonisins）、玉米赤烯酮（zearalenone, F-2 toxin）、新月毒素群（trichothecenes, T-2 toxin）、嘔吐毒素（deoxynivalenol, vomitoxin）	黑麥、小麥、大麥、玉米、稻米、青貯飼料
麥角菌屬 （*Claviceps*）	麥角生物鹼（ergot alkaloids）	黑麥、大麥、小麥、裸麥、燕麥

　　黴菌毒素中毒往往不易被診斷出，因爲黴菌毒素中毒往往並非急性發作，一般多是長期食入受毒素污染的食物，因積聚作用，累積到一定程度後才發生中毒現象。大部分黴菌毒素均對熱安定，且幾乎都是低分子化合物，且沒有抗原性，不會對動物引發免疫性。表6-2爲兩種中毒特性之比較。

表6-2　細菌性食品中毒與黴菌毒素中毒之比較

	細菌性食品中毒	黴菌毒素中毒
中毒種類	少	多
發病時間	短	長
中毒症狀	主要爲急性腸胃炎	致癌性之慢性障礙
毒素成分	蛋白質	不飽和內酯、環氧化合物等低分子物質
毒素安定性	不耐熱	高安定性
感染食物	各種食物都可能	高碳水化合物食物

　　據估計全世界穀物在採收前後約有25%受到黴菌毒素污染。在2019年收集的全球農作物樣品中，超過90%的樣品可檢出脫氧雪腐鐮刀菌烯醇（DON）（>100 ppb），80～90%的樣品含有伏馬毒素（FUMO）、黃麴毒素（AFLA）、玉米赤黴毒素（ZEA）和赭麴毒素（OTA），T-2毒素污染量最少，約占70%（圖6-1）。

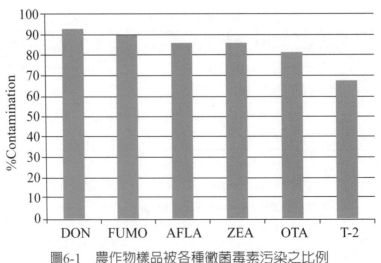

圖6-1　農作物樣品被各種黴菌毒素污染之比例

四、黴菌毒素的特徵與毒性

㈠黴菌毒素的特徵

1. 多為低分子化合物。相較於細菌毒素的蛋白質分子，黴菌毒素分子較小。

2. 非常穩定，可耐高溫，有些即使加熱到300℃也不會將其分解和破壞。

3. 抗化學生物製劑及物理的滅活作用。

4. 具有廣泛的中毒效應。

5. 特異性。分子結構不同，毒性相差很大。如黃麴黴毒素B_1僅改變分子結構中的一個化學鍵，它的毒性便顯著下降。

6. 協同性。各種黴菌毒素的同時存在能加重黴菌毒素的毒性。

7. 毒性強。很低的濃度如百萬分之一（ppm）或十億分之一（ppb），即能產生明顯的毒性。

㈡症狀與毒性

黴菌毒素可依其發生的症狀而分成四大類。

1. **肝毒素**（hepatotoxins）。引起肝硬化、肝炎、肝細胞壞死及肝癌。

2. **腎毒素**（nephrotoxins）。導致腎功能喪失。

3. **神經毒素**（neurotoxins）。導致腦及中樞神經出血及退化，嚴重者失去功能。

4. **光感皮膚毒素**（photodynamic dermatotoxic metabolites）。引起皮膚炎。

常見黴菌毒素來源與對人體影響歸納如表6-3。

同一毒素對不同動物有不同的毒性，依LD50（半致死劑量）針對家禽的毒性排序為：赭麴毒素＞二醋酸藨草鐮刀菌烯醇（蛇型毒素）（diacetoxyscirpenol，DAS）＞T-2毒素＞伏馬毒素＞黃麴毒素＞HT-2毒素＞新茄病鐮刀菌烯醇（neosolaniol）＞脫氧雪腐鐮刀菌烯醇（DON）（表6-4）。雖然在影響家禽的黴菌毒素上黃麴毒素常被討論，但赭麴毒素、T-2毒素的毒性遠比黃麴毒素強許多。

表6-3 常見黴菌毒素來源與毒性

名稱	來源	對人體影響
黃麴毒素（Aflatoxin）>16種，常研究爲B1、B2、G1、G2	*Aspergillus flavus, A. paratoticus*（玉米、花生、堅果、果乾、米、奶類及乳製品，其他）	急性中毒（aflatoxicosis）、致癌（肝臟）
赭麴毒素（Ochratoxin）>7種或代謝物	主要爲*Aspergillus*，*Penicillium*（玉米、花生、咖啡、乾豆、黃豆、燕麥、乾果、火腿、乾酪，其他）	腎毒素、肝毒性、致畸性、免疫抑制、致癌性
棒麴毒素（Patulin）	*Penicillium claviforme, P. griseofulvum, P. expansum*（蘋果、其他水果、果汁、果汁汽水、豆類、小麥、乾草、發霉的食物）	基因毒性，可能致癌
Yellow rice toxins Citrinin、citreoviridin、luteoskyrin與相關化合物	*Penicillium citrinum*、*P. viridicatum*（米、發霉的麵包、火腿、小麥、黑麥、燕麥）	神經毒性、肝毒性、麻痺效應、呼吸失調、致癌性
伏馬毒素（Fumonisins）>15種，FB1、FB2、FB3等	*Fusarium verticilliodes*與其他*Fusarium*屬（玉米、高粱、米，其他穀類）	致癌（食道）、肝毒性、諸多動物器官疾病
新月毒素（Trichothecenes）>80種結構相似的毒素 T-2 toxin、deoxynivalenol（DON）	*Fusarium*、*Trichoderma*、*Myrothecium*（玉米、小麥、燕麥、大麥、黑麥、乾草、飼料）	肝毒性、神經毒性、免疫抑制、攝食性白血球缺乏症（ATA）、小麥赤黴病
玉米赤黴毒素（Zearalenone）	*Fusarium tricinctum*與其他*Fusarium*屬（玉米）	可能導致幼童性早熟
麥角毒素（ergotoxin）	*Claviceps purpurea*（黑麥與其他穀類）	麥角中毒症
其他黴菌毒素（已知500種）	*Alternaria*、*Aspergillus*、*Fusarium*、*Penicillium*等	基因毒性、致癌性、對特定器官的毒性、內分泌失調

表6-4　家禽的黴菌毒素半致死劑量

種類	半致死劑量（mg/kg BW）
赭麴毒素	2.14
二醋酸鹿草鐮刀菌烯醇（DAS）	3.82
T-2毒素	5.00
伏馬毒素	5.40
黃麴毒素B_1	6.50
HT-2毒素	7.22
新茄病鐮刀菌烯醇	24.87
脫氧雪腐鐮刀菌烯醇（DON）	140.0

第二節　常見之黴菌毒素

一、黃麴毒素（aflatoxin）

㈠發現

黃麴毒素是所有黴菌毒素中被研究最澈底的一種。早在1935年，義大利、法國、日本及美國就有報告指出，魚卵孵化所養的鱒魚患肝癌比例很高。在1960年，英國農場所飼養的火雞罹患一種不知病因的疾病，故稱為turkey-x-disease，在短時間內十幾萬隻火雞突然集體死亡。經後來研究發現乃由巴西來的飼料花生感染黃麴菌（*Aspergillus flavus*）而含有黃麴毒素導致毒害。

黃麴毒素可導致家畜的死亡，同時，動物實驗結果顯示，此毒素乃現今所知能導致肝癌中毒性最大的物質。另外，也是分布最廣、最為人所熟知之黴菌毒素。

㈡來源與種類

在熱帶及亞熱帶地區，黃麴毒素的污染非常嚴重，產生毒素的黴菌，目前已知約二十幾種，其中以黃麴菌（*Aspergillus flavus*）及寄生麴菌（*A.parasiticus*）

產生毒素的能力最強。另如*A. nomius*或*Penicillium puberulum*亦可產生。由於黃麴毒素主要來自黃麴菌，故aflatoxin名稱是黃麴菌的屬名（A）與種名前三字母（fla）再加上毒素（toxin）組合而成。其發音類似希臘字母的α，故常被簡寫為α-toxin。但α應唸為alfa。

黃麴毒素易於溫度30～35℃、溼度>90%的高溫多溼環境下產生。

黃麴毒素並不是單一的一種化合物，乃一群結構相近的物質，最初分離出者為aflatoxin B_1、B_2、G_1及G_2（B意指毒素在紫外線照射下可產生藍色螢光，G意指可生綠色螢光）。而後，又發現M_1、M_2、B_a、G_a、P_1、Q_1以及其他結構相近的物質，其結構如圖6-2所示。黃麴毒素B_1、B_2、G_1及G_2四種因毒性較強而受矚目，這四種在衛生標準稱為「總黃麴毒素（aflatoxins total, B_1+ B_2+ G_1+ G_2）」。

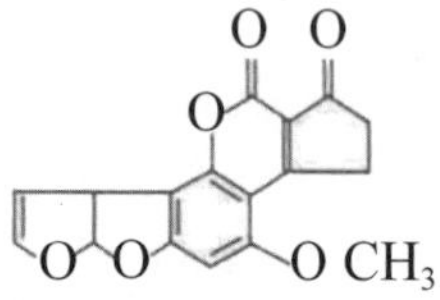

Aflatoxin B_1 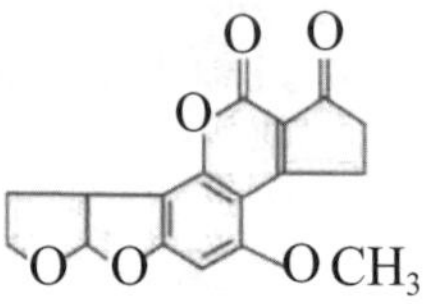   Aflatoxin B_2 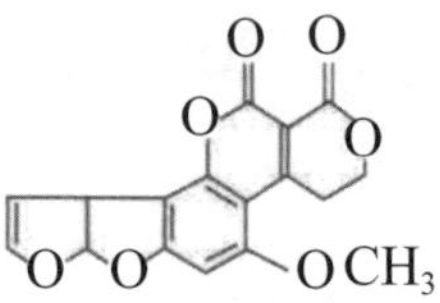   Aflatoxin G_1 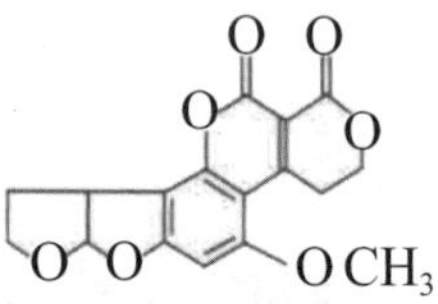   Aflatoxin G_2

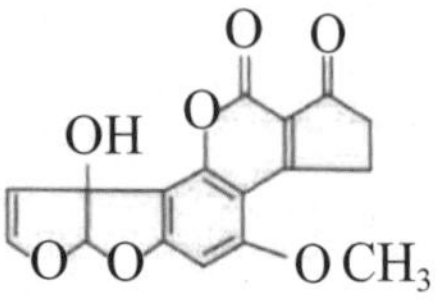

Aflatoxin M_1 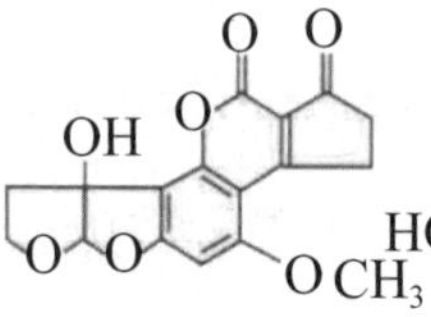   Aflatoxin M_2 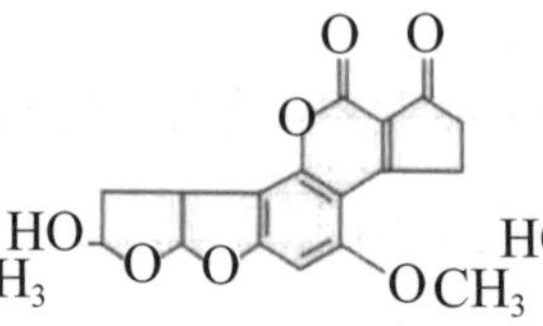   Aflatoxin B_{2a} 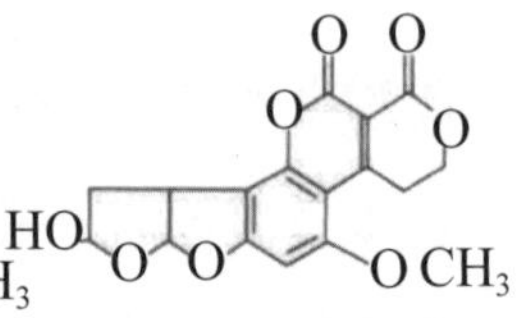   Aflatoxin G_{2a}

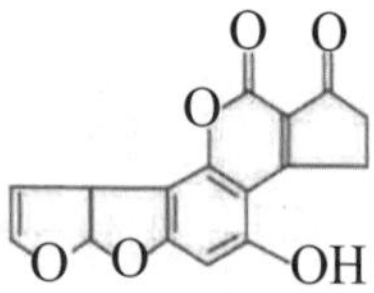

Aflatoxin P_1 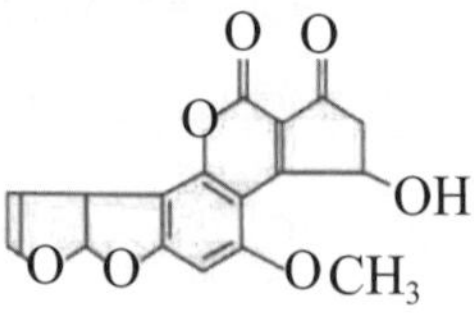   Aflatoxin Q_1 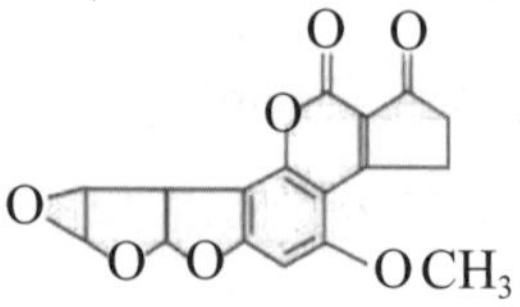   Aflatoxin epoxide

圖6-2　主要黃麴毒素之結構

在畜牧業中若是乳牛食入污染黃麴毒素之飼料後，其乳汁中也可產生類似黃麴毒素的物質—黃麴毒素M，其中又可再分為M_1及M_2，但含量和毒性低。

由於黃麴毒素B_1是目前最常見且高毒性的黴菌毒素，因此在2021年2月4日公告的「食品中污染物質及毒素衛生標準」中，特別新增黃麴毒素B_1的規範。其體內代謝途徑如圖6-3。

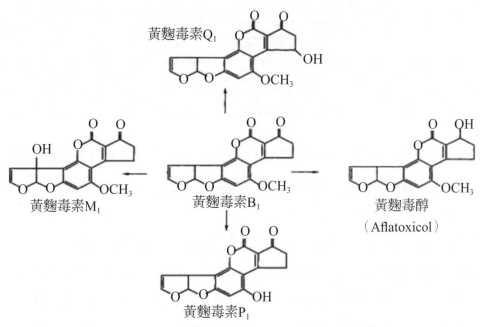

圖6-3 黃麴毒素B_1體內代謝途徑簡圖

㈢ 毒性與易受污染食物種類

1. 毒性

黃麴毒素具有高度肝毒性、致突變性及致癌性，已被訂定為人類Group 1等級致癌物質。而各種黃麴毒素的毒性強度為$B_1 > G_1 > B_2 > G_2$。其毒素極強，對小鴨的半致死量為0.3～0.5 ppm，表6-5為引起各種動物半致死量的黃麴毒素B_1之劑量，由表中可看出小鴨及兔子為最敏感者。

表6-5 黃麴毒素B$_1$之急性毒性

動物種類	LD$_{50}$（mg/kg）	動物種類	LD$_{50}$（mg/kg）
小鴨	0.355	小雞胚胎	0.25 μg/胚胎
兔子	0.3	鱒魚（100 g）	0.5～1.0（10天）
貓	0.55	鼠（1日大）	1.0
豬（6～7 kg）	0.62	雄	7.2
狗	0.5～1	雌	17.9
天竺鼠	1.40	雞	6.3
綿羊	1.0	獼猴	7.8
小鼠	9.0	鯰魚	10.0～15.0（5天）
大鼠	10.2		

　　黃麴毒素不但有致癌性及致突變性，吃到污染飼料的動物乳汁及組織中都含有高量毒素。由於黃麴毒素可聚集在乳汁及組織中，因此，對嬰兒是非常危險的。

　　由黃麴毒素引起動物之急性中毒症狀包括組織出血、蛋的生產減少、厭食、生長遲緩，使動物產生肝炎、肝細胞壞死，同時延長凝血時間，使動物常因出血過多而死亡。而飼料中只要含1 ppm的黃麴毒素就可使某些動物產生急性中毒。

　　若長期飼以含低濃度黃麴毒素飼料的動物，則可能形成慢性中毒，不但體重增加緩慢，對疾病之抵抗力亦會減低，甚至致癌，常見為肝癌及膽管細胞癌，以至死亡。吃入含黃麴毒素飼料的動物，在其乳汁、尿液、糞便、血液及各種組織中，均可發現其代謝物。長久下來，便易造成中毒。

2. 易受污染食物種類

　　穀類、豆類、肉類、魚類、乳製品、植物油、米製品、麵製品等皆可能受到黴菌感染而污染上黃麴毒素，表6-6列出較易受污染之農作物，以穀類及豆類最易受污染。若貯存條件不良，米、花生及小麥為其最佳基質，尤以花生的果實因係在進入土壤後結成，故剛收成的花生有早經土壤中黴菌污染的可能性，故花生成熟後應盡速挖出晒乾。歷年來衛生單位檢查結果，也以花生產品不合格比例最

高，如花生糖、花生粉、花生醬中，都有被驗出黃麴毒素之紀錄。而農產品則以玉米不合格比例最高。

豆類中黃豆污染黃麴毒素的比例最低，主要是由於黃豆中含植酸，會和鋅離子結合而抑制黃麴毒素的產生。

表6-6　已發現含有黃麴毒素的食品

大麥	小麥	米	玉米	花生	燕麥
豌豆	黃豆	綠豆	高粱	芝麻	粟
樹薯	甘藷	棉籽	椰子		

㈣ 衛生標準

依據2019年1月1日實施的「食品中污染物質及毒素衛生標準」，包括總黃麴毒素（表6-7）、黃麴毒素M1（表6-8）及黃麴毒素B1（表6-9）個別之衛生標準。

表6-7　總黃麴毒素（Aflatoxins total, B1+B2+G1+G2）衛生標準

	食品	限量（µg/kg）
1.1	穀類	
1.1.1	米、玉米及麥類原料	10
1.1.2	穀類加工製品	4
1.2	食用油脂	10
1.3	堅果、油籽及黃豆類	
1.3.1	花生、油籽及黃豆，去殼之原料，但不包括供為煉製油脂之原料	15
1.3.2	杏仁／扁桃仁（Almonds）、開心果、杏核（Apricot kernels）、榛果及巴西堅果，去殼之原料	15
1.3.3	其他堅果類，去殼之原料	10
1.3.4	供直接食用之花生、油籽、黃豆，及其加工產品，去殼	4

	食品	限量（μg/kg）
1.3.5	供直接食用之杏仁／扁桃仁（Almonds）、開心果、杏核（Apricot kernels）、榛果、巴西堅果，及其加工產品，去殼	10
1.3.6	其他供直接食用之堅果類及其加工產品，去殼	4
1.4	果乾類	
1.4.1	果乾原料，不包括無花果乾	10
1.4.2	供直接食用之無花果乾及其加工品	10
1.4.3	其他供直接食用之果乾及其加工品	4
1.5	以下種類之香辛植物，除另有規定外，以販售型態適用： ・辣椒屬（*Capsicum* spp.）及其製品，乾燥型態，包括辣椒、辣椒粉 ・胡椒屬（*Piper* spp.）及其製品，包括白胡椒及黑胡椒之果實 ・肉豆蔻（*Myristica fragrans*）、肉豆蔻（nutmeg） ・薑（*Zingiber officinale*）、薑（ginger） ・薑黃（*Curcuma longa*）、薑黃（turmeric） ・含有上述香辛植物之一的香料混合物	10
1.6	其他食品	10

表6-8　黃麴毒素M$_1$（Aflatoxin M$_1$）衛生標準

	食品	限量（μg/kg）
2.1	乳	0.5
2.2	嬰幼兒食品	
2.2.1	嬰兒配方食品及較大嬰兒配方輔助食品	0.025
2.2.2	特殊醫療用途嬰兒配方食品	0.025

表6-9　黃麴毒素B$_1$（Aflatoxin B$_1$）衛生標準

	食品	限量（μg/kg）
3.1	穀類	
3.1.1	米及玉米原料	5
3.1.2	穀類加工製品，除嬰幼兒食品外	2

	食品	限量（μg/kg）
3.2	堅果、油籽及黃豆類	
3.2.1	花生、油籽及黃豆，去殼之原料，但不包括供為煉製油脂之原料	8
3.2.2	榛果及巴西堅果，去殼之原料	8
3.2.3	杏仁／扁桃仁（Almonds）、開心果及杏核（Apricot kernels），去殼之原料	12
3.2.4	其他堅果類，去殼之原料	5
3.2.5	供直接食用之花生、油籽、黃豆，及其加工產品，去殼	2
3.2.6	供直接食用之榛果及巴西堅果，及其加工產品，去殼	5
3.2.7	供直接食用之杏仁／扁桃仁（Almonds）、開心果及杏核（Apricot kernels），及其加工產品，去殼	8
3.2.8	其他供直接食用之堅果類及其加工產品，去殼	2
3.3	果乾類	
3.3.1	果乾原料，不包括無花果乾	5
3.3.2	供直接食用之無花果乾及其加工品	6
3.3.3	其他供直接食用之果乾及其加工品	2
3.4	以下種類之香辛植物，除另有規定外，以販售型態適用： ・辣椒屬（*Capsicum* spp.）及其製品，乾燥型態，包括辣椒、辣椒粉 ・胡椒屬（*Piper* spp.）及其製品，包括白胡椒及黑胡椒之果實 ・肉豆蔻（*Myristica fragrans*）、肉豆蔻（nutmeg） ・薑（*Zingiber officinale*）、薑（ginger） ・薑黃（*Curcuma longa*）、薑黃（turmeric） ・含有上述香辛植物之一的香料混合物	5
3.5	嬰幼兒食品	
3.5.1	嬰幼兒穀物類輔助食品及嬰幼兒副食品	0.10
3.5.2	特殊醫療用途嬰兒配方食品	0.10

㈤我國歷史案件

1. 1988年，業者緊急採購泰國玉米一批，因含黃麴毒素過高，被經濟部存倉凍結九天後，經濟部邀集相關人士開會討論，決定把這批玉米與含毒較低的美國玉米混合，以稀釋毒素含量，然後專供飼料用，消息一出，舉國譁然。最後經濟部決定將這批問題玉米移作工業澱粉之用。

2. 2009年發生流浪狗收容中心的狗大量暴斃，最後發現，因愛心成犬飼料含超過標準值七倍的黃麴毒素，造成數百隻狗兒食用後猝死。

3. 2013年一批由泰國進口之玉米，因被驗出黃麴毒素超標，遭高雄海關退運，轉運到新加坡後再企圖由台中港闖關，結果被攔下。

㈥黃麴毒素的防止與去除

　　產生黃麴毒素的黴菌，在相對溼度70%與含水率低於13%，其生長會受到抑制。因此防治措施為降低水含量到警戒水（alarm water）以下（一般為13%以下）；減少食物破損或是適當包裝；控制儲藏溫度與相對溼度。

　　黃麴毒素具有較高的熱安定性，要達到280℃以上，才能達到分解毒素的效果，故高溫加熱不易達到去除效果。一般常用方式為取未受污染的原料與受污染之原料混合，使其毒素降低至法定標準以下。但此法並不實際，因為毒素仍存在食物中並未消除。因此，一旦黃麴毒素超標，建議採取食用以外之工業用途，如製紙漿業、工業澱粉或採堆肥方式處理。

二、赭麴毒素（ochratoxin）

　　是由棕麴菌（*Aspergillus ochraceus*）及*Penicillium viridicatum*所產生，已知有7種化合物，其中A、B、C三種常見，皆為無色針狀結晶（圖6-4）。毒性以赭麴毒素A>C>B。一般產生赭麴毒素之黴菌亦會產生其他黴菌毒素，例如橘黴素（citrinin）。

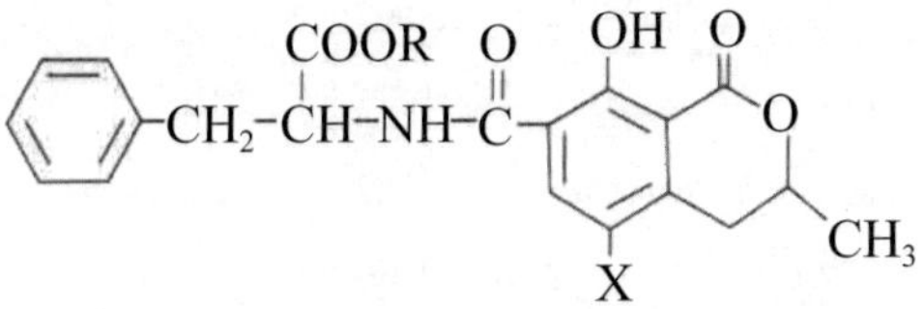

	X	R
Ochratoxin A	Cl	H
Ochratoxin B	H	H
Ochratoxin C	Cl	C_2H_5

圖6-4　赭麴毒素的結構

赭麴毒素具有腎臟毒性、免疫抑制性、神經毒性、致畸胎性及致癌性（2B級致癌物質）。對許多動物具有急毒性，如赭麴毒素A對老鼠的半致死量為22 mg/kg。

赭麴毒素A最容易於咖啡豆中被發現，其他容易被污染的食品還有可可及穀物豆類。

玉米、小粒穀類作物及動物飼料中亦易存有赭麴毒素，在豆類、花生、玉米、小麥、向日葵、高粱及胡椒內皆可發現。在高溼高溫氣候下，赭麴毒素易污染家禽飼料。同時有報告顯示其會存在家禽可食組織中。衛生標準如表6-10。

黃麴毒素與赭麴毒素為食品中最常見到的兩種黴菌毒素，其差異如表6-11。

表6-10　赭麴毒素A（Ochratoxin A）衛生標準

	食品	限量（μg/kg）
4.1	穀類	
4.1.1	米、玉米、麥類及其他穀類原料	5
4.1.2	供直接食用之穀類及穀類加工品	3
4.2	供直接食用之花生及花生加工品	3
4.3	藤蔓類（vine fruit）水果乾（醋栗乾、葡萄乾等）	10
4.4	以下種類之香辛植物，以販售型態適用	

	食品	限量（μg/kg）
4.4.1	·胡椒屬（*Piper* spp.），包括白胡椒及黑胡椒 ·肉豆蔻（*Myristica fragrans*），肉豆蔻（nutmeg） ·薑（*Zingiber officinale*），薑（ginger） ·薑黃（*Curcuma longa*），薑黃（turmeric）	15
4.4.2	·辣椒屬（*Capsicum* spp.），包括辣椒、辣椒粉	20
4.4.3	含有上述香辛植物之一的香料混合物	15
4.5	供直接食用之葡萄汁、還原葡萄汁及葡萄果漿（蜜）	2
4.6	咖啡類	
4.6.1	烘焙咖啡豆及其研磨之咖啡粉	5
4.6.2	即溶咖啡	10
4.7	嬰幼兒食品	
4.7.1	嬰幼兒穀物類輔助食品及嬰幼兒副食品	0.50
4.7.2	特殊醫療用途嬰兒配方食品	0.50

表6-11　黃麴毒素與赭麴毒素性質之比較

種類	黃麴毒素	赭麴毒素
生長區域	高溫（12～40℃）多溼	低溫（10～25℃）多溼
污染途徑	1. 攝食發霉穀類、玉米、花生等 2. 動物肝臟（來自受污染的飼料）	1. 攝食發霉玉米、大麥、小麥、燕麥、花生、豆類 2. 豬肉（來自受污染的飼料）
毒素種類	B_1、B_2、G_1、G_2、M_1、M_2（B_1致癌性最強）	A、B、C（A型毒性最強）
對人體傷害	肝臟病變、癌化	腎功能退化、抑制免疫反應
注意事項	1. 水分控制於13%以下，溫度10℃以下，相對溼度70%以下，可避免產生 2. 原料應於48小時內處理，降低其生長機會 3. 加熱至280℃才會被破壞分解	1. 水分控制於13%以下，溫度10℃以下，相對溼度70%以下，可避免產生 2. 加熱加工可降低其含量

三、棒麴毒素（Patulin）

棒麴毒素由某些品種之青黴屬（*Penicillium*）、麴菌屬（*Aspergillus*）及絲衣黴屬（*Byssochlamys*）菌種產生，常見菌為*Penicillium expansum*，*P. urticae*，*Aspergillus clavatus*，*A. terreus*等。棒麴毒素為無色結晶化合物，其結構如圖6-5所示。

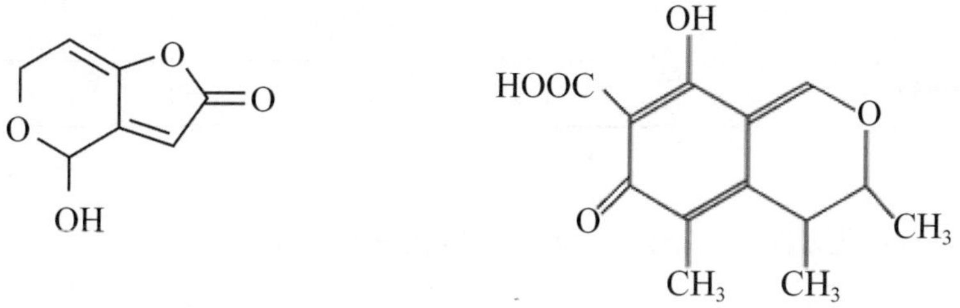

圖6-5　棒麴毒素（patulin）（左）與橘黴素（citrinin）（右）的結構

此毒素最初被認為係一種抗生素，對革蘭氏陽性菌和陰性菌均有抗菌性，對革蘭氏陰性菌的抗性比盤尼西林更有效，但因其毒性過強，故商業上不敢用作抗生素。其半致死量為35 mg/kg（口服），屬於神經毒，慢性症狀包括使腸胃道損傷並具有免疫毒性、遺傳毒性、致畸性和致癌性。急性毒性研究多以小白鼠做實驗，急性症狀包括嘔吐、胃攪動、抽搐、消化不良、水腫、小腸出血等。

棒麴毒素是引起蘋果腐爛最常見的黴菌所產生的，故在腐敗的蘋果、腐敗蘋果所製成的蘋果汁及相關製品中常可發現，而其他水果如桃子、梨、杏、櫻桃等亦可能感染棒麴毒素。衛生標準如表6-12。

四、橘黴素（citrinin）

橘黴素最早由橘青黴菌（*Penicillium citrinum*）中發現，因此稱為citrinin，後來發現很多真菌會產生這毒素，包括青黴屬（*Penicillium*）、麴菌屬（*Aspergillus*）及紅麴菌屬（*Monascus*）中都有發現，常見如棕麴菌（*Aspergillus ochraceus*）、土麴菌（*A. terreus*）、紅麴菌（*Monascus purpureus*）、赤麴黴菌（*M.*

表6-12　棒麴毒素（Patulin）衛生標準

	食品	限量（μg/kg）
5.1	供直接食用之蘋果泥、熟漬蘋果等固態蘋果製品	25
5.2	飲料類	
5.2.1	蘋果汁、蘋果還原果汁及蘋果漿（蜜）	50
5.2.2	含蘋果或蘋果汁的發酵飲料	50
5.3	嬰幼兒食品	
5.3.1	供嬰幼兒食用之蘋果汁及蘋果泥、熟漬蘋果等固態蘋果製品	10.0
5.3.2	嬰幼兒副食品	10.0

ruber）等。其分子結構如圖6-5所示，是一種檸檬黃的結晶物。

　　橘黴素具有肝、腎毒性（hepatotoxin及nephrotoxin）及致畸胎性，麥類及玉米都是可能遭受污染的產品。

　　其中特別的是，紅麴米及紅麴相關產品也被發現當中含有橘黴素，因為紅麴菌也具有產生橘黴素的能力。在*Monascus ruber*發酵紅麴過程中，一般大多伴隨紅色素的生成而產生。因此，一般對於利用紅麴來生產紅色素的研究中，如何減少米麴中的橘黴素含量為研究重點。但也有發現有些紅麴產品中沒有檢測到橘黴素。如何確認紅麴產品中的橘黴素含量或於製程中降低或完全不含橘黴素，已被視為利用紅麴產品的重要依據。衛生標準如表6-13。

　　如衛福部於2009年抽驗市售紅麴產品，結果發現8件原料紅麴米樣本全數檢出橘黴素，且有5件殘留量超過限量標準。15件紅麴膠囊食品樣本裡則有1件殘留量超過限量標準。

表6-13　橘黴素（Citrinin）衛生標準

	食品	限量（μg/kg）
6.1	紅麴米	5000
6.2	使用紅麴原料製成之食品及膳食補充品	2000
6.3	紅麴色素，以色價（color value）50之紅麴色素計	200

五、伏馬毒素（Fumonisins）

伏馬毒素由串珠鐮刀菌（*Fusarium moniliforme*）、層出鐮孢菌（*F. prolifera-tum*）等所產生。目前為止，已發現6種不同的伏馬毒素（A1、A2、B1、B2、B3、B4）（圖6-6）。存在於玉米和以玉米為原料的食物或動物飼料中。1989年，美國有很多州陸續發生豬肺水腫、胸積水，以及馬大腦白質軟化症等動物流行病，就是因當地生產的玉米被伏馬毒素污染所致。

此毒素會破壞鞘脂合成，對於家禽最大的威脅在於免疫系統上。衛生標準如表6-14。

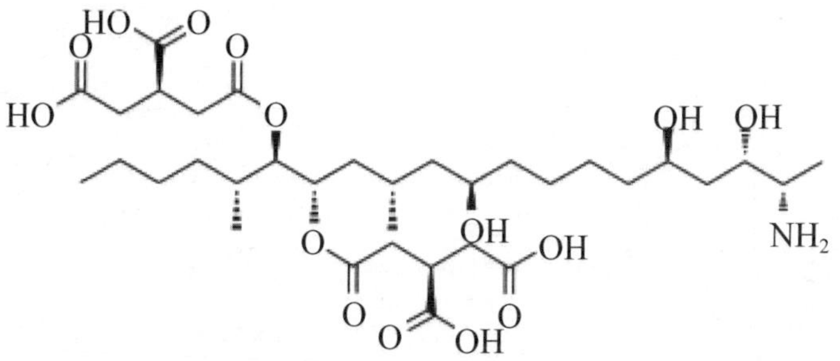

圖6-6　伏馬毒素B1的結構

表6-14　伏馬毒素B_1+B_2（Fumonisins B_1+B_2）衛生標準

	食品	限量（µg/kg）
7.1	穀類	
7.1.1	未經加工之玉米	4000
7.1.2	玉米細粉及玉米粗粉（maize flour and maize meal）	2000
7.1.3	以玉米為主原料之早餐穀類（breakfast cereals）及點心（snacks）	800
7.1.4	其他供直接食用之玉米及以玉米為主原料之加工食品	1000
7.2	嬰幼兒食品	
7.2.1	以玉米為主原料之嬰幼兒穀物類輔助食品及嬰幼兒副食品	200

六、脫氧雪腐鐮刀菌烯醇（Deoxynivalenol, DON）

　　脫氧雪腐鐮刀菌烯醇（DON），又稱嘔吐毒素（vomitoxin）。由禾穀鐮刀菌（*Fusarium graminearum*）和黃色鐮刀菌（*F. culmorum*）所產生，屬於新月毒素（trichothecene）的一種（圖6-7）。

　　主要污染來源是玉米、小麥、大麥、燕麥等作物與加工品。對豬隻影響較大，主要症狀為厭食，並使得豬體重減低，造成免疫力低下及影響繁殖。急性毒性症狀為腹痛、腹瀉、腸胃炎、出血性腹瀉與內毒血症。

　　家禽、牛和羊均較豬對此毒素之耐受力強。此毒素很少會傳入蛋、組織或牛乳中。衛生標準如表6-15。

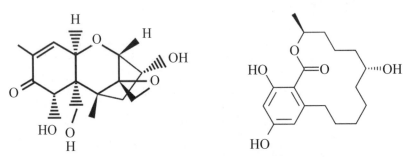

圖6-7　脫氧雪腐鐮刀菌烯醇（左）與玉米赤黴毒素（右）的結構

表6-15　脫氧雪腐鐮刀菌烯醇（Deoxynivalenol, DON）衛生標準

	食品	限量（μg/kg）
8.1	穀類	
8.1.1	未經加工之杜蘭小麥（durum wheat）、燕麥及玉米	1750
8.1.2	其他未經加工之穀類	1250
8.1.3	以小麥、玉米或大麥為原料加工之細粉（flour）、粗粉（meal）、粗粒（semolina）及薄片（flakes）	1000
8.1.4	乾麵條（水分含量約12%）	750
8.1.5	供直接食用之穀類、穀粉（cereal flour）、糠／麩（bran）及胚芽（germ）	750
8.16	麵包、餅乾（biscuits）、糕點（pastries）、早餐穀類及穀類點心（snacks）	500
8.2	嬰幼兒穀物類輔助食品及嬰幼兒副食品	200

七、玉米赤黴毒素（Zearalenone）

　　玉米赤黴毒素又稱F-2毒素，係由鐮刀菌屬的三線鐮刀菌（*Fusarium tricinctum*）、錘形黴菌（*F. oxysporum*）及串珠鐮刀菌（*F. moniliforme*）所產生的，其結構如圖6-7所示。玉米赤黴毒素係一種具有雌激素活性之物質，在所有動物中，母豬是最具敏感的動物，中毒症狀包括陰道脫垂、子宮脹大、陰門及乳房腫大、卵巢萎縮等。通常玉米赤黴毒素多與其他黴菌毒素，如黃麴毒素、赭麴毒素及新月毒素一起被發現。在小麥、裸麥、燕麥、高粱、芝麻、玉米中常被發現有污染。衛生標準如表6-16。

表6-16　玉米赤黴毒素（Zearalenone）衛生標準

食品		限量（μg/kg）
9.1	穀類	
9.1.1	未經加工之玉米	350
9.1.2	除玉米外之其他未經加工穀類	100
9.1.3	供直接食用之穀類、穀粉（cereal flour）、糠／麩（bran）及胚芽（germ）	75
9.1.4	供直接食用之玉米、以玉米為主原料之早餐穀類及點心（snacks）	100
9.1.5	麵包、餅乾（biscuits）、糕點（pastries），以及非以玉米為主原料之早餐穀類及點心	50
9.2	精製玉米油	400
9.3	嬰幼兒穀物類輔助食品及嬰幼兒副食品	20

八、麥角毒素（ergotoxin）

　　有麥角菌繁殖而變黑的麥粒稱為麥角（ergot），其為黑麥角菌（*Claviceps purpurea*）的菌絲團。麥角的發現甚早，在數千年前便已知其毒性，中世紀歐洲因攝取被污染的小麥引起集體中毒，造成大批孕婦流產與數萬人死亡，即使基督

教教徒聖安東尼也死於此病，當時以爲是惡魔作怪，故被稱爲「聖安東尼之火（憤怒）」（St. Anthony's Fire）。

造成麥角中毒症（ergotism）的麥角毒素（ergotoxin）係一群麥角生物鹼的混合物，以麥角胺（ergotamine）、麥角克鹼（ergocristine）及麥角新鹼（ergometrine）（圖6-8）最重要。在醫學界，常用其治療週期性偏頭痛及促進分娩和產後子宮收縮的藥物，也因此常有中毒現象發生。麥角胺與麥角克鹼經水解後，生成麥角酸，即爲迷幻藥LSD之前身。

麥角的形成主因爲，此種黴菌毒素可在大麥、小麥、燕麥、黑麥、稻米及裸麥等穀類開花期中形成一種肉眼可見之黑色菌核。在正常的週期，形狀如同麥粒的菌核掉落於新穀物上，進而形成孢子影響穀物的花穗，並重複相同的循環。

一般麥角中毒症有兩種型態：一爲壞疽性麥角中毒症，其病徵爲最初感到四肢有刺痛感，數週後逐漸麻痺，最後形成壞疽，而損害部位會逐漸往上傳。另一爲抽筋性麥角中毒症，爲神經系統疾病。但往往病人有混合性的併發症產生，症狀包括抽搐疼痛和痙攣、腹瀉等。

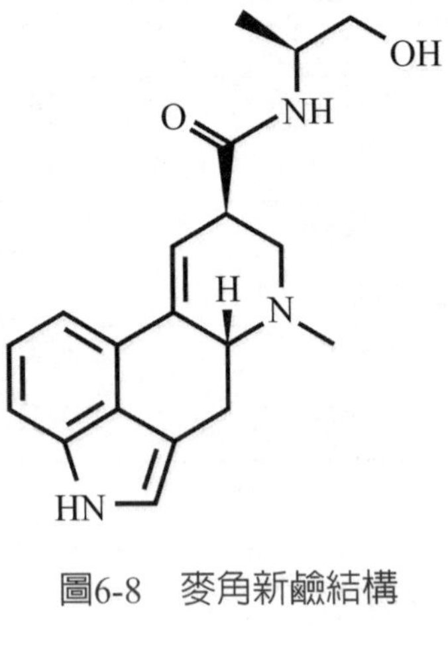

圖6-8　麥角新鹼結構

九、新月毒素（Trichothecenes）

　　新月毒素是一群化學性質相關的黴菌毒素的總稱，此類毒素都含有一個 trichothecene核（圖6-9），其可由許多種黴菌產生，包括*Fusarium*、*Myrothecium*、*Trichodeerma*、*Cephlaosprium*、*Verticimonosporium*、*Cylindrocarpon*及 *Stachybotrys*，而目前已發現的毒素種類，至少在150種以上。

　　新月毒素群依其化學結構式不同而分成A、B、C和D等四類，家禽通常接觸到為A、B兩型。A型新月毒素群常見的有T-2毒素，B型則包括脫氧雪腐鐮刀菌烯醇（DON）。脫氧雪腐鐮刀菌烯醇（DON）為最普遍且常與其他黴菌毒素共同產生，例如玉米赤黴毒素、黃麴毒素。最常測出的為T-2毒素及脫氧雪腐鐮刀菌烯醇（DON），而又以脫氧雪腐鐮刀菌烯醇（DON）的污染率最高，可發生於全球性種植之穀物，包括玉米、小麥、大麥、燕麥、稻米、黑麥、高粱、紅花籽及發酵前穀渣（圖6-1）。

　　一般存在自然界中的新月毒素都具有相似的生物活性，即塗抹在皮膚上會引起反應，產生嚴重的局部刺激、發炎及脫皮現象，且這些反應無專一性，即使對人類亦有相同的反應。若口服這些毒素，則會有水腫、出血性下痢、沒精神、骨髓分解等症狀出現。

　　T-2毒素（T-2 toxin）的化學結構屬於新月毒素A型，為數種鐮刀菌屬真菌所

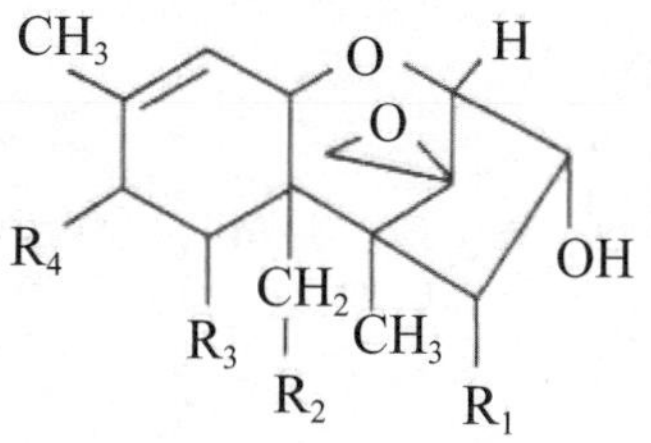

	R_1	R_2	R_3	R_4
T-2 Toxin	OAC	OAC	H	$(CH_3)_2CHCH_2CO_2$
HT-2 Toxin	OH	OAC	H	$(CH_3)_2CHCH_2CO_2$

圖6-9　新月毒素結構與代表毒素（T-2毒素）

生成的一群低分子量、非揮發性的化合物。它們屬於熱穩定的化合物,無法被熱及紫外線破壞,但使用漂白水可破壞其毒性。其會造成皮膚水腫,為強烈之致命毒素。純化之T-2毒素,在阿富汗與波斯灣戰爭中被當作生化武器,經飛機噴灑成黃色雨霧,故被稱為黃雨(yellow rain)。目前已被聯合國禁止生產與使用。FAO/WHO設定人類暴露之安全劑量為60 ng/kg體重/天。

十、黃變米毒素(luteoskyrin)、島毒素(islanditoxin)及環氯叮(cyclochlorotine)

黃變米毒素、島毒素及環氯叮係由島青黴(*Penicillium islandicum*)所產生,係在黃變米(yellow rice)中分離出者。*P. islandicum*可產生兩大類的毒素,第一類為黃變米毒素,第二類為水溶性的含有氯分子的環狀胜肽,包括島毒素及環氯叮(圖6-10)。

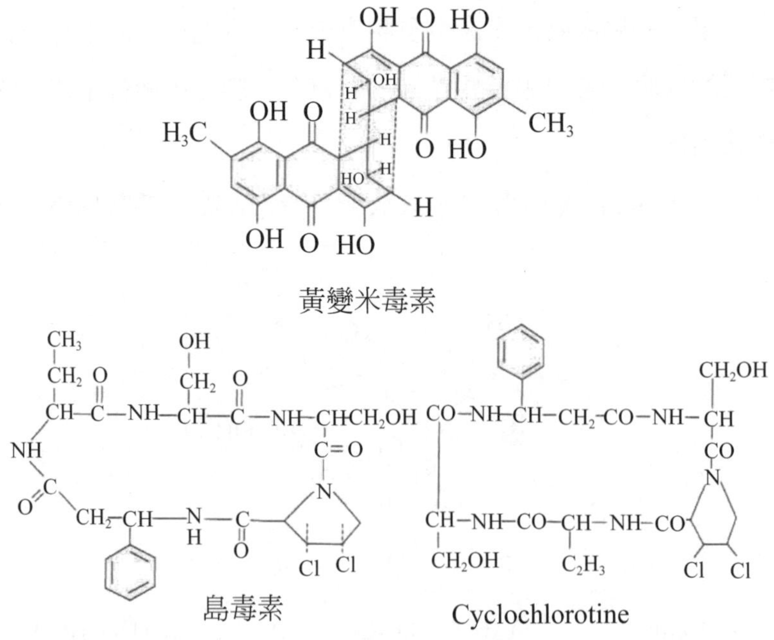

黃變米毒素

島毒素　　　　　Cyclochlorotine

圖6-10　黃變米毒素、島毒素及環氯叮的結構

　　黃變米毒素爲親油性化合物，毒性作用較緩慢，對老鼠的半致死量爲221 mg/kg，在毒性表現方面除損害肝臟作用外，亦會影響細胞吸取氧氣。

　　環氯叮及島毒素則爲水溶性化合物，毒效快速，對老鼠的半致死量爲6.55 mg/kg，急性毒性會造成呼吸及循環障礙，老鼠在中毒24小時內死亡，而慢性毒性則會造成肝細胞瘤。此類黴菌可在米、豆類、小麥中發現，尤其在黃變米中，故可能亦爲引起人類肝癌的原因之一。

十一、黃黴毒素（sterigmatocystin）

　　黃黴毒素係由*Aspergillus versicolor*的代謝產生者，爲一種黃色、高熔點的物質，此毒素及天然物質中第一個發現具有呋喃者，其結構如圖6-11所示，可發現其結構與黃麴毒素頗相似，因此其生物合成途徑非常相似。除了*A. versicolor*外，*A. midulans*、*A. flavus*、*A. rugulosus*等菌亦都能產生黃黴毒素。

　　由於*A. versicolor*黴菌到處都有分布，因此此種毒素爲一種重要的污染穀類作物的黴菌毒素，尤其穀類、咖啡豆。黃黴毒素的急性毒性比黃麴毒素弱（老鼠之半致死量爲166 mg/kg），其致病過程爲肝細胞及膽管增生，而後組織增生，接著壞死，終至肝癌產生。與黃麴毒素不同處爲，將黃黴毒素塗在老鼠表皮時，會引起皮膚損害，包括細胞癌的症狀，而黃麴毒素則無此作用。

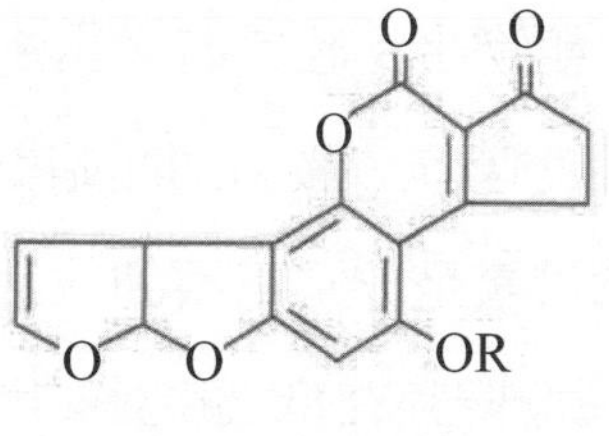

(I) sterigmatocystin: R = H. sterigmatocystin glucuronid: R = β-D-glucosiduronyl.
(II) aflatoxin B$_1$: R = CH$_3$ aflatoxin P$_1$ glucuronide: R = β-D-glucosiduronyl.

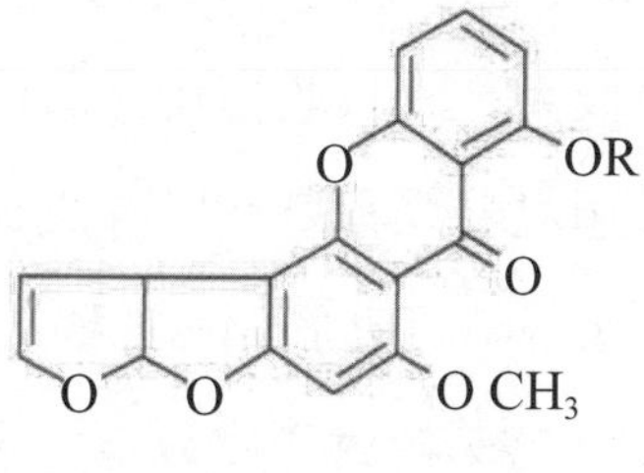

圖6-11　黴毒素、黃麴毒素及其衍生物之構造

十二、孢子鐮刀菌素（Sporofusariogenin）

　　此黴菌毒素係由*Fusarium poe*及*F. sporotichioide*兩株菌所生產者。此種毒素曾經在二次世界大戰即將結束時，於俄國奧倫堡附近造成黴菌毒素中毒病，其症狀稱之爲攝食性白血球缺乏症（alimentary toxic aleukia，簡稱ATA病）。其原因爲食用越多而發霉的穀物造成。其症狀分三期，第一期症狀爲食入後不久便出現，此時可感到消化道有灼熱感、舌頭腫脹僵硬，但症狀很快便消失。第二期爲潛伏期，最明顯症狀爲貧血、白血球數目降低，若仍繼續食入含毒穀粒，則2～8星期後會轉入第三期，此時病人便大多無可避免的會死亡。

第三節　黴菌毒素的防止與去除

一、黴菌毒素的防止與避免攝食

㈠黴菌毒素的防止

　　黴菌的存在十分普遍且生長容易，故穀物在生長過程中無可避免的會受到黴菌污染。黴菌毒素的生成，首要具備該眞菌的存在，才會產生毒素，黴菌毒素最愛溫暖潮溼環境，故可以透過溫溼度、包裝和環境的控管來預防毒素的生成。

　　通常，植物生長旺盛時，對於黴菌抗力較大，一旦收穫後，若儲存環境的溼度高、溫度適宜，黴菌即開始繁殖，故穀類之乾燥程度與貯存之環境，對是否產生黴菌毒素是非常重要的。通常穀類之水分不可高於14%（警戒水，alarm water），並應貯存在低溫乾燥的地方（20℃、75%相對溼度以下），並注意通風，而破碎的穀粒則較易受到黴菌的侵蝕而產生毒素。此外，加工業者應加強原料中黃麴毒素含量的自主檢驗，以及儲藏環境的管控。同時，可藉由穀物收穫前及收穫後的良好作業規範，避免受黴菌毒素污染的食品進入食品供應鏈。

㈡黴菌毒素食品中毒之預防

　　黴菌毒素結構安定，對熱及紫外光有抗性，因此在食品加工處理過程中或高溫滅菌處理，也難以使毒素失去活性。日常生活中可以參考以下幾點建議。

1. 拒購長黴之原料。購買食品請確認外觀無損毀及發黴。

2. 拒食發霉食品，盡量選購新鮮食品。即便只有一處發黴也要避免食用，就算肉眼看不出來，但是黴菌的菌絲可能已經深入食物的內部了。

3. 減少攝取動物內臟。

4. 勿購買包裝破損的食品。包裝破損會增加食品暴露在黴菌污染的風險。

5. 勿一次購買過多的原料，遵守「先進先出（FIFO）」，降低因為保存不當或超過效期，而使食品被黴菌污染的風險。

6. 食品應保存在適當環境，詳細閱讀食品外包裝上所建議之適當保存環境。

7. 注意儲放場所的衛生，防止積水、控制倉儲內的溼度。

8. 關注衛生單位發布的稽核或抽查資訊，避免買到可能含黴菌毒素的產品。

二、黴菌毒素的降低方式

　　黴菌毒素污染作物仍不斷的造成世界農業和食品工業之主要經濟問題，黴菌和其毒素不僅使得作物生產量減低且品質變壞，也使得攝取了毒素之動物造成各種病症，雖然預防是很重要的，但在某些溫度和溼度下污染是免不了的。因此目前商業上有效之除污方法增加（表6-17）。

　　然而污染的穀物可能含有很複雜的毒素，每一種具有不同之化學特性（包括熱穩定、溶解度和可吸收的親合力），很難找到單一且對黃麴毒素相同有效的防止所有毒素之方法。

㈠物理方法

　　物理方法包括清洗、去殼、去皮，將有毒和沒污染的分類，或加熱處理。這

些處理方法之成功與否又和這些穀物污染的程度和分布之多廣有關。

清洗法包含篩濾法、清洗和除去灰塵殘渣、小的碎粒、殘屑、去殼、精製。以水或碳酸鈉溶液洗清，此種清洗可清除一部分表層之污染，但清洗後又將花很多費用來使穀類乾燥。

花生工廠常以物理法將發霉污染的部分分離，一般是以手工或以電子儀器來分離有污染的部分（廣告－電腦選的是最有名的例子）。以電子法去除可達平均70%，用手去撿離去除效率則不高。

加熱處理可降低部分黴菌毒素含量，但效果有限，尤其是傳統巴氏殺菌或80～121℃的加熱條件。但擠壓加工可有效降低某些黴菌毒素。

放射線或紫外線處理為常用的非熱加工方式，可破壞某些黴菌毒素，但與其使用劑量以及食品成分有關。如使用紫外線處理，可減少無花果中黃麴毒素與乳汁中黃麴毒素M的含量。

㈡化學方式

發現對抗黴菌毒素有效之化學藥品中包括氫氧化鈣、甲胺、酸性亞硫酸鈉、臭氧、氯氣、雙氧水、維生素C、氫氧化胺、鹽酸、二氧化硫氣體、甲醛、氨。針對不同黴菌毒素，有不同方式處理。如氫氧化鈣、甲胺對污染玉米中之T-2毒素和F-2毒素有效，而過氧化氫、維生素C、氫氧化胺、鹽酸、二氧化硫氣體可減少小麥中污染之脫氧雪腐鐮刀菌烯醇。

在某些情況下，物理法和化學法併用，可達到更好之除污染效果。化學處理可因加熱增加效果，例如熱和氫氧化鈉一起可減少穀類中赭麴毒素，氨氣和熱及加壓處理時可減少玉米中伏馬毒素（fumonisin）之濃度。

㈢生物處理法

減少黴菌毒素污染穀物之方法包括以正常穀物稀釋污染之穀物、添加防霉劑、除霉味劑、加入黴菌毒素吸附劑以減少腸道吸收毒素及一些其他方法。

稀釋法是最有效且廣為採用之方法，可減少黴菌污染的飼料影響到動物之

量，特別是因Fusarium污染飼料情況下可改善攝食量和增重，然而此法之成敗決定於原污染量之大小、稀釋方式、稀釋原料之來源。

　　一些黴菌毒素吸附劑之效果有限，依毒素種類而有所差異，吸附劑包括苜蓿粉、合成之陰離子交換沸石、水合矽酸鹽和酵母細胞壁之產物。

表6-17　用於減少飼料中黴菌毒素之物理、化學和生物方法

種類	方式
物理法	清洗、除殼、磨光、將污染與未受污染的分開、加熱處理
化學法	氫氧化鈣、甲胺、酸性亞硫酸鈉、臭氧、氯氣、雙氧水、維生素C、氫氧化胺、鹽酸、二氧化硫氣體、甲醛、氨
生物法	稀釋污染的穀物、外加防腐劑、外加香味劑、外加黴菌毒素吸附劑

第七章

生物來源危害因素——原生動物、病毒與其他

第一節　食源性寄生蟲病簡介

第二節　常見之寄生蟲簡介

第三節　病毒造成之食品安全問題

第四節　其他生物造成之食品安全問題

本章主要敘述食品衛生上，生物性危害因素中的寄生蟲、病毒以及病媒。

第一節　食源性寄生蟲病簡介

一、寄生蟲病定義

㈠寄生蟲

1. **寄生蟲**（parasitic worm）。係指以寄生爲生的各種無脊椎動物。按動物分類系統分類，人體寄生蟲隸屬於動物界的五個門：

    ⑴原生動物門（Phylum Protozoa）：原蟲。

    ⑵扁形動物門（Phylum Platyhelminthes）：吸蟲、條蟲。

    ⑶線形動物門（Phylum Nemathelminthes）：線蟲。

    ⑷棘頭動物門（Phylum Acanthocephala）：棘頭蟲。

    ⑸節肢動物門（Phylum Arthropoda）：醫學昆蟲。

    一般將寄生蟲分爲：蠕蟲（Helminth）、原蟲（Protozoa）與節肢動物（Arthropoda）三大類。其中蠕蟲包括線蟲（nematode）、吸蟲（trematode）與條蟲（cestode）。

2. **寄生蟲病**（parasitic diseases，parasitosis）。指寄生蟲在宿主體內生長繁殖並造成宿主病變引發臨床症狀。

    腸道寄生蟲病在熱帶及亞熱帶地區普遍流行，是開發中或未開發國家常見的疾病。從各個地區或國家之腸道傳染病之盛行率，可以間接的反應出當地的衛生條件與生活品質。腸道寄生蟲的病原體包括原蟲和蠕蟲兩類，其中常見原蟲感染如阿米巴痢疾、梨形鞭毛蟲及隱胞子蟲等。蠕蟲感染如蛔蟲、鉤蟲、鞭蟲、蟯蟲、中華肝吸蟲及條蟲等。

㈡ 寄生

寄生關係是一種生物生活在另一生物的體表或體內，使後者受到危害。受到利用（傷害）的生物稱為寄主或宿主（host），寄生的生物稱為寄生物。

兩種生物之間之關係可分為：

1. **共生**（symbiosis）。兩種生物生活在一起的現象。
2. **共棲**（commensalism）。一方受益，另一方既不受益也不受害。如：人—結腸內阿米巴。
3. **互利共生**（mutualism）。兩種生物在營養上互相依賴、長期共生，雙方有利。如：白蟻—鞭毛原蟲。
4. **寄生**（parasitism）。一方受益，另一方受害，前者稱寄生物，後者給前者提供營養和居住場所稱宿主。如：蛔蟲—人。

寄生物從宿主中獲得營養、生長繁殖並使寄主受到損害，甚至死亡。

寄生物和宿主可以是動物、植物或微生物。動物性寄生物稱為寄生蟲。

二、寄生蟲的生活史

㈠ 寄生蟲的生活史（life cycle）

生活史指寄生蟲生長、發育、繁殖的全過程。一般分兩類：⑴直接：不需中間宿主，如蟯蟲。⑵間接：需中間宿主，如豬肉條蟲（圖7-1）。

蠕蟲的生活史有兩類：⑴卵—幼蟲—成蟲。⑵卵—幼蟲—幼蟲—成蟲。

原蟲則在宿主體內，藉由無性生殖或有性生殖方式進行增殖。

在寄生蟲的生活史中並非所有發育時期都有傳染力，要侵入寄主之前寄生蟲必須先成長到特定的階段，一般稱此階段為感染階段。

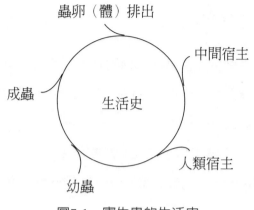

圖7-1 寄生蟲的生活史

㈡寄生蟲病流行的基本環節

寄生蟲病的傳播（transmission）有三大要素：傳染源、傳播途徑和易感人群。

1. **傳染源**。即原宿主（old host）。處於發作的病人、帶蟲者或中間宿主。處於發作的病人係有感染有症狀者，帶蟲者係有感染沒症狀者。但發病的病人不一定為終宿主，也可能是中間宿主。我國目前有7種法定傳染病為寄生蟲引起。

2. **傳播途徑**。包括感染來源及感染的途徑。

3. **易感人群**。即新宿主（new host），必須要有易受感染宿主的存在。免疫力差異會影響寄生蟲的生長，即宿主會因為不同程度的免疫力在感染寄生蟲後有不同程度的傷害。如有一群實驗用小鼠，每一隻小鼠給20隻幼蟲，三個月後每隻老鼠幼蟲變成蟲數目不一定會相同。

這三大要素牽涉到預防、控制、治療等醫療行為。

三、宿主

㈠宿主類型

根據寄生蟲在寄主體內的發育階段，可分為中間宿主與終末宿主（圖7-2）。

1. **中間宿主**（intermediate host）。寄生蟲幼蟲或無性生殖階段寄生的宿主。有的寄生蟲可以有多個宿主，如需兩個以上中間宿主，則依順序稱第一中間宿主、第二中間宿主（轉續宿主）等。

2. **終末宿主**（definitive host）。寄生蟲在其體內能發育到成蟲或有性生殖階段寄生的宿主。

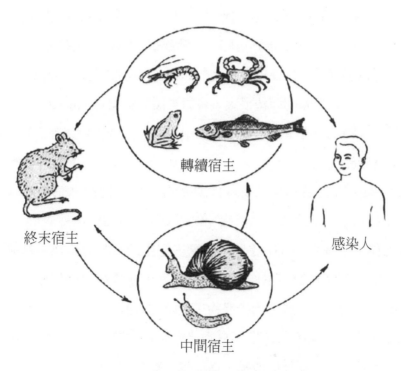

圖7-2　中間宿主與終末宿主之關係

　　以人和動物爲寄主的寄生蟲可誘發人畜共患病，損害人體健康。另外，還可通過攜帶寄生蟲的肉類或肉製品傳給人類，引起疾病。

㈡寄生蟲與宿主的關係

　　寄生蟲對宿主的損害程度取決於寄生蟲的數量和寄生部位。其原因如表7-1。

1. **奪取營養**。寄生蟲從人體獲得生存所必需的物質，如蛔蟲寄生在人體內以人小腸內的食糜爲營養，當蟲的數量過多可能會引起營養不良。而鉤蟲自宿主腸壁吸血，是引起貧血的原因之一。常見如蛔蟲、條蟲。

2. **機械損傷**。寄生蟲在組織器官中寄生所引起的阻塞和擠壓作用，包括寄生蟲在人體內的機械運動，以及在人體內遷移過程中，對其經過的臟器所造成損傷。蛔蟲經口感染，在小腸內孵化出幼蟲，幼蟲在腸絨毛膜內侵入毛細血管，開始全身的遷移，然後到達肺，在肺部寄生時會引起肺炎。

　　另一種機械損傷是占位性損傷。比如囊蟲（條蟲的幼蟲）或包蟲寄生在人體的組織臟器內，有些蟲體的體積很大，會對人體的臟器造成擠壓，引起嚴重的危害，尤其是在大腦皮層寄生時，壓迫神經中樞引起癲癇、昏迷等症狀。常見如鉤蟲、包蟲、肺吸蟲。

3. **化學性障礙**。寄生蟲本身以及其代謝產物、分泌物和排泄物都具有毒素作用，能引起宿主局部或全身性反應，包括毒性、過敏性現象。

　　⑴**毒性作用**。寄生蟲在宿主體內或體表寄生時，其分泌物、排泄物和死亡蟲體的分解產物對宿主均有毒性作用，可造成宿主的損傷。常見如阿米巴的分泌物、廣節條蟲的排泄物、包蟲的囊液。

　　例如，蛔蟲在人體內寄生，它的代謝產物作爲異源物質，會引起人的焦慮或者咀嚼肌不規律的收縮，從而導致磨牙。

　　⑵**免疫病理損傷**。寄生蟲侵入人體後，寄生蟲體內和體表多種成分、代謝產物、死亡蟲體的分解產物、線蟲的脫皮液、條蟲的囊液等都具有抗原性，可誘導宿主產生過敏反應，造成局部或全身免疫病理損害。這種損

傷往往是最嚴重的一種損傷。例如，血吸蟲的蟲卵寄生在肝臟裡，導致肝細胞的嚴重纖維化，引起肝硬化肝腹水。

表7-1　寄生蟲對宿主造成損害的原因

種類	狀況
1. 奪取營養	1. 蛔蟲寄生在人體內以人小腸內的食糜為營養 2. 鉤蟲自宿主腸壁吸血，是引起貧血的原因之一
2. 機械損傷	
(1) 破壞（destruction）	1. 肺吸蟲寄生於肺臟，造成肺實質性的破壞 2. 鉤蟲和條蟲咬附腸壁，破壞腸黏膜造成損害
(2) 栓塞（embolism）	1. 寄生蟲在肝臟造成囊腫，壓迫到肝造成肝受損 2. 蛔蟲和條蟲的成蟲寄生在腸道內，當數量過多可能引起阻塞 3. 絲蟲寄生在淋巴系統，可阻塞淋巴管，使淋巴液回流受阻，產生一系列病變
(3) 壓迫（compulsion）	1. 寄生蟲寄生於血液造成血栓
3. 化學性障礙	
(1)毒性作用	1. 痢疾阿米巴的大滋養體，可以分泌酵素、溶解腸壁組織，從而引起腸壁潰瘍 2. 血吸蟲侵入皮膚時，可以引起局部皮炎；幼蟲在移行過程中，可以引起全身性過敏反應
(2)過敏（allergen）	寄生蟲感染通常會引起嗜酸性白血球增加

反之，宿主對寄生蟲的影響為，個人體質會讓寄生蟲的感染產生差異，但對治療無太大的影響。

(三) 寄生蟲感染的特徵

1. **帶蟲者**（carrier）：人體感染寄生蟲後無明顯的臨床症狀和體徵，但能檢出病原，且能傳播病原者。

2. **慢性感染**（chronic infection）：人體感染寄生蟲後沒有明顯的臨床表現和體徵，或在臨床上出現一些症狀後，未經治療或治療不徹底而逐漸轉為慢性持

續感染階段。如血吸蟲感染。由於寄生蟲數量少,長期以輕微的臨床症狀表現。是寄生蟲感染的主要形式,可能檢出病原。

3. **隱性感染**(inapparent infection):是人體感染寄生蟲後,既沒有臨床表現,又不易用常規方法檢獲病原體的一種寄生現象。當免疫力低下時,易大量增殖而致病。例如弓形蟲、隱孢子蟲等感染。

4. **多寄生現象**(polyparasitism):人體同時感染兩種或兩種以上的寄生蟲時,稱為多寄生現象。不同蟲種生活在同一宿主體內可能會相互促進或相互制約,增加或減少它們的致病作用,進而影響臨床表現。例如蛔蟲與鉤蟲同時存在時,對梨形鞭毛蟲起抑制作用。

四、寄生蟲病來源

腸道寄生蟲的病原體包括原蟲和蠕蟲兩類,其中常見原蟲感染如阿米巴痢疾、梨形鞭毛蟲等。蠕蟲感染如蛔蟲、鉤蟲、鞭蟲、蟯蟲、中華肝吸蟲及條蟲等。造成寄生蟲病之原因有許多,包括:

㈠寄生蟲病來源

1. 經口──飲食與水

因飲用生水或游泳時寄生蟲跑到氣管傳染。食物如生魚片或生肉亦可能感染。如肝吸蟲及條蟲的生活史需要經由一個或多個中間宿主支持,經由生食帶有寄生蟲幼蟲之豬肉、牛肉或魚肉等而遭感染。經口食入常見寄生蟲為蛔蟲、鞭蟲、肝吸蟲、條蟲及痢疾阿米巴原蟲等。表7-2為食用畜肉易染患之寄生蟲病之宿主、傳染媒介及病症。

表7-2　食用畜肉易染患之寄生蟲病之宿主、傳染媒介及病症

種類	中間宿主	幼蟲宿主	末宿主	傳染媒介	病症
旋毛蟲	人、鼠、豬	豬	人、鼠、豬	豬肉	腸炎、肌炎
肝吸蟲	螺類	牛、羊	人、草食動物	食物	肝炎
無鉤條蟲	牛	人	人	牛肉	輕性腸炎
有鉤條蟲	豬	人	人	豬肉	輕性腸炎

2. 昆蟲叮咬

人體內有蟲，因為蚊子吸血而將蟲傳給其他人。

3. 經皮膚或黏膜（眼）、吸入

如十二指腸鉤蟲、美洲鉤蟲等，經由污染泥土中的鉤蟲幼蟲穿入皮膚而感染。

4. 直接接觸——性病

5. 土壤

蟲卵掉到土中，成熟後污染食物。寄生在人體腸道的成蟲所產之蟲卵隨糞便排出後，直接污染或經由施肥間接污染土壤及栽種的蔬菜、瓜果或水源等。不良的飲食或衛生習慣，如生吃、生飲、飯前便後不洗手等，均可使蟲卵經口食入而遭感染。

6. 輸血

7. 床鋪、衣服

母蟯蟲夜晚會到肛門口排卵，然後小孩子用手抓屁股後蟲卵可能掉下來，導致蟲卵的擴散。

㈡ 食源性寄生蟲病來源

食源性寄生蟲病是指所有能夠經口隨食物（水源）感染的寄生蟲病的總稱，包括肉源性、植物源性、淡水甲殼動物源性、魚源性、螺源性、水源性六大類。

五、我國歷史與現況

腸道寄生蟲病在熱帶及亞熱帶地區普遍流行，是開發中或未開發國家常見的疾病，威脅著兒童和成人的健康甚至生命。估計全球約有44.6億人感染相關疾病，並造成龐大的經濟損失。從各地區或國家之腸道傳染病之盛行率，可以間接的反應出當地的衛生條件與生活品質。

㈠歷史狀況

文獻上台灣人感染的寄生蟲約有70幾種，1980年代以前的台灣，寄生蟲病流行，以腸內蠕蟲為主，如蛔蟲、鉤蟲、鞭蟲和蟯蟲。苗栗、日月潭及美濃等地曾是中華肝吸蟲的盛行區，多因民眾生食生魚片所感染。

台灣地區從1971年起針對全省國小學童進行每年兩次的全面性篩檢防治計畫，到1986年為止，全省腸道寄生蟲盛行率從73%降至0.19%。全省的蛔蟲及鞭蟲陽性率分別從6.8%及11.4%降至0.3%及0.4%，其中以人口密度最高的都市地區防治成效最佳。

㈡現況

台灣法定傳染病中阿米巴性痢疾屬第二類法定傳染病。歸屬於其他傳染病類有六種為寄生蟲引起，包括：⑴常見腸道寄生蟲病，⑵中華肝吸蟲感染症，⑶廣東住血線蟲感染症，⑷肺吸蟲感染症，⑸旋毛蟲感染症，⑹人芽囊原蟲感染。

雖然寄生蟲病在台灣已日漸減少，但仍依然存在，其來源如下。

1. 部分地區人民的生活習性

偏鄉地區仍有較高的感染率。人民的生活習慣影響寄生蟲病之流行情形，即使如美國這樣的先進國家，仍有寄生蟲病之存在，根據美國農業部（USDA）的研究指出，食源性疾病有67.2%係由病毒所引起，30.2%為細菌，2.6%為寄生蟲。

2. 自旅遊地帶回

　　台灣民眾出國旅遊風氣盛行，其中又以東南亞包括印尼、越南、寮國、馬來西亞與泰國等寄生蟲病流行的國家，為國人最常旅遊的地區，稍不注意個人飲食衛生，便有可能自旅遊地區的飲食當中食入各式各樣寄生蟲而罹病。

3. 台商帶回

　　目前在中國大陸的台商人數有數百萬人，往返於兩岸地區的台商可能感染了寄生蟲而不自知，除影響自身的健康外，亦扮演傳播者的角色。

4. 外籍勞工帶入

　　目前台灣地區合法外籍勞工，主要來自東南亞地區，這些外籍勞工若已感染寄生蟲，進入台灣時沒被檢出，可能威脅國人的健康。因此衛福部訂有外籍勞工健康檢查相關規定。外籍勞工於入國前、入國後3日內及工作滿6、18及30個月，須進行健康檢查，檢查項目包括：⑴胸部X光肺結核檢查。⑵漢生病檢查。⑶梅毒血清檢查。⑷腸內寄生蟲糞便檢查。⑸身體檢查。⑹麻疹及德國麻疹之抗體陽性檢驗報告或預防接種證明。

　　外勞健檢寄生蟲檢查包含：蛔蟲（Ascaris）、絛蟲（Tapeworm）、梨形鞭毛蟲（Giardia）、鉤蟲（Hookworm）、肝吸蟲（中華肝吸蟲、泰國肝吸蟲、貓肝吸蟲、牛羊肝吸蟲）、糞小桿線蟲（Strongyloides）、東方毛線蟲（Trichostrongylus）、鞭蟲（Trichuris）、痢疾阿米巴（Entamoeba Histolytica）、其他（上述以外之腸內寄生蟲）。

　　以新北市2019年為例，在349例不合格中，梨形鞭毛蟲112人次最多，次為鉤蟲83人次，糞小桿線蟲69人次第三。國家以越南最高，印尼次之。

六、寄生蟲病的臨床表現

　　腸道寄生蟲病的症狀依病原種類有所差異，最常見的症狀和體徵包括發熱、腹瀉、貧血、過敏反應和肝脾腫大。值得一提的是，末梢血液及局部組織內嗜酸性白血球增多是蠕蟲感染常見的特徵。但有些則症狀不明顯，甚至無症狀。表

7-3爲寄生蟲病之致病力以及寄生部位比較。

表7-3　寄生蟲病之致病力以及寄生部位比較

種類	說明
致病力	1. 原蟲類寄生在組織、細胞中會造成溶血，致病力較強 2. 台灣現況爲蠕蟲類較多，致病力低；原蟲類較少，致病力高
寄生部位	1. 寄生於腦的狀況較嚴重，因腦有血腦屏障，所以不易治 2. 相對於寄生在腸管，寄生蟲寄生於組織內的狀況較麻煩，因爲即使將蟲殺死也不易排出，反而成爲毒性來源，導致抗原的形成

七、寄生蟲病預防方法

㈠寄生蟲病防治原則

1. **消除傳染源**—治療病人、帶蟲者，監控疫區人口流動，控制或捕殺部分保蟲宿主。

2. **切斷傳播途徑**—妥善處理排泄物、消滅媒介昆蟲或中間宿主。

3. **保護易感人群**—加強個人防護，改變生活習慣，預防服藥，塗抹驅避劑。

㈡給一般消費者的建議

1. **不生食**。包括蔬菜、豬肉、牛肉及魚肉等，水果須用水洗淨後再食用。

2. **不飲生水**。飲用水須經煮沸後飲用才安全。

3. **注意個人衛生**。勤剪指甲，養成飯前、便後洗手的習慣。

4. **不隨地大小便**。不用新鮮糞便施肥；糞便應經化糞池處理，避免污染水源。

5. **避免進食生醃水產**。辛辣及酸性的調味料包括芥末、辣椒醬、蒜頭、辣椒、檸檬汁、醋及酒等，皆不能把寄生蟲殺掉。

6. 長者、孕婦、嬰幼童及免疫力較弱的人，不宜進食生魚片或生食。

7. 不論淡水魚或海魚，當中可能含有寄生蟲，在指定條件下，最有效殺滅魚內寄生蟲的方法是經過指定條件下冷凍或澈底煮熟等方式，以降低食安風險。

㈢肉品檢驗的實施

　　肉品的潛在性毛病以寄生蟲病為最大危機。常見的由肉感染的寄生蟲病包括旋毛蟲病、中華肝吸蟲病、有鉤及無鉤條蟲病。

　　肉品檢驗的目的在確保肉的衛生及觀察家畜在屠宰時是否有疾病或其他影響衛生的問題，以使最後的肉品符合衛生的要求。在我國由行政院農業委員會動植物防疫檢疫局負責，並有專職獸醫師派駐各屠宰場。凡屠宰供食用之家畜、家禽及其屠體，皆實施衛生檢查。檢查範圍包括屠前、屠後檢查及其他有關檢查工作。屠前檢查目的在篩選健康的家畜，唯有通過的家畜才可屠宰。而在解剖時，必須要做屠後檢查，合格者蓋上標記（圖7-3）。被判定不合格部分，則須予以化製、焚化或掩埋處理。

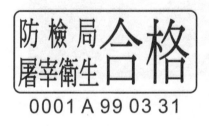

圖7-3　我國屠宰衛生檢查之標誌，（左）豬肉蓋在表皮，（右）禽肉產品或包裝上

第二節　常見之寄生蟲簡介

　　台灣法定傳染病中阿米巴性痢疾屬第二類法定傳染病。其他有六種為寄生蟲引起，皆歸屬於其他傳染病類，包括：⑴常見腸道寄生蟲病，⑵中華肝吸蟲感染症，⑶廣東住血線蟲感染症，⑷肺吸蟲感染症，⑸旋毛蟲感染症，⑹人芽囊原蟲感染。

一、蛔蟲 (Ascaris)

(一) 特性

蛔蟲（*Ascaris lumbricoides*）引起蛔蟲症（ascariasis），屬線形動物門，為一種線蟲。身體為灰白色長圓柱狀，形似蚯蚓，具有巨大頸翼，蟲體前端向腹側彎曲。雄蟲尾端有突起及尾翼。雌蟲比較長且粗，圓錐形尾部但不彎曲。雄成蟲長約20公分；雌成蟲長約30公分（圖7-4）。

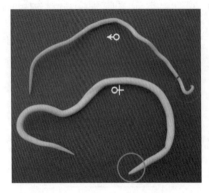 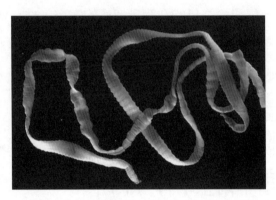

圖7-4　（左）蛔蟲，（右）條蟲

(二) 生活史

蛔蟲成蟲在人小腸內產卵，蟲卵隨糞便排出人體外。當蟲卵存在於水中或附著於蔬菜、水果等上而從人口攝入時，對人來說便是感染上蛔蟲了。從小腸到體外，再從人口進入，這就是蛔蟲的生命循環過程。

(三) 傳染途徑

1. 傳染途徑

   (1) 低度開發之農業國家愛用糞便作肥料，導致蔬菜及植物被蛔蟲卵污染。

   (2) 蠅類及蟑螂腳部常攜帶蟲卵散布於食物及飲料上，成為傳播之重要媒介。

⑶人類感染主要是誤食被犬蛔蟲卵污染的食物或泥沙，或清理狗糞便、衣物被褥等後未洗手便飲食。

⑷由於嬰兒不具有判斷能力，常不洗手吃東西，或者是亂咬東西，所以會被寄生的機率比一般人還要大。

2. 體內傳染途徑

　　熟卵被人吃下肚後，幼蟲孵化，從小腸經過肝臟到達肺部，再沿著支氣管上行，並再度經口腔吞嚥到小腸。經過數月於體內進行複雜的巡迴之後，終於發育為成蟲。

㈣症狀

1. 幼蟲體內移行的症狀：可出現咳嗽、發燒、急性肺炎。可在感染後四天至兩星期發生，有些過敏的病人可能會突然氣喘發作。

2. 若腸道寄生成蟲數目不多，則不會有明顯症狀。但一旦誤入膽管或闌尾，便會引起劇烈的腹痛。腸內蛔蟲一般處於安靜狀態，迷入腸外器官並不常見，但各種刺激如發燒或使用藥物易使成蟲騷動及鑽孔而發生併發症。

3. 如妥善處理的話，其實不會有太大的傷害，因為蛔蟲的壽命就1～2年，如果不再感染，蟲體會自動的排出體外，病就好了。但因蛔蟲寄生在人的小腸中吸取營養物質，因此，感染蛔蟲易造成兒童營養不良。

㈤預防方法

1. 飯前、便後要洗手，因為手上可能會沾上蟲卵因而吃下肚。

2. 家中的狗必須例行性的給予驅蟲，避免犬蛔蟲感染人體。

3. 貓、狗的床單要以熱水進行消毒，還要保持廁所的清潔，處理完貓、狗的排泄物，務必要洗手。

4. 處理食物前先洗手，煮熟所有食物，不生食蔬菜，水果必須用水洗淨。

5. 注意飲水衛生，飲水須經煮沸後始可飲用。

二、條蟲（Tapeworm）

㈠特性

條蟲屬條蟲綱（*Cestodes*）。成蟲扁長如腰帶，分節，白色或乳白色，體長因蟲種不同可從數毫米至數米不等（圖7-4）。由頭節、頸部、節片組成，前端細。頭節上有槽、吸盤或鉤，藉此附著在宿主腸壁上；節片由頸分裂而來，節片由一至數千不等，越往後越寬大；每一節片相當一個體，其中至少有一套雌雄生殖器官，其他器官退化，營養靠體表吸收宿主的養料；隨著生殖器官的發育，節片越後越成熟，有卵的節片稱為孕節，最後逐節或整段脫落，隨糞便排出宿主體外。條蟲種類甚多，常見為無鉤條蟲（又稱牛肉條蟲）、有鉤條蟲（又稱豬肉條蟲）、廣節裂頭條蟲（又稱魚肉條蟲）。

㈡生活史

條蟲卵內具有鉤的胚，胚逸出後侵入中間宿主（牛、豬或魚），發育為實心或囊狀的蚴，蚴被最終宿主（人）吞食後，囊蟲幼蟲在人體小腸發育，吸附於腸壁上而逐漸伸長並形成鏈狀體節，約2～3個月發育為成蟲。節片也能自動脫離蟲體，隨大便排出。而誤食蟲卵時，豬肉條蟲蟲卵甚至可在人體內發育成囊尾幼蟲，但無法完成其生活史，最後鈣化死亡。

曼氏裂頭條蟲的生活史中需要3個宿主。終宿主主要是貓和犬。第一中間宿主是劍水蚤，第二中間宿主主要是蛙。蛇、鳥類和豬等多種脊椎動物可作其轉續宿主。人可成為它的第二中間宿主、轉續宿主甚至終宿主。

㈢傳染途徑

無鉤條蟲主要由吃牛肉而感染，故又稱牛肉條蟲。無鉤條蟲在牛肌肉中長成囊蟲，當人吃入受感染未煮熟之牛肉時，便會進入人體而寄生於腸道中，其發育期為10～12週。

有鉤條蟲主要由吃豬肉而感染，故又稱豬肉條蟲。

廣節裂頭條蟲主要由吃魚肉而感染，故又稱魚肉條蟲。其多存在於溫帶或接近北極的區域，多寄生在大麻哈魚、烏魚和七星鱸。

裂頭條蟲主要是食入或飲用受長尾幼蟲或原尾幼蟲污染的食物或水源而感染，或因幼蟲直接侵入皮膚或黏膜而感染。

台灣早期少部分的原著民有生食飛鼠或山豬肉的習慣，所以有條蟲感染的情況發生。目前由於環境設施的提升和衛生教育的普及，條蟲感染症已經非常罕見。近年來由於開放外籍勞工來台工作，其條蟲的感染率明顯較高。

㈣症狀

被感染者有可能維持無症狀、輕微腸道症狀，但條蟲因蟲體大，容易發生腸道阻塞、腹痛或噁心嘔吐等腸道症狀，甚至急性闌尾炎。極為嚴重會發生巨母紅血球性貧血。而誤食蟲卵時，豬肉條蟲蟲卵可在人體內發育成囊尾幼蟲。囊尾幼蟲依其形成部位而有不同症狀，通常造成發炎、纖維化及鈣化等散布性寄生蟲症狀。若囊體在中樞神經系統造成疾病，如神經囊尾幼蟲症（neurocysticercosis）則更為嚴重。廣節裂頭條蟲的生命期極長，可在人體內待上25年之久。

㈤預防方法

1. 避免生食飲水及避免皮膚直接接觸幼蟲蟲體。要喝煮沸過的水。
2. 避免生食動物肉。吃魚前先將魚煮熟，冷凍亦可破壞幼蟲孳生。
3. 應禁止以具潛伏感染的動物作為醫療用途，以避免幼蟲或其他寄生蟲直接暴露於皮膚而造成感染。
4. 貓、狗應定期使用驅蟲藥。

三、梨形鞭毛蟲（Giardia）

梨形鞭毛蟲（*Giardia lamblia*）屬於鞭毛蟲綱，會造成梨形鞭毛蟲病（*Giar-*

diasis或beaver fever）。為人體腸道感染的常見寄生蟲之一，旅行者和兒童易患病。主要寄生在人體腸道內，引起腹痛、腹瀉和吸收不良等徵狀。梨形鞭毛蟲散布的方式是含有梨形鞭毛蟲囊腫的糞便污染了食物或飲水後被人吃或喝下肚，也可能在人與人之間或從動物傳到人類身上。風險因子有生食或生飲水、換尿布（糞口傳染）、飼養貓犬類或到開發中國家旅遊。梨形鞭毛蟲是一種人畜皆會感染的寄生蟲，因此寵物貓犬若感染，就有可能傳給人。

四、鉤蟲（Hookworm）

㈠特性

各種鉤蟲中，以十二指腸鉤蟲（*Ancylostoma duodenale*）分布於亞洲地區。其頭寬平，扁門環狀，具有尾刺，鉤蟲體型較小，長度約只有1公分左右，雄成體約長0.4～0.5 mm，雌成體為0.6 mm，雌鉤蟲具有兩套生殖器，雄鉤蟲只有一套生殖器（圖7-5）。

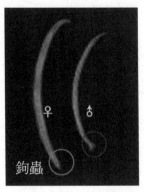

圖7-5　（左）鉤蟲，（右）中華肝吸蟲

㈡生活史與傳染途徑

蟲卵隨糞便排出，在泥土中孵育1至2天後，於數日內釋放鉤蚴並生活於泥土中。人赤足於糞便污染的田野，鉤蚴便輕易穿入皮膚。如果鉤蚴在肺臟脫皮成為

成蟲，之後便會跑到支氣管，最後被吞到肚子裡到達小腸。

㈢ 症狀

幼蟲所致的症狀，若只是跑到皮炎部則會引發鉤蚴性皮炎，多見於與泥土接觸的足趾、手指間等皮膚較薄處，也可見於手、足的背部。若跑到肺，並穿破微血管進入肺泡時，會引起局部出血及炎性病變。而成蟲所致的症狀，因在小腸，成蟲會以口囊咬附腸黏膜，造成散在性出血點及小潰瘍，引發消化道病變或貧血。

㈣ 預防方法

加強糞便管理，切斷鉤蟲傳播途徑的重要措施。並加強個人防護和防止感染。

五、肝吸蟲

肝吸蟲病在熱帶及亞熱帶地區常見。肝吸蟲包括中華肝吸蟲、泰國肝吸蟲、貓肝吸蟲、牛羊肝吸蟲等，以中華肝吸蟲為台灣法定傳染病最常見（圖7-5）。

㈠ 特性

中華肝吸蟲（*Clonorchis sinensis*）屬於吸蟲綱（*Trematoda*），大小約3×5 mm至10×25 mm，體型狹長而扁平，並且是雌雄同體，異體受精。主要分布於亞洲。

㈡ 生活史

中華肝吸蟲生活史包括第一中間宿主為淡水螺，第二中間宿主為淡水魚和蝦，終宿主（為人和肉食哺乳動物）及保蟲宿主。台灣有17種淡水魚經證實帶有中華肝吸蟲之囊狀幼蟲。保蟲宿主種類甚多如犬、貓、豬、鼠類及許多其他食魚

哺乳動物等。豬是近年來重要的保蟲宿主。人類感染之動物保蟲宿主為犬和貓。

(三) 傳染途徑

　　動物糞便中存在的蟲卵進入螺體內後，而後被魚所攝食，最後人們吃入生魚及未煮熟之魚而感染。如鯉魚、鯽魚、吳郭魚等淡水魚（圖7-6）。發生率與某些職業相關如漁夫、魚販、魚製品加工工人和其他不良飲食衛生習慣者，都可能感染囊狀幼蟲。廁所設於魚池塘上和使用人糞便以施肥鯉魚池塘，易助長感染。

(四) 症狀

　　輕度感染不會產生疾病。幼體進入人體後，於十二指腸內出囊而轉移至膽管中，成蟲在膽道及膽囊中發育，引起膽管炎、膽硬化及阻塞性黃疸。

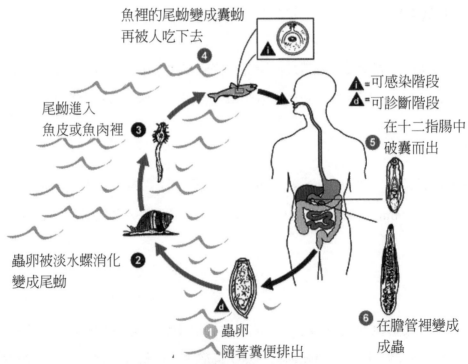

圖7-6　中華肝吸蟲進入生魚肉、感染人體的過程

㈤預防方法

　　吃魚前先將魚煮熟，若一定要生吃的話，可將魚肉冷凍至-10℃五天或者是以10%的食鹽水浸泡而將其殺死。

　　含囊狀幼蟲的厚1 mm魚肉片，在90℃熱水中，1秒內即可殺死；75℃、3秒內死亡；70℃及60℃時分別在6秒及15秒內全部死亡。但在燒、烤、燙或蒸全魚時，因溫度、時間不夠或魚肉過厚等因素，未必能全部殺死囊狀幼蟲。

六、痢疾阿米巴（*Entamoeba Histolytica*）

㈠特性

　　痢疾阿米巴原蟲（*Entamoeba histolytica*）屬變形蟲綱，會造成阿米巴感染症（amebiasis）。引起以人為主的疾病，但也發生於非人類之靈長類，其他動物（如狗、貓、豬、牛、鼠）則較少感染。本病屬第二類法定傳染病─阿米巴痢疾。

㈡生活史

　　痢疾阿米巴原蟲生活史有兩個階段：

1. **活動體**（trophozoite）。又名營養體，容易受破壞且無法在環境中生存。能持續寄生在大腸中、侵犯大腸或進入血液循環侵犯其他的組織器官，也可存在於帶原者的糞便中。

2. **囊體**（cyst）。具感染力，能抵抗水中的氯，能耐惡劣環境，在潮溼環境中可存活數月。囊體隨帶原者排泄物進入環境，經食入後可通過胃及小腸，在下一寄主的迴腸或大腸腸腔脫囊（excystation）成為活動體，再繼續排出囊體。通常造成無症狀感染，有時也會出現症狀或造成腸腔外感染。

㈢ 傳染途徑

污染的水源、蔬菜水果等消化道傳播，污染的手、帶原服務生或廚師的手，或蒼蠅、蟑螂等間接經口傳播，少數是由性交導致活動體轉移至另一個人體（人與人間接觸或口對肛門的接觸行為）。須經口食入囊體造成感染，若活體在胃中被分解，則不會被感染。

台灣地區調查發現教養院及精神病患收容所，感染情形較為普遍，此與生活習慣、衛生條件、環境污染及群居狀況關係密切。此外，男同性戀者、國人赴疫區返國者、來自疫區外勞及外籍新娘等為高危險族群。

㈣ 症狀

痢疾阿米巴主要寄生於腸道，大部分感染者症狀不明顯，若侵入宿主的腸壁組織會引發腸道症狀，引起腹部不適、間歇性下痢或便秘，並伴隨發燒引起寒顫、血便或黏液軟便等症狀。

㈤ 預防方法

1. 正常水源加氯處理並無法殺死寄生蟲，應加碘處理（每公升水碘的飽和濃度為13毫升），便可以輕鬆殺死囊體。
2. 避免吃生菜及煮沸飲用水。
3. 水源或蓄水設施與污染源（如廁所、化糞池等）應具隔水性並至少距離15公尺以上。
4. 紗罩隔離食物或剝皮水果，避免被病媒（如蠅、蟑螂）接觸污染。
5. 避免口對肛門的接觸行為。

七、旋毛蟲

旋毛蟲病（Trichinellosis）為台灣法定傳染病，主要是由豬旋毛蟲（*Trichi-*

nella spiralis）所引起，為一人豬共同的寄生蟲病，蟲體的囊胞存在豬肉中，一旦吃入生的或半生的病豬肉，蟲體便會進入人體，在腸道中發育而侵入肌肉中形成囊胞（圖7-7）。當其侵入肌肉可引起肌肉疼痛、呼吸、吞嚥困難等症狀。輕者4～6週可恢復，重者可因幼蟲入侵心肌而死。因此豬肉不可生吃。旋毛蟲可在-15℃凍藏20天的過程中死亡，另外，新鮮豬肉則須加熱到77℃以上才能將其殺死。2009年疾病管制局公布台灣首例，八位民眾在生吃鱉後而受到旋毛蟲入侵的案例。

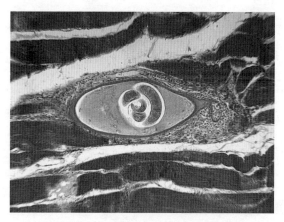

圖7-7　豬肉中旋毛蟲之囊胞

八、人芽囊原蟲

人芽囊原蟲（*Blastocystis hominis*）為台灣法定傳染病，是一種常見腸內寄生蟲，主要分布於（亞）熱帶及開發中國家。對於人芽囊原蟲的生物學及它與其他生物的關係，至今仍不是很清楚，目前台灣常見的案例為外籍勞工健康檢查時發現。

九、蟯蟲

蟯蟲（*Enterobius vermicularis*）是一種小而白色的腸道寄生蟲，又叫針狀蟲。

主要藉由人類攝食或鼻腔吸入進入消化系統內，進入人體的卵，就會在十二指腸內孵化，幼蟲則會爬行至盲腸並發育為成蟲。雌蟲會趁宿主熟睡時，從腸道爬行至肛門口，便在肛門周圍產卵。當宿主無意識地摳肛門，卵又會附著在指甲上，而再度運送至口腔。

大多數的人症狀不明顯，最常出現的症狀是肛門搔癢。好發族群為3歲至7歲幼童，如家庭小孩人數越多或環境越擁擠時，其家人感染率也越高。

可經由污染的飲食、物品或手指等食入蟲卵，或吸入附著在空氣灰塵中的蟲卵而感染。故預防方法為勤洗手、經常修剪指甲避免藏污納垢、避免咬指甲或抓肛門動作。

十、海獸胃線蟲（安尼線蟲）

㈠特性

海獸胃線蟲又稱安尼線蟲（*Anisakis*），會引起海獸胃線蟲症（安尼線蟲症）（Anisakiasis），蟲體呈細長狀，長度約1.5～1.6 mm，直徑約0.1 mm。荷蘭（綠鯡魚）、日本（壽司和生魚片）及拉丁美洲（ceviche）等喜愛食用生食水產品之地區，常見有患者感染此症。

㈡生活史

海獸胃線蟲的生活史包括了海洋中的甲殼類動物、魚及哺乳動物三個階段。

1. 成蟲主要感染太平洋、大西洋及北海的海豚、海獅、海狗、海象及鯨魚等終宿主，在其胃腸道黏膜上發育並交配產卵，蟲卵隨糞便排出。

2. 於環境中發育至第二或第三期仔蟲並孵化釋出，接著被第一中間宿主甲殼類

動物攝入。

3. 進而被魚或烏賊等第二中間宿主吃入，仔蟲隨即侵入其體腔或肌肉內，於魚或烏賊體中蓄積大量的仔蟲。

4. 當此等受感染的魚或烏賊為上述海洋哺乳動物吃入，在其胃腸道內發育成成蟲並交配產卵，完成其生活史。其仔蟲可經由鱈魚、鯡魚、鯖魚、鮭魚、鮪魚、加州鱸及烏賊等傳給人類，對人具高致病性。雖在人的胃壁內該仔蟲也可能發育成成蟲，但通常並不會成熟，因此人應屬其終結宿主。

(三) 傳染途徑

生食或食用未煮熟且受寄生蟲污染之海產，為人類感染此症之主要途徑。

(四) 症狀

當食用未煮熟被寄生蟲感染之海鮮產品時，其蟲體會侵犯人類的胃壁或小腸壁，而引起急性腹痛、噁心、嘔吐、腹瀉、過敏反應等症狀。過敏反應常伴隨皮膚紅疹及發癢症狀，少有全身型過敏性反應。症狀通常於食用後48小時內出現。

海獸胃線蟲會在受感染的魚體內產生多種生化物質，即使在煮熟後，這些物質仍會對蠕蟲過敏的人產生嚴重過敏反應，而此常會被誤認為對海鮮產品過敏。

海獸胃線蟲症是一種會自己痊癒的疾病，症狀大多可在2至3週後可自行消失，少部分會持續數月或數年。

(五) 預防方法

1. 辛辣或酸的調味料（如芥末、醋、辣椒及檸檬汁）無法將蟲體殺滅，食用前充分加熱煮熟是最好的預防方法，避免生食或食用未煮熟生海產魚類或生烏賊。

2. 捕撈漁獲後儘速清除內臟。

3. 冷凍處理可以殺死蟲體，提供生食之魚、烏賊等水產品，應先以−35°C以下低溫冷凍15小時以上，或−20°C冷凍7天以上，降低寄生蟲感染的風險。日式餐

飲店等經常提供生魚料理業者，必須落實食材前處理措施。

4. 生食及熟食所使用之容器、刀具、砧板應分開，勿混合使用，避免二次污染。食品調理者之手部、抹布、砧板和廚房器具於接觸生鮮海產前、後，均應使用清水澈底洗淨。

5. 魚類、烏賊類加熱60℃、10分鐘。

6. 生食魚片前仔細觀察肉內有無幼蟲，薄生魚片較易觀察。

十一、廣東住血線蟲

廣東住血線蟲（*Angiostrongylus cantonensis*）為台灣法定傳染病，造成廣東住血線蟲感染症。1937年日本人松本（Matsumoto）在台灣東岸花蓮野鼠內發現此蟲。

台灣曾報告的中間宿主有福壽螺、非洲大蝸牛、薄殼蝸牛、田螺及二種蛞蝓類。福壽螺於1981年從南美洲引進台灣，已取代非洲大蝸牛成為廣東住血線蟲最主要中間宿主，於台灣和中國大陸成為人類感染主要來源。

人類不是廣東住血線蟲適合的終宿主（鼠類才是），其幼蟲誤入人體後，無法於人體發育為成蟲，僅可發育至第五期幼蟲（又稱為幼成蟲），蟲體移行至腦膜處死亡，而造成腦膜炎相關症狀。

人因食入未煮熟中間宿主（螺）、保蟲宿主或生蔬菜及蔬菜汁含有第三期感染仔蟲而感染。故食物務必煮熟，不要生食或食用未煮熟的蝸牛等中間宿主（如福壽螺），勤洗手以及保持刀具、餐具的清潔可避免之。

第三節　病毒造成之食品安全問題

病毒（virus）是僅能在生物體活細胞內複製繁衍的亞顯微病原體。它由核酸分子（DNA或RNA）與保護性外殼（蛋白質）構成的非細胞形態的類生物結

構，無法自行表現出生命現象，是介於生命體及非生命體之間的生化結構，既不是生物亦不是非生物，卻是寄生性自我複製物（self-replicator）。病毒顆粒大約是細菌大小的千分之一。常見食源性病毒如表7-4。

表7-4　常見食源性病毒

病毒	造成疾病	傳播媒介
諾羅病毒	腸胃炎	食物或水
A型肝炎	肝炎	食物或水
E型肝炎	肝炎	水，亦可能食物
人類輪狀病毒	腸胃炎	偶爾為食物或水，主要為人與人或與傳染媒介的接觸
腸病毒	神經性感染，以小兒麻痺最著名	偶爾為食物或水，主要為人與人的接觸
腸道腺病毒	腸胃炎	糞口傳染
星狀病毒	腸胃炎	偶爾為食源性傳染
沙波病毒	腸胃炎	可能為食源性傳染
新型冠狀病毒	腸胃炎	不常見，偶爾為食源性傳染
立百病毒（蝙蝠病毒）	神經性症狀	食源性傳染，由豬傳染之人畜共通病

病毒由兩到三個成分組成：1.病毒都含有遺傳物質（RNA或DNA，只由蛋白質組成的普利昂並不屬於病毒）；2.所有的病毒也都有由蛋白質形成的衣殼，用來包裹和保護其中的遺傳物質；3.部分病毒在表面能形成脂質包膜環繞在外。新冠病毒等冠狀病毒，以及與流感病毒、依波拉病毒、愛滋病毒等在結構上同屬於包膜RNA病毒，而諾羅病毒則屬無包膜病毒。包膜病毒由於外層脂質容易受到酒精破壞，因此75%酒精即可殺死；而無包膜病毒是無法被酒精殺死，唯有漂白水才能殺死（圖7-8）。

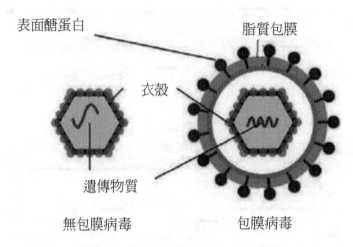

表面醣蛋白　　　　　　　　脂質包膜

衣殼

遺傳物質

無包膜病毒　　　　　　　　包膜病毒

圖7-8　無包膜病毒與包膜病毒結構之差異

一、A型肝炎病毒（hepatitis A virus）

㈠特性

　　A型肝炎是由A型肝炎病毒引起的，列屬第二類法定傳染病。A型肝炎病毒是一種沒有外殼的，直徑約為27 nm大小的單鏈核醣核酸（RNA）病毒，屬於微小核醣核酸病毒（*Picornaviridae*）的一種（圖7-9）。主要傳染途徑是糞口感染，也就是當吃到或喝到遭A型肝炎病毒污染的食物或飲水時會感染到A型肝炎。易受污染的食品來源有冷盤、三明治、沙拉、水果和果汁、牛奶及奶製品、生鮮魚貝類及冷飲。

㈡潛伏期

　　A型肝炎的潛伏期約15～50天，平均為28～30天。在發病前之潛伏期的後段，A型肝炎病毒會出現於糞便中，但在發病後一兩週內即消失，故患者潛伏期之後半段，其糞便具感染性，發病後，其糞便之感染性很快就消失了。

㈢ 發病症狀與案例

1. 發病症狀

　　⑴ 發病症狀有發燒、肌肉酸痛、疲倦、食慾不振、腹部不適、噁心、甚至嘔吐的現象。在這種類似感冒的症狀持續幾天後，病人開始有茶色尿或併有眼白變黃（即黃疸）的徵兆，通常臨床症狀的嚴重度會隨年齡增加而增加。

　　⑵ A型肝炎臨床症狀的嚴重度會隨年齡增加而增加，兒童時期感染多不出現臨床症狀或症狀輕微，康復後不會遺留後遺症或復發，死亡率僅約千分之一，通常是猛爆型肝炎導致死亡，而且好發於老年患者。

2. 案例

　　在開發中國家，成年人多半具有免疫力，因此很少爆發流行；然而，因世界上許多地區環境衛生狀況逐漸改進，因此很多年輕人並未感染過A型肝炎病毒，爆發流行機會增加。在美國曾發生上百位學童食用受污染之冷凍草莓而感染A型肝炎之事件。

　　台灣每年皆有A型肝炎病毒感染案例，如疾管署資料顯示，2014年10月1日至11月30日期間，急性病毒性A型肝炎本土病例達30人（其中25人住院）。調查發現，多數病例於潛伏期間有生食蠔類（牡蠣）、文蛤或蛤蜊等貝類水產品。

㈣ 預防方法

1. 由於A型肝炎的主要傳染途徑是糞口傳染，所以預防A型肝炎傳染的最佳方式就是注重飲食及飲水的衛生。

　　⑴ 在個人衛生方面應注意：預備食品前及進食前要洗手，如廁後要沖廁及用肥皂洗手。

　　⑵ 在飲食衛生方面應注意：飲水要先煮沸再飲用，所有食品都應清洗乾淨並澈底煮熟，絕不生食。外食要選擇乾淨衛生的餐飲場所。

　　⑶ 在環境衛生方面應注意：維護廁所環境清潔，糞便需適當處理，以防染

污水源、泥土及食品。廚房及飲食用具要保持清潔。

2. 接種A型肝炎疫苗。

(1)餐飲業或食品從業人員，A型肝炎抗體檢驗為健康檢查的必要項目。

A型肝炎抗體有anti-HAV IgM及anti-HAV IgG兩種。A型肝炎病毒侵入人體後，人體會產生對抗它的A型肝炎抗體，首先會產生M型抗體anti-HAV IgM，約經二週後又產生G型抗體anti-HAV IgG。

有些體檢只會測定IgM，陽性代表感染A肝，陰性代表未受感染。

anti-HAV IgM若顯現陽性反應且GPT數值升高，表示患者目前感染急性A型肝炎，不可從事與食品有關之工作。

anti-HAV IgG若呈陽性反應，表示體內有抗體，受檢者可能曾感染過A型肝炎或者注射過A型肝炎疫苗，目前對A型肝炎病毒已有免疫力或抵抗力，不怕A型肝炎病毒的感染。保留體檢報告後，每年例行體檢則無須再驗A型肝炎。

若是無anti-HAV IgG（陰性），表示未感染過A型肝炎病毒，而且對A型肝炎病毒沒有免疫力，有可能被A型肝炎病毒感染。建議注射疫苗。

表7-5　A型肝炎檢測IgM與IgG代表含意

檢測抗體項目	結果	代表意義	可否從業
anti-HAV IgM	＋（陽性）	近期感染或正在感染	否
	一（陰性）	未受感染	可
anti-HAV IgG	＋（陽性）	曾感染並已有抗體產生*	可
	一（陰性）	未曾感染，建議注射疫苗	可

*IgG呈陽性，保留體檢報告後，每年例行體檢則無須再驗A型肝炎

(2)A型肝炎疫苗的安全性很高，完成2劑之接種可提供20年以上的保護力。因此針對慢性肝炎病患、托嬰中心、幼兒園之照護者及醫院醫護人員，與赴A型肝炎高感染國家（尤其東南亞或中國大陸等）工作或旅遊未具抗體者，建議自費接種A型肝炎疫苗。

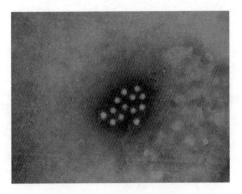

圖7-9　A型肝炎病毒

二、E型肝炎病毒（hepatitis E virus）

㈠ 特性

　　急性E型肝炎（acute hepatitis E）是由E型肝炎病毒引起的，列屬我國第三類法定傳染病。為一種球形、無套膜、直徑約為32～34 nm大小的單股核醣核酸（RNA）病毒。主要經由糞口途徑傳染，急性E型肝炎病患的糞便含有大量E型肝炎病毒，若污染水源及食品就可能感染給其他人。故豬肉中的病毒亦可能經由食用未煮熟的豬肉而感染民眾。

㈡ 潛伏期

　　E型肝炎的潛伏期約15～64天，平均潛伏期26～42天。

㈢ 發病症狀

　　E型肝炎病毒流行區通常發生於環境衛生較不好的開發中國家。E型肝炎流行病學特徵及臨床病程與A型肝炎類似。發病症狀可能有黃疸、身體不適、食慾降低、腹痛、關節痛、肝腫大、嘔吐和發燒等症狀。

㈣ 預防方法

1. 要澈底加熱：農畜水產品應澈底加熱後再食用，食品中心溫度超過70℃。

2. 要生熟食分開：處理生熟食須使用不同器具，避免交叉污染。

3. 要新鮮：食材要新鮮，餐飲業者應確保農畜產品之來源，且用水要衛生，不可生飲。

三、諾羅病毒（Norovirus）

㈠ 特性

　　諾羅病毒以前稱為類諾瓦克病毒（Norwalk-like virus，NLVs），是在1968年美國俄亥俄州的諾瓦克（Norwalk）發生的流行性腸胃炎事件中發現，是最常引起病毒性腸胃炎的病毒之一。它的傳染力及散播力非常快速廣泛，而且病毒顆粒非常少量即可致病，諾羅病毒的感染經常在每年的11月至3月間達到高峰。諾羅病毒是一種沒有外殼的，直徑約為27～32 nm大小的單鏈核醣核酸（RNA）病毒，屬於杯狀病毒（*Calicivirdae*）的一種。

㈡ 感染途徑與潛伏期

1. 人是唯一的帶病毒者，主要透過糞口途徑傳染，如：透過與病患分享食物、水、器皿、接觸到病患的嘔吐物、排泄物或病患曾接觸的物體表面、吃到或喝到污染的食物或飲料。

2. 依據美國疾病管制局（CDC）的評估，諾羅病毒57%經由食物傳播、16%為人傳人、3%藉由被病毒污染的水傳播。

3. 易受污染的食品有即食食品、沙拉、三明治、冰品、水果及生鮮魚貝類。

4. 最易發生的場所包括飯店、長期養護機構及學校等人口密集場所。

　　潛伏期一般為24至48小時。

㈢ 發病症狀與案例

1. 發病症狀

⑴主要症狀有噁心、嘔吐、腹部絞痛和水樣不帶血腹瀉。全身性的症狀有頭痛、肌肉酸痛、倦怠等，部分病患會有輕微發燒的現象，症狀通常持續24到72小時。

⑵對於嬰幼兒、身心障礙者或是有生理障礙的老人，由於這些人缺乏足夠的自我照顧能力，可能因體液流失而導致脫水、電解質不足進而抽搐甚至死亡。

2. 案例

食藥署考量國際間諾羅病毒食品中毒案件頻傳，故自2010年起將諾羅病毒列入食品中毒病因物質統計。自2015年起持續位於食品中毒病因物質判明案件數首位。其案例不勝枚舉，早期較重大之案件如下。

⑴2012年5月，著名吃到飽餐廳─饗食天堂出現諾羅病毒感染，62人就醫，最後在韓國進口生蠔中檢驗出諾羅病毒。

⑵2015年2月，武陵富野度假村出現諾羅病毒感染，234人就醫，在3位廚工糞便，以及蓄水桶進出口及飲水機檢出諾羅病毒。

⑶2015年3月，統一渡假村出現諾羅病毒感染，364人就醫，結果在洗滌區水源、水塔冷卻出水口、製作冰檸檬紅茶冰塊及製冰水均檢出諾羅病毒。

㈣ 預防方法

嚴格的遵守個人和食品衛生習慣，才能預防諾羅病毒：

1. 勤洗手，特別是在如廁後、進食或者準備食物之前。為嬰幼兒或老年人更換尿布或處理排泄物之後，也應洗手。

2. 飲水要先煮沸再飲用，所有食物都應清洗乾淨並徹底煮熟，絕不生食。

3. 為了預防把疾病傳染給其他人，尤其是餐飲業工作者，應於症狀解除至少48

小時後才可上班。

4. 酒精性消毒劑對病毒殺滅效果不佳，須使用較高濃度的稀釋漂白水。擦拭地面及環境漂白水濃度應1000 ppm，嘔吐物及排泄物則使用5000 ppm消毒。

四、沙波病毒（Sapovirus）

㈠特性

　　沙波病毒最早在1977年於日本札幌（Sapporo）一家孤兒院腹瀉群聚事件中發現，與諾羅病毒同為急性腸胃炎中主要病毒性感染源，在春夏交替時是容易發生感染的季節。沙波病毒是一種沒有外殼的，直徑約為41～46 nm大小的單鏈核醣核酸（RNA）病毒，屬於杯狀病毒（*Calicivirdae*）。

㈡感染途徑與潛伏期

　　沙波病毒主要以糞口途徑傳播。感染病毒者會嘔吐、腹瀉，如廁後若未洗手，糞便中的病毒可能殘留手上。感染者的手觸摸食物後，另一人再吃下即可能遭傳染；摸到感染者碰過的物品，未洗手就進食也可能遭傳染。托嬰中心、幼兒園、小學、軍隊與宿舍等人口較密集場所特別容易群體感染。潛伏期一般為24至48小時。

㈢發病症狀與案例

1. 發病症狀

　　主要出現腸胃炎症狀：噁心、嘔吐、腹瀉、腹痛等。醫界對沙波病毒研究不多，現並無盛行率和致死率統計，但致死可能性不高，須留意不斷腹瀉可能造成幼兒脫水。

2. 案例

1. 2007年，疾病管制局接獲台北縣某大學通報學生爆發腹瀉群聚事件，惟諾羅

病毒、輪狀病毒均為陰性，最後確認為台灣地區首例沙波病毒感染事件。

2. 2010年，台中縣某餐廳通報宴席餐後，有353名賓客出現症狀，8位患者的糞便檢體驗出沙波病毒，另廚工糞便檢體有3人檢出沙波病毒，推測員工可能為傳染源。

3. 2012年，民眾於某連鎖餐廳進餐後陸續出現症狀，患者檢體病原性細菌檢驗為陰性。但在嘔吐物、糞便檢體驗出沙波病毒，研判為生蠔受到污染所導致。

㈣ 預防方法

1. 病毒能夠常態持續存在於自然環境中，因此應加強清潔、消毒環境及設施，必要時可用漂白水消毒。

2. 嚴格的遵守個人和食品衛生習慣，才能預防沙波病毒：

　⑴勤洗手，特別是在如廁後、進食或者準備食物之前。

　⑵用餐須採公筷母匙，被污染的食物或者懷疑被污染的食物必須被丟棄。

　⑶身體不適，就醫後宜請假在家休息。

五、禽流感

　　禽流感病毒是一種主要存在於鳥類的A型流感病毒亞型。病毒在鳥類中傳染性非常強並可致命，故早期稱此種病為「雞瘟」。家禽流行性感冒很容易在農場間相互傳播。大量的病毒在鳥禽類的排泄物、污染的灰塵和土壤中，鳥與鳥之間又可藉由吸入含有病毒微粒的空氣而被傳染。病毒也可以附著在受污染的裝備、容器、飼料、鳥籠或是衣物，尤其是鞋子，使得禽流感在農場間散播。此外，病毒也可藉由附著在其他動物的腳和身體來傳播。因此，如何防止交互感染為養雞戶應注意者。禽流感的感染主要以禽類為主，近年亦出現人類感染A型禽流感（H5N1、H5N6、H6N1、H7N4、H7N9、H9N2和H10N8等）病毒的個案。預防方法為要澈底煮熟蛋類，直至蛋黃及蛋白都凝固才可進食，也不要把食物蘸著加

有生蛋混和的醬料一同進食。應澈底煮熟家禽。如家禽在烹煮後仍有粉紅色肉汁流出，或骨髓仍呈鮮紅色，應重新烹煮至完全熟透。

六、口蹄疫

口蹄疫在家畜是一種非常古老的疾病，也是世界各國最重視的家畜惡性傳染病之一，主要是因感染病毒所引起。口蹄疫可藉由空氣傳播，污染到病毒的動物、畜產品或器械均可經由運輸而迅速散播出去。人在進入疫區時，有可能機械性的在鼻腔或咽喉帶有病毒（24～48小時），在接觸到具感受性的動物時便會造成感染，但病毒一般不會在人體內繁殖。口蹄疫除了感染豬隻外，幾乎可以感染所有偶蹄類動物，如牛、羊及野生的豬、鹿等。目前無有效藥物可治療口蹄疫，在流行前後的隔離及疫苗預防注射是有效的。但當疫情發生時，除了隔離外，最有效的辦法只有立即撲殺患病家畜。台灣在1997年發生口蹄疫後，豬肉便無法再出口。經多年之防治，於2020年6月，世界動物衛生組織正式把台灣從疫區除名。

第四節　其他生物造成之食品安全問題

一、庫賈氏病（Creutzfeldt-Jacob disease, CJD）

人類庫賈氏病分為兩類，傳統型的庫賈氏病與狂牛症無關。與食用狂牛症病牛製品有關的是新變型庫賈氏病（new variant Creutzfeldt-Jacob disease, CJD）。新變型庫賈氏病最早發現於1996年的英國。傳統型庫賈氏病多發生於中老人，而新變型庫賈氏病則發生於年輕人（平均年齡29歲）。我國在2007年將「庫賈氏病」列為「傳染病防治法」規定之第四類傳染病。

㈠致病原因

　　目前認爲致病原因可能和傳染性**普利昂蛋白**（prion）有關，prion是一種蛋白質，不是細菌也不是病毒。prion在正常的人類、牛隻的神經系統中都有，而可以致病的prion是一種變異型的prion，是由一種在人類或牛羊腦中本來就有的prion先驅蛋白（prion precursor protein, PrP）變異而產生。此種病源蛋白粒子具抗熱性、又耐化學處理，也不易用蛋白酵素分解（圖7-10）。

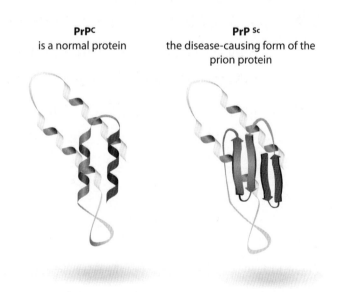

PrP^C
is a normal protein

PrP^{Sc}
the disease-causing form of the prion protein

圖7-10　（左）正常prion 蛋白，（右）變異型prion 蛋白

㈡發病症狀

　　新變型庫賈氏病的患者在剛開始時會出現一些精神科方面的症狀，如憂鬱、焦慮及幻覺。慢慢地會出現走路不穩、行動困難以及出現一些無法自主的肢體動作，最後出現智力衰退、精神障礙等癡呆症狀，多數患者在發病後一年內死亡。

㈢狂牛症

　　狂牛症（mad cow disease，Bovine Spongiform Encephalopathy, BSE），意思

是「牛的海綿樣腦病變」。狂牛症的潛伏期很長，可能長達好幾年，但是一旦發病，牛隻便會在幾個星期內死亡。除了牛（狂牛症）之外，其他如羊（搔羊症）、鹿、水貂皆可發現。人也不例外，發現在人身上的是庫賈氏病及庫魯症（kuru）。當吃到狂牛的腦或骨髓時，變異型prion蛋白進入體內後會使正常的prion先驅蛋白變成變異的prion蛋白，造成腦細胞中堆滿了變異型prion蛋白而逐漸退化，並在腦中產生一個個空洞，像海綿一樣。

目前對狂牛症無藥物治療，所以預防是最重要的。狂牛症病原不會存在於肌肉，只存在於特定部位，稱為「特定風險物質」。包括所有年齡牛隻的扁桃腺和迴腸末端，以及30月齡以上牛隻的腦、眼睛、脊髓、頭顱以及脊柱。避免食用來自疫區受狂牛症變性蛋白質污染之牛羊的內臟、脊髓、骨頭等，或避免使用相關製品如萃取自疫區牛羊之膠原蛋白的美容及醫療用品等是防治上最重要的方法。

二、病媒

㈠病媒

病媒（vector或vermin），係指將病原體（pathogen）自一宿主（host）帶至另一宿主之攜帶者（carrier）而言。亦即病原體之媒介生物，能將病原體由一患者或帶菌者傳至健康者，而使之患病或帶菌。病媒可能只是單純機械性的傳播，也可能提供病原在寄主間生存或是其生活史的一部分。許多傳染病是藉由病媒來傳播，因此病媒管制對人類的環境與健康相對地重要。

其中蚊子、蒼蠅、蟑螂、老鼠被稱為是台灣公共衛生的四大害蟲。食品業稱的病媒一般指老鼠、蒼蠅、蟑螂等，會傳染霍亂、傷寒、痢疾或其他食物中毒病原菌之動物。這些生物經常活動於食品工廠、餐廳、廚房等食物調理場所。故病媒防治為食品衛生管理工作上重要的一環。

㈡蒼蠅

1. 特性

蒼蠅為完全變態的昆蟲（卵、幼蟲、蛹、成蟲）（圖7-11）。雌蟲將卵產於腐敗有機物上，幼蟲孵化後以腐敗物為食。某些種類的蒼蠅行卵胎生，雌蟲直接將幼蟲產出。常見如大頭麗蠅、家蠅、肉蠅等。

蒼蠅主要因其幼蟲孳生於骯髒的處所，而成蟲善於飛翔，常穿梭於垃圾堆、糞坑、廁所、畜舍、廚房、餐廳間，藉其多毛的身體、口器之唇瓣及足之爪間墊，而可攜帶病原、污染食物，機械式傳播疾病。傳播的疾病包括痢疾、傷寒、霍亂、寄生蟲卵等。

其生活習性係以食物棲息地點為中心半徑100～150公尺範圍內活動。有趨光避暗與直飛的特性。

2. 防治方式

⑴整頓環境衛生：清除蠅類孳生源，即妥善處理垃圾、水肥、廚餘、堆肥等廢棄物。

⑵裝設紗門紗窗。

⑶工廠可使用暗走道、空氣簾（風阻、氣浴）、黃色塑膠簾（10 cm寬，每5 cm互相重疊）、黃色光源（波長500 nm以上）。

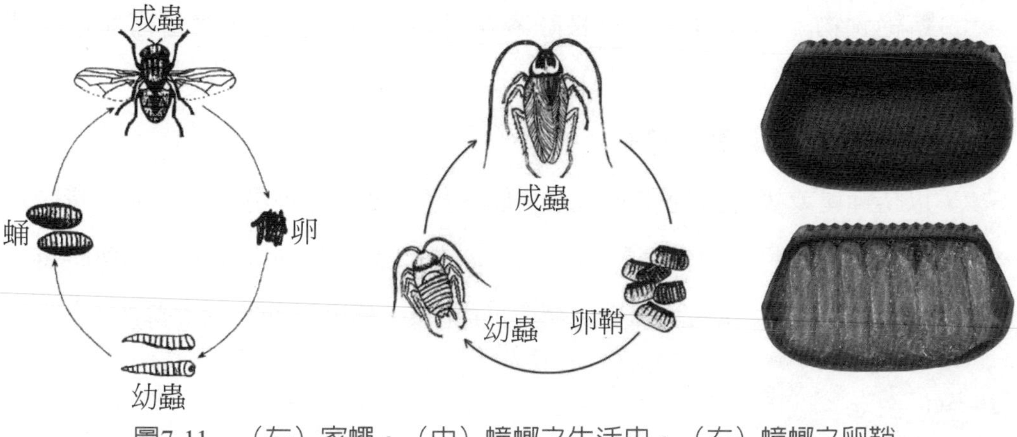

圖7-11　（左）家蠅，（中）蟑螂之生活史，（右）蟑螂之卵鞘

⑷使用蒼蠅拍、黏蠅紙、捕蠅燈（紫外線300～400 nm）、毒餌誘蠅燈、捕蠅繩或殺蟲劑以降低蠅類密度。廠房裝設捕蠅燈時，每台捕蠅燈有一張檢點表，每2週檢查記錄捕獲之蚊蠅數，每次超過40隻時須安排消毒。

㈢蟑螂

1. 特性

蟑螂又稱蜚蠊，為不完全變態的昆蟲（卵、幼蟲、成蟲）（圖7-11）。卵一般產於卵鞘內，卵鞘形狀可作為鑑定蟑螂種類依據。夜行性覓食昆蟲。有趨觸性、喜隱身縫隙。住家性蟑螂常有聚集現象，喜好溫暖、潮溼的隱蔽處所。雜食性，喜歡澱粉、醣類。常見如小蟑螂、美國蟑螂、德國蟑螂等。

蟑螂因其多刺的腳及到處遊走的習慣，尤其是由廁所、下水道、垃圾桶到廚房，而被認為可能機械式傳播人類疾病。

蟑螂身上充滿了40多種使人致病的細菌，包括鼠疫桿菌、赤痢菌、傷寒菌、結核菌、沙門式菌等，另外蟑螂亦是蠕蟲的中間宿主。爬過處留下之黏液、咀嚼後遺留下唾液、死亡後軀幹風化的粉塵及其糞便都可引發過敏，特別是小朋友。

2. 防治方式

⑴保持良好的環境衛生。斷絕食物與水源，防止蟑螂孳生繁殖。

⑵減少其藏匿之棲息處所，如地板、牆壁等之縫隙填補，避免成為其棲息所。

⑶斷絕食物。儲存食物需以良好容器盛裝，垃圾廚餘物應密蓋並按時清理。

⑷以殺蟲劑或毒餌誘殺蟑螂。

⑸以誘蟑屋或蟑螂捕捉器並放置誘餌捕捉。每週巡查視需要增減用量，每個月月初、月中檢點表記錄一次，若有超過10隻安排消毒，必要時每月消毒一次，連續4週未補到蟑螂或低於5隻，檢點週期改為每月巡查。

㈣老鼠

1. 特性

　　老鼠屬齧齒類，專門鑽陰暗處如排水管、廚房及食品倉庫周邊。屬雜食性，喜吃尤好新鮮食物如魚肉、穀類、蛋類和水果類，垃圾可提供牠們絕大部分的食物，同時也滿足其對水分的需求。喜畫伏夜出。一對老鼠一年內可生數十隻，繁殖越多危害越大。常見如溝鼠（挪威鼠）、屋頂鼠、小月鼠、錢鼠等。

　　鼠類常出沒於下水道、廁所及廚房等，在帶菌處與乾淨處來回活動，傳播病菌。病原體可經由鼠咬、鼠尿或鼠糞而傳播疾病，如沙門氏菌病、志賀氏菌病、條蟲病、原蟲病、黃疸病、漢他病毒、鼠咬熱等，亦可藉由其體外寄生蟲，鼠蚤、鼠蜱或鼠蟎，間接引起疾病。鼠糞藏有大量病菌，特別是沙門氏菌群，若食物遭到污染，不慎食入將引起食品中毒。為食品工廠為害最嚴重的病媒。

2. 防治方式

　　⑴改善環境衛生：清除食餘與垃圾、清除與打掃環境隱蔽處。

　　⑵防禦設施：加強房屋結構，阻擋老鼠的侵入。為防老鼠侵入，地板排水孔柵之金屬網孔大小不應大於0.6公分。

　　⑶捕殺與毒殺法：將黏鼠板、捕鼠器、捕鼠籠或滅鼠藥，放置於老鼠常出沒的地方滅鼠，同時應該注意必須消滅老鼠身上的蚤類與蟎類。應盡量尋找以毒餌毒死的鼠屍，以消毒劑噴灑老鼠屍體，放入雙層塑膠袋密封後，交垃圾車收走。

　　⑷驅逐法：超音波。

㈤工廠病媒防治要領

1. 病媒防治三要素

　　病媒防治三要素為：不給牠進、不給牠吃、不給牠住（圖7-12）。

　　⑴使病媒無法進入廠房──不給牠進

　　　①防止病媒侵入設施：如紗窗、紗網、空氣簾、柵欄或捕蟲燈等。

②當發現建築內有孔洞或間隙時，可以鐵網或矽利康密封。

⑵**病媒侵入後無法孳生 ── 不給牠吃**

　①食品作業場所之垃圾桶於每天生產結束後清洗乾淨。

　②食品作業場所內外四周不得任意堆置廢棄物及容器（定時搬離）。

　③廢棄物放置場所不得有不良氣味或有害（毒）氣體溢出（宜加蓋）。

　④排水系統應經常清理保持暢通。

　⑤廠區內草木要定期修剪，不必要之器材、物品禁止堆積。

⑶**病媒侵入後儘速消滅 ── 不給牠住**

　①追查原因並杜絕來源。

　②自行或委託合格廠商辦理場區環境與作業場所之清潔消毒及病媒防治。

　③撲滅方法以不致污染食品、食品接觸面及內包裝材料為原則（儘量避免使用殺蟲劑）。

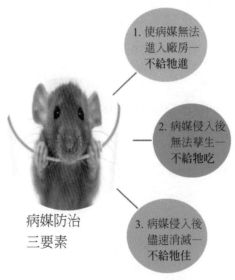

圖7-12　病媒防治三要素

2. 動物侵入之預防

　場區禽畜、寵物等應予管制，並有適當之措施。禁止攜帶任何寵物入廠內。

工廠須防貓狗侵入，出入大門隨手將門關好。

3. 昆蟲、蟑螂侵入之預防

　　外購之器具設施進廠前須先檢視並清除病媒，如異物、蟑螂蟲、卵鞘等後，方可讓其入廠。乾貨或冷藏原料應在驗收後去除紙箱，改換廠內之容器，以避免挾帶病媒進入廠內。

　　生產設備、電氣箱、管路等應定期清理、檢查，發現有病媒即應實施消毒。

4. 病媒消毒作業

　　廠區環境應每半年消毒一次，觀察其效果，若效果不彰，將改為每季一次；反之如已全數殺滅改為每年消毒一次。

5. 委外消毒安全注意事項

　　⑴消毒時作業應協調在最不影響生產時段，委外執行。委外廠商必須為環保署認可具有相關合格證照，且須有公司病媒防治執行單位人員陪同。

　　⑵使用藥劑須符合環保署核准之用藥規定，且符合用藥之使用安全劑量，確保不造成環境二度污染，並有相關安全資料表（SDS）及噴藥人員合格證照。

　　⑶捕蠅燈應注意安全（不可讓人類眼睛直接注視）、裝設位置、方向、燈管壽命，以免影響誘引效果。

　　⑷為達到有效消毒作業，每次消毒前一週事先公告各部門將製品、原料收拾覆蓋完整，機器則須覆蓋，更衣櫃、貯藏室等應全部打開接受消毒。

　　⑸為防止害蟲產生抗藥性，使用藥劑必要時將數種用藥交互輪流使用。

　　⑹全面消毒作業防治工程完畢後，欲進入處理區域前，應先開啟空調系統通風。

　　⑺防治工程進行後，應於開始生產前清掃害蟲之屍骸，以免影響產品之清潔，接觸食品之機器設備亦應擦拭乾淨方可啟用。

6. 表單紀錄

　　病媒消毒作業實施後應就所用藥物、實施地點、實施方式、藥量多寡及發現病媒狀況作成紀錄，以利追蹤查核。

第八章

化學性來源危害因素——動植物
之天然毒素

第一節　概論

第二節　植物性天然毒素

第三節　菇（蕈）類毒素

第四節　動物性天然毒素

對人體健康有害物質中，有類物質係動植物體內天然存在之毒素。在自然界的各種動植物體內，有許多天然毒素存在，這些物質由輕微的使人身體不適到嚴重至死亡，所造成的結果不一。由於這些物質非常多，因此，本章只能選擇一些重要及常見者介紹。本章將就植物性、菇（蕈）類以及動物性毒素分別介紹。

第一節　概論

一、食品中的化學成分

食品中的化學成分可分為四類：

1. 具有營養的化學物質，如醣類、脂質、蛋白質、維生素與礦物質等。此類物質為人類生存需要者。

2. 人體不可缺少，但非營養素，而其存在不增加，也不減少食物的營養價值。如膳食纖維，其在腸胃道中，不會改變其他營養素的價值。

3. 對人體健康有益，但非營養素。如植物化學物質。

4. 對人體健康有害物質。如抗營養因子、破壞營養因子、毒素或致癌的化學物質。此類物質來源包括：

　　⑴人為攙入，如食品加工過程所使用之有害添加劑。

　　⑵加工過程中產生，如油炸薯條產生的丙烯醯胺。

　　⑶外來的有害化學物質，如重金屬、農藥、殺蟲劑、抗生素與固醇類等。

　　⑷動植物體內天然存在之毒素，此為本章將探討的對象。

食物中為何存在天然的有毒物質，可能為動植物在長期演化過程中，為防止昆蟲、微生物、其他動物與人類的危害，而產生的一種保護手段。如馬鈴薯是一個富含維生素與碳水化合物的食物，但一旦發芽後，便會產生生物鹼，可避免動物或昆蟲的侵襲。

　　而人們在利用此類有毒食物時，有些利用育種方式育出毒素較低的品種，有些則是利用各種烹調或加工方式，由經驗中得知減毒之方式。因此許多人們熟知與常吃之食物，事實上也往往存在各類之毒素。

二、食品中天然有毒物質的種類

㈠醣生物鹼（glycoalkaloids）

　　生物鹼（alkaloids）為存在植物中的一群鹽基性含氮有機化合物的總稱，其性質與鹼類似，可與酸作用成鹽類。生物鹼種類很多，大多為無色味苦的結晶。生物鹼分布於100多科植物中，如罌粟科、茄科、毛茛科、豆科、夾竹桃科等。

　　其對動物常有負作用，許多醫藥及毒物都屬於生物鹼。醣生物鹼為生物鹼之一種，如在馬鈴薯中最常見者為茄鹼。

㈡苷類或配糖體（glycosides）

　　糖分子中半縮醛羥基與另一非糖物質中的羥基利用配糖鍵縮合成具有環狀縮醛之化合物稱為配糖體或苷類。苷類一般味苦，可溶於水和乙醇中，水解產物包括糖與非糖部分。非糖部分稱為糖苷配基（aglycone），通常有酚類、蒽醌類、黃酮類等化合物。具生物毒性者包括硫代配糖體、含氰配糖體與皂苷。

1. 硫代配糖體（glucosinolate）

　　含硫醣苷的硫代配糖體是十字花科植物的二次代謝產物。常見十字花科植物包括甘藍、包心菜、花椰菜、青花菜、大白菜、油菜與油菜籽、蘿蔔、辣根及山葵（芥末）。硫代配糖體也存在於這些植物的種子中。這些植物的刺激性物質是由於當植物被咀嚼、切割或以其他方式損壞時所釋放出，而可能有助於植物防禦病蟲害。

　　硫代配糖體藉由黑芥硫苷酶（myrosinase）水解產生HSO_4^-，-N=C=S，-C≡N，-S-C≡N等物質（圖8-1）。硫代配糖體與作用物本身不具毒性，但其具

有抑制碘吸收，引起甲狀腺腫（goiter）的作用，故這些物質稱爲「甲狀腺腫素（goitrogens）」，爲抗營養因子。亦會造成肝與胃之病變。

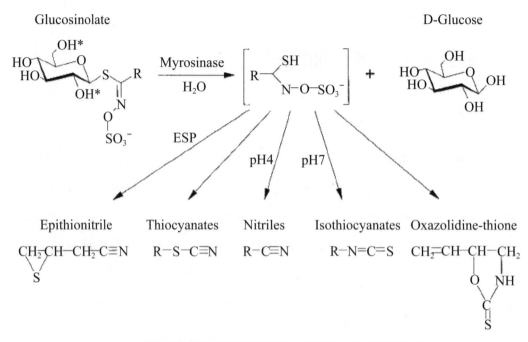

圖8-1　硫代配糖體經黑芥硫苷酶水解產生之作用與產物

硫代配糖體分解產物通常也賦予十字花科蔬菜特有的苦味或風味。包心菜的獨特風味來源爲異硫氰酸丙烯酯（allyl isothiocyanate），它是由黑芥酸鉀（sinigrin）藉由黑芥硫苷酶（myrosinase）作用分解所產生的（圖8-2）。

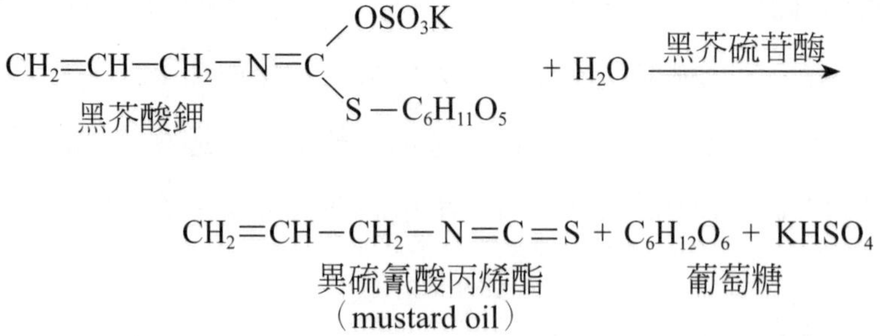

$$CH_2=CH-CH_2-N=C \begin{matrix} OSO_3K \\ \\ S-C_6H_{11}O_5 \end{matrix} + H_2O \xrightarrow{\text{黑芥硫苷酶}}$$

黑芥酸鉀

$$CH_2=CH-CH_2-N=C=S + C_6H_{12}O_6 + KHSO_4$$

異硫氰酸丙烯酯　　　　葡萄糖
（mustard oil）

圖8-2　包心菜風味形成機制

2. 含氰配糖體／氰糖苷（cyanogenic glycosides）

氰酸，是一種眾所周知的強烈毒物，但在植物中廣泛存在微量的含氰配糖體的事實卻是許多人不知的。在植物體內的氰酸通常係與糖類結合在一起，故謂之含氰配糖體，包括苦杏仁、皇帝豆（利馬豆，lima bean）、樹薯，果核（梅、杏、桃、李）、未成熟竹筍尖端、高粱根部等。成分如果核中的杏仁苷（amygdalin）、樹薯中的亞麻苦苷（linamarin）、高粱根部的高粱苷（dhurrin）等（圖8-3）。

這些物質本身無毒，經體內酵素或腸內菌的β-葡糖苷酶（β-glucosidase）水解作用或受加工時影響而釋放出氰酸（HCN），並造成食用者中毒。

一些魚類，如草魚、鰱魚等的膽中也含有含氰配糖體。

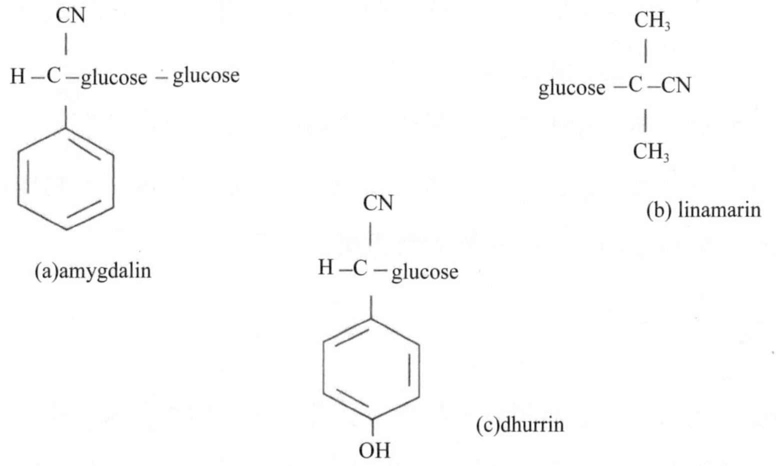

圖8-3　含氰配糖體(a)杏仁苷（amygdalin）、(b)亞麻苦苷（linamarin）、(c)高粱苷（dhurrin）的結構式

常見食物氰酸之含量如表8-1所示。氰酸的致死量為0.5～3.5 mg/kg，其中毒症狀為呼吸短促、興奮、氣喘、痙攣、麻痺、虛脫、昏迷、口腔及眼睛黏膜發紫，甚而死亡。至於少量長期攝取氰酸的影響則目前仍不明瞭，但在奈及利亞等常食用樹薯的地區，其處理樹薯的方法並不能完全除去這類化合物，而常見一種熱帶性神經衰弱的退化性疾病，被懷疑與慢性氰酸中毒有關。

表8-1　各種食物產生氰酸的含量（mg/100 g）

食物名稱	HCN含量	食物名稱	HCN含量
竹筍（未成熟筍尖）	800	樹薯	
皇帝豆	312	一乾燥的根皮質部	245
高粱（未成熟）	250	一全根	53
苦杏仁	250		

(三)有毒蛋白與胜肽

　　蛋白質是身體內最複雜，但也是最重要的物質之一。某些蛋白質屬於過敏原，進入人體後會引起過敏反應，甚而會引起毒性。由於蛋白質分子量大，加熱往往可使蛋白質變性而失去其活性。某些魚之魚卵，如鯰魚含有有毒之蛋白質。而某些菇類中含有有毒之胜肽。植物中的一些蛋白質，如篦麻中之蓖麻毒蛋白或毒蕈中某些毒素，也屬於毒蛋白。

　　另外，像豆類與穀類中常見之蛋白酶抑制劑，是一種能抑制蛋白酶活性的物質。血球凝集素（hemagglutinins或lectin）也是一種植物蛋白，其作用與抗體相似，能使紅血球凝聚在一起。都屬於有毒蛋白。

(四)非蛋白類神經毒素

　　主要為動物毒素，如河豚毒、魚毒、貝毒等，主要來自水生動物。這類動物本身無毒，係攝取海洋浮游生物中有毒藻類，或透過食物鏈間接攝取將毒素累積與濃縮於體內。

(五)其他有毒物質

　　其他有毒物質如草酸與草酸鹽、酚類及其衍生物等，為較常見者。酚類如單寧類、香豆素、棉酚等對人體會產生大大小小的傷害。

　　表8-2列出一些常見之植物毒素供參考。

表8-2　常見之植物毒素與食物來源

植物毒素	食物或植物
生物鹼	
糖苷生物鹼類	馬鈴薯、番茄、茄子
糖苷類	
氰苷	樹薯根、苦杏仁、利馬豆、蘋果與杏種子
強心配醣體	耶誕玫瑰、毛地黃、某些百合
香豆素	芹菜、防風草、甜三葉草
草酸與草酸鹽	大黃葉、番茄、菠菜
蛋白質與胺基酸	
過敏原	許多種食物與植物
催乳素	雞豆、野豌豆
凝集素	紅腰豆、大豆、穀類、馬鈴薯
蓖麻毒蛋白	蓖麻
抗維生素物質	綠豆、漿果、抱子甘藍、甜菜
酚類物質	
單寧	咖啡、茶、可可
蜂蜜中的毒素	
草甘毒素	由杜鵑花花蜜而來的蜂蜜

第二節　植物性天然毒素

　　依據2021年2月4日公告的「食品中污染物質及毒素衛生標準」之附表三、食品中其他污染物質及毒素之限量（表8-3），列出一些植物毒素之衛生標準。本表未列出者，表示無衛生標準。

表8-3 植物毒素之衛生標準

3	植物毒素	
3.1	氰酸（Hydrocyanic acid）	
食品		限量（mg/kg）
3.1.1	木薯粉、即食木薯片	10
3.1.2	Gari（發酵木薯製品）	2
3.2	棉籽酚（Gossypol）	
食品		限量（mg/kg）
3.2.1	食用棉籽油	未檢出
3.3	總配醣生物鹼／茄鹼（Glycoalkaloids, total）：α-solanine 及α-chaconine之總和	
食品		限量（mg/kg）
3.3.1	馬鈴薯塊莖（鮮／溼重計）	200
3.4	芥酸（Erucic acid）	
食品		限量（mg/kg）
3.4.1	食用油脂	50
3.4.2	低芥酸菜籽油	20
3.4.3	添加食用油脂之食品（本表第3.4.4項之食品除外），以食品中之油脂含量為基準	50
3.4.4	嬰兒配方食品及較大嬰兒配方輔助食品，以食品中之油脂含量為基準	10

一、抗營養因子

㈠常見之抗營養因子

　　植物為防止昆蟲、微生物、其他動物與人類的危害，而發展出抗營養因子，以作為一種保護手段。其中以豆類最常見，而又以大豆之研究最透澈。

　　大豆含有許多抗營養因素，其中有熱可破壞的，如胰蛋白酶抑制劑（trypsin inhibitors）、血球凝集素（hemagglutinins）、甲狀腺腫素（goitrogen）。另外，不為熱所破壞的抗營養因素有皂素（saponin）、植酸（phytic acid）等。

菜豆（*Phaseolus vulgaris*）俗稱敏豆、四季豆。爲台灣豆類蔬菜中較具經濟價值之一者，是一類非常大的豆種，由美國稱之爲common bean就可知其應用的廣泛。菜豆含有之抗營養因素，包括胰蛋白酶抑制劑、血球凝集素。

因爲含有這些抗營養因子，故豆類必須煮熟，以破壞這些抗營養因子後，才可食用。

㈡蛋白酶抑制劑（protease inhibitors）

在植物中存在許多能抑制蛋白酶活性的物質，尤其在莢豆類。蛋白酶抑制劑爲帶有環狀結構的胜肽化合物，可競爭性或非競爭性抑制蛋白酶活性。

在這些抑制劑中，胰蛋白酶抑制劑（trypsin inhibitors）是其中分布最廣的，其構造與性質隨植物種類不同而異，但通常皆不易被水解，且抗熱性亦強。胰蛋白酶在人體消化道中可幫助消化蛋白質，而胰蛋白酶抑制劑會抑制胰蛋白酶的作用，降低蛋白質的消化及利用。

大豆是第一個被發現含有胰蛋白酶抑制劑的食物，而對其研究亦較透澈，在大豆中的胰蛋白酶抑制劑爲一種絲胺酸（serine）蛋白酶抑制劑。實際上係由多種不同的蛋白質所組成的，其中以Kunitz抑制劑及Bowman-Birk抑制劑爲最主要者，前者占大豆之1.4%，後者占0.6%。由於這些抑制劑的存在而降低了大豆的營養價值，導致對蛋白質利用困難，並造成組織生長和修補上的缺陷。在動物試驗，導致脾臟肥大及生育不良。大豆及黃豆粉以100℃蒸汽加熱15分鐘後，可完全破壞。而在烹煮豆漿時，100℃加熱15分鐘仍會殘留一半，但已對人體無害，必須加熱沸騰30分鐘才足以完全破壞。

甘藷中胰蛋白酶抑制劑含量亦不少，其中台農57號較台農66號活性高。但此物質除對蛋白酶有作用而影響體內蛋白質的消化外，並不會造成其他毒害。甚至現在發現其可能可預防某些癌症的發生。

天然食源性蛋白酶抑制劑主要來源包括豆科、禾本科與茄科植物。豆科中除大豆外，其他如鷹嘴豆、扁豆、豌豆、豇豆、蠶豆、花生、樹豆、綠豆、黑豆、花菜豆、班巴拉豆、皇帝豆等亦含有蛋白酶抑制劑。禾本科的大麥、小麥、小

米、玉米、蕎麥、水稻以及高粱等。茄科中的番茄、馬鈴薯和煙草等。葫蘆科的南瓜，以及鳳梨科的鳳梨。其中豆科約占總蛋白質量的6%。近年的研究逐漸發現，食源性蛋白酶抑制劑可以發揮抗腫瘤、調節免疫力等多種生理作用。有些蛋白酶抑制劑還可以降低白介素-1β轉換酶的表達，抑制病毒的複製，而有抵抗病毒的能力，可能為蛋白質新藥的很好來源。

㈢血球凝集素（hemagglutinins）

血球凝集素（hemagglutinins或lectin）是一種植物蛋白，其作用與抗體相似，能使紅血球凝聚在一起，同時亦可抑制實驗動物的生長。血球凝集素的分布非常廣泛，主要在豆類中發現，尤其莢豆類如大豆等最多，萊豆、花生中亦可發現。現已發現的植物中的外源性凝集素有十多種，包括蓖麻毒蛋白、萊豆毒素、巴豆毒素、大豆凝集素等。

其抗營養作用機制主要是透過與小腸細胞表面特定分子結合，影響其吸收營養素，導致營養素缺乏。血球凝集素依其來源及作用對象，效果各不相同，例如同樣量的生大豆會造成哺乳中的天竺鼠死亡，但白老鼠則仍能存活；又如老鼠口服生大豆無致命危險，但口服生黑豆，則會引起死亡。對人的影響則尚不了解。由於一般的烹煮過程便可完全破壞其毒性，故對人的威脅較小。但其對於乾熱則不容易被破壞。

㈣甲狀腺腫素（goitrogen）

食物中無機態碘化合物的吸收率通常可達90%以上，存在於植物中的含硫配糖體（glucosinolate）和含氰配糖體（cyanoglucoside）經酵素水解會生成無機干擾物，干擾其吸收和甲狀腺的利用（表8-4）。

甲狀腺腫素存在多種植物性食物中，諸如大豆、竹筍、蕓薹屬（*Brassica*）的蔬菜（如青花菜、花椰菜、包心菜）以及其他十字花科的蔬菜（*Cruciferous*）如白蘿蔔和蕪菁（大頭菜）。堅果類的核桃和花生，穀（薯）類的樹薯、甘藷和小米等。在同時存在碘缺乏與以小米作為主要飲食的地方，小米的食用會促進甲

狀腺腫大。

　　大豆中的甲狀腺腫素，其損害甲狀腺過氧化酶活性，可降低碘的吸收，造成甲狀腺機能不全及腫大。加熱或添加少量碘便可破壞及抑制其毒性。以往認為大豆中的甲狀腺腫素是黃酮類，尤其是異黃酮（isoflavone）。但根據2019年一份整合分析（meta-analysis）報告顯示，大豆補充品（Supplements）（含大豆蛋白與異黃酮）並不會影響甲狀腺機能。因此，有可能大豆中的甲狀腺腫素並非是異黃酮類。另有一種說法為屬於一種由2～3個胺基酸組成的低聚肽，或1～2個胺基酸與一個糖分子組成的糖肽。

表8-4　食物中甲狀腺腫素之來源與對營養素之影響機制

甲狀腺腫素	機制
食物來源	
木薯、皇帝豆、亞麻籽、高粱、甘藷	含氰配糖體，它們被代謝為硫化氰，與碘競爭甲狀腺吸收
十字花科蔬菜：包心菜、甘藍、花椰菜、青花菜、白蘿蔔、油菜籽	含硫配糖體，代謝物與碘競爭甲狀腺吸收
大豆，小米	黃酮類化合物損害甲狀腺過氧化酶活性
對營養素之影響	
硒缺乏症	累積之過氧化物可能會損害甲狀腺，而去碘酶缺乏會損害甲狀腺激素的合成
缺鐵	減少甲狀腺中原血紅素依賴性甲狀腺過氧化酶之活性，並可能降低碘預防的功效
維生素A缺乏症	利用減少維生素A介入抑制腦下垂體 TSHβ基因來增加TSH刺激和甲狀腺腫大

㈤皂素（saponin）

　　皂素又名皂甙或皂苷，是固醇類或三萜類化合物（triterpenoid）的低聚配糖體總稱，因其水溶液能形成持久泡沫，如肥皂一樣而得名。皂素主要存在於豆科植物中。豆類植物種子中大豆皂苷的含量一般在0.62～6.16%之間。另外皂素成

分較多的植物爲無患子科、百合科、桔梗科、石蒜科及夾竹桃科等。如大豆、豌豆、菠菜、番茄、馬鈴薯、大蒜、甜菜、蘆筍、茶、人參、甘草等植物都含有。

皂素在植物中扮演的角色爲植物抗菌劑，它具有殺菌的功能。對動物，此物質具有抗營養及溶血性質。當皂素被酵素分解或經稀酸煮沸會分解爲糖與糖苷配基（aglycone）兩部分。毒性最大者稱爲皂毒素（sapotoxins），其會破壞紅血球具有溶血作用。同時會影響細胞膜的穿透性，使腸壁通透性增加，進而造成腹瀉；且其對黏膜組織具有強刺激性，大量食用後會引起嘔吐、腹瀉、痙攣、麻痹等症狀。

皂素能溶血是因爲多數皂素能與膽固醇結合生成水不溶性的複合物。皂素的生物活性與其所連接的糖鏈數目和糖苷配基的結構都有關，例如人參總皂素沒有溶血的現象，但分離後之人參三醇及齊墩果酸等糖苷配基有顯著的溶血作用，而以人參二醇爲糖苷配基的人參皂素則有抗溶血作用。除此以外，有些皂素還具有抗腫瘤、免疫調節、抗發炎、降膽固醇、保肝、降血糖等生物活性。而由大豆分離出的皂素，也不會對實驗動物造成傷害。

大豆皂苷是一種常見的皂苷，豆漿煮沸產生泡沫，即因皂素存在之故，在大豆中約含0.5%（圖8-4）。其對熱安定，因此烹調與加工時不會造成破壞。大豆皂苷是一種白色粉末，具有微苦味和辛辣味，對人體各部位的黏膜均有刺激性。但在人體中，皂素的吸收率很低，因此大部分的皂素無法被人體吸收。故日常飲食的攝取量並不會造成中毒。

一些皂素對細胞膜具有破壞作用，可用於毒魚、滅螺、殺精等。

油茶皂素不僅存在於茶籽中，而且在根、莖、葉、花中均有分布。油茶粕中含有油茶皂素15%左右。是一種非離子型界面活性劑，易溶於溫水、含水甲醇、乙醇、正丁醇等溶劑，而不溶於乙醚、氯仿、丙酮等溶劑。油茶皂素本身是一種良好的生物農藥，具有殺菌、殺蟲及促進植物生長等多種作用。

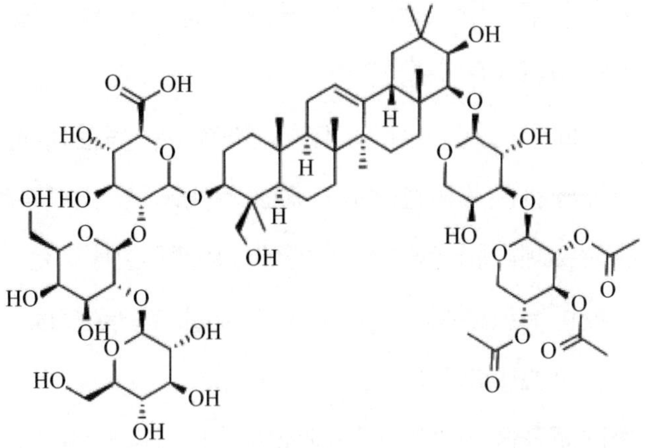

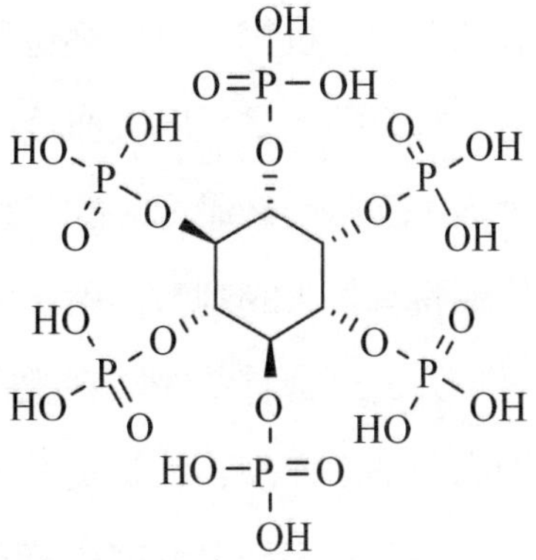

圖8-4　（左）大豆皂苷與（右）植酸之結構

(六) 植酸（phytic acid）

　　由含六個磷酸基的肌醇所構成，可以與鐵、鈣、鎂、鋅等金屬反應形成不溶性鹽類，而降低礦物質的吸收，由於人體無分解酵素，長期攝入大量植酸，可能會讓身體缺乏這些礦物質，故被視為一種抗營養因子。植酸亦會抑制消化酵素活性，當大量攝取植酸時，食物無法消化，進而提供腸道微生物過多的食物，使其過度增殖，造成微生物群失衡，使腸道具高滲透性，而引起腸漏。

　　植酸主要存在於植物的種子、根和莖中，其中以豆科植物的種子、穀物的麩皮和胚芽中含量最高。大豆含有植酸酶（phytase），在細胞被破壞時，會釋出而將植酸分解。植酸由於其強力的鉗合作用，因此可作為抗氧化劑，同時，可吸附體內許多有毒物質，因此有些提到其具有抗癌功效的報告。

(七) 草酸（oxalic acid）、草酸鹽（oxalate）

　　草酸（oxalic acid）是一種有機物，化學式為$C_2H_2O_4$，是生物體的一種代謝產物，二元弱酸。多種植物富含草酸，尤以菠菜、大黃、莧菜、甜菜、馬齒莧、芋頭、甘薯和花生等植物中含量最高，每100克菠菜含600毫克，大黃含500毫克。可可與茶中也有較多的草酸，每100克可可中含有500毫克草酸。

　　由於草酸在人體中容易與鈣、鋅、銅、鐵離子形成不溶性的草酸鹽沉澱，而

隨糞便排出，可降低礦物質的生物利用率。所以草酸往往被認爲是一種礦物質吸收利用的拮抗物。草酸鈣也易導致腎結石、尿道結石。

當草酸大量吸收入血液中，會與血中的鈣、鎂離子作用形成結晶，引起低血鈣症，嚴重影響體內鈣的代謝，使神經肌肉興奮性增強、凝血時間延長。草酸鹽對黏膜有很大的刺激作用，大量攝入會刺激腸道黏膜，引起腹瀉，甚至腸胃炎。

大黃因含有草酸能刺激腸道，故可治療便祕。一次世界大戰期間，英國有人把大黃葉當作蔬菜大量食用，以至於草酸中毒身亡。

慢性腎臟病患者常會有食用楊桃而身體不適者，推測原因爲食用過量楊桃以致草酸攝取過多，由於腎功能不佳無法適當排除草酸，草酸結晶堆積於腎臟後導致草酸腎病變，致使腎功能下降或急性腎衰竭而引起噁心嘔吐等腸胃系統症狀。

芋頭外皮含草酸鈣，人皮膚接觸時會癢，因此削皮時宜戴手套或帶皮水煮後再削皮。

⑻ 單寧類物質

單寧（tannin）又稱丹寧酸、鞣酸、鞣質，屬於多酚類物質，泛指有足夠的羥基和其他適當官能基（如carboxyls）的多酚化合物與蛋白質或其他大分子結合成巨大的錯合物。分子量可從500～3000。其味苦澀、有特殊氣味。

單寧可以在植物的樹皮、葉子和果實中找到。如橡木、大黃、茶、核桃、蔓越莓、可可、葡萄、穀類、豆類種子、棉籽、菜籽和某些塊根食物等。葡萄酒中也含有單寧。

單寧在自然界中扮演的是防禦的角色。單寧讓植物產生一種難以入口的味道，可以防止植物種子或果實在成熟之前被動物食用。

單寧分成二大類：可水解的可溶性單寧（具毒性）和不易分解的縮合單寧（抗營養因子）。一般而言，食物裡縮合單寧含量較多，可溶性單寧含量較少。

單寧屬多酚類物質，進入人體後能和細胞發生各項化學反應，有些反應對身體有利，有些則可能有害。可溶性單寧是強力抗氧化劑，能增加人體細胞的抗氧化酵素活性，抑制細胞突變。

但，單寧可扮演螯合劑角色，與食物中的蛋白質、三價鐵（Fe^{3+}）結合使之凝固，產生沉澱作用，阻礙營養之吸收。

以茶中單寧為例，長期飲用濃茶，會出現以下症狀：

1. 出現缺鐵性貧血。因單寧會阻礙人體對鐵的吸收。
2. 易產生便祕。茶葉中的單寧與食物中的蛋白質結合生成一種塊狀的、不易消化吸收的鞣酸蛋白，導致便祕的產生。

二、有毒糖苷類

㈠茄鹼（solanine）

1. 簡介與存在量

茄鹼（solanine）又稱為龍葵素，是存在於茄科植物中的一種糖生物鹼，在馬鈴薯、番茄、茄子中可見。它可以在植物的任何部分自然發生，包括葉子，果實和塊莖（表8-5）。茄鹼具有殺蟲特性，是植物自然防禦之一。

α-茄鹼與α-卡茄鹼（chaconine）占馬鈴薯中總糖生物鹼含量的95%。新鮮馬鈴薯塊莖糖生物鹼含量約為20～100 ppm，對人體無危害，但當馬鈴薯發芽或因儲存不當造成馬鈴薯白澱粉轉為葉綠體，將造成糖生物鹼生物累積，含量高於200 ppm時，可能引起中毒之症狀。發芽馬鈴薯芽眼四周茄鹼的含量極高，可達5,000 ppm，因此食用是非常危險的。「食品中污染物質及毒素衛生標準」，訂定馬鈴薯塊莖中總配醣生物鹼的總和限量為200 mg/kg。

表8-5 馬鈴薯各部位茄鹼含量

部位	含量（mg/kg）	部位	含量（mg/kg）
塊莖的外皮層	30～64	嫩芽	420～730
塊莖的內皮層	15	葉	55～60
塊莖的肉質部位	1.2～10	莖	2.3～3.3
整個塊莖	7.5	花	215～415

2. 毒性

茄鹼是一種膽鹼酯酶抑制劑，屬於中樞神經毒，人畜攝取過量均會引起中毒。人若食入2.8 mg/kg體重的量，便會引起中毒，包括昏昏欲睡，呼吸困難，量再高時，會有腹瀉、腹痛、嘔吐等胃腸障礙，甚至虛脫。嚴重時造成痙攣、昏迷與死亡。3～6 mg/kg體重的劑量就可能致命。中毒一般在進食後8至12小時發作，但在極端高劑量攝入的情況下，可能在10分鐘內就出現症狀。茄鹼對熱穩定，一般烹煮不會受到破壞。若在調理前將發芽部位挖除時，便可無中毒之慮。

3. 結構與變化

茄鹼由馬鈴薯鹼（solanidine）與β-D-葡萄糖、D-半乳糖和L-鼠李糖組成的茄三糖相連組成（圖8-5）。其也算是皂苷類。

馬鈴薯的幼芽含有茄鹼，經水解後會成馬鈴薯鹼（solanidine）（圖8-5）具有弱毒性。另外，馬鈴薯在過高或過低溫度下儲存，或光照後產生變綠的現象時，亦可能產生馬鈴薯鹼。故馬鈴薯儲存時必須要避光，以免變綠發芽。

至於番茄之苦味來源，主要為番茄鹼（tomatine），當其水解時，會變成螺環烷（spirosolane）可降低苦味。

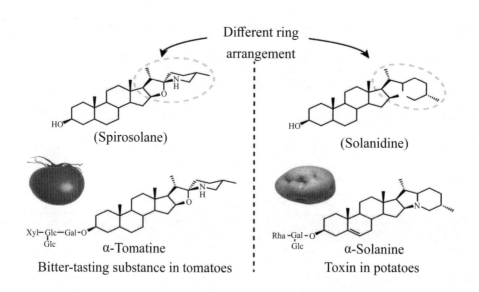

圖8-5　番茄與馬鈴薯中主要茄鹼之構造

4. 預防中毒方法

　(1)馬鈴薯需低溫且乾燥儲藏，並儘早食用，發現發芽之馬鈴薯應丟棄，不得食用。

　(2)遇到綠色之薯條或馬鈴薯類之產品應丟棄。雖然目前研究指出，變綠的馬鈴薯中茄鹼含量未必高到會中毒，但為保險起見，仍建議丟棄。

5. 台灣實際中毒案例

　　2013年，民眾至連鎖餐飲店攝食薯條（綠色）後，出現嘔吐、腹痛、腹瀉、言語困難及發癢等症狀，食餘薯條經檢驗，檢出糖生物鹼1,497 ppm。

(二)含氰配糖體／氰糖苷（cyanogenic glycosides）

1. 樹薯（cassava）

　　樹薯別名木薯、臭薯、葛薯，可在貧脊的土壤生長，是熱帶地區人民的主食。樹薯不可生食，因含有會釋出氰酸（cyanic acid）之亞麻苦苷（linamarin）（圖8-6），其主要係亞麻苦苷經亞麻苦苷酶（linamarase）作用，生成氫氰酸（hydrocyanic acid）所致。若塊根中氰酸未完全分解前就食用，會轉化為氰化氫（hydrogen cyanide）導致中毒，輕者噁心、嘔吐、下痢、昏眩；嚴重者呼吸衰竭而死亡。

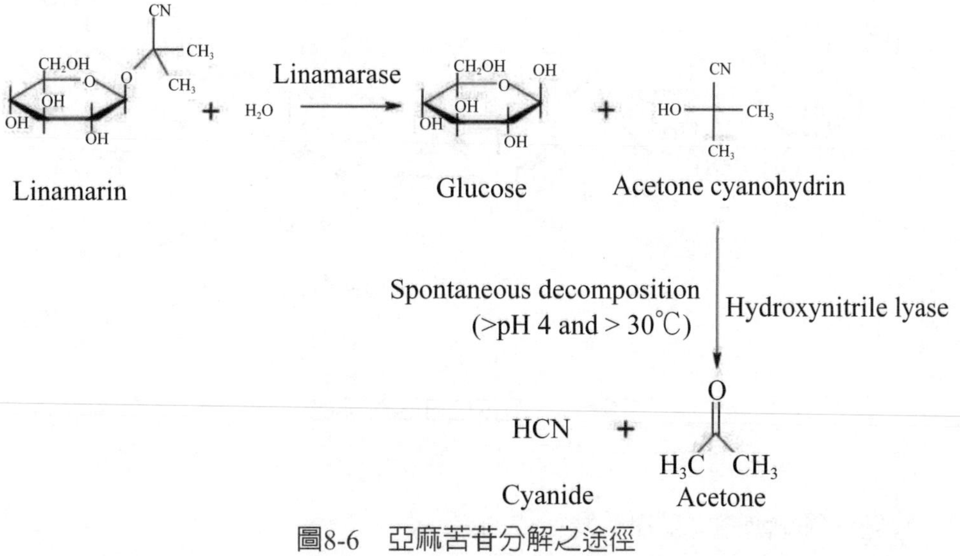

圖8-6　亞麻苦苷分解之途徑

　　品種有甜樹薯、苦樹薯兩種。甜樹薯的氰酸含量（<50 mg/kg）比苦樹薯的氰酸含量（約250 mg/kg）低。故甜樹薯煮熟或去除氰酸後則可食用。苦樹薯之澱粉含量高，經加工處理將其澱粉分離出來可製得樹薯澱粉，即市售之太白粉（tapioca flour）。

　　樹薯作為日常食用之加工去氰酸糖苷的方法：研磨、浸漬、煮沸、漂水、發酵等步驟去毒。

　　「食品中污染物質及毒素衛生標準」，訂定食品中氰酸（Hydrocyanic acid）的限量為木薯粉、即食木薯片10 mg/kg，gari（發酵木薯製品）2 mg/kg。

2. 某些水果的果仁

　　在桃、李（plum）、梅（plum）、櫻桃、蘋果等的核仁甚至未成熟的梅子果肉中可發現一種苦味物質—苦杏仁苷（amygdalin），是一種天然存在於薔薇科植物的種子及核仁中的含氰配醣體（cyanogenic glycoside）（圖8-7）。苦杏仁苷可藉由核仁中的苦杏仁苷酶（emulsin）〔含至少三種不同的β-葡萄糖苷酶（β-glucosidase）〕將其逐漸分解，分解產物中含有氫氰酸（HCN），會引起腹痛中毒。因此，核果類多製成加工產品，如用鹽漬或做成蜜餞，使苦杏仁苷在醃漬過程中分解，以減低毒性。

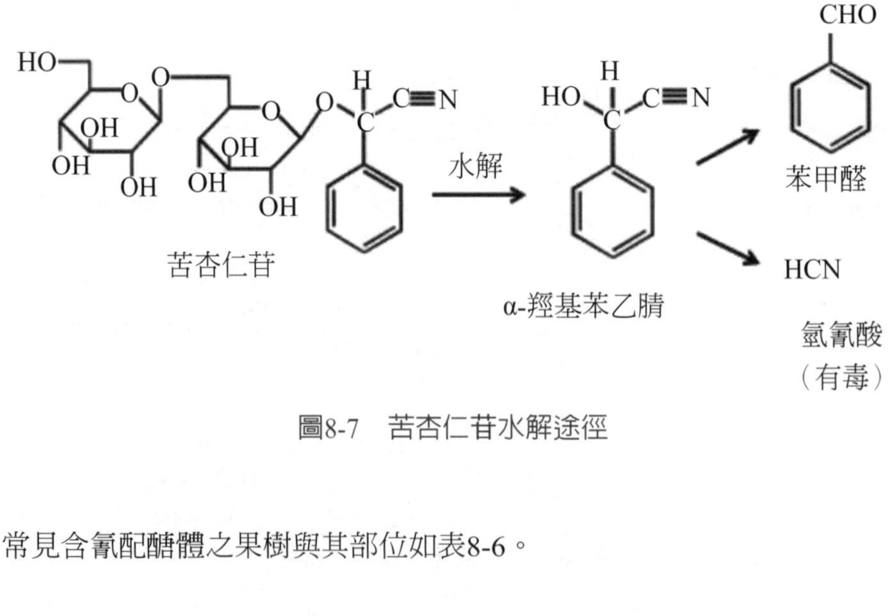

圖8-7　苦杏仁苷水解途徑

常見含氰配醣體之果樹與其部位如表8-6。

表8-6　常見含氰配醣體之果樹與其部位

果樹	有毒部位	有毒成分
蘋果	種子、嫩葉	苦杏仁苷
櫻桃	葉、幼枝、花、種籽	氰苷
苦杏	種子	苦杏仁苷
李	種子、花、芽	苦杏仁苷、野櫻苷
梅	種子	苦杏仁苷
桃	葉、皮、花、種籽	苦杏仁苷

杏仁（Apricot）爲薔薇科李亞屬，又可分爲**甜杏仁**與**苦杏仁**。

⑴甜杏仁稱**南杏**，供食用，顆粒較大，左右對稱，外皮則呈現淡黃色，紋路較粗，微甜而不苦。苦杏仁苷含量約0.11%。

⑵苦杏仁稱**北杏**，供藥用，呈心臟形略扁，左右不對稱，顆粒較小，皮多呈深黃色，紋路也較細，帶有較重的苦味。苦杏仁苷含量則有1～3%。因此，中藥用的苦杏仁，一定要經過加熱、避免生食，才能降低中毒的風險。

常拿來作爲零嘴的杏仁堅果（Almond）並非眞的杏仁，而是**扁桃仁**，屬於薔薇科桃亞屬。一般外型狹長，呈長橢圓狀。最初在70年代由美國引進東方，因外型與中國傳統杏仁相似，而被誤譯爲「美國大杏仁」流傳至今（圖8-8）。

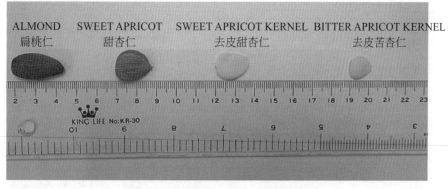

圖8-8　扁桃仁與杏仁外觀比較

3. 竹筍（bamboo shoots）

　　筍或竹筍指由竹的根莖上的芽苞發育成嫩莖稈的部分。採筍以清晨最好，若採筍時間太遲，筍尖凸出於地面，見光後則形成綠色，稱爲「出青」，出青的筍帶苦味，麻竹、綠竹及烏腳綠竹均有此現象。此苦味物質爲紫杉氰醣苷（taxiphyllin）（圖8-9），在出青筍的含量爲未出青筍的2倍，且多分布於筍尖部。儲存一定時間後紫杉氰醣苷經水解酶作用後產生氰酸（HCN），其量可達1000～8000 mg/kg HCN，故應儘快煮沸殺青處理。

　　此種苦味物質對熱不穩定，以98±2℃、60分鐘的殺菁方法對苦味的去除有最佳的效果。

4. 高粱（sorghum）

　　高粱耐乾性強，故多種植於土壤乾之地區。高粱由於單寧含量高而具苦澀味，故不適合直接煮熟食用，一般做釀酒之原料，如製造高粱酒。在高粱的嫩

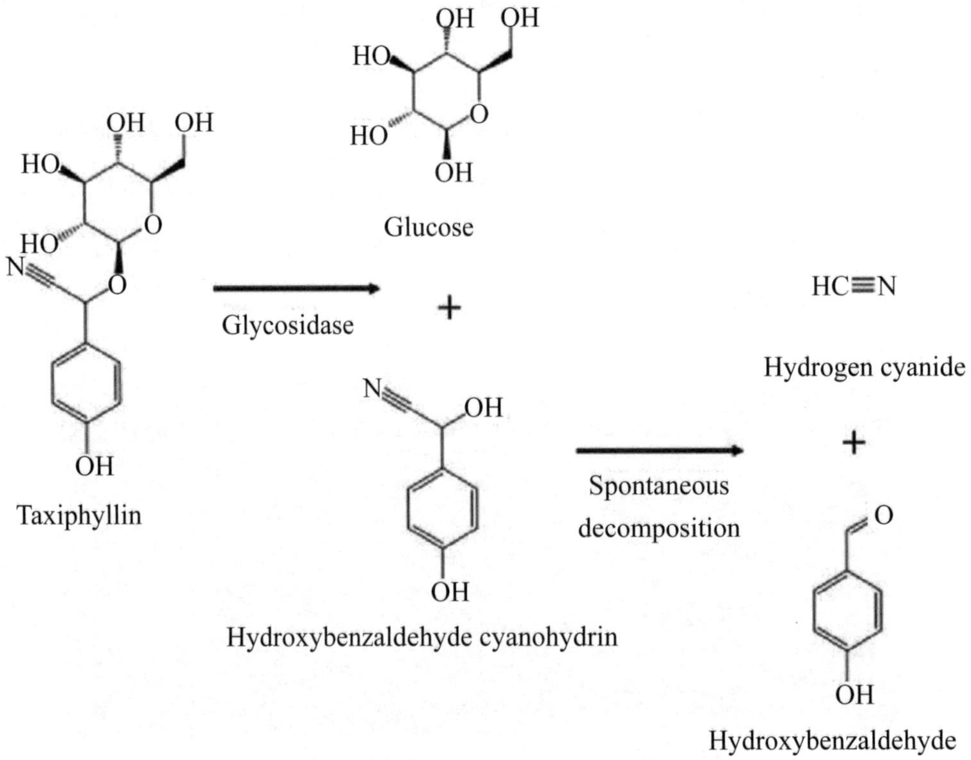

圖8-9　紫杉氰醣苷（taxiphyllin）之水解途徑

莖、嫩葉中含有高粱苷（dhurrin）爲一種含氰配醣體（圖8-3）。故高粱一旦發芽就不可食用，因爲會產生保護物質──氰化物，包括高粱苷與苦杏仁苷，含量甚至可達乾重之6%。

三、其他有毒物質

㈠ 棉籽酚（gossypol）

棉籽油（cotton seed oil）爲半乾性油，得自棉花種子核仁，在工業上用途極廣。棉籽油爲美國消費量第三大的食用油，其飽和脂肪酸占26%，不飽和脂肪酸占74%，其中54%爲亞麻油酸。在棉籽蛋白質中含有毒的棉籽酚（gossypol），因此油脂必須經過精製後方能食用（圖8-10）。

棉籽酚（gossypol）呈黃色，爲棉籽中的植物抗毒素，用以預防害蟲與疾病。對胃蛋白酶原（pepsinogen）轉換成蛋白酶（pepsin）有抑制作用，並限制鐵的利用，可能會造成食慾和體重的降低、關節腫大與內出血。並可造成男性永久的生殖力受損，精蟲數與活動力下降；干擾女性動情週期、懷孕以及胚胎生成，可能進一步導致不孕。因此，未經處理的毛棉籽油不可食用。

去除棉籽酚的方法包括：

1. 皂化。在脫酸的過程中，棉籽酚會與鹼液反應產生皂化物，而去除大部分的棉籽酚。
2. 加熱。脫臭過程中，會在眞空的環境下加熱，可再次去除殘餘的棉籽酚。

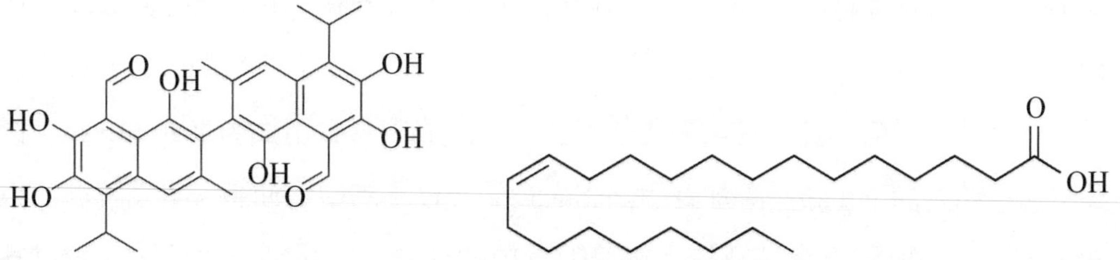

圖8-10　（左）棉籽酚與（右）芥酸之結構

3. 化學結合。如果是使用壓榨棉籽的方式取得粗製油，也會因爲經過加熱，造成棉籽中的蛋白質變性並結合棉籽酚，因而去除部分的棉籽酚。

　　故一般來說，食用棉籽油經過精煉過程處理，可去除大部分的棉籽酚，其游離棉籽酚應已偵測不到。

　　「食品中污染物質及毒素衛生標準」，食用棉籽油中棉籽酚（gossypol）限量爲未檢出。

　　2013年油脂混攙事件即係大統長基與富味鄉兩家油脂公司，以低價棉籽油混攙入各種油品在國內販售。此次事件爲食用油混充、標示不實的違法事件。

(二)芥酸

　　油菜籽油（rapeseed oil）又稱菜籽油、芥花油、芥菜籽油，原料爲油菜籽或芥菜籽，不飽和脂肪酸含量約90%，但其中油酸約14～19%，亞麻油酸12～24%，次亞麻油酸1～10%，主要爲芥酸（eurcic acid，C22:1）占31～55%。因含高量芥酸，故具有苦辣味（圖8-10）。

　　動物實驗顯示，芥酸高量時對心臟有毒性。但對於小兒型腎上腺腦白質退化症（child adrenoleuKodystrophy; Child ALD）的預防性治療，可用三油酸甘油酯與三芥酸甘油酯以4:1比例混合，又稱羅倫佐油（Lorenzo oil）。

　　目前有種新產品──canola油（一般翻譯爲芥花油），乃將芥酸含量減少（<2%）即爲canola油，此原料芥花是在1950年末期～1960年代之間，科學家透過傳統的交配選種方式，將油菜籽中之芥酸以油酸取代，故此油含油酸較傳統油菜籽油高。目前全球主要的芥花油產區是加拿大與澳洲，其中澳洲所種植的芥花是加拿大最初育種後的作物；而加拿大目前所種植的芥花，有些爲基因改造之作物。

　　「食品中污染物質及毒素衛生標準」，芥酸的限量食用油脂爲50 mg/kg；低芥酸菜籽油爲20 mg/kg；添加食用油脂之食品（以食品中之油脂含量爲基準）爲50 mg/kg；嬰兒配方食品及較大嬰兒配方輔助食品（以食品中之油脂含量爲基準）爲10 mg/kg。

㈢蘆薈素（aloin）

蘆薈素（aloin）又稱大黃素（圖8-11），包括蘆薈素A及蘆薈素B，屬於羥基蒽類衍生物（hydroxyanthracene derivatives）的一種，主要存於蘆薈的綠色表皮，果肉僅有少量。

蘆薈相關產品在台灣目前已受普遍使用和廣泛流通販售，甚至台灣民眾最愛的手搖店飲品也推出許多蘆薈飲品。新鮮去皮蘆薈（即蘆薈膠）天然含有之蘆薈素約0.002%（20 ppm），乾燥後約爲0.2%至0.3%。蘆薈原料或其萃取物之蘆薈素含量如高於0.3%（3,000 ppm），應依「非傳統性食品原料申請作業指引」，提出資料進行安全評估。

蘆薈素會刺激大腸蠕動令食用者腹瀉，甚至導致肝毒性與腎毒性。並會造成骨盆充血，對懷孕婦女可能引發子宮收縮使流產。大量食用會造成腎臟炎，使尿液變紅。因此，經期、懷孕或哺乳期婦女、12歲以下孩童、腸胃不適、腹痛及腎病患者，不建議食用含蘆薈之產品。同時蘆薈必須去皮食用。

有關蘆薈素含量之問題，食藥署依「可供食品使用原料彙整一覽表」，蘆薈原料經完全去皮後得供食品加工使用，含蘆薈產品販售時應加標「孕婦忌食」字樣之警語；若檢具產品經具公信機構檢驗不含「蘆薈素（aloin）」之分析證明者，則始得免標「孕婦忌食」警語。

衛生福利部預告訂定「食品原料蘆薈之使用限制及含蘆薈食品之標示」，內容包括：

1. 供食品原料用的蘆薈，限費拉蘆薈（Aloe vera）及好望角蘆薈（*A. ferox*）品種之葉，且應確實完全去皮後，使得加工使用。
2. 蘆薈產品之使用量，以蘆薈素計每日不得超過10 ppm。
3. 含蘆薈之產品應依規定標示「孕婦忌食」警語，（但蘆薈產品所含「蘆薈素」含量低於0.1毫克／公斤者，得免標警語），藉此確保消費者食用安全。

天然香料於飲料中使用之限量爲0.1 mg/kg以下。

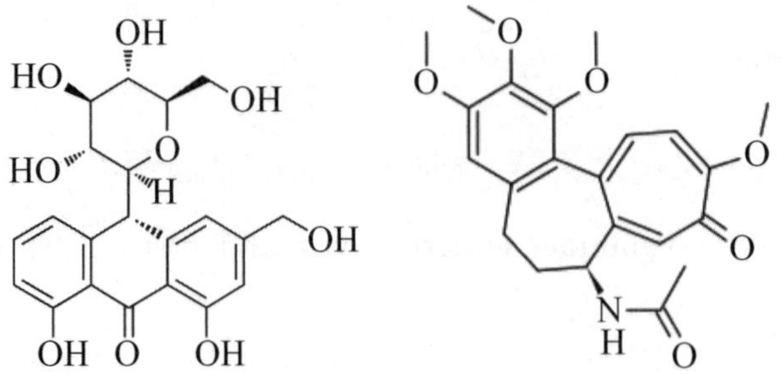

圖8-11　（左）蘆薈素與（右）秋水仙素之結構

㈣秋水仙素（colchicine）

　　秋水仙素來自秋水仙、生金針菜等（圖8-11），為三環生物鹼，其本身無毒，但當人進食後，經胃腸道吸收，便會被氧化成氧化二秋水仙素，而引致中毒。中毒後2～5小時出現症狀，與砷中毒類似。包括口渴、喉嚨燒灼感、發熱、嘔吐、腹瀉、腹痛和腎衰竭，其伴隨呼吸衰竭，導致死亡。秋水仙素是一種用來治療痛風的治療劑，每天容許量大約是3～4 mg。

　　金針又稱黃花菜，是我國古老的作物，早在詩經中已有記載。金針的根部和花含有秋水仙素。高山種金針之葉部位在春季時秋水仙素含量最高，含量高達149 ppb。

　　食用未經清水浸透和澈底煮熟的鮮金針可能會中毒。吃金針花的正確方法如下。

1. 新鮮金針花吃之前最好去掉花蕊，因為花蕊中所含的毒素最多。

2. 鮮金針花吃之前應先清洗乾淨，然後燙一下熱水，再放到涼水中浸泡幾個小時，並且充分炒熟煮透，這樣就能夠去除其中的毒素，從而避免食物中毒。

3. 吃乾金針花更保險。乾金針花雖不如新鮮金針花好吃，但金針花乾製過程可以破壞其所含的毒素，因此吃起來更放心。

㈤銀杏毒素（ginkgotoxin）與白果酸（ginkgolic acid）

　　銀杏在歷史上存在已久，目前已知在兩億多年前就已經出現在地球上，可說

是活化石，同時期出現的植物目前均已絕跡，因此又稱為孑遺植物。銀杏去皮後又稱白果，目前已知含有多種治療功效，但同時也有案例報導指出生食白果嚴重可導致死亡。「三元延壽書」記載：白果食滿千箇者死。又云：昔有飢者，同以白果代飯食飽，次日皆死也。由此可知白果具有一定毒性，食用時須小心。

銀杏外種皮含白果酸（ginkgolic acid），會引起淋巴增生反應，並導致精子對於卵母細胞的穿透力顯著下降，因而降低具有受精能力精子的數量。

白果（種子）含有毒成分4'-O-甲基吡哆醇（4-O-methylpyridoxine），又稱銀杏毒素（ginkgotoxin）。另含氰苷（cyanophoric）、銀杏二酚（bilobbol）、白果酸（ginkgolic acid）。

銀杏毒素主要存在銀杏果實中，銀杏葉亦有被發現含有此成分。此物質會抑制大腦內的glutamate形成4-aminobutyric acid，而可能導致痙攣（圖8-12）。

白果中毒，古代即有記載。大多發生在入秋白果成熟季節。生吃白果後，中毒現象出現在食後1～12小時，症狀以中樞神經系統為主，表現為發熱、嘔吐、腹痛、泄瀉、驚厥、呼吸困難，嚴重者可因呼吸衰竭而死亡。白果的外種皮亦有毒，能刺激皮膚引起接觸性皮膚炎。

中毒以10歲以下小孩為多，成人偶亦有之。中毒者食用量小孩自7粒至150粒，成人自40粒至300粒不等。一般認為引起中毒及中毒的輕重，與年齡大小、體質強弱及食用量的多少有密切關係。年齡越小中毒可能性越大，中毒程度也越重；食用量越多，體質越弱，則死亡率也越高。

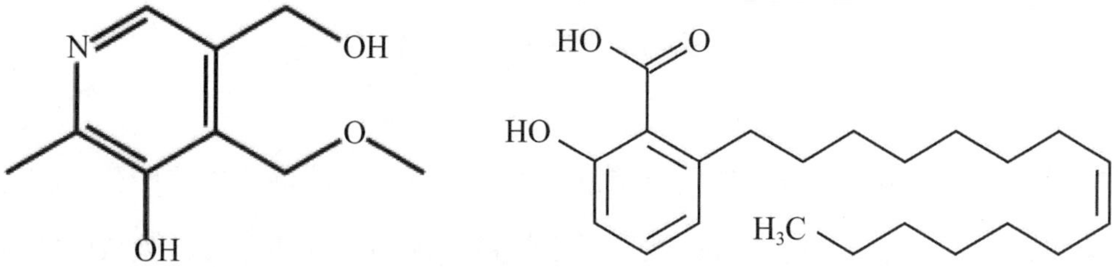

圖8-12　（左）銀杏毒素與（右）白果酸之結構

㈥蘇鐵素（cycasin）

　　蘇鐵素是一種甲基偶氮甲醇（methylazoxymethanol）的配糖體，為蘇鐵科植物特有的成分，當蘇鐵素水解後，會生成具有毒性的甲基偶氮甲醇（圖8-13）。蘇鐵素為一種致癌物質，會造成實驗老鼠的肝、腎、小腸及肺的腫瘤。

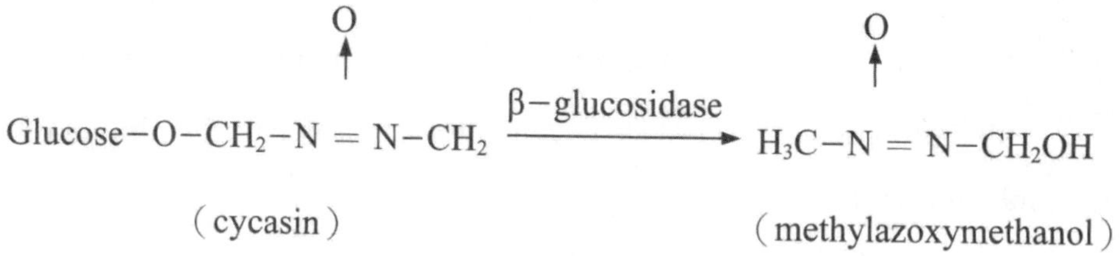

$$\text{Glucose}-\text{O}-\text{CH}_2-\overset{\overset{\text{O}}{\uparrow}}{\text{N}}=\text{N}-\text{CH}_2 \xrightarrow{\beta-\text{glucosidase}} \text{H}_3\text{C}-\overset{\overset{\text{O}}{\uparrow}}{\text{N}}=\text{N}-\text{CH}_2\text{OH}$$

（cycasin）　　　　　　　　　　　　　　　　　（methylazoxymethanol）

圖8-13　蘇鐵素的水解及其生成物

㈦黃樟素

　　黃樟素（Safrole）（圖8-14）存在於許多食用天然香精如黃樟精油之無色或淺黃色液體內。有樟木氣味。易溶於乙醇，能與氯仿、乙醚混溶，不溶於水和甘油。有防腐、殺菌之功能。

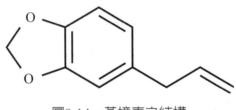

圖8-14　黃樟素之結構

　　黃樟素是食用天然香精如黃樟精油、八角精油和樟腦油的主要成分，約占黃樟精油的80%。黃樟素在用肉豆蔻、日本野薑、加州月桂樹等香料製成的香精中也有少量存在。黃樟精油常被用作啤酒（麥根啤酒）和其他酒的風味添加成分。

　　生薑、肉桂等天然植物含有濃度不一之黃樟素成分，通常被添加在飲料內增加風味，目前法規只針對飲料規定，飲料中之黃樟素，應為天然香料之使用而存

在於飲料中，飲料中黃樟素限量標準為1.0 mg/kg。

黃樟素低毒，半數致死量（大鼠，經口）1950 mg/kg。IARC歸為2B物質，即有動物致癌性但人類致癌性證據仍不足。

1984年衛生單位發現市售沙士含有黃樟素引起民眾恐慌。沙士等碳酸飲料之所以具有特異的風味，主要係加入了天然的植物萃取物，沙士添加的係提煉自一種熱帶植物稱作菝契（*Sarsaparilla*）根部的香料，黃樟素（safrole）味道極近似菝契，甚至更辛辣刺激，故被廠商用來添加在沙士中。

2019年2月傳出美商進口保健食品黃樟素超標，讓此項有致癌疑慮的物質再度受到關注。台北市衛生局執行特殊風味碳酸飲料黃樟素調查計畫，檢驗市售可樂、胡椒可樂、沙士、薑汁汽水等共77件碳酸飲料中黃樟素含量，檢驗結果均符合衛生規定。

網路傳言九層塔含黃樟素，此內容有誤，九層塔成分為丁香酚而非黃樟素。根據農委會官網說明如下：「九層塔所含辛香成分為Eugenol，中文名稱應該是丁香酚，而非黃樟素。黃樟素的英文為Safrole，黃樟油的英文為Sassafras oil。」

四、有中毒案例但罕見之有毒植物

㈠姑婆芋（*Alocasia macrorrhiza* (L.) Schott & Endl）

姑婆芋又稱海芋、山芋、觀音蓮、天荷芋，屬天南星科，全株之汁液及塊莖有毒。植株與芋頭相似，芋頭葉面具有絨毛，其地下莖具紫色斑點，姑婆芋表面光滑，水珠無法凝結，地下莖細長且偏黃色，兩者在野外有時不容易辨識。

2012年民眾至火鍋店用餐，民眾食用芋頭後出現嘴麻、嘴腫、嘔吐及喉嚨痛之症狀，食品檢體後疑混有不可食用之姑婆芋。

2014年民眾在自家菜園採摘植物煮成菜飯，食用後即感到口腔麻痺、喉嚨痛等症狀，經檢驗採摘植物為姑婆芋，研判為將野生姑婆芋誤認為芋頭所造成。

㈡大花曼陀羅（*Brugmansia suaveolens* (Willd.) Bercht.&Presl）

大花曼陀羅又稱白花曼陀羅、洋金花、風茄兒等，整株有毒，因花中成分具有肌肉鬆弛、汗腺分泌受抑制之麻醉作用，古人將此作為麻醉藥。因和可供食用之台灣百合相似，故常有民眾誤認採摘。2012年民眾自行於野外採摘不明植物烹煮蛋花湯，食用後出現頭暈、意識模糊等症狀，檢體經檢驗後為大花曼陀羅。

㈢大苦薯（*Dioscorea hispida* Dennst）

薯蕷科，又稱白薯榔、白薯、山薯等，塊莖大小不一，外表褐色密生鬚根，肉白色或黃色。誤食會有口、舌、喉等處燒灼痛、噁心、嘔吐、腹痛、瞳孔縮小、手腳麻痺、昏迷及呼吸困難等症狀。2012年民眾誤用狀似山藥之植物塊莖烹煮排骨湯，食用後出現嘔吐、暈眩等症狀，食品檢體經檢驗為大苦薯。

第三節　菇（蕈）類毒素

菇類被作為食品的歷史已很久，而其種類亦很多，目前已知約5,000種的菇類，其中約200～300種可食用，菇類也是著名的有毒食品之一，目前已知至少有100種的菇類含有毒素，而其他約12種更含有使人致命的毒素。

由於毒蕈的有毒成分十分複雜，一種毒素常存於幾種毒蕈中，或一種毒蕈含有多種毒素；毒素含量會隨著生長環境、生長時間及季節等因素而改變；外觀不易分辨有毒或無毒者，因此蕈類中毒時有所見。

一、菇類毒素分類

㈠依毒素特性分類

有毒菇類所含的毒素對人體的影響，也會因個人體質、食用方法及用量而有

所不同。依據中毒的症狀及反應時間分類，大致上可區分為四大群共八類：

1. 毒素造成細胞損壞，對肝、腎的傷害，食後約10小時開始反應。
2. 毒素侵襲自律神經產生醉酒、臉紅、盜汗等反應。
3. 毒素侵襲中樞神經產生昏眩幻象，約30分鐘至3小時開始反應。
4. 毒素造成腸胃不適，如腹痛、腹瀉、嘔吐等，食後30分至3小時即有徵象。

1. 第一群

　　屬於細胞原漿毒（cytoplasmic toxin），造成細胞損壞，對肝、腎的傷害，食後約10小時開始反應。毒素會引起細胞破壞（肝及腎）。一般在食入6～12小時後產生症狀。

⑴第一類

　　含有致命性的環狀胜肽—蠅蕈素（amanitin）或毒肽（phallotoxins）（圖8-15），毒性最強，占95%毒蕈類致死案。此類菇類包括鵝膏菌屬（*Amanita*）及盔孢傘屬（*Galerina*）。通常在食入後6～12小時會產生嘔吐、腹瀉、腹部劇痛、出汗，肝、腎及心肌功能減退、中樞神經興奮與痙攣，最後昏迷而死。Amatoxin 化學性質穩定，耐高溫、耐乾燥，一般烹調無法破壞其毒性。常見如毒傘或稱纖形毒蕈（*Amanita phalloides*），俗稱死亡帽或死亡杯。

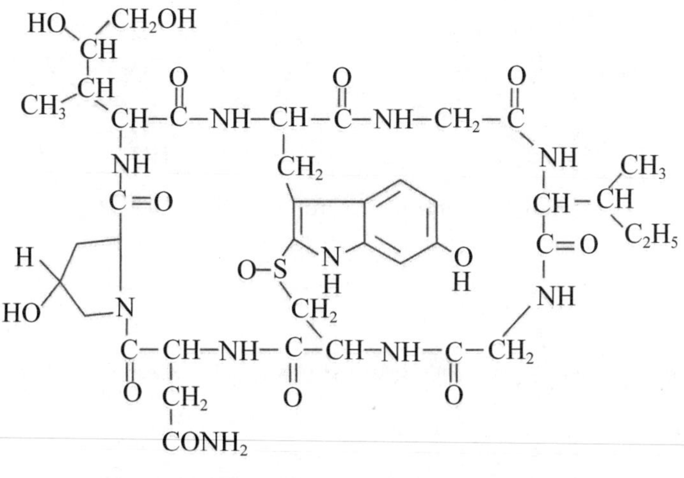

圖8-15　蠅蕈素（α-amanitin）的結構式

⑵第二類

此類菇可產生極毒的聯胺（hydrazine）衍生物－鹿花蕈素（gyromitrin），最主要爲鹿花蕈（*Gyromitra esculenta*），此物質又會再分解成單甲基聯胺（monomethyl hydrazine）（圖8-16）。有溶血能力會破壞紅血球，造成急性貧血、黃疸。6～12小時產生嘔吐、腹瀉、血便；嚴重時可致抽搐、昏迷及死亡。死亡率爲15～50%，同時單甲基聯胺爲一種致癌物。

$$CH_3CH = N-N \underset{CHO}{\overset{CH_3}{<}} + H_2O \longrightarrow CH_3CHO + CO + CH_3NH - NH_2$$

圖8-16　鹿花蕈素（gyromitrin）的結構式

⑶第三類

奧米毒素有orelline及orellanine兩種（圖8-17），屬於腎毒素（orelline toixn）。最主要爲毒絲膜菌（*Cortinarius orellanus*）。產生胃炎、厭食、頭痛、畏寒、口渴、肌肉酸痛及寡尿等症狀。嚴重者在3～17天內可產生急性腎衰竭。

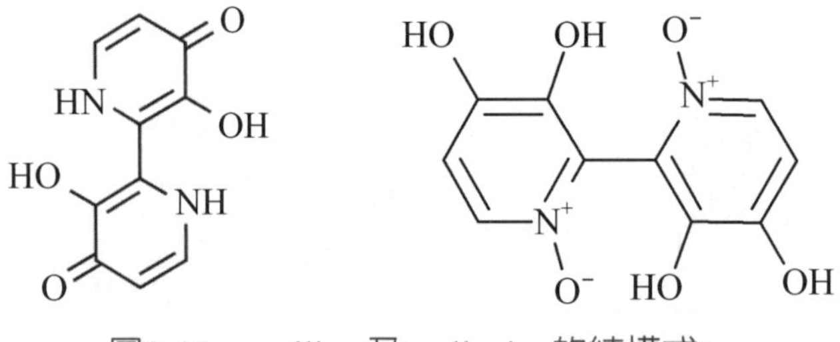

圖8-17　orelline 及orellanine的結構式

2. 第二群

毒素會影響自律神經系統，症狀於食入後0.5～2小時內發生。

⑴第四類

其代表性毒素爲coprine（圖8-18），似二硫化物（antabuse-like）。含此類毒素的菇包括鬼傘屬（*Coprinus*）及麥角菌屬（*Claviceps*），最主要爲墨汁鬼傘

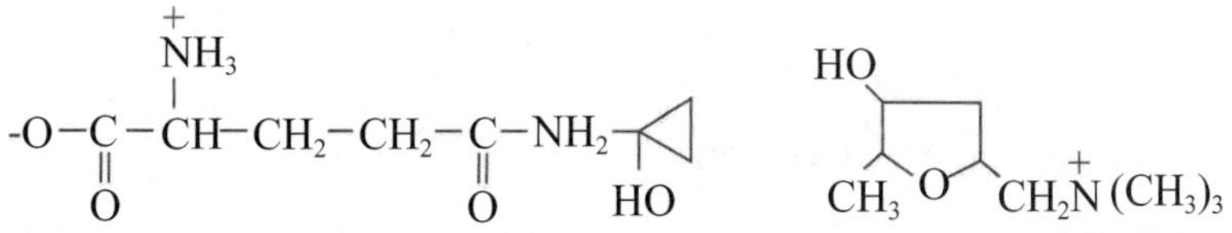

圖8-18　（左）coprine與（右）蠅蕈鹼（muscarine）的結構式

（*Coprinopsis atramentaria*）。為神經性毒素。與酒精一起食用才有中毒現象產生，其可能使酒精代謝產物乙醛的代謝受阻。在攝取半小時後會產生顏面潮紅、四肢刺痛、金屬味呼吸、心搏加速、血壓降低、嘔吐、腹瀉、冒汗等類似宿醉症狀，不會致死。

(2)第五類

毒素為蠅蕈鹼或稱蕈毒鹼（muscarine）（圖8-18），含此類毒素的菇包括蠅虎蕈屬（*Amanita*）、杯傘屬（*Clitocybe*）、絲蓋傘屬（*Inocybe*）及牛肝菌屬（*Boletus*）等屬之，常見如裂絲蓋傘（*Inocybe rimosa*）。為神經性毒素，具有興奮副交感神經末稍作用，通常食用0.5～2小時後首先出汗，繼而脈搏轉弱、淚液以及各種黏液、膽汁等之分泌增加、瞳孔縮小、胃腸痙攣性收縮，同時引發嘔吐、腹瀉、膀胱及子宮的收縮，嚴重時可能出現昏睡現象，約6小時後則可以獲得緩解，但很少致死。

3. 第三群

毒素會影響中樞神經系統，症狀在食入後0.5～2小時內發生。

(1)第六類

此類毒素為異噁唑（isoxazole）之衍生物（圖8-19），如鵝膏蕈胺酸（ibotenic acid）、毒蕈胺（muscimol）、蛤蟆蕈胺酸（muscazone）。造成的症狀包括煩躁、譫語及嗜睡。常見如毒蠅傘（*Amanita muscaria*）與瓢蕈或稱豹斑毒傘（*A. pantherina*）。

(2)第七類

最主要之毒素為光蓋傘素（psilocybin）及脫磷酸光蓋傘素（psilocin）。神經性毒素，為墨西哥蕈類「魔菇」之迷幻成分。此類菇產生的毒素具有強烈的

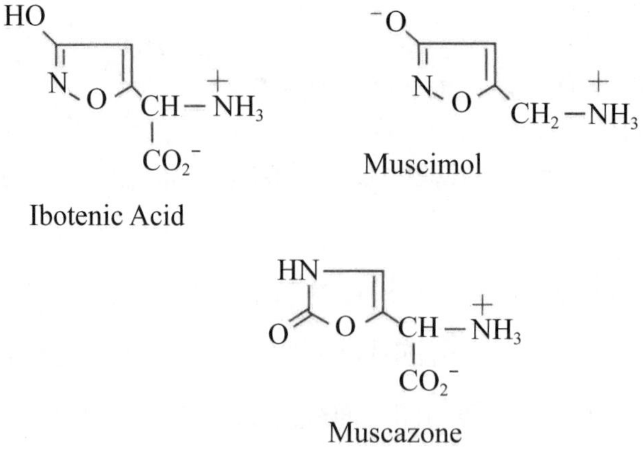

Ibotenic Acid

Muscimol

Muscazone

圖8-19 第五類毒素的一些代表的結構式

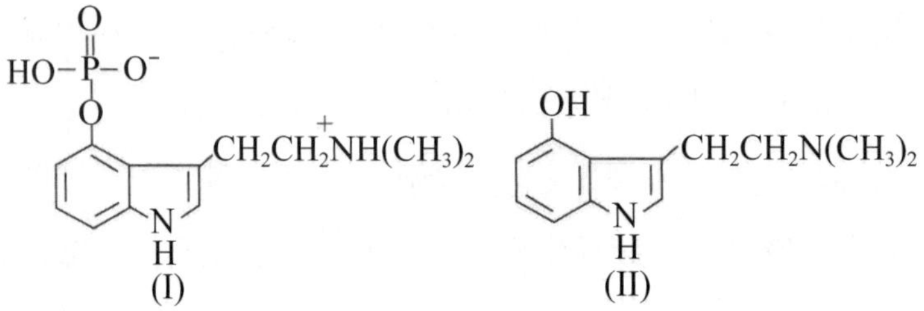

(I)　　　　　　　　　　　(II)

圖8-20 （I）光蓋傘素及（II）脫磷酸光蓋傘素的結構式

迷幻作用，屬於吲哚（indole）的衍生物，通常在食入後會有幻覺產生，記憶力減退、口渴，且有精神散漫、知覺喪失等症狀（圖8-20）。常見如墨西哥裸蓋傘（*Psilocybe Mexicana*）及裸蓋菇（*P. baeocystis*）。

4. 第四群（第八類）

　　毒素引起胃腸不適，症狀在食入後0.5～3小時內發生。腸胃毒素（gtrointestinal toxins）主要為單萜與三萜類，會引起嘔吐及腹瀉的作用，包括蘑菇屬（*Agaricus*）、蠅虎蕈屬（*Amanita*）、牛肝菌屬（*Boletus*）及綠褶菇屬（*Chlorophyllum*）等菇類都有此作用，如綠褶菇（*Chlorophyllum molybdites*）為台灣最常見的菇類中毒事件。

㈡依腸道症狀產生時間分類

毒蕈依其腸道症狀產生時間快慢，分為毒性較高及較低兩類；腸道症狀產生慢者（多在6小時以上）多具強毒性；腸道症狀產生快者（2小時以內）毒性較低。

1. 腸道症狀產生慢者（多在6小時以上）

多具強毒性，包括：

⑴含有毒傘素（或稱毒鵝膏素，amatoxin）之毒傘（或稱綠帽蕈，*Amanita phalloides*）、鱗柄白毒傘（或稱鱗柄白鵝膏，*Amanita virosa*）及環柄菇屬（*Lepiota*）等。目前主要毒蕈中毒死亡的個案，皆屬此類毒蕈中毒。此類蕈類中毒症狀可分為6期：潛伏期、胃腸炎期（一般在10～14小時）、假癒期、內臟損害期（主要為肝及腎毒，3～4天發生）、神經精神症狀期及恢復期。

⑵溶血毒毒蕈中毒

鹿花蕈（*Gyromitra esculenta*）含鹿花蕈素，可引起溶血性貧血，另可產生變性血紅素血症（methemoglobinemia）、肝衰竭等中毒症狀。

⑶腎毒性毒蕈中毒

絲膜蕈屬（*Cortinarius*）含有orelline及orellanine，可造成類似胃炎的症狀及腎臟衰竭。此外尚有一類含coprine，可產生類似二硫龍（disulfiram）戒斷酒精時症狀之蕈類，如墨汁鬼傘（*Coprinus atramentarius*）及杯傘屬某些蕈類。此蕈類中毒之治療，主要以及早洗胃及必要的對症治療為主。

2. 腸道症狀產生快者（2小時以內）

毒性多較低，此類毒蕈可依其毒性作用再分為：

⑴神經毒毒蕈中毒

包括了含蠅蕈鹼（muscarine）的絲蓋傘屬（*Inocybe*）及杯傘屬（*Clitocybe*）蕈類；及含有鵝膏蕈胺酸（ibotenic acid）及毒蕈胺（muscimol）之毒蠅傘（*Amanita muscarina*）和豹斑毒傘（*Amanita pantherina*）；含光蓋傘素（psilocybin）及脫磷酸光蓋傘素之某些光蓋傘屬（*Psilocybe*）、花褶傘屬（*Rhodophyllus*）及球蓋菇屬（*Stropharia*）蕈類；另外還有含幻覺原，可出現複雜的神經精

神症狀的橘黃裸傘（*Gymnopilus spectabilis*）及牛肝菌屬（*Boletus*）蕈類。

(2)**胃腸毒毒蕈中毒**

某些傘賈屬蕈類含酚或類甲酚化合物，某些乳菇屬（*Lactarius*）蕈類則含有胃腸刺激物，可引起各種胃腸症狀。

二、菇類毒素中毒之預防與處理

㈠如何預防菇類毒素中毒

台灣地區每年幾乎都會發生民眾自行採食野菇而造成的食品中毒案例，看到不知名的野菇冒生，切勿以為是地上冒出來的「禮物」，應秉持「不採不食」的觀念，以免誤食不幸中毒。

因為蕈類不易由外觀或形狀來判定是否有毒，許多有毒的蕈類長的近似市售的食用菇，最常造成民眾誤食的有毒菇蕈為「綠褶菇」及「布雷白環蘑」。

1. 綠褶菇

綠褶菇（*Chlorophyllum molybdites*）屬中至大型菇菌，主要生長季節為春夏秋季，多生長於低海拔闊葉樹林地、草地或農地，在台灣平原地區相當普遍。菌蓋初為半球形，後平展，成熟時，褐色表皮裂開，除中央較密集，餘皆成斑點狀分散，露出白色海綿質菌肉。菌褶初為白色，之後逐漸轉為黃綠色，所以稱為「綠褶菇」。

綠褶菇菌蓋呈半球形至平展可寬5～20公分，菌柄長10～20公分，粗0.8～2公分（圖8-21），因其形態、色澤與可供食用之白色雨傘菇（*Marolepiotaprocera*）類似，故常被混淆。不同點在於綠褶菇底部菌褶於早期會由白色轉為黃綠色，且當菌體受損時會轉為褐色，這是可辨識的重要特徵。誤食後1～3小時會有噁心、嘔吐、腹痛、血便及脫水等腸胃炎型中毒症狀。

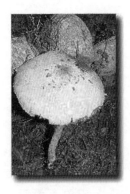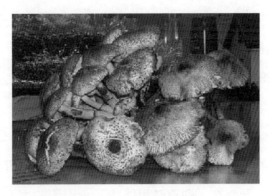

圖8-21　（左）綠褶菇與（右）布雷白環蘑

2. 布雷白環蘑

　　布雷白環蘑（*Leucoagaricus bresadolae* (Schulzer) Bon）常見於溫帶及亞熱帶地區，多於春秋兩季於草地或林地上成簇冒生。菌蓋寬3～8公分，呈半圓形至平展，中央稍凹，表面暗褐至灰紅色，底白色（圖8-21）。菌柄長5.5～11公分，粗0.4～1公分，中空、淡灰紅色，平滑基部澎大且具有紅褐色角鱗。誤食後3～7小時會有嘔吐、腹痛、腹瀉等腸胃炎型中毒症狀。

㈡菇類毒素中毒治療方法

1. 收集及保存檢體

　　應盡可能收集可疑的毒菇檢體，提供醫師或專家作為專業判定的依據，以對症下藥，施行急救措施。採集菇類檢體時應注意的事項為：

　　⑴保持標本的完整性：使用小刀小心地將生長在地上或木頭上的菇類整株（包括蕈杯、蕈絲）完整的挖下來。

　　⑵不要觸碰蕈蓋或蕈柄：主要是為了保留蕈蓋或蕈柄上的鱗片、蕈環及蕈幕等特徵；如果蕈蓋上黏附有碎草、砂土時，也盡量保持原狀。

　　⑶用紙或紙袋盛裝：不要使用塑膠袋盛裝，以免水氣跑不出來使標本爛掉。應該使用紙袋來盛裝，如報紙或紙袋。

　　⑷記錄其外觀及顏色：留意菇類採集之前及不小心碰裂後顏色上的變化。

⑸觀察其生長的環境：注意菇類是長在草叢裡、樹木上、腐木上或是垃圾堆裡。

⑹暫時存放冰箱冷藏：最好是讓標本自然陰乾。

⑺請專家鑑定。

2. 中毒急救方法

　　台灣的有毒菇類一般毒性並不強，主要以腸胃症狀居多，即使如此，仍有毒性較強的菇類存在，嚴重時可能危及食用者的生命安全，千萬不可輕忽。一般而言其急救方法為排除毒物、服用解毒劑和對症治療：

　　若誤食菇類而有疑似中毒現象發生時，應先使患者嘔吐，將胃內容物排出後緊急送醫。並保留所食之檢體，以利病因之判定，同時可作為急救之參考。

　　由於毒菇的毒素屬於生物毒，種類繁雜，不易純化進行藥理或臨床試驗，且一種毒菇又常含有多種毒素，因此目前尚無法製備像蛇毒血清專一性高的解毒藥劑，僅有針對臨床症狀所產生的不良副作用加以抑制，再就毒害作用損害處進行保護性措施。

第四節　動物性天然毒素

　　動物性毒素多來自海產類，如魚類、貝類，而這些毒素有些為其體內便具有或能產生者，有些則為食入含有毒素的海藻類而使毒素殘存在體內而造成中毒。

　　依據2021年2月4日公告的「食品中污染物質及毒素衛生標準」之附表三、食品中其他污染物質及毒素之限量（表8-7），列出一些海洋生物毒素之衛生標準。

表8-7　海洋生物毒素之衛生標準

4	海洋生物毒素	
4.1	麻痺性貝毒（Paralytic shellfish poisons, PSP）	
食品		限量（mg/kg）
4.1.1	雙殼貝類（bivalve mollusk）之可食部位（以saxitoxin當量計）	0.8
4.2	下痢性貝毒（Diarrhetic shellfish poisons, DSP）	
食品		限量（mg/kg）
4.2.1	雙殼貝類（bivalve mollusk）之可食部位（以okadaic acid當量計）	0.16
4.3	失憶性貝毒（Amnesic shellfish poisons, ASP）	
食品		限量（mg/kg）
4.3.1	雙殼貝類（bivalve mollusk）之可食部位（以domoic acid當量計）	20
4.4	氨代螺旋酸貝毒（Azaspiracid , AZP）	
食品		限量（mg/kg）
4.4.1	雙殼貝類（bivalve mollusk）之可食部位	0.16
4.5	神經性貝毒（Neurotoxic shellfish poisons, NSP）—短裸甲藻毒（Brevetoxin, BTX）	
食品		限量（mg/kg）
4.5.1	雙殼貝類（bivalve mollusk）之可食部位	200（14）

一、河豚毒素（tetrodotoxin）

　　河魨又稱河豚，係暖水性之魚類，分布於溫帶、亞熱帶和熱帶海域。河豚在台灣近海有30種以上，體型有長有短，有圓有方，但有一共通點即遇到危險時會將肚子脹大，以嚇走敵人。

　　引起河豚中毒之物質為河豚毒素，屬於神經毒素，強度與麻痺性貝毒相當，約為氰化鈉之1000倍以上。其分子式為$C_{11}H_{17}NO_8$，結構式如圖8-22所示。

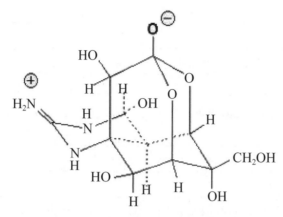

圖8-22　河豚毒素之結構

　　河豚為毒魚之王，雖因種類及季節而毒性有強弱之分，但一般來說，卵巢、肝臟含有劇毒，腸、皮膚含有強毒，也有肉中含毒者。其肉非常好吃，尤其以日本人最喜愛吃。部分河豚之肌肉雖然無毒，但其內臟部位可能有毒，在料理的時候毒素很可能會污染到魚肉。

　　國內以往發生的河豚毒素中毒案件，多因不明瞭自己吃的是河豚，或吃到其他非河豚但卻含有河豚毒素的水產品（如蝦虎、貝類、螺類及不知名的魚種）而中毒。亦有加工業者缺乏對魚種的辨識能力，誤把台灣產河豚製成香魚片，屢次造成食物中毒事件。

　　一般在食後3小時內（通常是10～45分鐘）會發病，主要以影響神經系統為主。中毒症狀為唇、舌發麻、刺痛、神經麻痺、嘔吐、頭痛，嚴重時會感到麻痺、運動失調、血壓下降，繼而肌肉鬆弛、橫隔膜運動停止，造成呼吸麻痺而死亡，通常在1.5～8小時內會死亡，若能拖過8～9小時，則可免於死亡。目前尚無任何有效藥物能醫治此毒素，故其死亡率約為61%，其半致死量對老鼠來說為1.2 mg/kg，毒素極強，且具有耐熱性，在100℃下加熱30分鐘只能破壞20%左右，但強酸或鹼則較易破壞之。

　　2013年，有高雄市民撿拾棄置漁貨，自行烹煮後出現麻痺、呼吸困難、昏迷等症狀，經鑑定食餘檢體，此魚為白點叉鼻魨，研判為河豚毒素引起食品中毒。

二、貝毒 (shellfish poison)

　　一般貝類是無毒的，但若濾食有毒藻類而蓄積毒素於體內，並經由食物鏈進入人體，便會造成中毒。常見之貝毒包括麻痺性貝毒（PSP）、下痢性貝毒（DSP）與失憶性貝毒中毒（ASP）。

(一)麻痺性貝毒 (paralytic shellfish poison, PSP)

1. 麻痺性貝毒結構

　　麻痺性貝毒存在於某種雙殼類軟體動物中，在正常情況下，這種貝類是可以食用的，但在某些季節，它們會吃下一種雙鞭藻類，當貝類食入這些浮游生物後，無法立即代謝，故會積存在體內1～3週，而後逐漸排出，故若是在此時期不慎食入含有毒素的貝類，便會中毒。

　　雙鞭藻類至少有1,200種，幸運的是只有幾種有毒，常見為渦鞭毛藻。在某些情況下，其會快速生長，引起「藻華現象」（algal bloom），藻華可令海水變成粉紅色、紅色、褐色、褐紅色、深綠色或其他顏色，若藻類增生使海水泛紅，此現象謂之「紅潮」（red tide）。

　　麻痺性貝毒係一群構造相似的物質，最主要者為蛤蚌毒素（saxitoxin, STX）（圖8-23）。其係非蛋白質類的小分子物質，對熱相當穩定，不易藉由煮、炸、烤等烹調方式加以破壞。可溶於水，對酸穩定，在鹼性條件下易分解失去活性。

2. 麻痺性貝毒中毒症狀

　　麻痺性貝毒是極猛烈的神經毒素，與河豚毒的毒性相似，毒性相當於氰化鈉的一千倍以上。中毒症狀包括在食後30分鐘，唇、舌有麻木及灼熱感，而後蔓延至頸部、四肢，使全身肌肉有力不從心的感覺。並有虛弱、頭昏、關節痛、口渴、不能吞東西等症狀，最後因呼吸麻痺而死亡。但與河豚毒素不同的是，麻痺性貝毒不會產生血壓降低的現象。死亡通常在12小時內發生，超過12小時則無生命危險。死亡率約為8～10%，幼童對麻痺性貝毒的感受性較成人高。同樣，目前尚無任何解毒劑可資利用。

STX	R$_1$	R$_2$	R$_3$	R$_4$
STX	H	H	H	H
B1	H	H	H	SO$_3^-$
GTX2	H	OSO$_3^-$	H	H
C1	H	OSO$_3^-$	H	SO$_3^-$
GTX3	H	H	OSO$_3^-$	H
C2	H	H	OSO$_3^-$	SO$_3^-$
Neo	OH	H	H	H
B2	OH	H	H	SO$_3^-$
GTX1	OH	OSO$_3^-$	H	H
C3	OH	OSO$_3^-$	H	SO$_3^-$
GTX4	OH	H	OSO$_3^-$	
C4	OH	H	OSO$_3^-$	SO$_3^-$

圖8-23　蛤蚌毒素之結構

3. 麻痺性貝毒的分布及來源

　　在自然界中，藻類毒素往往會藉由食物鏈的傳遞進入甲殼動物、節肢動物、軟體動物、魚類、哺乳類等海洋生物體內。一般而言，無脊椎動物對毒素的耐受性比較高，且經常把毒素蓄積在體內。脊椎動物則易受其毒害，毒素在哺乳類動物的呼吸及循環系統的神經細胞上作用十分強烈，少許劑量就能導致死亡。其途徑如圖8-24。

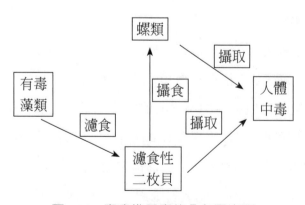

圖8-24　麻痺性貝毒的分布及來源

麻痺性貝毒常存在於民眾食用的海鮮物種中，如二枚貝（文蛤、牡蠣、西施舌、孔雀蛤、淡菜、海瓜子、竹蟶等）、蟹類、螺類及河豚。曾在屏東、高雄（1986年）和嘉義地區（1991年）造成西施舌中毒事件。2001年，漁工自行在海上捕撈素面織紋螺食用後，發生不適，經檢體鑑定具麻痺性貝毒成分。

4. 預防方式

(1) 有毒的渦鞭毛藻會大量增生引起藻華現象，對水域造成危害，因此需嚴密監測貝類產區的藻相與環境。

(2) 對水產品進行毒性監測。

(3) 品嘗水產貝類時，第一口採慢嚼，若舌頭感覺異味或有麻痺感，即停止食用。

(4) 不要自行捕撈螺類等水產品，也要避免食用來路不明的水產品。

㈡ 下痢性貝毒（Diarrhetic shellfish poison, DSP）

1976年夏天，日本宮城縣發生因食用貝類而引發以下痢為主要症狀之集體食物中毒事件，故將此毒素命名為下痢性貝毒。下痢性貝毒為一類脂溶性毒素，主要是軟海綿酸（okadaic acid）（圖8-25），屬於長鏈聚醚毒素。中毒症狀與河豚毒和麻痺性貝毒不同，是引發腸胃炎型症狀，通常於食用後30分鐘至2～3小時會出現中毒症狀。最主要的是下痢（腹瀉呈水樣便）、腹痛、噁心及嘔吐等。症狀可能持續2～3天，會自行痊癒沒有後遺症，目前無致死案例。

易蓄積貝毒的二枚貝有貽貝（淡菜、孔雀蛤）及扇貝（帆立貝）等。下痢性貝毒發生於寒冷地區，因此台灣產二枚貝不會有下痢性貝毒，但自寒帶地區或國家進口之二枚貝，須注意食用安全性。

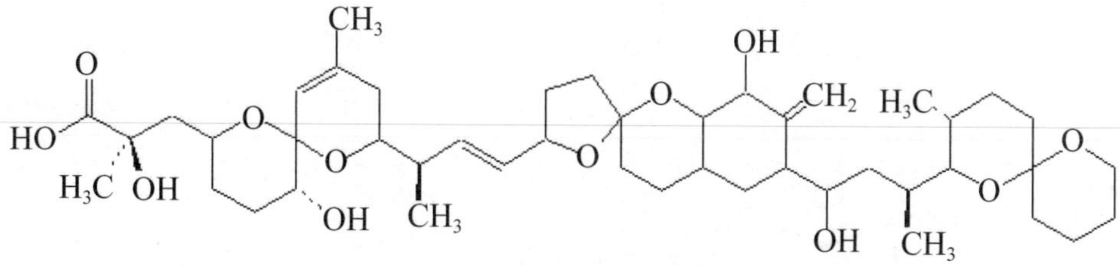

圖8-25　軟海綿酸結構式

㈢失憶性貝毒（Amnesic shellfish poison, ASP）

1987年，加拿大民眾食用該國大西洋沿海養殖的淡菜後，引起腸胃不適和神經障礙之中毒事件，患者有107人，其中4人死亡，12人有記憶喪失的後遺症，後續在養殖淡菜的海域中觀察到藻類有藻華現象。

失憶性貝毒為一神經毒素，首先係1991年於美國西岸海中被鑑定出。屬於非蛋白質類的具神經興奮性之胺基酸物質（excitatory amino acid），主要成分為軟骨藻酸（domoic acid）（圖8-26），可溶於水，對熱及低溫相當穩定，不易藉由高溫烹調或冷凍方式加以破壞。台灣尚未有失憶性貝毒中毒案例。

一般食入後約0.5～24小時內首先出現腸胃道中毒症狀，症狀包括嘔吐、腹瀉、腹部絞痛、頭痛和頭暈等。24小時後開始出現神經症狀，包含神智不清、抽搐、視力障礙、短期記憶力喪失、心律失常及昏迷等。此貝毒會破壞大腦的海馬體及鄰近部位，因海馬體控管記憶，故會造成記憶力喪失。除上述典型症狀外，近年也發現會造成腎臟損傷，其所需之毒素僅需造成神經症狀的百分之一。

失憶性貝毒可能存在於常食用的海鮮物種中，如二枚貝（文蛤、牡蠣、貽貝、竹蟶等）或蟹類，在赤藻如多列尖刺菱形藻（*Pseudonitzschia multiseries*）產生藻華後，這些貝類濾食並蓄積於體內，經由食物鏈進入人體。

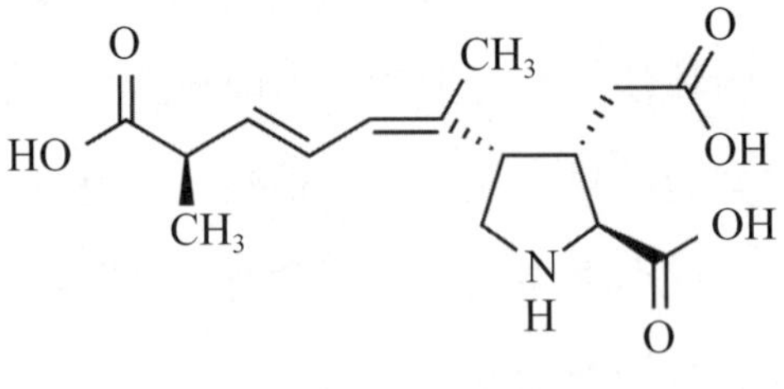

圖8-26 軟骨藻酸結構式

三、魚類毒素

(一)熱帶性海魚毒（ciguateric toxins）

1. 毒素結構

　　熱帶性海魚毒爲熱帶及亞熱帶海域之珊瑚礁周圍棲息的有毒魚類引起之致死率低的中毒的總稱。

　　熱帶性海魚毒的毒素成分相當複雜，主要毒素是脂溶性的雪卡毒（ciguatoxin, CTX），屬於非結晶多醚化合物（圖8-27）。此毒素穩定性高，縱使經高溫烹煮、冷凍、乾燥或人體胃酸，均不會被破壞。尚有水溶性的ciguaterin等。

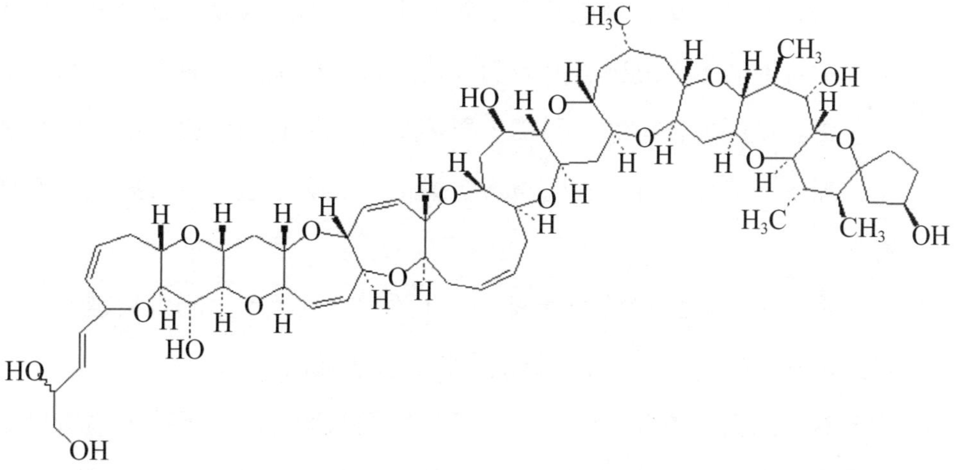

圖8-27　雪卡毒結構式

2. 中毒症狀

　　熱帶性海魚中毒主要引起腸胃、神經系統及少部分心血管方面的症狀，一般中毒約在食入後30小時內，亦可能馬上發作。

　　⑴腸胃症狀。中毒初期會有腹痛、噁心、下痢和嘔吐的現象，接著會因爲嘔吐和下痢而導致嚴重的脫水，症狀通常會持續1～2天。

　　⑵神經系統症狀。主要是感覺遲鈍和異常，對於冷熱溫度的感覺有顛倒的

情況發生（如：覺得熱咖啡是冷的而冰淇淋是熱的），碰觸肌肉時會有劇烈的疼痛感，其次還有疲勞、無力感、四肢及口、喉的刺痛與麻痺感、流口水、流眼淚、運動失調等症狀。這些和神經方面有關的症狀會持續較長的時間，可能會持續數個星期到數個月甚至數年。

⑶心血管症狀。會有心房肌肉收縮增加、心律不整、心搏徐緩和低血壓的現象發生，嚴重者可因呼吸困難而致死。

3. 分布及來源

常發生熱帶性海魚中毒的魚種約有數百種，其分布海域界於北回歸線和南回歸線之間，以太平洋、西印度洋、加勒比海等海域為主。台灣的漁業作業範圍大都在這些海域，因此易發生熱帶性海魚毒中毒。

⑴毒素的來源是有毒渦鞭毛藻，主要寄生在紅藻、褐藻、綠藻等大型藻類上，並且附著於珊瑚礁岩的表面。當熱帶珊瑚礁魚類攝食到這些有毒藻後，毒素便開始在魚體中累積，再經由食物鏈的傳遞與蓄積，及生物氧化代謝，而成為毒性更強的魚毒。最後人類吃了這些有毒魚類，導致中毒。

⑵由於毒素會透過食物鏈的積聚，因此魚體越大，所含的毒素越高。毒素可累積於魚體全身，但以肝臟及內臟的含量較高。

⑶由於毒素對海魚本身並無危害，所以單從魚體外觀、氣味或肉質無法分辨是否含有毒素。即使是相同的魚種，也會因為從不同的海域所捕獲，導致魚體內所含的毒素有很大的差異。

⑷台灣可能含有熱帶性海魚毒的珊瑚礁魚種達29種以上，常見的有笛鯛、鱠魚、鱘鰻（錢鰻）、臭肚魚（象魚）、紅格魚、鸚哥魚及石斑魚等。

4. 預防方式

⑴避免食用珊瑚礁魚類的頭、魚皮、肝臟、內臟和卵。

⑵避免食用所有材料均來自同一條大型珊瑚礁魚類的「全魚宴」。

⑶選擇信譽良好的供應商購買，同時詢問是來自哪一個捕魚區，當來源不確定或有懷疑時應放棄購買。

⑷選購時避免購買體重超過3公斤的大型珊瑚礁魚類。

⑸食用大型海魚時，先試食一、兩口，若舌頭感覺異味或有麻痺感，即停止食用。

㈡鯖魚中毒（scombroid poisoning）

一般魚類中毒情況最常見者應屬此類由細菌性分解所造成的。此類中毒以鯖魚類如鮪魚、鰹魚、沙丁魚等常見，它們體內的組胺酸（histidine）含量都很高，當被捕獲後，若未有良好的保存，會引起細菌生長，而將組胺酸分解成組織胺（histamine），而引起過敏的中毒現象。通常症狀在食入後2～3小時發生，開始時臉、頸發紅、熱、頭痛、嘔吐、腸胃痛，甚而心跳加速、麻木無法吞食，但極少致死。

四、蟾蜍

蟾蜍，俗稱癩蛤蟆，為一種兩棲動物，與青蛙均屬於兩棲綱（*Amphibia*）之無尾目（*Anura*）之下，概稱為蛙類；其中主要稱為「蟾蜍」的蟾蜍科（*Bufonidae*）蟾蜍屬（*Bufo*）物種，廣泛分布於全台各地，幼體在水中生活，但成體主要在陸上棲息。一般而言青蛙表皮溼潤、趾間有蹼；蟾蜍則是表皮乾而粗糙、長滿疣凸、趾間無蹼，且多數耳後有毒腺，疣凸及毒腺可能會分泌毒素，如蟾蜍色胺（Bufotenine，一種生物鹼）等。台灣常見的蟾蜍有盤古蟾蜍（*Bufo bankorensis*）及黑眶蟾蜍（*Bufo melanostictus*）等。常見中毒原因為民眾誤認為可食用的青蛙（如牛蛙*Lithobates catesbeianus*）而捕捉食用，造成中毒。2019年，曾有民眾6人於野外捕抓蛙類後，將其煮湯食用後出現心跳過慢、呼吸困難及頭暈等症狀，5人送醫治療後返家休養，1人死亡。食餘檢體經檢驗後，判斷該蛙類為盤古蟾蜍。

第九章

化學性來源危害因素──環境污染物（重金屬）

第一節　環境污染物簡介

第二節　重金屬簡介

第三節　各類重金屬簡介

目前世界各國工業化的速度極為迅速，隨著工業化而來的是各種化學物質進入生活環境中。據估計，日常須接觸的化學物質約五萬種，而每年約有700種新的化學物質繼續侵入。而一般較易引起食品安全衛生之問題者，包括農藥、食品添加物、食品容器及加工時之污染物等，這些主題將陸續於後幾章介紹，本章先就環境污染物中之重金屬加以介紹。

第一節　環境污染物簡介

環境污染物是指進入環境後使環境的正常組成和性質發生變化、直接或間接有害於人類生存或造成自然生態環境衰退的物質。

大部分環境污染物是由人類的生產和生活活動產生的。有些物質原本是生產中的有用物質，甚至是人和生物必需的營養元素，由於未充分利用而大量排放，不僅造成資源上的浪費，而且可能成為環境污染物。一些污染物進入環境後，通過物理或化學反應或在生物作用下會轉變成危害更大的新污染物，也可能降解成無害物質。不同污染物同時存在時，可因拮抗或協同作用使毒性降低或增大。

一、類別

環境污染物按污染類型可分為大氣污染物、水體污染物、土壤污染物等。按污染物的性質分為化學污染物、物理污染物和生物污染物。

1. **大氣污染**。指由於人類活動或自然過程排入大氣並對人和環境產生有害影響的那些物質。影響食品者主要為大氣中之重金屬。

2. **水污染**。水污染情況分為「源水污染」和「過程污染」。前者可能是井水、河水階段就已經被污染，後者可能是在輸水過程中被污染。

3. **土壤污染**。因受污染而使土壤品質惡化的現象。污染物主要來自污水灌溉、施藥、施肥、堆放（或填埋）廢物及大氣沉降等。

　　由重金屬或其化合物造成的環境污染，主要由採礦、廢氣排放、污水灌溉和使用重金屬製品等人為因素所致。如日本的水俣病由汞污染所引起。其危害程度取決於重金屬在環境、食品和生物體中存在的濃度和化學形態。

二、環境污染物的性質

　　環境污染物的種類繁多，常見者如表9-1，其性質各異，可歸納如下。

1. **自然性**。長期生活在自然環境中的人類，對自然物質有較強的適應能力。人體中60多種常見元素的分布規律，其中絕大多數元素在人體血液中的百分含量與在地殼中的百分含量極相似。但人類對人工合成的化學物質，耐受力則要小得多。所以區別污染物的自然或人工屬性，有助於估計它們對人類的危害程度。

2. **毒性**。砷及其化合物、汞、鉛、有機磷和有機氯等的毒性都是很強的。

3. **時空分布性**。污染物進入環境後，隨著水和空氣的流動被稀釋擴散，可能造成更大範圍的污染，而且在不同空間的位置上，污染物的濃度和強度分布隨著時間的變化而不同，這是由污染物的擴散性和環境因素所決定的，水溶解性好的或揮發性強的污染物，常能被擴散輸送到更遠的距離。

4. **活性和持久性**。表示污染物在環境中的穩定程度。活性高的污染物，在環境中或在處理過程中易發生化學反應生成比原來毒性更強的污染物，構成二次污染，嚴重危害人體及生物。

5. **生物可分解性**。有些污染物能被生物所吸收、利用並分解，最後生成無害的穩定物質。大多數有機物都有被生物分解的可能性。

6. **生物累積性**。有些污染物可在人類或生物體內逐漸積累、富集，尤其在內臟器官中的長期積累，由量變到質變引起病變發生，危及人類和動植物健康。

7. **對生物體作用的加成性**。在環境中，只存在一種污染物的可能性很小，往往是多種污染物同時存在，考慮多種污染物對生物體作用的綜合效應是必要的。

表9-1 不易代謝而持久污染環境之毒物

1. 金屬：鉛、鎘、汞（重金屬）、鋁、錫、銅、鐵
2. 戴奧辛、多氯聯苯
3. 塑膠製品
4. 農藥：DDT、含氯有機農藥
5. 半衰期特長的輻射物種
6. 其他：如壬基酚

第二節　重金屬簡介

　　人的生長及維持正常活動，需要多種的金屬存在，如鈉、鉀、鈣、鎂、鐵等，但有些金屬卻可能對人造成危害，如汞、鉛、鎘等。一般金屬污染物質的特性為其不像一些化學物質一樣可在環境中被分解，其乃永久存在於環境中。此存在環境中之金屬可經由水、土壤、空氣，或間接的污染水、食品，或在加工過程中受到污染，而進入人體。通常這些重金屬含量均極微，不會立即發生中毒現象。但若不時的攝入同類的重金屬，使人體排泄不及時，便會蓄積在體內，一旦超過限量，便發生中毒現象。

一、重金屬定義

　　重金屬在科學界是指密度大於5 g/cm^{3}之金屬元素，大多數金屬都是重金屬。重金屬的化學性質一般較為穩定。

　　重金屬存在於自然界，隨著人類活動而逐漸出現在生活四周。隨著呼吸、飲食、皮膚接觸進入植物、動物和人體的組織中。古時候人們就已經知道砷、汞和鉛具有毒性，直到1868年，人們才開始系統地研究一些重金屬的毒性原理。

　　雖然某些重金屬可作為微量元素，成為人體所需，如銅、錳、鋅、鈷等（表9-2）。人體體重的萬分之一是由重金屬組成的，以一個70公斤的人來說，身體

組成大約有7公克是重金屬，其中以鐵占最高，約4公克，鋅大約2.5公克，鉛占了120毫克，其餘是銅、錫、釩、鎘、鎳、錳、鉻、鈷等。但一般所謂重金屬皆指對人體具有毒性者，係**有毒重金屬**之簡稱。

表9-2　幾種重金屬的生理功能

重金屬	生理作用
銅	銅爲促進鐵吸收的重要因子
錳	錳爲超氧化物歧化酶（SOD）的構成要素，可防止細胞受到自由基破壞，也是數種酵素的輔因子
鉻	三價鉻是葡萄糖耐受因子（GTF）的構成要素，可與胰島素受體結合，刺激胰島素作用，改善第二型糖尿病
鈷	爲維生素B_{12}的構成要素，缺乏維生素B_{12}會得惡性貧血

有毒重金屬是一個環境污染領域名詞，對生物有明顯毒性的金屬或類金屬元素就視爲重金屬，有毒重金屬最主要的有汞、鎘、鉛及砷，其他像鉻、鋅、銅、鈷、鎳、錫、銀等金屬元素也是，此類污染物不易被微生物降解。對人體有害的重金屬大概有十四種。

砷（As）雖然不是金屬但因理化性質與金屬類似，對生物有明顯的毒性，因此也被歸類在重金屬中。

被世界衛生組織（WHO）收錄在要求公衆關注的十大化學品名錄中，其有毒重金屬包括鎘、汞、鉛、錳、鉻、鈷、鎳、銅、鋅、銀、銻、鉈等。

二、食品中有害重金屬污染來源

㈠重金屬污染來源

重金屬原本就存在於自然環境中，而食品中所含之重金屬，除了透過一般民衆熟知的人爲污染外，另一污染途徑來自環境中，如藉由土壤、水源、空氣等自

然傳播而使得作物和動物遭受污染，天然污染無法避免，更由於生物鏈的關係，重金屬可能透過不同生物體吸收後逐級傳遞，不斷積聚濃縮。污染來源如下。

1. **工業「三廢」（廢水、廢氣、廢渣）的排放**與農業用化學物質（如農藥、肥料）的使用以及工業污染，造成環境污染，進而進入食物鏈中。如工業污染、機動車排放、化肥、油漆等（圖9-1）。

   兒童玩具可能會含有超標的砷、鎘、鉛。鉛可以用來做玩具油漆的穩定劑，可以用來調製鮮艷的顏色，可以防腐。鎘可以用來做穩定裝置，可以用來增加玩具光澤。砷可以做混合彩色顏料時的調和劑。

   重金屬的污染與農藥、肥料之污染不同，後者會逐漸消退，而重金屬是不易淨化的，其污染可持續相當長久。

2. **特殊自然環境**。某些地區自然環境特殊，地層中有毒重金屬含量就特別高。重金屬伴隨人類活動、地球化學活動而富集，例如積累在泥炭土壤（peat soils）中然後被農業開墾出來。通常的來源是採礦業和腐敗的供水系統。

3. **食品加工過程中使用的機械、管道、容器，以及使用的食品添加物純度不純，含有重金屬造成污染**。

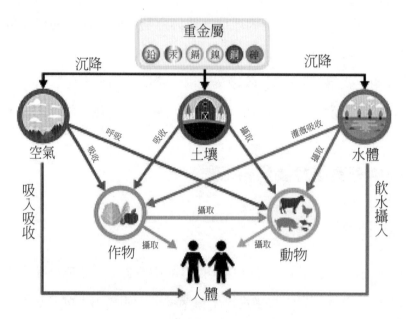

圖9-1　重金屬污染的主要暴露途徑

台灣歷年來發生之重金屬食品安全事件如表9-3。

表9-3　台灣歷年來發生之重金屬食品安全事件一覽表

時間	事件	事件源由	原因
1982	鎘米事件	桃縣觀音鄉鎘米事件，因高銀化工生產含鎘和鉛的安定劑，疑似排放工廠廢水含鎘，造成農地污染。	環境污染
1986	綠牡蠣事件	台南高雄海域的養殖牡蠣，出現綠牡蠣。原因係二仁溪燃燒廢五金業者棄置含二價銅廢液，造成溪水及海域大規模污染。	環境污染
2005.04.01	鎘米事件	農委會2004年檢測稻米重金屬含量，發現4.94公頃農田稻米含鎘量超過標準，銷毀近30噸稻穀。	環境污染
2009.06.22	麥當勞回鍋油事件	北縣消保官檢測5家速食業者使用之油炸油，發現麥當勞最嚴重，酸價超標12倍，且含砷量超標。	原料品質
2011.05.22	淡水河毒魚事件	蘋果日報發現漁民於法定不適養殖之淡水河捕撈，並運往市場批售，記者自行採樣送檢後發現，吳郭魚及烏魚含砷量分別為0.92及1.0 ppm。	民眾誤食
2014.02.26	鼎王麻辣鍋湯頭混製事件	餐飲集團鼎王麻辣鍋遭員工爆料湯頭是由味精、大骨粉等10多種粉末調製而成，且被驗出含有農藥及汞、鎘等重金屬。	原料品質
2015.04.26	調味料攪工業用碳酸鎂事件	調味粉業者台灣第一家爆出自2007年起在調味粉中攪入工業用碳酸鎂，工業用碳酸鎂可能有鉻、鉛、汞、銅等重金屬，恐影響健康。	工業原料

㈡食物鏈與生物放大作用

重金屬擁有生物累積性，如果植物被遭含重金屬的土壤水源所污染，牛羊等又吃下受污染的植物，最後製成食品進到人體中，此即為所謂食物鏈，而累積的重金屬濃度將對人體的健康造成危害。

在食藥署攝食指南中，即呼籲孕婦幼童少吃部分大型魚種，最大原因是重金屬－甲基汞污染，因甲基汞具生物累積性（bioaccumulation），像旗魚、鮪魚、油魚這類體型較大的魚吃進受污染的小魚，使得甲基汞持續累積，經過不斷向上延展的食物鏈。食物鏈頂端的魚類體內汞含量可達到被食用的魚類體內汞含量的

十倍，達到對人體構成傷害的程度。此即生物放大作用（biomagnification）或生物富集作用。

三、重金屬作用特點

農作物雖然對重金屬的耐受性較強，但當重金屬過量時，即會表現在農作物表面上，如根莖葉的生長或顏色變化。重金屬對農作物之危害機制為：

1. 改變作物之生理。

2. 與微量元素如鐵或必需元素氮、磷等產生競爭作用。

而重金屬會透過飲食、呼吸或是直接接觸的路徑進入人體，但是重金屬不像其他的毒素可以在肝臟分解代謝，然後排出體外。相對的，它極易積存在脂肪、骨骼等組織內與大腦、腎臟等器官，漸進式的損壞身體正常功能。

重金屬進入人體後，大部分會與我們體內的蛋白質、核酸（DNA、RNA）結合。蛋白質在生物體內的作用主要是進行酵素反應，當這些酵素和重金屬結合時，就會導致酵素的活性消失或減弱。另一方面，當重金屬和核酸結合，便會導致核酸的結構發生變化，使得基因突變，影響細胞遺傳，產生畸胎或癌症（表9-4）。

表9-4　各種重金屬致毒作用

作用	重金屬種類
傷害神經功能	鉛（Pb^{2+}）、甲基汞（$MeHg^+$）、錫（triphenyl-tin）
降低免疫功能	鉛（Pb^{2+}）、汞（Hg^{2+}）、錫（n-butyl-tin）
致癌作用	鎘（Cd^{2+}）、鎳（Ni^{2+}）、鉻（Cr^{6+}）、砷（As^{3+}）（致癌物）、過量鐵（Fe^{2+}）
畸形作用	鎘（Cd^{2+}）、汞（Hg^{2+}）、甲基汞（$MeHg^+$）
抑制生長	鉛（Pb^{2+}）、鎘（Cd^{2+}）、砷（As^{3+}）
傷害生殖系統	鉛（Pb^{2+}）、鎘（Cd^{2+}）
肝腎毒性	鎘（Cd^{2+}）、汞（Hg^{2+}）
肺毒性（肺炎腫）	鎘（Cd^{2+}）、鎳（Ni^{2+}）

　　不同重金屬對人體危害各不同，如鉛會直接傷害人的腦細胞，造成嬰兒智力低下；汞對大腦視力神經破壞極大。常見重金屬的危害見表9-5。每日容許劑量（ADI）見表9-6。

表9-5　常見重金屬的危害

重金屬	半衰期	對人體的危害
砷		烏腳病、肝腎病變、皮膚癌、肺癌、膀胱癌
鉛	組織20天，骨頭20年	影響成人和兒童的神經系統、心血管疾病、認知功能障礙
鎘	5～10年	痛痛病、肝腎病變、軟骨症即自發性骨折
汞	52～93天	中樞神經系統受損、腎臟病變、孕婦中毒易產下畸形兒
錫		短時間攝入過量無機錫化合物，會引起胃痛、貧血等問題，也可能對肝臟、腎臟等器官造成傷害
銅		攝入過量的銅會引發噁心、嘔吐、胃抽筋、腹瀉等急性症狀，非常高濃度的銅會導致肝、腎損害
銻		雙眼或肺部發炎，或是引起胃痛、腹瀉、嘔吐與胃潰瘍等腸胃道病症

表9-6　各種重金屬每日容許劑量（ADI，$\mu g/kg$ 體重／day）

種類	ADI	種類	ADI	種類	ADI	種類	ADI
汞（Hg）	20	鉻（Cr）	150	鋅（Zn）	10000	砷（As）	1000～3000
鎘（Cd）	50	鉛（Pb）	200	銅（Cu）	10000		

四、我國對重金屬的管理

㈠法規制定面

1. 我國對食品中重金屬管理之相關法規

　　由於食品種類繁多，故各國食品管理機關會針對高風險食品優先訂定重金屬限量標準，此處的高風險食品為民眾常吃、多吃的食品種類，或是重金屬背景濃

度較高者（背景濃度指在自然環境中原有的含量濃度），限量標準訂定除了參考國際標準外，更須考慮到各國飲食習慣的不同。

重金屬的監測和管理分成許多層面，以農產品爲例，農地由環保署訂定「食用作物農地監測／管制標準值」，製作的食品須遵循衛生標準。

1984年桃園縣蘆竹鄉，發現農田重金屬含量過高，並造成所生產稻米含鎘量過高之鎘米事件後，引起民眾對於食米中重金屬危害十分關注，衛生署於1987年9月16日公告「食米重金屬限量標準」（衛署食字第六九○二七九號）。因應國民對重金屬危害食品安全之疑慮，衛生署並對罐頭食品類、食用油脂類、健康食品、蛋類、牛羊豬及家禽可食性內臟、水產品、包裝飲用水及盛裝飲用水、冰類等食品皆訂定重金屬限量標準，並在2011年5月30日頒布「蔬果植物類重金屬限量標準」，訂定各類蔬果植物類鎘、鉛限量標準。

由於重金屬之衛生標準分散於各個標準中，衛福部將其整合，於2021年2月4日公告「食品中污染物質及毒素衛生標準」，其中附表一爲食品中重金屬之限量。該標準列出之重金屬檢驗項目包含砷（總砷、無機砷）、鉛、鎘、汞（總汞、甲基汞）、錫、銅、銻等七物質。須檢驗之食品如表9-7。

各檢驗標準濃度見下節各類重金屬之個別介紹。由於重金屬檢驗的標準濃度皆以對人體無害爲原則，考量各類食品的食用頻率（米飯、飲用水包裝等）、食用量或是食品族群的差異（如嬰幼兒食品），故檢驗標準也會因應不同的飲食習慣與時空背景加以修正、調整。

2. 常見的食品中重金屬檢驗方式

由於重金屬極微量的特性，因此需高精準度的分析儀器，才能將食品中的重金屬含量精準檢測出來。而在進行分析前，須依照**重金屬元素種類、食品的類別，與不同的檢驗儀器**等需求，對檢體進行適當的前置處理。依衛生福利部食品藥物管理署公告之重金屬檢驗方法，彙整常見的重金屬檢驗方法與適用元素如表9-8。

表9-7　重金屬檢測的食品類別

檢測食品類別	重金屬檢驗項目								
	砷		鉛	鎘	汞		錫	銅	銻
	總砷	無機砷			總汞	甲基汞			
穀類	◎	◉	◉	◉	◉（米）				
蔬果植物			◉	◉					
藻類		◉	◉	◉	◉				
水產動物		◉	◉	◉		◉			
禽畜產品			◉	◉	◉（蛋）				
食用油脂	◉		◉		◉		◉*		
包裝及盛裝飲用水	◉		◉	◉	◉				◉（PET）
飲料	◉		◉				◉*	◉	◉（PET）
食鹽	◉		◉	◉	◉			◉	
食用冰塊	◉		◉		◉				
罐頭食品			◉				◉*		
嬰幼兒食品			◉	◉			◉*		
蜂蜜			◉						
果醬和果凍			◉						

◎：如總砷之檢驗結果低於無機砷之限值，則可無須再確認無機砷之濃度。
*註：錫主要為金屬罐裝須檢測

　　近年來由於媒體炒作，而有零檢出的錯誤認知。食品中物質的檢出結果，除了檢驗物質的殘留量外，還取決於檢測的方法和儀器偵測極限，不同的檢測儀器與檢測方式皆有不同的偵測極限，能夠檢測出的最低含量亦不同。

　　因為科技的進步，檢測儀器越來越精確，以往難以被偵測的物質，也可能會被驗出有極微量的殘留，這些數值基本上非常趨近於零，但並非零檢出，此觀念適用於所有檢驗中。

表9-8　重金屬檢驗方法與適用元素

檢驗方法	重金屬檢測適用元素							
	砷	鉛	鎘	汞	錫	銅	銻	無機砷／甲基汞
火焰式原子吸收光譜法（FAAS）		◉	◉		◉	◉	◉	
石墨爐式原子吸收光譜法（GFAAS）	◉	◉	◉		◉	◉	◉	
感應耦合電漿放射光譜法（ICP-OES）	◉	◉	◉	◉	◉	◉	◉	
感應耦合電漿質譜法（ICP-MS）	◉	◉	◉	◉	◉	◉	◉	
液相層析感應耦合電漿質譜儀（LC/ICP-MS）								◉
氫化式-原子吸收光譜法	◉							
冷蒸氣-原子吸收光譜法				◉				
原子螢光光譜法	◉			◉				
直接進樣汞分析法（DMA）				◉				

　　食品重金屬檢驗目的是在檢測食品的食用安全性，自然物質中本就存在微量重金屬，食品中的重金屬都是來自食材原料或製程環境影響帶入的，檢驗結果不超過限量標準，表示劑量非常的低，不會對健康產生危害。而所謂的限量標準為行政裁量標準，用以規範業者裁罰廠商的依據，遠低於人體每日可接受的安全攝取量。故透過重金屬檢測確認數值符合衛生標準，即是能夠安心使用的產品。

㈡管理面

　　在重金屬的管制上，農委會農糧署每年皆編列預算執行「稻米生產安全管理體系」與「農作物重金屬污染監測管制」等計畫，進行稻米、農作物衛生安全管理。農業藥物毒物試驗所亦自1990年起，便配合當時台灣省政府農林廳，執行稻米衛生安全檢測工作。

　　在農作物重金屬管制方面，選定高風險區域農田（公告污染控制或整治場址鄰近農田、土壤重金屬含量超過監測標準、完成整治解除管制恢復耕作農田、曾生產之作物超過重金屬限量標準、鄰近工業區或高污染風險事業單位農田及疑似受污染等農田），在所種植作物上市前即進行採樣、檢測重金屬含量。

　　檢測結果如重金屬含量低於衛生法規安全限量標準，則按正常管道進行上市銷售；但如檢測結果重金屬含量高於安全限量標準，則直接於田間剷除銷毀，確保這些農作物不會流入市面。除此之外並針對生產出不符合重金屬安全限量標準農作物農田，由環保署追蹤其污染途徑，追查可能之污染源，以避免污染事件持續擴大。

　　行政院為避免農畜水產品受環境污染後再擴及下游的產製食品，於2001年邀集相關部會成立「環境保護與食品安全協調會報」，藉由建立對環境及養殖區全面且持續之監測制度，有效監控國內污染食品衛生安全事件之發生，並落實跨部會協調機制。由衛生署、環保署及農委會負責辦理相關事宜，設立「食品安全評估工作小組」、「環境監測及污染管理工作小組」及「農畜水產品安全管理工作小組」，並共同研訂「環境保護與食品安全通報及應變處理流程」，供為處理類似食品事件之標準作業程序。三機關輪流召集聯繫會議，重要議題由三機關副首長達成共識後共同對外發表，有關資訊共享及互相流通。

　　在後市場品質監控上，食藥署和地方衛生機關每年監測檢驗食品重金屬，且不定期針對市售產品進行抽驗，過往食品專案稽查即針對市售蔬果植物、水產品、食米類等產品，進行重金屬含量監測抽驗。

第三節　各類重金屬簡介

一、砷（arsenic, As）

㈠來源與結構

砷是一種天然有毒的過渡金屬元素，原子序數為33，原子量為74.92。它分布在地球的各個角落包括土壤、岩石和礦物。中國人很早就廣泛使用砷的化合物如雌黃（三硫化二砷）、雄黃（四硫化四砷）和砒霜（三氧化二砷）。三者都曾被用於中藥。雌黃是古代東西方均廣泛使用的金黃色顏料。雌黃也可用於修改錯字，故有信口雌黃之說。

1. 砷的結構

砷的形態可分為有機砷和無機砷兩大類（圖9-2、9-3）。

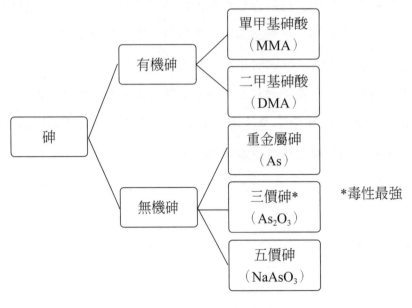

圖9-2　砷的形態

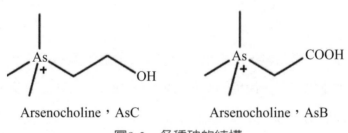

圖9-3 各種砷的結構

(1) **有機砷**。通常存在於海產食物中，毒性較低，攝入體內約1～2天後會經腎臟代謝由尿液排出體外，故吃海產類會造成尿液總砷的假性上升。常見的形式為單甲基砷酸（monomethylarsinic acid, MMA）及二甲基砷酸（dimethylarsinic acid, DMA）。

(2) **無機砷**。可分為重金屬砷（As）、三價砷（As_2O_3）以及五價砷（Na-AsO_3）等三種形式，在生物體內砷價數可互相轉變，其中又以三價砷（AsIII）最為常見且毒性最高，長期攝取過多的無機砷，會累積在人體的肝、腎及膽等器官中，引起慢性砷中毒。

三價砷（AsIII）極易與硫氫基（-SH）結合而干擾許多酵素系統之運作，如呼吸鏈、穀胱甘肽（glutathione）代謝及DNA之修補。

三價砷毒性比五價砷大60倍；而無機砷毒性比有機砷大將近100倍（表9-9）。

表9-9　各類砷對小鼠及大鼠之口服半致死劑量（LD$_{50}$）

種類	LD$_{50}$值（mg/kg）
三價砷（As$_2$O$_3$）	15～42
五價砷（NaAsO$_3$）	20～800
單甲基砷酸MMA	700～1800
二甲基砷酸DMA	1200～2600
砷酸膽鹼AsC	6500
砷酸甜菜鹼AsB	>10000

2. 砷的來源

砷普遍存在於人體組織，污染來自於環境（殺蟲劑添加、井水）、職業（油漆、化妝品、砷化物製造、使用的電子工廠）、食入（海鮮、海藻、草藥、某些自然療法使用的植物性處方）。

(1)**自然環境**

在大自然中，砷多以對人類毒性較大的無機砷化物形式，存在於火成岩和沉積岩中。這些砷化合物最終會進入土壤、空氣和水中，或隨風飄散。

(2)**工業來源**

砷化物用於製造電晶體、雷射產品、半導體、玻璃和顏料等工業用途。另外，某些工業如火力發電、木材加工等亦有砷暴露的情形。

人類活動產生的砷化合物大部分屬三氧化二砷，又稱砒霜，是中國古典文學中常提及的一種毒物。至於其他形態的砷化合物，則主要用於製造各種特製合金。

(3)**農用化學物**

使用含砷的農用化學物會令砷在土壤和植物中累積，但這只會導致微量的砷殘留在食物中。

(4) 水

一般而言，人們通過飲食攝取砷。在水源砷含量自然偏高的地方，飲用水也是人們從飲食中攝取砷的主要來源。大多數與空氣接觸的水體（如河水、湖泊及海水等），其砷的形態多是以五價爲主；地下水爲封閉水體，其砷的形態多以還原狀態之三價砷爲主。

(5) **食物**

一般來說，影響食品中砷濃度的因素主要有三項，第一爲食物種類，如：穀物、魚類、貝類等海鮮、肉品與乳製品等，通常砷的濃度較高；第二爲生長條件，如：土壤種類、水的利用，以及殺蟲劑的使用狀況；第三項爲食物加工技術。

大多數砷化合物可溶於水中，故這種金屬較常見於海產，尤其是貝類。魚介類體內的總砷含量爲0.12～52 mg/kg不等，底棲動物和貝類則可高達100 mg/kg。故一般要做尿液無機砷篩檢時，會要求做檢查前至少三天不吃海產類食物。

但魚介類體內的砷多屬毒性較低的有機砷，以砷酸甜菜鹼（arsenobetaine）（$C_5H_{11}AsO_2$）與砷酸膽鹼（arsenocholine）的形式存在。

近年不少研究皆指出，稻米中的無機砷爲顯著的飲食攝取來源。稻米的生長過程中，砷可經由灌溉水或土壤而被吸收並累積其中，若灌溉水與農地土壤有砷污染的狀況，砷於稻米中的累積將更形嚴重。國內外稻米穀物中砷的分布特性：無機砷高於有機砷、糙米高於白米。此原因爲稻米屬於水耕種植，更易讓砷吸收進入植物體中。而砷主要累積在米粒外層，故糙米含量較高，甚至可多80%量。至於有機栽種或傳統慣行栽種方式，則砷含量無差異。

砷之攝取多來自食物及飲水，經食入後被人體吸收60～90%，並分布到肝、脾、腎、肺及消化道。食入之砷經過四週後僅於皮膚、頭髮、指甲、骨頭及牙齒中存有少量，其他均被排出。

依據2021年2月4日公告的「食品中污染物質及毒素衛生標準」之附表一、食品中重金屬之限量（表9-10），列出食品中總砷（Total Arsenic）及無機砷（Inorganic Arsenic）之衛生限量標準。

表9-10 食品中重金屬之限量——總砷（Total Arsenic）及無機砷（Inorganic Arsenic）

食品		限量（mg/kg）	
		總砷	無機砷
1.1	穀類		
1.1.1	米（去殼），如：糙米、胚芽米		0.35
1.1.2	米（碾白），如：白米		0.2
1.1.3	供為製造嬰幼兒食品之原料米		0.1
1.1.4	其他穀類	1	
1.2	藻類		1.0
1.3	水產動物類		
1.3.1	魚類		0.5
1.3.2	貝類（不含殼）、頭足類（不含內臟）		0.5
1.3.3	甲殼類之可食肌肉（包括附肢肌肉）		0.5
1.3.4	其他水產動物		0.5
1.4	食用油脂		
1.4.1	供食用之油及脂肪	0.1	
1.4.2	脂肪抹醬及以脂肪為主要成分之混合抹醬（Fat spreads and blended spreads）	0.1	
1.5	包裝飲用水及盛裝飲用水	0.01	
1.6	飲料（不包括天然果蔬汁及濃縮果蔬汁）	0.2	
1.7	食鹽	0.2	
1.8	食用冰塊	0.01	

㈡中毒症狀與案例

1. 砷中毒症狀

　　砷可藉由食入、吸入和皮膚吸收而進入人體。國際癌症研究機構（IARC）於1987年已將砷及無機砷列入確定人類致癌物（Group 1），證實砷暴露與膀胱癌、皮膚癌、腎臟癌息息相關。MMA與DMA則歸類在Group 2B之可能為致癌因子。

急性砷中毒初期症狀主要為腸胃症狀，包括唇灼熱、喉嚨緊縮及吞嚥困難、噁心、腹痛、出血性胃炎及劇烈嘔吐。常會導致全身性的破壞，包括：肝毒性、影響心肺功能、橫紋肌溶解症、肺水腫、腎功能不全及骨髓毒性，神經性病變為其常見主要特徵，嚴重則會痙攣、昏迷或死亡。

慢性砷中毒症狀則會出現疲勞、頭痛、昏睡，中樞及周邊神經病變與周邊血管病變如貧血、白血球下降、白血病、四肢壞死及肝功能異常，亦會有明顯的皮膚上的病變如溼疹、角質化、皮膚癌、鮑恩氏病（Bowen's disease）。嚴重者甚至會神經麻痺，亦可能導致肝硬化及腫瘤，如肺癌、肝癌、膀胱癌與皮膚癌。

檢驗尿液總砷是快速篩選慢性中毒病人的方式。尿液總砷包含了有機砷及無機砷，因此若尿液總砷濃度超出參考值時，有必要再確認其無機砷的比例，才能作為慢性中毒的指標。

血液中砷的濃度主要與無機砷有關，但其往往在數小時內即被代謝，因此只能作為急性砷中毒的指標。

長期飲用含砷量高的地下水或暴露於砷的製造及生產、電子半導體、農藥的製造及噴灑等相關行業，可能會造成長期砷的生物性累積、慢性中毒引發身體許多的病變。暴露在這些危險環境中的工作人員，應定期作砷的檢測。

2. 砷中毒案例

　(1) **烏腳病**

台灣砷中毒的案例為1950年代的烏腳病（black foot disease）事件。當時烏腳病盛行於台灣西南沿海，特別是台南北門、學甲及嘉義布袋、義竹等鄉鎮，形成皮膚色素有沈著現象及角質硬化。其症狀為趾部發黑、潰爛、發炎，甚至造成壞疽。嚴重者發炎區域會擴散，腳組織可能悉數壞死，只能以手術切除。

流行病學研究發現，烏腳病的發生原因可能是因當地所飲用的深井水中含砷量超過0.1 mg/L，而引起慢性砷中毒。

　(2) **森永乳粉**

在日本，1955年亦發生森永乳粉公司出產的乳粉含砷量過高，而造成許多人的中毒與死亡之案例。

(3) **麥當勞砷油事件**

2009年6月台北縣消保官檢測包含麥當勞等5家速食業者使用的食用炸油,發現麥當勞用油含高出標準甚多的砷,但後續確認檢驗方式時發現檢驗方式只能量測總砷量,無法分辨所含的砷是有害的無機砷或是無害的有機砷。

二、鉛（lead, Pb）

鉛原子序82,原子量207.2。金屬元素之一。色青質軟有延展性,置於空氣中則氧化迅速。為電的不良導體,抗腐蝕性強。

㈠鉛的來源

鉛為人類第一種使用的金屬,早在7,000年前,人類就已經認識鉛。鉛及其化合物可使用於電池、油漆、陶瓷、鉛錫焊接及汽油的添加劑。此外,亦會用於配水管和食物金屬罐接縫上的焊料,以及水晶玻璃餐具。在日常生活中,鉛無處不在,故鉛接觸似乎無可避免。

鉛可用於製造油漆,例如含有高濃度鉛的紅丹（紅色油漆）,因為有毒,所以能用作船底塗漆,以阻止藤壺等海洋生物附在船上減慢船速。而兒童玩具和顏料要避免使用鉛,因為鉛化物有甜味,會令兒童不斷吃,同時鉛會欺騙身體令身體以為鉛是必要的元素,讓人繼續不斷吃進肚裡。

四乙基鉛一度廣泛作為汽油添加劑,以提高燃料的辛烷值,防止發動機內發生震爆,進而提高壓縮比率,藉以提高汽車發動機效率和功率。目前我國已禁用。

鉛是一種元素,因此它不會分解。當鉛被釋放到空氣中時,在它沉降至地表前可能會傳輸到很遠。一旦鉛沉降在土壤上,鉛通常會附著於土壤顆粒上。土壤中的鉛會被傳輸到地下水,但是進入地下水的量,將視鉛的化學形式和土壤的類型而定。

鉛進入人體的途徑主要是透過接觸受污染的塵土、進食受污染的食物或飲用

受污染的水。泥土中的鉛可能會被植物（例如穀類和蔬菜）吸收，而空氣中的鉛粒子亦可能會積聚在植物葉子和莖幹的表面。食用水產（尤其是貝類）會從受污染的水和沉積物而積聚鉛。

在一般的情況下，其風險並不高。但有些油漆、化妝品及傳統藥物可能含有較高的鉛量。

大部分未受特別污染的食品，其鉛的含量均在1 ppm以下。一般動物的組織中以骨骼的含鉛量最豐富，因鉛對骨骼具有顯著的親和力。一般食物中的鉛，人體僅能吸收其中的5%，其餘大多由消化道排泄出，而被吸收的鉛在進入血中後，又可能再由膽汁進入小腸而排出，故若攝取量低時，鉛的滯留量不大。但若連續攝入使體內蓄積鉛時，便會引起慢性中毒，中毒症狀包括神經麻痺、下腹部痙攣、消化障礙、便秘、血壓上升、頭痛、目眩、關節痛、視力障礙。通常若每日攝食1～5 mg的可溶性鉛便可引起慢性中毒。

此外，鉛有時亦會在食物中刻意添加，例如傳統醃製皮蛋會添加氧化鉛以增加製成率。不過，近年已出現其他採用銅或鋅化合物的醃製方法，以取代鉛的使用。另一方面，鉛亦會透過含鉛食具（例如食物金屬罐、陶器餐具和水晶玻璃餐具）滲進食物。

「食品中污染物質及毒素衛生標準」中鉛之衛生限量標準如表9-11。

表9-11　食品中重金屬之限量──鉛（Lead）

食品		限量（mg/kg）
2.1	穀類	
2.1.1	穀類（包括米）	0.2
2.2	蔬果植物類	
2.2.1	葉菜類（Leafy vegetables），亦適用於蕓薹屬中之葉菜類。	0.3
2.2.2	蕓薹屬類（Brassica vegetables）：包括結球甘藍（head cabbages）、球莖甘藍（kohlrabi）、花椰菜（cauliflower）、青花菜（broccoli）、抱子甘藍（brussels sprouts）子球部位。蕓薹屬中之葉菜類不適用本標準	0.1

	食品	限量（mg/kg）
2.2.3	根菜及塊莖類（Root and tuber vegetables）：去除頂部及土壤後之完整商品，馬鈴薯需去皮後適用。本標準不適用於根芹菜（celeriac）	0.1
2.2.4	鱗莖類（Bulb vegetables）：洋蔥、蒜頭（garlic），去除根部、土壤和易脫落之外皮	0.1
2.2.5	果菜類（Fruiting vegetables）：去除莖後適用，玉米不包括其外皮；不包括甜玉米（sweet corn）	0.05
2.2.6	豆菜類（Legume vegetables），包括可供食用之豆莢	0.1
2.2.7	豆類（Pulses），包括以乾燥型態採收之乾豆類	0.2
2.2.8	花生（Peanuts）	0.2
2.2.9	蔓越莓（Cranberry）、醋栗（Currants）、接骨木果實（Elderberry）及草莓（Strawberry）	0.2
2.2.10	其他未列之蔬菜及水果類（Other vegetables and fruits），經去核、梗、冠、籽等非供食用之部位後適用	0.1
2.2.11	食用橄欖（table olives）	0.4
2.2.12	香草植物及香辛植物類（Herbs and Spices）	0.3
2.2.13	藻類	1.0
2.2.14	菇蕈類	3
2.3	水產動物類	
2.3.1	魚類	0.3
2.3.2	貝類（不含殼）	1.5
2.3.3	頭足類（去除內臟）	0.3
2.3.4	甲殼類之可食肌肉（包括附肢肌肉）	0.5
2.3.5	其他水產動物	0.3
2.4	禽畜產品類	
2.4.1	牛、羊、豬、禽之肌肉	0.1
2.4.2	牛、羊、豬、禽之可食性內臟	0.5
2.4.3	蛋（不含殼）	0.3
2.5	食用油脂	
2.5.1	供食用之油及脂肪	0.1

	食品	限量（mg/kg）
2.5.2	脂肪抹醬及以脂肪爲主要成分之混合抹醬（Fat spreads and blended spreads）	0.1
2.6	乳品類	
2.6.1	乳及二級乳製品，經脫水處理之乳品，得依濃縮係數回推適用	0.02
2.6.2	奶油（Butter）、乳脂（Cream）及其他僅以乳或乳製品之脂肪爲來源所製得之產品	0.1
2.7	飲料	
2.7.1	天然果蔬汁、還原果蔬汁、果漿（蜜），不包括濃縮果蔬汁以及以莓果或其他小型果實製得之果汁、果漿（蜜）	0.03
2.7.2	莓果或小型果實之天然果蔬汁、還原果蔬汁、果漿（蜜），不包括濃縮果蔬汁	0.05
2.7.3	除本表第2.7.1、2.7.2項及濃縮果蔬汁以外之其他供直接飲用之飲料	0.3
2.8	包裝飲用水及盛裝飲用水	0.01
2.9	罐頭食品（Canned foods）	
2.9.1	罐頭蔬菜，薑薯屬蔬菜罐頭不適用	0.1
2.9.2	罐頭水果	0.1
2.9.3	其他罐頭食品（罐頭飲料類除外，另依2.7項類別適用）	1
2.10	嬰幼兒食品	
2.10.1	嬰兒配方食品及較大嬰兒配方輔助食品	
	一液狀型式販售者	0.010
	一粉狀型式販售者	0.050
2.10.2	特殊醫療用途嬰兒配方食品及供幼兒食用之特殊醫療用途配方食品	
	一液狀型式販售者	0.010
	一粉狀型式販售者	0.050
2.10.3	嬰幼兒穀物類輔助食品及嬰幼兒副食品	0.050
2.10.4	標示及販售供嬰兒及幼兒飲用之飲品，本表中第2.10.1、2.10.2及2.10.3項之液狀型式產品除外	0.030

	食品	限量（mg/kg）
2.11	食鹽	2
2.12	食用冰塊	0.01
2.13	蜂蜜	0.1
2.14	果醬（Jams）和果凍（Jellies）	1

㈡鉛中毒症狀與案例

1. 鉛中毒症狀

　　無論是經由吸入或食入，鉛對人體的影響都是相同的，且幾乎對人體內所有的器官和系統都會有影響。鉛的毒性主要是影響成人及孩童的神經系統。長期暴露會降低學習力、記憶力和注意力，以及手指、手腕或腳踝無力。鉛暴露會導致貧血（血液中鐵含量低）和腎臟受損。鉛暴露也會導致血壓升高，特別是中老年人。暴露高濃度的鉛可能嚴重損害大腦和腎臟甚至導致死亡。懷孕中的婦女若暴露高濃度的鉛可能造成流產。男性暴露高濃度的鉛則會損害生殖器官（表9-12）。

　　孩童比成人更容易鉛中毒，因為他們的神經系統還在發育。孩童暴露鉛的來源是從環境中或出生前在母體暴露到鉛。低濃度的暴露會降低心智發展，影響學習力、智力和行為，也可能降低身體發育。孩童吞入大量的鉛，會導致貧血、嚴重胃痛、肌肉無力及腦部損害。兒童鉛中毒引起的某些影響可能會持續到成年。

　　國際癌症研究機構（IARC）已將無機鉛認定為可能的致癌物質（2A），但對於有機鉛化合物則尚無足夠的資料可以將其認定為人類致癌物。

　　鉛中毒可為食入溶於酸中的鉛化合物（尤其是可溶的和強氧化性的PbO_2）或者吸入大量鉛蒸氣所造成，最常發生在有異食癖病史的小孩或精神病人身上。而且，人體積蓄鉛後很難自行排出，只能通過藥物來清除。

表9-12　成人鉛中毒之臨床症狀與癥候

程度	臨床症狀	血鉛濃度
重度	中樞神經系統：腦病變（昏迷、癲癇、遲鈍、譫妄、局部運動障礙、頭痛、視乳頭水腫、視神經炎、顱內壓上升）	>100 μg/dL
	周圍神經系統：垂足、垂腕	
	消化系統：腹絞痛	
	血液：蒼白（貧血）	
	腎臟：腎病變	
中度	中樞神經系統：頭痛、喪失記憶、性慾減退、失眠	70～100 μg/dL
	周圍神經系統：周圍神經病變	
	消化系統：金屬味、腹絞痛、厭食、便祕	
	血液：輕微貧血	
	腎臟：鉛中毒性痛風引起之關節炎（尿酸排泄功能受損）	
	其他：肌肉痠痛、肌肉無力、關節痛	
輕度	中樞神經系統：疲勞、嗜睡、對休閒活動興趣降低	20～69 μg/dL*
	其他：對認知、生殖、腎功能、骨密度之不良影響；高血壓與心血管疾病；可能增加罹患癌症的風險	
*在低血鉛濃度下的慢性鉛暴露會產生累積性，而可能造成相關的臨床症狀		

2. 中毒案例

2020年8月台中市爆發中藥含鉛量超標，造成集體中毒的事件。最早是由前台中市議長張宏年一家四口鉛中毒案開始。張宏年更因鉛中毒腦部4成受損。經調查，為盛唐與九福兩中醫診所將禁用的硃砂加入藥方中，服用的病患共200多人，鉛中毒者有39人。由於硃砂並不含鉛，依推測可能廠商誤將鉛丹當成硃砂販售。

(三) 預防措施

1. **兒童**。一般成年人主要從飲食或飲水攝取鉛，而兒童的攝入途徑主要是飲食、空氣和塵垢或泥土。幼童經常把手指和其他物件放進口中，因而較易吃下含鉛漆的碎片，以及可能含有鉛粒子的家居塵垢或泥土。

2. **環境評估**。鉛中毒具累積性，在有急性鉛中毒症狀的個案都建議評估環境或工作上是否有慢性暴露的狀況。

3. **蔬菜**。在烹煮前澈底浸洗蔬菜，尤其是葉菜，因為此舉能大幅減少可能積聚在蔬菜表面上含鉛的塵垢和泥土。

4. **食器**。使用專供盛載食物的器皿，而不應以裝飾器皿來處理食物。

5. **皮蛋**。傳統皮蛋製作過程中會加入氧化鉛以增加產品製成率。因氧化鉛具有緩衝酸鹼值功能，可防止已凝固之皮蛋因酸鹼值太高而液化。選購皮蛋時可觀察外殼是否有黑色的小斑點，這些黑色斑點是鉛或銅這兩種重金屬在泡製過程沉積於蛋殼外表的痕跡，但因為蛋殼並不用來食用，所以與蛋本身的鉛、銅量並無關係，僅可作為判斷加工過程是否添加鉛、銅之依據。

三、鎘（cadmium, Cd）

鎘原子序48，原子量112.414，是柔軟的銀白色過渡金屬。通常與其他元素相結合，以礦物的方式存在，如氧（氧化鎘）、氯（氯化鎘）、硫（硫酸鎘，硫化鎘）。所有的土壤和岩石，包括煤和礦物肥料，都含有一定量的鎘。

鎘雖然是天然存在於地殼表面的元素，它亦可透過人類的活動釋出。由磷礦生產的肥料，以及採礦和礦物提煉等工業活動是環境污染的主要來源。

鎘不易腐蝕，以往在工業和消費產品中用途很多，傳統約有3/4的鎘產量是消耗在電池（鎳鎘電池），其餘用在顏料、塗料、電鍍及塑膠穩定劑。其他用途包括低熔點合金、軸承、螢光顏料、半導體（CdS）等。

鎘化合物可用作紅色、橙色和黃色顏料。硫化鎘是一種黃色的金屬硫化物，可作為黃色顏料，俗稱鎘黃，具良好的耐光、熱、耐鹼性，可作顏料和油漆。

因為鎘含有毒性，使用已漸減少，如鎳鎘電池已被鎳氫電池與鋰電池取代。

㈠鎘的來源與管理

1. 鎘的來源

⑴**環境**

鎘在環境中不會被分解，但可以轉變成其他形態。鎘會經由採礦、工業、燃燒煤和家庭廢棄物，而進入土壤、水以及空氣之中。鎘對於土壤有很強的結合力。某些形態的鎘則可溶於水。空氣中的鎘微粒在落入地表或水中前，可持續漂浮很長的距離。因此，生活在靠近排放鎘廢氣的工廠附近，或在工廠吸入遭有鎘污染的空氣，都有可能增加鎘暴露之機率。

鎘是工業製程中常見的職業危害毒物，化合物的毒性較大，主要的途徑是藉由工業環境中直接的吸入，吸入含鎘的煙霧可能會導致肺炎、肺水腫甚至死亡。

⑵**食物**

在受污染的環境（土壤、空氣、水、肥料、飼料等）中生長的植物、動物、魚介貝類水產動物會攝取到鎘，再透過食物鏈轉移，最後蓄積在生物體。

所有食物中都含有低劑量的鎘，最高劑量的鎘則存在於貝類，肝臟以及腎臟食物中。食藥署發表之「台灣常見市售甲殼類動物之體內重金屬累積特徵」研究中，可見甲殼類龍蝦膏及蟹膏鎘含量偏高。

⑶**飲水**

鎘在飲水及空氣中的污染量亦相當高，尤其在許多工業廢水中，經常有鎘的存在。因此飲用遭到鎘污染的水爲鎘來源之一。

⑷**吸菸**

對於吸菸者，香菸的煙霧是他們攝取鎘的主要來源。同樣包括吸入二手菸。

2. 鎘的管理

由於食品中含鎘主要係來自環境，或因食品生產及加工過程期間污染導致，故其管理以注重預防而非善後處理，管制措施應針對污染源頭，針對暴露（污染）風險較高者研訂管制標準。

「食品中污染物質及毒素衛生標準」中鎘之衛生限量標準如表9-13。

表9-13　食品中重金屬之限量──鎘（Cadmium）

食品		限量（mg/kg）
3.1	穀類	
3.1.1	米	0.4
3.1.2	麥類（Wheat grains）	0.2
3.1.3	供直接食用之麥麩（wheat bran）及小麥胚芽（wheat germ）	0.2
3.1.4	其他穀類	0.1
3.2	蔬果植物類	
3.2.1	葉菜類（Leafy vegetables），亦適用於蕓薹屬中之葉菜類	0.2
3.2.2	蕓薹屬類（Brassica vegetables）：包括結球甘藍（head cabbages）、球莖甘藍（kohlrabi）、花椰菜（cauliflower）、青花菜（broccoli）、抱子甘藍（brussels sprouts）子球部位。蕓薹屬中之葉菜類不適用本標準	0.05
3.2.3	根菜及塊莖類（Root and tuber vegetables）：去除頂部及土壤後之完整商品，馬鈴薯須去皮後適用。本標準不適用於根芹菜（celeriac）及荷蘭防風草（parsnips）	0.1
3.2.4	根芹菜及荷蘭防風草（Celeriac and parsnips）	0.2
3.2.5	莖菜類（Stalk and stem vegetables）：大黃（rhubarb）僅適用於葉柄（leaf stems），朝鮮薊（globe artichoke）僅適用於花苞（flower head），芹菜（celery）及蘆筍（asparagus）須清除黏附的土壤後適用	0.1
3.2.6	鱗莖類（Bulb vegetables）：洋蔥、蒜頭（garlic），去除根部、土壤和易脫落之外皮	0.05
3.2.7	果菜類（Fruiting vegetables）：去除莖後適用。甜玉米（sweet corn）和新鮮玉米（fresh corn）之外皮部分不包括	0.05
3.2.8	豆菜類（Legume vegetables），包括可供食用之豆莢	0.1
3.2.9	豆類（Pulses），包括以乾燥型態採收之乾豆類。不適用於黃豆	0.1
3.2.10	黃豆（Soybeans）及花生（Peanuts）	0.2
3.2.11	其他未列之蔬菜及水果類（Other vegetables and fruits）	0.05
3.2.12	香草植物及香辛植物類（Herbs and Spices）	0.2

食品		限量（mg/kg）
3.2.13	藻類	1.0
3.2.14	菇蕈類	2
3.3	水產動物類	
3.3.1	鯖（*Scomber*屬）、鮪鰹類（*Thunnus*屬、*Euthynnus*屬、*Katsuwonus pelamis*）、bichique (*Sicyopterus lagocephalus*)	0.1
3.3.2	圓花鰹（*Auxis*屬）	0.15
3.3.3	鯷魚（*Engraulis*屬）、劍魚／劍旗魚、沙丁魚（*Sardina pilchardus*）	0.25
3.3.4	其他魚類	0.05
3.3.5	貝類（不含殼）、頭足類（不含內臟）	1
3.3.6	甲殼類之可食肌肉（包括附肢肌肉）	0.5
3.3.7	其他水產動物	0.3
3.4	禽畜產品類	
3.4.1	牛、羊、豬、禽之肌肉	0.050
3.4.2	馬之肌肉	0.20
3.4.3	牛、羊、豬、禽、馬之肝臟	0.50
3.4.4	牛、羊、豬、禽、馬之腎臟	1.0
3.5	包裝飲用水及盛裝飲用水	0.003
3.6	嬰幼兒食品	
3.6.1	嬰兒配方食品及較大嬰兒配方輔助食品－以牛乳蛋白或蛋白水解物製造之配方食品	
	一液狀型式販售者	0.005
	一粉狀型式販售者	0.010
3.6.2	嬰兒配方食品及較大嬰兒配方輔助食品－以大豆蛋白分離物單獨或混和牛乳蛋白製造之配方食品	
	一液狀型式販售者	0.010
	一粉狀型式販售者	0.020
3.6.3	嬰幼兒穀物類輔助食品及嬰幼兒副食品	0.040
3.7	食鹽	0.2

㈡鎘中毒症狀與案例

呼吸所吸入的的鎘約50%被吸收，而食入的鎘約6%被吸收。

鎘具有累積性的毒害，在肝臟、腎臟、胰臟及甲狀腺等器官都會濃縮積聚，而一旦積聚後便很難消化掉，其半衰期至少20年以上。

1. 鎘中毒症狀

(1) **急性中毒**。服用遭大量鎘污染的飲料、飲水或食物會刺激腸胃，引起噁心、嘔吐、腹痛。吸入鎘蒸氣會造成嚴重的肺臟損害，導致急性肺炎及肺水腫。

(2) **慢性中毒**。主要是慢性阻塞性肺病、肺氣腫和慢性腎小管疾病，亦可造成心臟血管及骨骼病變。

(3) **慢性肺病**。其毒性和接觸的時間及量成正比。慢性支氣管炎、進行性的下呼吸道纖維化及伴隨的肺泡損害所導致的肺氣腫都會造成慢性阻塞性肺病。

(4) **腎毒性**。長時間地暴露於含低劑量鎘的空氣、食物或水，會造成鎘累積於腎臟。當太多的鎘堆積（>200 μg/g腎皮層組織），會影響近端腎小管功能，造成尿中鎘排泄增加、蛋白尿、糖尿、胺基酸尿。鈣質也會由尿中流失。

(5) **骨骼系統毒性**。鎘會造成鈣質流失而導致骨骼疼痛、軟骨症或骨質疏鬆。所謂痛痛病（itai-itai disease）即是以嚴重的骨骼變形、疼痛及慢性腎臟病為特徵。

(6) **高血壓及心血管毒性**。鎘是高血壓的病因之一，亦會損害心肌的粒線體而造成心臟衰竭。

(7) **致癌**。鎘中毒與肺癌及前列腺癌有關。

(8) 長期暴露將造成嗅覺喪失症、牙齦黃斑或漸成黃圈。

通常3 mg的鎘便會造成急性中毒。但植物體內卻可積存大量的鎘，因此即使土壤遭受少量的鎘污染時，所栽培的作物亦可能有高濃度的積聚現象。

一般診斷，若24小時尿液鎘總量大於15 μg/g或10 μg/g Cr，則表示有鎘中毒的可能。

2. 鎘污染案例

1950年日本富川縣發生痛痛病，其禍首即鎘中毒，乃因礦場廢水含鎘，而排入河中，累積在稻米及魚體內，人們食用這些被污染的食品而引起中毒。由於中毒者四肢疼痛，終日呻吟，所以稱爲「痛痛病」。是世界上最早的鎘中毒事件。

1983年，桃園縣觀音鄉大潭村發生台灣第一起的鎘米事件。污染源高銀化工疑似爲生產含鎘和鉛的安定劑，排放的工廠廢水含鎘，造成農地遭受污染而種出鎘米。緊接著彰化縣、台中縣、雲林縣、桃園縣都陸陸續續傳出鎘米污染。台灣農地污染面積高達446公頃，彰化縣就有261公頃，居全台之冠。主要原因是在上世紀50～60年代，家庭即工廠，小型工廠零星散布在彰化農地間。高污染的工廠，包括電鍍、金屬表面處理業，廢水就近排進灌溉渠道，灌溉與排水系統不分流的情況下，彰化縣東西二圳灌溉區內的1000多公頃農地，長年累積下來，嚴重受到污染，因而不斷爆發鎘米事件。

㈢ 預防措施

由於目前鎘中毒並無解毒劑，故只能由避免暴露著手治療。預防措施如下。

1. 在家中，要將含有鎘的物品安全地收放好，並確保鎳鎘電池放置於孩童無法拿到的地方。

2. 均衡的飲食可降低鎘經由食物或飲水的方式攝入體內。

3. 鎘爲菸草的成分之一。避免在密閉的空間中抽菸，如家中或車內，以降低孩童或家中其他成員受到鎘的暴露。

4. 若工作與鎘有關，應注意使用防護措施保護，避免工作場所中的鎘塵埃吸附於自身衣物、皮膚、頭髮或工具，而將其帶回家中。

四、汞（mercury, Hg）

汞原子序80，原子量200.59，俗稱水銀，熔點-38.87℃，沸點356.7℃，在25℃時比重為13.534。汞在常溫下為銀白色、重的、可流動的液態金屬，且有輕微的揮發性（常溫、常壓下為液態元素的只有汞和溴）。汞是所有金屬元素中液態溫度範圍最小的。固態汞是錫白色，為易延展的金屬，一般的小刀即可切斷固態汞。加熱會成無色無味的氣體。

㈠來源與結構

1. 汞的分類

汞以三種形態存在，即汞金屬（元素汞，elemental mercury）、有機汞（organic mercury）和無機汞（inorganic mercury）。甲基汞（methylmercury）是有機汞最常見的形態，其毒性最強（表9-14）。

表9-14　汞的三種形態與危害性

名稱	存在形式	危害性
元素汞	純汞	不溶於水，不易被消化系統所吸收，需大量食入才可能產生中毒現象，故危害性低
有機汞	汞和碳結合，甲基汞是最常見的有機汞形式，另有乙基汞、丙基汞等形式	毒性依其化學形態與接觸路徑而異，其中以甲基汞的毒性最強，且具生物累積性（Bioaccumulation）
無機汞	汞和無碳的物質結合	無機汞中毒分為食入性與吸入性中毒，或經由皮膚吸收，對肝及腎危害較大

⑴汞是一種以微量存在於大自然空氣、水及土壤中的危險化學物。在室溫中，元素汞是一種銀白色的閃爍液態金屬，它十分容易揮發。

⑵無機汞化合物主要為汞鹽，除了硫化汞（硃砂）是紅色外，大部分都是白色的粉末或結晶。汞在自然界主要以硫化汞形式存在。

⑶在特定條件下，不同形態的汞可以互相轉化，在自然界中，微生物可以把無機汞轉化成有機汞，例如甲基汞，它是自然界中最常見的有機汞。甲基汞結構式為$(CH_3)Hg^+$，它很容易在河川和湖泊中發現，當水中的魚蝦吞食後會累積毒素，經過食物鏈轉化後，逐漸累積在人體中（圖9-4）。元素態汞及硫化汞因不溶於水而毒性不強，但可溶的化合物如氯化汞及甲基汞，毒性則相當強。

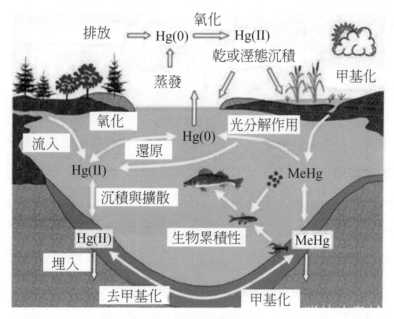

圖9-4　汞的自然循環

2. 來源

⑴自然界中汞的排放

　　大氣裡大約一半的汞來源於自然界，例如火山。人類活動產生的另一半細分為以下來源：65%來自燃料的燃燒，20%來自金屬的生產，如金、熔爐，9%來自工業生產，如水泥、氫氧化鈉，3%來自污物和廢物的處理，包括生活垃圾和有害物的處理、火葬場以及下水道污泥的焚化，1%來自汞的生產，主要用於電池，2%來自其他所有來源。大氣中大部分的汞來自東亞。

(2)汞的利用

汞用於測量儀器（溫度計、氣壓計、壓力表、血壓計）、電器及電子器材（恆溫裝置、水銀開關）、浮球閥和其他科學儀器。但由於汞具毒性，故部分溫度計已被酒精溫度計取代。

亦可應用於汞合金補牙填料，以及工業中生產氯氣和燒鹼等。過去，汞亦曾用於化妝品、傳統藥物、殺蟲劑及採金工業上。

汞也被用於發光。日光燈中的電流通過汞蒸氣產生波長很短的紫外線，紫外線使螢光體發出螢光，從而產生光。

3. 人體攝入汞的來源

(1)**職業接觸**

在製造業中，生產含汞的儀器；以及牙醫及其助手在補牙過程中，不恰當地使用汞合金填料而吸入氣化汞。

(2)**非職業接觸**

在室內環境中，因意外弄破含汞的溫度計、血壓計或恆溫裝置，而吸入無色無味的氣化汞；使用一些受汞污染的化妝品或傳統藥物；以及攝取受汞污染的食物（特別是受污染的捕食性魚類）。

汞自然存在於環境中，可通過天然和人為途徑進入環境中並污染食物，如可能因工業污染而釋放到大氣中，沉降至河流和海洋，經由生物代謝成甲基汞，生長在這些水域的魚經由食物鏈而造成累積。大多數食物所含的汞為無機汞。水產動物是甲基汞的主要來源，而體型較大的魚積存的甲基汞較多。

含甲基汞較高的魚包括鯊魚、劍魚、大馬鮫魚、橘鰭棘鯛、旗魚、秋姑、鬚哥魚、藍鰭鮪魚。

(二)中毒症狀與案例

1. 中毒症狀

汞具有毒性，如氣態汞有高度擴散性和脂溶性，可被肺泡吸收，經血液進入

全身，部分進入腦組織，會傷害腦組織，其餘留在腎、肝而引起慢性中毒，破壞腎臟、肝臟的功能。症狀有頭痛、頭暈、肢體麻木疼痛等現象。

有機汞中毒（甲基汞）以中樞神經病變為主要症狀，包括皮膚會有紅皮症癢及脫落性皮膚炎。慢性中毒為感覺及運動障礙，肌肉萎縮及智能受損較明顯。出生的孩童會有類似腦性麻痺的症狀，最有名的例子為Minamata Disease（水俁病）。

汞及其化合物一般經尿液及糞便逐漸排出體外，汞於人體的半衰期平均為60至70天。但由於元素汞及有機汞可穿過血腦屏障和胎盤影響胎兒及分泌於人乳中，而且汞對神經系統的損害可以是永久性的，所以汞的毒性對小孩及胎兒的傷害會較一般成年人為大。

2. 中毒案例

日本的水俁市曾經發生過汞中毒的事件，故現在這種由汞中毒引起的嚴重神經疾病被稱作水俁病。1956年左右於熊本縣水俁市，因當地工廠排放廢液中含汞而污染海中生物造成，經確認後依地得名。不久，於新潟縣發現的新公害病亦稱為水俁病。其區別為：前者稱**熊本水俁病**；後者則為**新潟水俁病**。

3. 預防中毒方法

市民選購化妝品（特別是聲稱有美白或去斑功能的產品）時，應到信譽良好的商店購買。避免購買一些來歷不明、可能假冒或受汞污染的貨品。

孕婦、生育年齡的女士、嬰兒及小孩應避免過量進食捕食性魚類，如鯊魚及劍魚。適量進食及均衡膳食可避免因偏食而攝取過量汞。

「食品中污染物質及毒素衛生標準」中汞（Mercury）及甲基汞（Methylmercury）之衛生限量標準如表9-15。

表9-15 食品中重金屬之限量——汞（Mercury）及甲基汞（Methylmercury）

食品		限量（mg/kg）	
		總汞	甲基汞
4.1	米	0.05	
4.2	藻類	0.5	
4.3	食用油脂		
4.3.1	供食用之油及脂肪，不包括海洋生物來源提取之油脂	0.05	
4.3.2	海洋生物來源提取之油脂	0.1	
4.4	水產動物類		
4.4.1	鯊、旗、鮪、油魚		2
4.4.2	鱈、鰹、鯛、鯰、鮟鱇、扁魚、烏魚、魟、帶魚、烏鯧、鱘魚、金錢魚、鰻魚、金梭魚		1
4.4.3	其他魚類		0.5
4.4.4	貝類（不含殼）、頭足類（不含內臟）		0.5
4.4.5	甲殼類之可食肌肉（包括附肢肌肉）		0.5
4.4.6	其他水產動物		0.5
4.5	包裝飲用水及盛裝飲用水	0.001	
4.6	食鹽	0.1	
4.7	食用冰塊	0.001	

五、錫（tin, Sn）

錫之毒性較低，日常所接觸而攝入的錫大部分來自罐裝飲料及食器。一般罐頭的內壁常會鍍上一層錫，而儲存久後，錫會漸漸溶在內容物中，由於錫非常容易被排出體外，故一般認為無毒，但過多仍會引起嘔吐及腹瀉。

「食品中污染物質及毒素衛生標準」中錫之衛生限量標準如表9-16。

表9-16　食品中重金屬之限量——錫（Tin）

	食品	限量（mg/kg）
5.1	金屬罐裝食用油脂	250
5.2	金屬罐裝飲料	150
5.3	金屬罐裝嬰幼兒食品	
5.3.1	罐裝嬰兒配方食品及較大嬰兒配方輔助食品，不包括乾燥及粉狀產品	50
5.3.2	罐裝特殊醫療用途嬰兒配方食品，不包括乾燥及粉狀產品	50
5.3.3	罐裝嬰幼兒穀物類輔助食品及嬰幼兒副食品，不包括乾燥及粉狀產品	50
5.4	其他金屬罐裝罐頭食品	250

六、銅（Copper, Cu）

　　銅爲人體必需微量元素，吸收後很快的經由尿液及膽汁排出。目前醫學文獻少有慢性銅中毒報告。但人體攝取過多銅會導致身體不適，如噁心、嘔吐等腸胃症狀及影響肝、腎功能。有人認爲長期暴露過多的銅或長久使用銅餐具及水管，可能引起慢性肝病變。

　　威爾森病（Wilson Disease）是先天性銅代謝異常的一種疾病。銅會堆積在大腦神經核、內臟及角膜上面，造成健康傷害。長時間的累積，青春期後漸漸會有永久性腦部病變及肝硬化的病症出現。

　　皮蛋是以鹼滲入蛋中，而使蛋白凝膠。部分業者爲提高製成率會添加硫酸銅或氧化銅，故皮蛋抽驗稽查結果，多會測銅量。

　　「食品中污染物質及毒素衛生標準」中銅之衛生限量標準如表9-17。

表9-17 食品中重金屬之限量——銅（Copper）

	食品	限量（mg/kg）
6.1	蛋類（不含殼）	5
6.2	飲料類（不包括天然果蔬汁及濃縮果蔬汁）	5.0
6.3	食鹽	2

七、銻（Antimony, Sb）

銻是生產聚對苯二甲酸乙二酯（PET）的穩定劑和催化劑，在飲料儲存時會從PET瓶中進入液體。故若PET瓶放在陽光照射處，或裝高溫熱水，有可能會釋出銻。「食品中污染物質及毒素衛生標準」中銻之衛生限量標準如表9-18。

表9-18 食品中重金屬之限量——銻（Antimony）

	食品	限量（mg/kg）
7.1	飲料類，以聚對苯二甲酸乙二酯（PET）容器包裝者	0.15
7.2	包裝飲用水及盛裝飲用水，以聚對苯二甲酸乙二酯（PET）容器包裝者	0.01

八、鉻（Chromium, Cr）

三價鉻為身體必需元素，為糖類代謝必要元素。

六價鉻為劇毒及腐蝕性，長期六價鉻暴露可能引起癌症，尤其是肺癌。

第十章

化學性來源危害因素──加工毒物

第一節　緒論

第二節　異環胺類化合物

第三節　多環芳香族碳氫化合物

第四節　丙烯醯胺

第五節　縮水甘油脂肪酸酯

第六節　氯丙醇及3-單氯丙二醇

第七節　3-單氯丙二醇酯類

第八節　呋喃

第九節　羥甲基糠醛

第十節　4-甲基咪唑

第十一節　反式脂肪酸

第十二節　糖化最終產物

第十三節　丙烯醛

　　加工毒物或稱加工生成物，指食物在處理過程中因化學反應的進行，所產生對人體有害的新生物質，包括異環胺類化合物、多環芳香族碳氫化合物、丙烯醯胺、縮水甘油脂肪酸酯、3-單氯丙二醇、3-單氯丙二醇酯類、呋喃、4-甲基咪唑、反式脂肪酸、糖化最終產物、丙烯醛等。本章將針對各種毒物的生成路徑、物化性質、毒性、暴露風險、減量與移除策略等加以說明。

第一節　緒論

　　食品加工的目的就是將生鮮的食品原料或配料，利用種種加工手段，將其轉換成安全、營養及方便的種種食品。食品加工的方法主要可分為加熱性加工方法及非加熱性加工方法，基於溫度越高反應速率越快的基本原理推論，較容易在加工處理過程中產生化學反應的應為加熱性加工方法，例如加熱殺菌、燒烤、焙炒、油炸、煮沸及微波處理等。

　　當食物在處理過程中因化學反應的進行，會產生眾多的新生物質，若這些物質具有毒性，可能對人類健康造成危害性，因此產生了新的名詞－加工毒物（Processing Toxicants）及食媒性毒物（Food-Borne Toxicants）。產生加工毒物的基質可能源自原料本身、食品添加物、環境污染物、熱媒或能源的燃燒等。

　　這些加工毒物隱藏在於人們的日常飲食當中，所呈現的致病性通常是慢性的，在經過一段時間以後才會發病，依個人體質、攝食頻率、攝食劑量而有所差異，也是最容易被忽略的一群毒物。

　　由歐洲所推動的HEATOX（Heat-generated Food Toxicants, Identification, Characterization and Risk Minimization）計畫中，聚焦於除了食品中丙烯醯胺以外的各種熱加工所產生的毒物進行鑑定。該計畫共鑑定了將近800種揮發性化合物，其中大約570種係由梅納反應所產生的，其餘大約200種化合物來自脂肪的加熱結果。在這些已被鑑定的化學物質中，約有50種具有致癌性及變異性。至此，食品加工毒物成為新興的研究課題，也成為食品安全的新焦點。

　　雖然食品加工毒物的種類眾多，而且仍在持續發現當中，本章僅就已被充分研究、具致癌性、經安全性評估具有健康風險、較受社會矚目的數種食品加工毒物加以說明。

第二節　異環胺類化合物

　　肉類食品在加熱的過程中，可能會產生一群結構類似的化合物，這類化合物稱異（雜）環胺類化合物（Heterocyclic Amines, HAs）。在如燒烤及焙炒的激烈加熱下，會導致異環胺類化合物顯著的增高。這類多環性芳香族化合物的前驅物都是食物的基礎組成分，包括醣類、胺基酸及肌酸（creatine），當這些成分在進行梅納反應時，形成了異環胺類化合物，目前已知熱加工食品中至少含有24種以上的異環胺類化合物。

一、異環胺類化合物的物理及化學性質

　　異環胺類化合物的化學結構特質是都含有異（雜）環性氮原子，也就是同時帶有異環（heterocyclic ring）及胺基（amine，-NRR'）的化合物，如吡咯烷（pyrrolidine）、吡咯（pyrrole）、咪唑（imidazole）、哌啶（piperidine）、嘧啶（Pyrimidine）及嘌呤（purine）。同時融合芳香族環狀構造的芳香族胺類化物，其分子量由162～227不等，如圖10-1所示。

　　常見的異環胺有2-amino-3-methylimidazo[4,5-f] quinoline (IQ)、2-amino-1-methyl-6-phenylimidazo [4,5-b] pyridine (PhIP)、2-amino-3,8- dimethylimidazo [4,5-f] quinoxaline (MeIQx)及2-amino-3,4,8-trimethylimidazo [4,5-f] quinoxaline (4,8-DiMeIQx)等，構造如圖10-2所示。性質如表10-1所示。

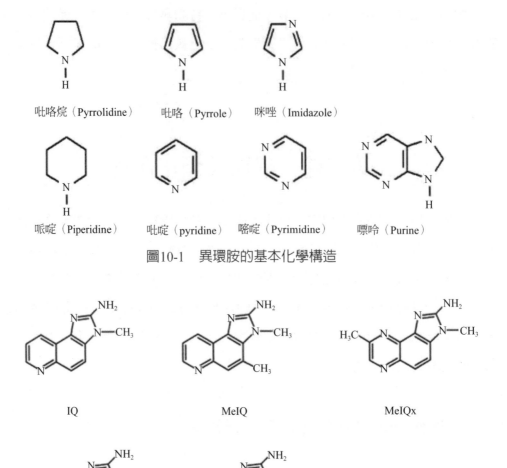

圖10-1　異環胺的基本化學構造

吡咯烷（Pyrrolidine）　　吡咯（Pyrrole）　　咪唑（Imidazole）

哌啶（Piperidine）　　吡啶（pyridine）　　嘧啶（Pyrimidine）　　嘌呤（Purine）

IQ　　　　　　MeIQ　　　　　　MeIQx

4,8-DiMeIQx　　　　7,8-DiMeIQx　　　　PhIP

圖10-2　常見異環胺類化合物及其化學構造

表10-1　部分異環胺的性質

性質	MeIQ	MeIQx	IQ	PhIP
分子量	212.2	213.2	198.2	224.1
顏色	淡橘黃至褐色	黃色到綠色	淡褐色	灰至白色
熔點℃	296～298	295～300	>300	327～328
消光係數	48,000(265 nm)	41,000(273 nm)	51,500(264 nm)	19,400(316 nm)

二、異環胺類化合物的生成機制

異環胺類化合物主要可分為兩大類，一類是在高溫下形成的熱裂解性異環胺（pyrolytic HAAs），另一類為胺基咪唑芳烴類異環胺（aminoimidazoarenes HAAs）。

㈠熱裂解性異環胺

在高於250℃的高溫下，由個別胺基酸，如色胺酸、麩胺酸、苯丙胺酸及鳥胺酸的熱裂解所形成的。蛋白質的裂解也可能形成異環胺，如黃豆球蛋白及酪蛋白。這些胺基酸或蛋白質在高溫下裂解，產生了脫胺及脫羧基產物，並殘留了具有反應性的殘基片段，由這些產物重新結合形成異環構造物質。熱裂解異環胺都含有五種具有特殊構造基團之一種所構成，包括吡啶吲哚（pyridoindoles）、吡啶咪唑（pyridoimidazoles）、苯基吡啶（phenylpyridine）、tetraazafluoranthene及苯并咪唑（benzimidazole）。

㈡胺基咪唑芳烴類異環胺

在家庭烹調肉類的溫度下產生，溫度為150～250℃。梅納反應在胺基咪唑芳烴類異環胺的生成扮演重要的角色，存在於生鮮肉類中的肌酸、游離胺基酸及己醣都是IQ及IQx化合物的前驅物。IQ及IQx分子上的2-amino-N-methylimidazo部分係來自肌酸，而其骨架則來自吡啶或吡嗪（pyrazines）的降解產物，這些物質的生成都是在己醣與胺基酸進行梅納反應的過程中所形成的。

三、異環胺類化合物的毒性及健康風險

目前已被純化鑑定出的一環胺類化合物計有30多種，經過Ames致變異性測試後發現其中有25種具有很強的致變異性（mutagenic），在毒物學的研究也發現部分成員具有不同程度的致癌性。IARC已將IQ列為2A類致癌物，其他部分成

員則列爲2B類，如表10-2所示。

表10-2　異環胺類化合物之IARC致癌性分類

種類	IARC致癌性分類	登錄年分	種類	IARC致癌性分類	登錄年分
IQ	2A	1993	Glu-P-2	2B	1987
MeAαC	2B	1987	PhIP	2B	1993
MeIQx	2B	1993	Trp-P-1	2B	1987
MeIQ	2B	1993	Trp-P-2	2B	1987
Glu-P-1	2B	1987			

　　異環胺能被小腸吸收，然後轉移到肝臟，由細胞色素的酵素啓動N-氧化作用，此階段活化作用中乙醯化作用是強制性的，產物N-acetoxyamine能對DNA造成傷害，導致變異。許多研究發現多種癌症的發展與異環胺有密切的關係，異環胺能造成成長細胞基因的突變及造成形態上的不正常。有幾個研究指出異環胺能修飾DNA，例如切斷氫鍵的鍵結，就地造成變異。其致變異性強度甚至高於黃麴毒素B1的100倍及亞硝胺。

　　異環胺類化合物的致癌風險評估值的差異很大，較高的風險度估計爲每1000人的致癌機率爲1，較低的風險度估計爲每10^6人爲50例。日本於2021年發表的調查報告指出，異環胺MeIQ與大腸腺腫（colorectal adenoma）及前列腺癌（prostate cancer）的風險有正相關。

　　欲對具有致變異性物質的定量研究是很困難的，流行病學對其每日攝食量研究的資料取得也是很難的。其中不同國家及地區飲食習慣的不同、食物製備方法的差異及肉類食物攝食頻率等都是重要的影響因素，例如以美國爲代表的西方飲食中攝取了大量肉類，並且其烹調方式多爲燒烤，因此攝取的異環胺也相對高於東方飲食。所以欲訂定標準的攝取限量是相當不容易的。

　　一般而言膳食攝取的異環胺以PhIP爲最多，其次依序爲MeIQx、IQ及MeIQ。有研究指出，每天多攝取50公克肉類，則大腸癌的罹患率增加18%、前列腺癌爲4%、乳癌爲9%、胰臟癌爲19%。目前也僅有歐盟訂有熱加工的香料之

PhIP及4,8-DiMeIQx的限量標準爲50 μg/kg。

四、異環胺類化合物在食物中的存在

異環胺的食物來源主要爲肉類食品，尤其是燒烤、油炸等高溫烹調的肉類食品，也有烹調溫度越高及時間越長，異環胺的生成量越多的趨勢。異環胺的來源除了烹調肉類以外，也能在加工食品香料、啤酒、酒類及香菸中檢出。文獻建議膳食中總異環胺攝取量應低於1～17奈克／每公斤體重／天。在肉類烹調過程中所產生的異環胺類化合物以PhIP、MeIQx、4,8-DiMeIQx爲最常見。

烹煮熟肉中異環胺的濃度由低於1 ng到500 ng/g不等（0.001 ppm～0.5 ppm），但一般都低於100 ng/g。鍋中所殘留的異環胺濃度通常高於肉品，由肉汁所調製而成的濃稠肉汁，其濃度也較高。

MeIQ較少在食物中發現而且濃度也較低。在烹煮魚類中檢測出異環胺的濃度爲0.03～72 ng/g，濃度最高的是燒烤日光乾燥的沙丁魚，油炸及水煮魚類的濃度都較低。MeIQ在烹煮牛肉、豬肉及雞肉的濃度都很低或甚至未檢出，由種種研究報告顯示其濃度爲0.02～1.7 ng/g。濃稠肉汁、咖啡豆及香菸也都能測到MeIQ的存在。瑞士人每天攝取MeIQ的計量約爲0.6微克／公斤體重。

在烹調牛肉、豬肉、魚肉及雞肉中都可測到MeIQx，最高濃度發現於全熟的燒烤雞肉，含量高達9 ng/g，油煎去皮去骨雞胸肉（全熟）爲3 ng/g。MeIQx在牛排的檢出量由未檢出至8.2 ng/g，牛肉漢堡爲未檢出至4.6 ng/g；魚類1.2 ng/g；豬肉（培根除外）僅含微量MeIQx。培根0.9～18 ng/g，培根脂肪1.4～27 ng/g。MeIQx也發現在加工香料肉湯和肉汁調配濃縮液、酒類。美國三大世代研究調查：美國人每天攝取的MeIQx爲2.61奈克／公斤體重。MeIQx也在空氣及地表水中發現。

IQ最早是在烤魚、油炸牛肉及牛肉抽出物中被分離出來的，其他食品也陸續被檢出，其濃度範圍爲低於0.1 ng/g到高於150 ng/g，但大多都低於1 ng/g。IQ最高濃度在日光乾燥燒烤沙丁魚。每日由肉類及魚類攝取之IQ爲0.28奈克／公斤

體重。

異環胺中最常被檢出且檢出量最高的是PhIP，可在烹調的牛肉、雞肉、羊肉及魚肉中發現。豬肉形成PhIP的量較少，約為0.1～2.3 ng/g。最高濃度出現在全熟的燒烤雞肉，在全熟的牛排及漢堡肉的檢出量高於100 ng/g。PhIP在魚類的檢出量變化度很大，與烹調法有關，鮭魚在200℃下以不同烹調方式進行烹煮，其PhIP的濃度由1.7至73 ng/g不等。

國內的研究報告指出，滷豆干生成IQ、MeIQx、4,8-DiMeIQx、PhIP和AaC等五種異環胺，滷蛋則生成MeIQx、4,8-DiMeIQx、Trp-P-1和PhIP等四種異環胺。市售滷肉、滷蛋、滷豆干生成的HCAs總量以滷肉最多約為18.86～38.48 ng/g，滷豆干次之約為6.87～17.59 ng/g，滷蛋最少約為4.39～14.90 ng/g。不論滷肉、滷蛋和滷豆干，皆隨著冰糖添加量的增加，以及醬油添加量的增加，異環胺的含量有顯著增加的趨勢。且醬油的添加會較冰糖更容易促進異環胺的生成。異環胺的含量會隨著滷煮時間的增加而有增加的趨勢；另一研究於2016年自台北市傳統市場、便當、連鎖速食店、夜市等收集到的肉類食品樣本當中，所分析到的四個異環胺物質濃度範圍落在小於LOD到13.94 ng/g間。

五、異環胺類化合物的減量與移除

㈠ 添加天然萃取物可抑制異環胺的產生

水果、蔬菜及香辛料已知含有多種植化素（phytochemicals），尤其是多酚類，都具有抑制異環胺生成的效用。西方國家常用的迷迭香、百里香、鼠尾草及大蒜都能顯著抑制效果，其他如薑黃、薑、胡椒、洋蔥、檸檬草及咖哩葉也都能降低異環胺的生成量。肉類食材在烹調前若以香辛料先行醃製後再行烹調，能顯著降低異環胺的生成量，如表10-3及表10-4所示。

表10-3　不同烹煮處理與總異環胺生成量之比較

食材種類／烹調方式	前處理	總異環胺量，μg/g
牛肉／煎／全熟	有醃／不醃	39.7／239.4
牛肉／燒烤／全熟	有醃／不醃	1185.5／2360.1
牛肉／巴西燒烤／全熟	有醃／不醃	124.7／5086.1
豬肉／煎／全熟	有醃／不醃	259.5／1549.2
豬肉／巴西燒烤／全熟	不醃	743.1
帶皮雞肉／煎／全熟	有醃／不醃	378.7／3952.1
去皮雞肉／煎／全熟	有醃／不醃	64.4／2543.8
帶皮雞肉／巴西燒烤／全熟	有醃／不醃	437.8／5082.9
帶皮鮭魚／煎／全熟	有醃／不醃	769.3／803.2
去皮鮭魚／煎／全熟	有醃／不醃	975.0／831.1
去皮鮭魚／巴西燒烤／全熟	不醃	2899.3

表10-4　實驗過程中之醃製材料

食材種類	醃料
牛肉／煎	大蒜、洋蔥、食鹽、黑胡椒
牛肉／燒烤	大蒜、醋、食鹽、黑胡椒、
牛肉／巴西燒烤	大蒜、洋蔥、番茄、洋香菜、食鹽、黑胡椒、大豆油
豬肉／煎	大蒜、食鹽、黑胡椒、白酒、萊姆汁
雞肉／煎	大蒜、洋蔥、食鹽、黑胡椒
雞肉／巴西燒烤	番茄、洋香菜、萊姆汁、白酒、食鹽
鮭魚／煎	大蒜、食鹽、黑胡椒、白酒、萊姆汁

(二)烹調方式的調控與食材組成的調整

　　降低異環胺最直接有效的方法是盡量採用溫度較低的烹調方式，意即盡量採用水煮、蒸煮、煎及微波的烹調方式。若要進行燒烤、烘烤或油炸，也應控制火侯，只要讓食材的中心溫度達到70℃即可，不要讓食材表面燒焦，產生焦香味。

　　肉類中油脂的含量與烹調所使用油脂的種類，都會對異環胺的生成造成影

響。研究顯示，帶皮的雞肉經烹調以後，其異環胺的生成量比去皮雞肉高出甚多，而鮭魚的差異就比較小。使用葵花籽油或人造奶油在煎碎牛肉餅和鍋渣中形成異環胺的總量比使用奶油及茶籽油爲低。

含有蔗糖、醬油及其他香辛料的醃料，雖能大幅降低PhIP的生成量，但卻能增加8-MeIQx的生成量。複合多醣類、寡糖類、植物性蛋白質、膳食纖維、食鹽、三聚磷酸鹽等成分能阻礙肉類內部的可溶性成分轉移到表面，避免受到烹調高溫而產生異環胺。

還原醣爲異環胺的前驅物之一，因此若能避免還原醣在醃料中的使用，也能產生減量的效果。研究發現，在接近100°C的低溫範圍內，還原醣濃度的增加，會有傾向於異環胺的生成的現象，但在150～200°C的溫度範圍內，若還原醣濃度增高到一定的濃度以上，則反而會降低異環胺的生成量。在實務中，有人以蜂蜜取代砂糖或紅糖，結果發現蜂蜜也能降低異環胺的生成量。

在額外添加配料、替代調味料及烹調方式的變更時，應該要注意的是，這些物質的添加是否反而會提高其他加工毒物的生成，如丙烯醯胺或多環芳香族碳氫化合物。

㈢添加抗氧化劑

游離基及其他反應性中間代謝產物，特別是羰基化合物，都是形成異環胺的關鍵物質。因此，在抗氧化劑的存在下，應能有效降低異環胺的生成量。研究顯示，天然抗氧化劑及合成抗氧化劑都具有降低異環胺生成量的效果。天然抗氧化劑主要爲多酚類及維生素等，前者如兒茶素、槲皮素、柚皮素、迷迭香酸；後者如維生素C及生育醇（α-tocopherol）。合成抗氧化劑多爲食品添加物，其中允許使用且有效的爲butylated hydroxyanisole (BHA)、butylated hydroxytoluene (BHT)、propyl gallate (PG)及tert-butylhydroquinone (TBHQ)。這些合成抗氧化劑在食物系統中只要很低的濃度就能產生抑制的效果，但在化學模式系統中面對純的異環胺前驅物時，BHT及TBHQ反而會促進異環胺的形成。其促進效應極強，對MeIQx而言，其促進強度達到200%以上。儘管關於合成抗氧化劑對異環胺生

成活性的研究結果不一致，但這些概念驗證研究至少增加了證據的強度，即證明抗氧化作用可能在某些情況下是抑制異環胺生成的重要機制。

第三節　多環芳香族碳氫化合物

多環芳香族碳氫化合物（Polycyclic Aromatic Hydrocarbons，PAHs）是一類因為有機物燃燒所產生的化學物質，主要的來源有自然及人為兩大來源。自然來源主要來自火山爆發、森林火災等，人為的來源為工業及家庭化石燃料燃燒所產生（木材、煤炭及石油），是為無所不在的環境污染物質。與戴奧辛不同的是，PAHs存在於自然界中。來自食物的多環芳香族碳氫化合物有多種來源，包括農作物生長於受污染的土地、攝取因海洋污染的魚類和水產品及人類在進行食品加工過程中所產生。本節主要針對食品加工的範圍加以討論。

一、多環芳香族碳氫化合物的形成及物性

多環芳香族碳氫化合物多為由二環或以上之五碳或六碳芳香烴鍵結而成，主要在不完全燃燒下由碳化作用及熱裂解所產生，目前已被鑑定出超過100種。美國國家環境保護局（Environmental Protection Agency，EPA）將其中的16種列為優先監測名單，如表10-5。歐洲食品安全局（The European Food Safety Authority，EFSA）評估後認為食品中PAHs至少需要監測的PAHs，包含benzo[a]pyrene、benzo[a]anthracene、chrysene及benzo[b]fluoranthene等4種成分。

表10-5　美國環保局16種優先監測多環芳香族碳氫化合物的名單

化合物名稱	中文	縮寫	化學式	苯環數	分子量
Naphthalene	萘	NaP	$C_{10}H_8$	2	128
Acenaphthylene	乙烯合萘苊烯	Acy	$C_{12}H_8$	3	152
Acenaphthene	苊萘	Ace	$C_{12}H_{10}$	3	154
Fluorene	茀	Flu	$C_{13}H_{10}$	3	165
Anthracene	蒽	Phe	$C_{14}H_{10}$	3	178
Phenanthrene	菲	Anth	$C_{14}H_{10}$	3	178
Fluoranthene	1,2-苯并苊螢蒽	Flt	$C_{16}H_{10}$	4	202
Pyrene	芘	Pyr	$C_{16}H_{10}$	4	202
Benz[a]anthracene	苯[a]芘	BaA	$C_{18}H_{12}$	4	228
Chrysene	䓛	Chr	$C_{18}H_{12}$	4	228
Benzo[b]fluoranthene	苯駢[b]螢蒽	BbF	$C_{20}H_{12}$	5	252
Benzo[k]fluoranthene	苯駢[k]螢蒽	BkF	$C_{20}H_{12}$	5	252
Benzo[a]pyrene	苯[a]駢芘	BaP	$C_{20}H_{12}$	5	252
Indeno[1,2,3 - cd]pyrene	茚[1,2,3- cd]芘	Ind	$C_{22}H_{12}$	6	276

化合物名稱	中文	縮寫	化學式	苯環數	分子量
Dibenz[a , h]anthracene	二苯[a,h]蒽	DBahA	$C_{22}H_{14}$	5	278
Benzo[g,h,i]perylen	苯[g,h,i]駢苝	BghiP	$C_{22}H_{12}$	6	276

　　PAHs通常在燃燒過程中，碳氫化合物在高溫下產生熱裂解形成自由基，再與未燃燒之碳氫化合物反應，經環化作用後產生PAHs。PAHs並非只能由高溫的燃燒才能生成，在低於300℃的溫度下，不飽和碳氫化合物的不飽和鍵也會裂解，再經一連串的化學反應後，也會形成穩定的PAHs。

　　PAHs主要為無色、白色或淡黃色的固態化合物，在室溫下為半揮發性有機化合物（Semi-Volatile Organic Compounds），其揮發性隨分子量之增加而降低。由於PAHs之分子結構非常對稱，偶極距（dipole moment）很小，因此通常呈現非極性物質之性狀，在水中溶解度低，分子量越高越呈親油性。因其化學穩定性高，在自然環境中存在時間長，具有生物蓄積（Bioaccumulation），經食物鏈之關係在逐級傳遞中使污染物濃度增大，毒害作用變大，故容易對生態環境造成污染。

二、多環芳香族碳氫化合物的毒性

　　許多PAHs對生物體（包括微生物、動物和人類）具致突變性、致癌性、致畸胎性和免疫毒性。PAHs是環境中最具致癌性的污染物之一，所有的脊椎動物都可能因暴露在PAHs下而導致癌症。個別PAHs對健康具有不同的效應，目前被IARC列為或許能對人類具有致癌性（2B類）以上的PAHs有7種，如表10-6所示。以BaP的級別為最高，是種已確認會對人類具有致癌性的毒性物質，值得注意的是DBahA的毒性當量因子（Toxic Equivalence Factor）為5，是BaP的5倍。

表10-6　已被IARC列入對人類致癌性分類表之PAHs

種類	類別	列名年度
Fluorene	3	2010
Anthracene	3	2010
Phenanthrene	3	2010
Fluoranthene	3	2010
Pyrene	3	2010
Chrysene	2B	2010
Benz[a]anthracene	2B	2010
Benzo[b]fluoranthene	2B	2010
Benzo[k]fluoranthene	2B	2010
Benzo[a]pyrene	1	2012
Indeno[1,2,3 - cd]pyrene	2B	2010
Benzo[g , h , i]perylene	3	2010
Dibenz[a , h]anthracene	2A	2010

三、多環芳香族碳氫化合物在加工過程中之生成

PAHs的生成與食物油脂、是否添加油脂、熱源的種類、熱處理溫度及方式有關。通常油脂含量越高的食物，如肉類、油炸食品、直火煙燻、燒烤及焙炒方式，都是高PAHs風險的因子。

㈠煙燻

煙燻是用來作爲肉類、魚類及乾酪保存及調香的最古老方法之一，其燻煙通常來自木材的燃燒分解作用，在高達650～700℃的溫度下產生的燻煙能產生保存及調香的功能。食物在進行煙燻時的溫度可分成三種：第一種爲冷煙燻法（Cold smoking），其煙燻溫度爲15～20℃，通常作爲未烹煮香腸、生火腿及salami之調香；第二種爲溫煙燻法（Warm smoking），其煙燻溫度爲25～50℃，通常作爲法蘭克香腸、肉餅及醃豬腿肉（gammon）的調香及巴氏殺菌之用；第三種爲

高溫煙燻（hot smoking），其煙燻溫度為50～85℃，作為火腿、salami及香腸的調香及熱處理加工。另外還有一種常見於未開發國家家庭常用，稱為不受控制的「野蠻」煙燻法，以這種煙燻方法所產生的PAHs為最多。

　　燻煙中PAHs的存在量受到燻煙生成的溫度、木材種類、氧氣濃度及煙燻方式（內部煙燻式或外部煙燻式）的影響，例如在窯內燃燒樹石南花木（tree heather）所測得的PAHs濃度為最低，最高為岩玫瑰木（rock rose）。在煙燻過程中，水分含量可以降低PAHs的生成量，木材最適水分含量為20～30%。

　　另一種替代直接煙燻的方法為液態煙燻調香法（liquid smoke flavoring，LSF）。此法以燻煙冷凝物進行煙燻，在冷凝液製備過程中可針對PAHs含量進行控制。將液體噴霧或霧化使附著在食品表面，也能製成乳化液或醃漬鹽水，以注射的方式注入食物內，實驗證明這種加工方法能將煙燻肉品中的PAHs含量降至最低。

(二)燒烤及焙炒

　　燒烤及焙炒可以視為是一種直接乾熱的加工方法，其作業溫度由150～400℃不等，有時會添加如奶油、人造奶油或植物油等食用油脂，以避免食物在作業過程中過量的水分由食物表面蒸發。當食物中的油脂或添加的油脂滴到燃燒的火焰中，以及在高溫下進行熱裂解的時候就可能產生PAHs。研究發現，以碳烤多油脂牛排的B [a]P含量為最高，高達130 μg/kg，證明與食物中油脂的含量有關。因此，以這些方法製備的食物，其PAHs都較高，是人類攝入PAHs的最主要來源，尤其是肉類及加工肉品。

　　食物進行燒烤及焙炒時，PAHs的生成量視油脂含量、烹調時間及溫度而定；以不同肉類進行不同的方式進行烹煮，發現以不含鴨皮的鴨胸肉進行碳烤的PAHs含量為最高（320 μg/kg），其次依序為碳烤含皮鴨胸肉排（300 μg/kg）、煙燻鴨胸肉排（210 μg/kg）、炒鴨胸肉排（130 μg/kg）、蒸煮鴨胸肉排（8.6 μg/kg），液態煙燻鴨胸肉排最低，僅為0.3 μg/kg。

　　咖啡也是必須進行焙炒的食品，通常在180～300℃的溫度下進行數分鐘到

三十分鐘不等的焙炒，以形成特殊的香氣。咖啡焙炒最常用的方法有兩種，一種是間接焙炒，即咖啡豆不與火焰直接接觸，但由燃燒器所形成的燃燒氣體仍然會接觸到咖啡豆；另外一種為直火式焙炒，這種方法會讓燃燒火焰及燃燒氣體接觸到咖啡豆，這種方式會導致咖啡豆產生大量的PAHs。

🗀 油炸

油炸是讓食物淹沒在熱油脂中進行烹煮的方式，由於熱能夠由熱油傳到食物的所有表面，因此其烹煮速度較燒烤為快。油炸油中可能就含有PAHs，所含的PAHs依其加工方式的不同而有所差異。在油籽進行提油之前，通常會進行熱處理，讓油籽脫水或產生香氣。熱處理時燃燒氣體可能會與油籽接觸，導致油脂所含的PAHs增高。若油炸油過熱或過度使用，會導致油炸油進行熱裂解作用，產生PAHs，蓄積在油煙或油脂中，結果將PAHs轉移到廚房空氣及油炸食物中。

🗁 乾燥脫水

脫水乾燥是最古老的食物貯存方法，幾乎所有的食物都可以透過乾燥脫水以延長保存期限或讓食物產生特定的性質，例如茶葉。在茶葉中存在的PAHs有兩個來源，一個是空氣污染，另外一個是未在乾燥過程中加以移除。若在茶葉的乾燥過程中以燃燒木材、重油或煤碳為熱源者，都可能會增加PAHs污染的程度。

🗃 蒸煮

蒸煮的最大優點是能將油脂的熱裂解作用降至最低，與其他熱加工方式比較下，其PAHs生成量是最低的。以鴨胸肉排進行不同烹煮方式的研究結果顯示，蒸煮的PAHs濃度比燒烤、煙燻及焙炒分別低35倍、24倍及15倍。

四、食物族群中的多環芳香族碳氫化合物

㈠肉類及其加工製品

　　肉類及其加工製品中B[a]P其他PAHs的濃度，會受到肉類原料的來源及加工方式的影響而有所差異。在冰島檢測當地煙燻豬肉商品，發現B[a]P含量非常低甚至未檢出，但在家庭自製的煙燻豬肉中卻可檢出較高量的B[a]P，尤其是表層。不論何種肉品都有這種現象，如煙燻香腸、羊肉、波隆那火腿及培根。在所有加工方式中，以炭烤的PAHs含量爲最高，其次爲燒烤及B.B.Q.。

㈡魚類及水產加工製品

　　魚類及水產加工製品的PAHs含量差異，主要依加工方式而定。環境污染也是造成魚類檢出PAHs的重要來源，也因污染區域及污染程度而有所差別。煙燻魚類還是最高。

㈢牛乳及其加工製品

　　牧場土壤、牧草及飼料的污染，如或加工方式的差異，如煙燻和乳脂肪的含量越高者，多環芳香族碳氫化合物的污染程度就會增高。

㈣蔬菜及穀類

　　農作物遭PAHs污染的狀況比其他食物爲低，主要污染源來自環境的污染，尤其是空氣微粒的污染。雖然馬鈴薯或胡蘿蔔可以去皮去除部分PAHs，但葉菜類就不容易利用洗滌來移除，因爲這些污染的PAHs附著在疏水性的細胞壁上，雖然有機耕種不使用化學肥料及農藥，但是來自空氣污染的風險仍然存在。

　　穀類是膳食中攝取量最多的食物種類，其PAHs的貢獻度估計爲30%。由距離工業區較近的區域所種植的穀類，其污染的風險相對較高。

㈤飲料類

需要熱加工的飲料，如咖啡及茶葉，都含有較高的PAHs，尤其是紅茶。主要的污染物是菲（phenanthrene）。不過咖啡及茶葉都需要用水進行泡製，會降低PAHs的攝取量，因爲PAHs爲親油性的原因。但研究顯示，仍然有大約50%的PAHs還是會轉移到飲品中，因爲咖啡的油脂及茶葉中的精油作爲助溶劑。因此，大量飲用咖啡及茶者，會增加此類毒度對健康危害的風險。

㈥動植物油脂類

一般認爲植物油不含PAHs，但天然的橄欖油卻含有較高量的PAHs。椰子油、黃豆油、玉米油、菜籽油等，都可以利用活性碳來降低PAHs的含量。油脂無論是直接或用來烹煮的間接食用，都可能是膳食中PAHs的來源，豬油含有0.01 μg/kg的二苯[a,h]蒽（dibenz[a,h]anthracene）到6.9 μg/kg的1,2-苯并苊螢蒽（fluoranthene）不等；在荷蘭及英國的檢測發現人造奶油含有較高濃度的PAHs。食用油脂對膳食PAHs攝取量之貢獻度可能高達50%，這是因爲PAHs爲親油性所造成的結果。

油脂中PAHs的來源，主要來自環境的污染，其次爲加工過程的污染所致，例如油籽原料的乾燥（特別是直火乾燥）、焙炒及溶劑提油。

五、多環芳香族碳氫化合物的暴露與監測

雖然一般都認爲PAHs的主要暴露來源爲透過污染空氣、吸菸的吸入及職業上的暴露。但有部分研究指出，來自食物來源的苯[a]駢芘（B[a]P）多於飛煙。美國人類環境暴露調查顯示，新澤西州菲利普斯堡的B[a]P暴露主要來自食物製備，其膳食暴露量由2 ng到500 ng/天不等，依飲食習慣及烹煮方式而有所差異。相反的，由呼吸所吸入的B[a]P僅爲10 ng到50 ng/天。

最常用來作爲監測PAHs的指標物爲1-hydroxypyrene，它是芘（pyrene）最豐

富的代謝產物。

六、多環芳香族碳氫化合物的減量與移除

㈠一般原則

1. 食品業者應確認加工、調配或製造之食品原料應符合「食品中污染物質及毒素衛生標準」。

2. 食品業者應自主檢視產品生產過程之各階段,尤其是煙燻、乾燥等經高溫處理的步驟,所使用之設備、環境、各項加工條件(如熱源、時間、溫度)等,是否易大量產生PAHs,必要時應經實地試驗,以分析結果為依據,調整並確認適當之PAHs減量操作條件。

3. 食品業者所採取之PAHs減量操作,必須維護其他基本衛生安全條件,例如微生物含量及可能含有其他污染物的風險;至於其他產品價值條件(如外觀、風味、口感、營養成分等),亦可為評價相關減量操作可行性之參考依據。

4. 食品業者應定期採取監測檢驗工作,以檢視PAHs減量管制措施之成效。

㈡煙燻處理之PAHs減量操作原則

1. 燃料之選擇:如係使用木頭當燃料,必須避免使用經防水、防火或樹脂等化學處理之木頭,以免產生其他污染物質;松柏類木頭因含高木質素,不建議使用;含水量低之木頭會快速燃燒,亦容易產生較多PAHs。另外,不建議使用木材或植物材料以外之燃料,如柴油、橡膠(廢輪胎)或廢油等。

2. 煙燻室(間)之設置:

   ⑴火源與食材距離越近,食物吸附PAHs粒子之量越多,故應保持火源與食材適當之距離。

   ⑵為減少食材油脂滴落而產生更多PAHs,必要時可於火源與食材間加裝有孔的擋板阻隔。

⑶以間接煙燻取代直接煙燻，將更能顯著降低食物受PAHs之污染。

⑷使用濾網等設備協助移除燻煙中之顆粒物質，降低可能之PAHs污染。

⑸應確認有適當之氧氣供應，氧氣不足造成燃燒不完全，或氧氣過多造成溫度太高，均會增加PAHs之生成。應適當調控溫度以降低PAHs之生成量。

3. 煙燻時間應越短越好。

4. 食材煙燻後可透過適當清（浸）洗（魚類產品不宜）、去皮（如魚類產品）或刮除表面煙燻處（如：柴魚）等方式，顯著降低PAHs之含量。

㈢乾燥處理之PAHs減量操作原則

1. 透過風吹或日曬等暴露於室外或露天之乾燥法，應避免靠近可能有污染源之區域，例如有燃燒氣體之工業區域、焚化爐、水泥廠或緊鄰交通密集之道路，必要時，可使用有蓋之乾燥器，以減少污染。

2. 其他透過加熱方式進行乾燥之相關注意事項，得比照煙燻處理者。

3. 合併脫水及乾燥等操作方式，可增加乾燥效率、減少乾燥時間，間接減少PAHs之污染。

4. 穀類與油籽（榨油原料）乾燥時，應避免與熱源直接接觸，尤其避免以火源直接乾燥種籽；油品精製過程可透過使用活性碳，以減少PAHs之污染含量。

5. 可透過監視燃燒氣體中之一氧化碳、火焰溫度或燻煙累積量等，確認燃料是否完全燃燒。

6. 以間接乾燥取代直接乾燥，能顯著降低PAHs的污染。

㈣燒烤處理之PAHs減量操作原則

（比照煙燻及乾燥法之操作重點）

七、多環芳香族碳氫化合物的風險管理與法規

我國於2018年5月8日公告訂定之「食品中污染物質及毒素衛生標準」，明訂食品中BaP之限量，並自2019年1月1日生效實施，如表10-7。

表10-7 我國食品中苯(a)駢芘之衛生標準

2	苯(a)駢芘（Benzo(a)pyrene, BaP）	
食品		限量（μg/kg）
2.1	直接供食或作為食品加工使用之油脂，不包括可可脂	2.0
2.2	蔬果植物類	
2.2.1	可可豆及其製品，以可可脂之含量為基準	5.0
2.2.2	香蕉片（Banana chips）	2.0
2.2.3	乾燥香草植物（herbs）	10.0
2.2.4	乾燥香辛植物（spices），不包括荳蔻（cardamom）和煙燻辣椒屬植物（*Capsicum* spp.）	10.0
2.3	肉及肉製品	
2.3.1	煙燻肉及煙燻肉製品	2.0
2.3.2	販賣供最終消費者之燒烤肉及燒烤肉製品	5.0
2.4	水產動物	
2.4.1	煙燻鯡魚及其罐頭（*Sprattus sprattus*）；魚體長度≦14公分之煙燻波羅地海鯡魚及其罐頭（*Clupea harengus membras*）	5.0
2.4.2	煙燻雙殼貝類（不含殼）	6.0
2.4.3	除本表第2.4.1及2.4.2項外之煙燻魚肉及煙燻水產製品，不包括鰹魚乾／柴魚 本限量於煙燻甲殼類（crustaceans）係適用於附肢（appendages）及腹部（abdomen）之肌肉，煙燻蟹類（*Brachyura*或*Anomura*目）者，本限量則適用於附肢（appendages）之肌肉	2.0
2.4.4	雙殼貝類（新鮮、冷藏或冷凍，不含殼）	5.0
2.5	嬰幼兒食品	

2.5.1	嬰兒配方食品及較大嬰兒配方輔助食品	1.0
2.5.2	特殊醫療用途嬰兒配方食品	1.0
2.5.3	嬰幼兒穀物類輔助食品及嬰幼兒副食品	1.0
2.6	膳食補充品（Food supplements）	
2.6.1	含蜂膠（propolis）、蜂王乳（royal jelly）之膳食補充品	10.0
2.6.2	含螺旋藻（spirulina）之膳食補充品	10.0

根據食藥署2021年1月12日修正公布之「降低食品中多環芳香族碳氫化合物含量之作業指引」說明，PAHs之指標化學物BaP多數已納入衛生標準強制實施，為強化食品產業自主品管，針對BaP及PAH4之濃度，倡議監測指標值節錄如表10-8，以提供食品產業遵循，未來仍將依據科學研究資訊之更新及實務需求，滾動評估修正 PAH4之監測指標值或提出其他PAHs之監測指標值。

表10-8　我國PAHs監測指標值（Indicative PAHs values）（節錄）

1.苯(a)駢芘（Benzo(a)pyrene）	
食品類別	指標值（μg/kg）
1.1鰹魚乾／柴魚	30.0
1.2作為食品原料用途之可可豆殼	3.0
1.3含植物成分或植物萃取之膳食補充品	10.0
2. PAH4，即苯(a)駢芘（benzo(a)pyrene）、苯(a)駢蒽（benz(a)anthracene）、苯(b)苯駢茋（benzo(b)fluoranthene）和chrysene之總和	
2.1.1直接供食或作為食品加工使用之油脂，不包括可可脂及椰子油	10.0

第四節　丙烯醯胺

丙烯醯胺（Acrylamide）是種低分子量的乙烯基化合物（vinylic com-pound），分子量71.09，是化學工業中製造聚丙烯醯胺的單體原料，作為混凝土

（防水劑）、樹脂、染料、貼合劑及塗料（中間體）等之原料或添加劑。丙烯醯胺無色、無味，廣存於各種經過加熱處理的食物中，對人體健康具有潛在性的危害風險。

　　丙烯醯胺最早於2002年由瑞典國家食品管理局及斯德哥爾摩大學首先發表其廣存於各種食品中，引起多國的接續調查；2003年起丙烯醯胺的數據提交給歐盟委員會癌症研究中心進行評估，並開始分析及監測各類食品中丙烯醯胺含量。2004年美國食品藥物管理局公告食品中丙烯醯胺含量為0～2510 μg/kg，並公布高丙烯醯胺含量的食品為馬鈴薯製品（炸薯條、烘烤馬鈴薯片）、穀類早餐食品、西點、餅乾、麵包、咖啡及咖啡替代物、巧克力及嬰兒食品等。

一、丙烯醯胺的生成

　　食品中丙烯醯胺的生成，主要是由於成分中的天門冬醯胺（Asparagine）與還原醣在高於100℃以上的溫度下進行梅納反應時產生（圖10-3）。研究證實丙烯醯胺的三個碳骨架及醯胺上的氮原子均來自天門冬醯胺。丙烯醯胺生成路徑也可以由天門冬醯胺熱裂解、天門冬醯胺經氧化性脫羧反應、高溫下油脂轉變為丙烯醛進一步氧化成丙烯酸而生成丙烯醯胺等路徑產生。

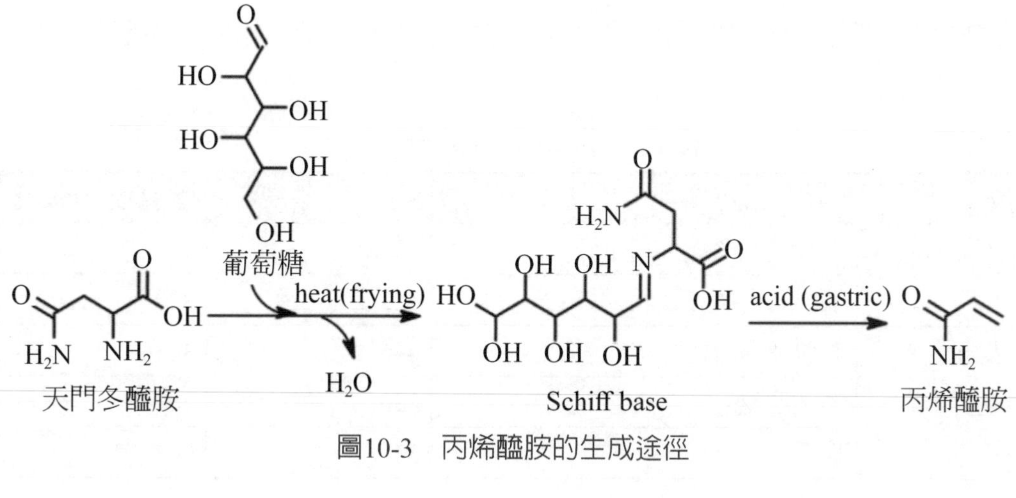

圖10-3　丙烯醯胺的生成途徑

二、丙烯醯胺的毒性

丙烯醯胺經消化及吸收以後，能快速分布到身體各處，如胸腺、肝臟、心臟、腎臟、腦部及母乳中。丙烯醯胺在體內的代謝有兩條主要的路徑，第一是由細胞色素P450 CYP2E1氧化形成縮水甘油醯胺（glycidamide，簡稱GA）；第二是與穀胱甘肽（glutathione）結合，形成二羧酸的共聚物。毒理學的研究顯示，約有60%的丙烯醯胺由尿液排出，約有86%的丙烯醯胺以硫醇及尿酸鹽的形態排出體外。

動物半致死劑量（LD_{50}）為124 mg/kg（大鼠、吞食）；工作上與丙烯醯胺大量接觸者會經鼻子、口腔及皮膚吸收大量的丙烯醯胺，而導致雙腳無力、小腦功能喪失、神經麻痺與運動失調等神經毒症狀。在老鼠的動物實驗中，丙烯醯胺具有生殖性毒性，主要對雄性之生殖功能造成障礙。動物實驗也發現具有基因毒性。國際癌症研究中心（IARC）將丙烯醯胺列為2A（可能的人類致癌物質）致癌物質。

三、食物中的丙烯醯胺

由各項檢測報告結果顯示，油炸馬鈴薯製品為丙烯醯胺含量最高的食品，其他如咖啡、餅乾、麵包等需要高溫烘焙的食品含量也不低，如表10-9所示。

表10-9　食品中丙烯醯胺的含量

食品種類		平均值，μg/kg	最高值，μg/kg
麵條	生鮮及水煮義大利麵條	15	47
	油炸及焗烤義大利麵條	123	820
烘焙製品	麵包及麵包捲	446	3436
	派及餅乾	350	7834
	比薩	33	763

食品種類		平均值，μg/kg	最高值，μg/kg
馬鈴薯類	水煮馬鈴薯泥	16	69
	烤馬鈴薯	169	1270
	烤洋芋片	752	4080
	炸洋芋片	334	5312
咖啡類	即溶沖泡咖啡	13	116
	咖啡豆	288	1291
	咖啡萃取物	1100	4948
	去咖啡因咖啡	668	5399
	咖啡替代物	845	7300
飲料與嗜好性食品	可可製品	220	909
	焙炒綠茶	306	660
	巧克力	24	112
	啤酒等酒精飲料	6.6	45
蔬菜及水果	生鮮、水煮及罐頭蔬菜和水果	4.2	25
	烤、焙、油炸蔬菜及水果	59	202
	脫水及油炸水果	131	770
嬰兒食品	嬰兒奶粉	<5	15
	罐／瓶裝嬰兒食品	22	121
	粉狀嬰兒食品	16	73
	嬰兒餅乾	181	1217
其他類	脫水食品	121	1184
	早餐穀類	96	1346
	油炸及烤海鮮	25	233
	煮及油炸肉類或內臟	19	313
	牛乳及乳製品	5.8	36
	堅果及油籽	84	1925

　　國內的研究調查結果與國際相符，如表10-10所示。但有些食品並非國際上具有共通食用習慣的高風險食品，例如油條及黑糖。根據國內的調查結果市售黑

糖的丙烯醯胺含量為213～1582 μg/kg，因此建議在指標量規範中增列此項目。

表10-10　國內市售製品中丙烯醯胺含量

食品種類	丙烯醯胺含量，μg/kg	食品種類	丙烯醯胺含量，μg/kg
馬鈴薯類	未檢出～1423	黑糖	213～1582
洋芋片類	179～2979	烘焙咖啡豆	200～1047
薯餅	554±138	杏仁果	606±451
薯條	284±78	油條類	112～744
番薯類	未檢出～349		

四、丙烯醯胺的暴露評估

歐洲食品安全局（FESA）的風險評估結果，不同年齡層的暴露來源差異很大。

成年人主要暴露來源為油炸馬鈴薯製品，約占丙烯醯胺暴露量的49%，其次為咖啡（34%）及軟質麵包（23%），其他包括餅乾、蘇打餅乾及脆質麵包。

青少年及兒童的主要來源為油炸馬鈴薯製品（51%），其次為軟質麵包、早餐穀類、餅乾及其他穀類或馬鈴薯製品，約占總暴露量的25%；加工穀類製品約占幼兒暴露量的14%；蛋糕及派類食品則占兒童及青少年的15%；青少年族群中有11%的暴露量來自洋芋片及點心製品；嬰兒主要的暴露來源為除了加工穀物以外的嬰兒食品（60%）、馬鈴薯加工食品（40%）及穀類嬰兒食品（30%）。

對於具有基因毒性物質的任何暴露量都具有潛在的DNA破壞性及導致癌症的風險，因此歐洲食品安全局的科學家認為無法訂定其膳食最高忍受量（TDI），只能盡量降低食物中丙烯醯胺的含量。該局的專家建議改採可能會導致微小但可測量的腫瘤發病率或其他潛在的負面效應的劑量範圍，將這種限量範圍稱為基準劑量可信下限（Benchmark Dose Lower Confidence Limit，簡稱BMDL），$BMDL_{10}$就是BMD的90%可信區間下限。對腫瘤而言，$BMDL_{10}$為0.17

μg/kg bw/day；其他如最常引起神經性變化的BMDL$_{10}$為0.43 μg/kg bw/day。美國加州環境衛生風險評估局（Office of Environmental Health Hazard Assessment，簡稱OEHHA）評估丙烯醯胺的最高容許劑量為140 μg/day。其計算方式是以未能觀察到任何作用的劑量為2 mg/kg bw/day，乘上一個體重為70公斤之成年人，得到140 mg/day的劑量，再除以安全係數1,000，得到140 μg/day之最高容許劑量。

衛福部食藥署曾於2012年進行國內嬰兒食品、早餐穀片食品中丙烯醯胺含量調查及暴露量評估的研究案，各類食品中丙烯醯胺之含量及各年齡層的暴露量如表10-11及表10-12所示。

表10-11 我國各類食品中丙烯醯胺的檢測結果

食物種類	丙烯醯胺含量，μg/kg	食物種類	丙烯醯胺含量，μg/kg
澱粉類	未檢出～309	蔬菜類	未檢出～158
魚、肉蛋類	未檢出～49	水果類	未檢出～71
乳品類	未檢出～84		

表10-12 我國各年齡層丙烯醯胺總暴露量（μg/kg bw/day）

年齡及性別		暴露量	年齡及性別		暴露量
0～6歲	男生	0.466 ± 0.520	35～49歲	男性	0.243 ± 0.416
	女生	0.584 ± 0.748		女性	0.117 ± 0.248
7～13歲	男生	0.453 ± 0.905	50～64歲	男性	0.180 ± 0.318
	女生	0.333 ± 0.439		女性	0.123 ± 0.213
14～19歲	男生	0.279 ± 0.277	65歲以上	男性	0.147 ± 0.169
	女生	0.276 ± 0.338		女性	0.218 ± 0.269
20～34歲	男性	0.317 ± 0.517			
	女性	0.177 ± 0.240			

暴露限值（margin of exposure，簡稱MOE）可以作為對一個無法量化風險的物質提示它對於健康的影響程度。藉由暴露限值的計算，可以有助於風險管理者針對某一特定物質的暴露管理，盡可能將其暴露量降至最低。

　　歐洲食品安全局的專家指出，對於具有基因毒性及致癌性的物質，若暴露限值等於或高於10,000，則認為對於公共健康的顧慮是低的。丙烯醯胺對於癌症相關的暴露限值範圍，對成年消費者的平均值為425，對高度消費的幼兒更低到50，這個範圍顯示丙烯醯胺是值得關切的公共健康議題。

　　對於非基因毒性物質，暴露限值為100或以上，通常顯示不具公共健康上的顧慮。成年人的神經性效應範圍為1,075，高消費度幼兒及兒童為126，均高於100。據此，歐洲食品安全局的專家認為，依目前的膳食暴露狀況是不具公共健康顧慮的。

五、丙烯醯胺生成之控制因子

　　欲降低馬鈴薯製品中丙烯醯胺的形成量，可由下列四個面向進行控制：

1. **農業栽培及儲存**：選擇還原醣含量低的馬鈴薯品種；確定馬鈴薯成熟後再採收，因為馬鈴薯在未成熟階段含有較高的還原醣含量；目前除基因改造外，還沒有一種有效方法可控制馬鈴薯中天門冬醯胺生成；收成的馬鈴薯勿在8℃以下的溫度儲存，以避免低溫糖化效應產生。

2. **配方**：添加鈣鹽可降低某些馬鈴薯類產品的丙烯醯胺生成；加工過程中，配方的成分（如糖蜜、香料及穀物）可能會增加丙烯醯胺的生成。添加酸及鹽類可成功應用於工業生產上；實驗室測試發現添加半胱胺酸、甘胺酸、丙胺酸及離胺酸，能降低丙烯醯胺的生成量；天門冬醯胺酶可顯著降低麵糰產品丙烯醯胺的生成，但也伴隨不良風味產生

3. **加工**：避免高溫油炸及控制油炸時間是重要的手段；利用乾蒸氣來幫助預油炸及高溫處理；殺菁是一種有效減少薯條丙烯醯胺的方法；不同油炸油對於炸薯條丙烯醯胺的生成量並無顯著的差異；透過降低表面積及體積比的方式，如增加切片厚度能減少丙烯醯胺形成。

4. **烹調的控制**：薯條油炸至金黃色即可；油炸溫度不得超過175℃。

六、丙烯醯胺的國內外法規

　　丙烯醯胺廣泛應用在水質處理／淨化，世界衛生組織已針對飲用水中丙烯醯胺的最高限量規範為0.5 mg/kg；歐盟則規定飲用水中的濃度為0.1 µg/L；歐盟（EU）對塑膠包材中丙烯醯胺溶出的最高限量為10 mg/kg。美國環境保護署（EPA）對飲用水中丙烯醯胺的最高限量為0.05 mg/L。台灣環境保護署對飲用水水質處理劑聚丙烯醯胺中丙烯醯胺的最高限量為500 ppm。

表10-13　我國食品中丙烯醯胺指標值（µg/kg，ppb）

食品類別	丙烯醯胺指標值
薯條（即食）	600
洋芋片（以生馬鈴薯或馬鈴薯泥所製） 馬鈴薯製餅乾	1,000
麵包類 小麥製麵包 其他非小麥製麵包	 80 150
早餐穀類（不包括：粥） 麩皮產品與全麥穀類、膨發穀類產品 小麥與黑麥原料之產品（非全麥或含麩皮） 玉米、燕麥、斯佩耳特小麥（spelt）、大麥、米製產品	 400 300 200
餅乾、威化餅乾、非馬鈴薯製餅乾	500
脆麥餅	450
薑餅	1,000
烘焙咖啡	450
即溶咖啡	900
非穀類之嬰兒食品	50～80
嬰、幼兒餅乾及麵包乾	200
穀類之嬰、幼兒食品（不包括：餅乾及麵包乾）	50
黑糖	1,000
油條	1,000

國際間目前尚未對丙烯醯胺訂有限量標準，僅有歐盟率先於2011年制定並於2013年修訂食品中丙烯醯胺指標值（indicative values）。我國於2016年公告「食品中丙烯醯胺指標值參考指引」，建議食品業者導入危害分析重要管制點（Hazard Analysis Critical Control Point，HACCP）之管理概念，降低食品中丙烯醯胺含量，以減少消費者飲食之暴露值，惟該指標值非衛生標準值（表10-13）。

第五節　縮水甘油脂肪酸酯

縮水甘油脂肪酸酯已被證明是一類新興加工污染物質，這類物質為由一個共通性的環氧基團（epoxide group），並連結不同的脂肪酸所形成的酯類，也就是縮水甘油（glycidol）及其脂肪酸酯類（Glycidyl fatty acid esters，簡稱GE），其構造如圖10-3所示。此物質並非近期才發現，早在1980年發現3-單氯丙二醇時，它就已知，這類新興加工污染物廣存於各種精製食用油脂及油脂（基）類加工食品中。

一、縮水甘油脂肪酸酯的生成機制

縮水甘油脂肪酸酯主要在油脂精製過程之高溫脫臭時產生，其他如油炸、燒烤及烘焙等高溫處理過程中也會產生。

其生成的主要關鍵因素為前驅物與加工因素。

前驅物為二酸甘油酯及單酸甘油酯，係三酸甘油脂經脂解酶的水解及高溫熱裂解而產生。而加工因素主要為油脂精製過程中的高溫脫臭。

其生成機制係透過電荷的轉移及不同中間產物性質上的差異而產生的分子間之重排作用而形成。兩個主要的機制包括二酸甘油酯的脫酸作用及單酸甘油酯的脫水作用，形成中間產物環狀烷基氫陽離子（cyclic acyloxonium ion），經過重排作用最後形成縮水甘油脂肪酸酯（圖10-4）。

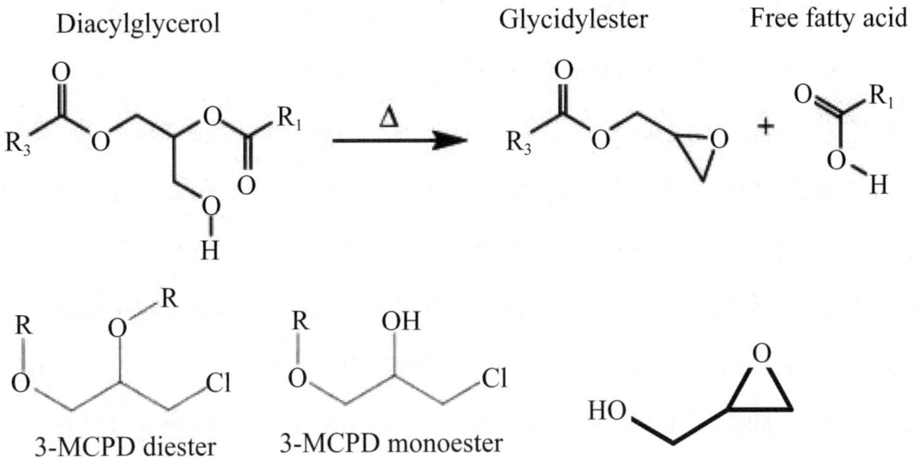

圖10-4　縮水甘油脂肪酸酯生成途徑（上）、3-單氯丙二醇酯結構（下）與縮水甘油
　　　　（下右）

二、縮水甘油脂肪酸酯的毒性

縮水甘油脂肪酸酯經消化分解後，產生對人體健康危害之縮水甘油／環氧丙醇（glycidol）。縮水甘油具遺傳毒性，特別是其誘導的DNA損傷和基因突變。致癌性試驗中，大鼠和小鼠因暴露於乙二醇中導致腫瘤發生率增加。

然而，GE的遺傳毒性比縮水甘油弱。縮水甘油，IARC將其列為2A級致癌物，即對人類為很可能致癌物，對動物則為確定之致癌物。

三、縮水甘油脂肪酸酯的安全評估

由於縮水甘油具有基因毒性及致癌性，故無法推導出人體健康指標值，因此採用暴露限值（Margin of exposure，MOE）來評估其健康關注程度。MOE為「毒性參考劑量」與「人體暴露量」之比值，可用於決定風險管理的優先順序。

根據2016年EFSA的報告指出，縮水甘油之MOE是採用T25方法（造成腫瘤發生率增加25%之劑量）作為毒性參考劑量來計算，係根據雄性大鼠腹膜間皮瘤

之發生率計算得到T25劑量為10.2 mg/kg bw/day。當此參考劑量除以縮水甘油酯攝入量，MOE大於等於25,000時，被認為健康關注程度低。

評估結果指出，成人在正常攝食狀況下，MOE值大於25,000；然而若是頻繁食用含有高濃度縮水甘油酯之油炸油者，其MOE值為15,131。對於兒童，在嬰兒配方食品、甜甜圈等食品類別也觀察到MOE值小於25,000，且進一步評估只用嬰兒配方食品餵養的嬰兒，當嬰兒配方食品中含有高濃度縮水甘油酯時，MOE值明顯低於標準值，約為2,900。因此，對於嬰兒、兒童及部分成人來說，長期攝取下可能增加健康風險。基於ALARA（As Low As Reasonably Achievable）原則，縮水甘油脂肪酸酯類的暴露水平應該越低越好。

四、縮水甘油脂肪酸酯在食品中的含量

根據國內針對市售食用油脂的調查顯示，如表10-14所示。其中有數種油脂在未來均不能符合歐盟的規範標準，如葡萄籽油、棕櫚油、米糠油、玉米胚芽油等，該研究之橄欖油A的數據也超過歐盟的規範，相信該樣品應為橄欖粕油，因為橄欖粕油需要進行精製，而在表所列之冷壓初榨橄欖油的縮水甘油酯的平均含量僅為0.05 µg/kg，是符合歐盟規範標準的。

五、縮水甘油脂肪酸酯的衛生標準

由於嬰幼兒食品添加之植物性油脂可能含這類物質，考量嬰幼兒為高敏感風險族群，故衛福部2021年公告之「食品中污染物質及毒素衛生標準」，針對嬰幼兒食品提出縮水甘油脂肪酸酯（Glycidyl fatty acid esters，GEs）之限量（以縮水甘油／環氧丙醇（Glycidol）計）之限量值（表10-15）。

表10-14　台灣市售食用油中縮水甘油脂肪酸酯類的含量，μg/kg

油脂種類	平均含量	含量範圍
芝麻油（未精製）	0.63	0.11～1.00
花生油（未精製）	0.27	0.06～0.63
苦茶油（未精製）	0.09	未檢出～0.06
茶籽油（未精製）	未檢出	未檢出
橄欖油（冷壓初榨，未精製）	0.05	未檢出～0.07
酪梨油（未精製）	0.33	0.14～0.48
椰子油（未精製）	0.11	--
棕櫚油（未精製）	0.55	--
豬油（未精製）	未檢出	未檢出
芥花油（精製）	0.17	0.11～0.28
葵花油（精製）	0.60	0.12～0.87
黃豆油（精製）	0.31	0.05～0.82
葡萄籽油（精製）	4.51	3.63～5.38
玉米胚芽油（精製）	2.34	0.88～3.80
米糠油（精製）	2.62	1.82～3.80
橄欖油A（精製）	1.67	0.55～3.63
椰子油（精製）	0.37	--
棕櫚油（精製）	2.97	1.63～4.31

表10-15　我國食品中縮水甘油脂肪酸酯之衛生標準

食品		限量（μg/kg）
8.1	嬰幼兒食品	
8.1.1	嬰兒配方食品、較大嬰兒配方輔助食品及特殊醫療用途嬰／幼兒配方食品	
	─粉狀型式販售者	50
	─液狀型式販售者	6.0

衛生福利部繼於2022年1月26日預告增訂食用油脂中縮水甘油脂肪酸酯之限量規定，增訂市售供食用或作為食品加工原料之植物性食用油脂、魚油及海洋生物油脂，限量1,000 μg/kg；供為生產嬰幼兒穀物類輔助食品及嬰幼兒副食品之植物性食用油脂、魚油及海洋生物油脂，限量500 μg/kg。並預計將自2024年1月1日起實施。

六、縮水甘油脂肪酸酯的減量與移除的方法

㈠抑制及移除前驅物

縮水甘油脂肪酸酯的前驅物為二酸甘油酯及單酸甘油酯，這些前驅物主要因脂解酶的作用而產生。研究顯示，受傷的油籽或果實，其脂解酶的活性比未受傷的油籽／果實為高；過熟、延遲加工及儲存不當都會使二酸甘油酯及單酸甘油酯含量增高。120℃前處理可抑制脂解酶的活性。

㈡修飾加工條件

縮水甘油脂肪酸酯在油脂的脫臭過程中之生成量，與脫臭溫度及時間有密切關係。當溫度低於240℃時，其生成量很低（5 mg/kg），若溫度高於250℃則呈倍數增加的現象。故改善方式為：降低脫臭處理溫度到240℃以下；降低焙炒溫度；降低前處理溫度至120℃以下；進行蒸氣蒸餾；兩階段脫臭；提高油脂的pH（添加碳酸鈉或碳酸氫鈉）；兩次精製及或兩次脫臭的製程能有效去除縮水甘油脂肪酸酯的含量，去除率可達87%。

㈢已形成縮水甘油脂肪酸酯之移除

縮水甘油脂肪酸酯的移除方法可分成物理吸附法及化學降解法。

1. 吸附法。可利用活性碳、矽酸鎂、沸石、活性白土進行吸除。煅燒沸石及矽酸鎂可移除棕櫚油中大約40%的縮水甘油脂肪酸酯，且不會對風味及氧化安

定性造成影響。而添加1%鈣化沸石，對已精製過植物油的去除率可達99%。

2. 蒸氣蒸餾法。由於縮水甘油脂肪酸酯及單酸甘油酯的分子量相對較小，因此可利用蒸氣蒸餾的方式加以移除。

已形成的縮水甘油脂肪酸酯在酸性環境下並不安定，若在脫臭／蒸餾過程中以甲酸替代水，能有效的降低縮水甘油脂肪酸酯的含量。

3. 環氧化物水解酶（epoxide hydrolase）能催化環氧基的水解，使成鄰二醇類，因此能用於精製油脂中縮水甘油脂肪酸酯的移除。

4. 添加穀胱甘肽及半胱氨酸也能顯著降低縮水甘油脂肪酸酯的含量，其效率甚至比去除3-單氯丙二醇的效率為高。

5. 精製棕櫚油在5～15℃的溫度下儲存，縮水甘油脂肪酸酯會顯著的降解，但在室溫（20℃）及-20℃的溫度下儲存卻不會產生降解作用。

第六節　氯丙醇及3-單氯丙二醇

　　3-單氯丙二醇（3-chloropropane-1,2- diol，簡稱3-MCPD）是蛋白質在進行酸水解的過程中所生成之氯丙醇（chloropropanol）的主要產物，最早於1978年由捷克食品科學家Jan Velíšek團隊發現。在其報告中，小麥蛋白、黃豆餅及調味湯品可檢出1,3-二氯2-丙醇，其含量分別為0.71、0.3及0.94 mg/kg。此報告引起相關學界及官方的關注，紛紛投入研究。

　　Jan Velíšek在1980年的報告指出，在中和的蛋白水解物中發現含47 mg/kg的1.3-二氯2-丙醇酯類及3-單氯丙二醇酯類，其濾渣的含量更高達305 mg/kg。後續的研究顯示，水解植物蛋白於製造過程中所產生的氯丙醇主要為3-單氯丙二醇、2-單氯丙二醇、1,3-二氯丙醇及2,3-二氯丙醇，其相對含量比為1000:100:10:1。這些水解植物蛋白約含有100～800 mg/kg的3-單氯丙二醇、10～90 mg/kg的2-單氯丙二醇、0.1～6 mg/kg的1,3-二氯丙醇及0.01～0.5 mg/kg的2,3-二氯丙醇。據此，3-單氯丙二醇成為氯丙醇的代表性毒物，沿用至今。

一、氯丙醇的生成機制

(一)來自鹽酸與甘油／醯[基]甘油（acylglycerols）

在實驗室中可以用濃鹽酸或乾燥的氯化氫氣體與甘油，或在冰醋酸的存在下進行反應，即可得到種種單氯丙二醇及二氯丙醇，反應溫度約需100℃（圖10-5）。

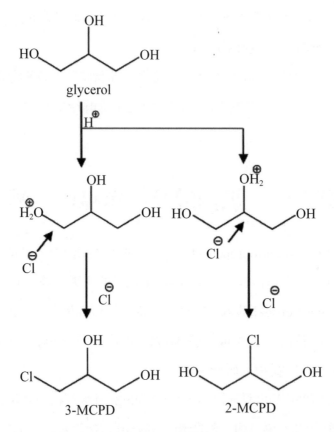

圖10-5　甘油生成3-單氯丙二醇酯之機制

(二)來自次氯酸與烯丙醇（Allyl Alcohol）

次氯酸加到烯丙醇的雙鍵上，因馬可尼可夫法則（Markovnikov's rules）使三價碳正離子（carbenium ion）獲得安定性，產生2及3單氯丙二醇。此反應在

50～60℃的低溫下就會迅速進行，產率高達88%。食物中已知的烯丙醇有S-烯丙基-L-半胱氨酸亞碸（S-allyl-L-cysteine sulfoxide），這種化合物存在於大蒜（大蒜素Allicin）及由羊奶所製成的軟乾酪中。

㈢ 來自氯化鈉與甘油／醯[基]甘油

在模式系統中，將氯化鈉與乳化的甘油或醯[基]甘油在密閉的容器中加熱，就會產生3-單氯丙二醇。3-單氯丙二醇的生成量隨氯化鈉濃度的增高而增加，當水分的含量介於10～20%時，可以達到最高的產量。在密閉系統中以200℃加熱30分鐘，3-單氯丙二醇的生成量依不同的甘油酯而不同，其相對產量為單醯甘油酯為1，三醯甘油脂為1.1，甘油為1.6，二醯甘油酯為1.8，卵磷酯為3.3。

㈣ 酵素與3-單氯丙二醇生成的關係

3-單氯丙二醇的生成，除了必須有氯離子的存在外，也需有甘油的參與。研究發現在胡椒油中添加氯化鈉數天後，發現丙二醇類的存在。香辛料因含脂解酶及氯離子的存在而產生的。由來自棕櫚油的三酸甘油酯與來自*Rhizopus oryzae*的脂解酶混和以後，也能產生大量的3-單氯丙二醇。

㈤ 其他形成機制

煙燻過程中也會因為燻材燃燒的原因，由纖維素衍生出3-單氯丙二醇。推測可能的機制為木材在煙燻過程中纖維素的熱降解作用產生丙酮醇（acetol），如3-二羥丙酮（3-hydroxyacetone）。值得注意的是3-二羥丙酮是3-單氯丙二醇中間產物縮水甘油的異構物。

氯離子與甘油脂、單乙醯甘油脂及溶血磷脂質，於加熱下所反應生成。在酸水解過程中通常以脫脂黃豆粕為原料，因脫脂黃豆粕仍殘存有微量的脂肪，這些殘存的三酸甘油酯，在鹽酸的加熱水解作用中，分解產生的甘油氫氧基被鹽酸的氯原子所取代而形成3-單氯丙二醇。

二、氯丙醇的異構物

在酸水解蛋白產物中所發現的氯丙醇計有六種異構物，分別是1,3-二氯丙醇（1,3-dichloropropanol，簡稱1,3-DCP）、2,3-二氯丙醇（2,3-dichloropropanol，簡稱2,3-DCP）、3-單氯1,2-丙二醇（3-chloropropane-1,2-diol，簡稱3-MCPD）、2-單氯1,3丙二醇（2-chloropropane-1,3-diol，簡稱2-MCPD）、3-單氯1-丙醇（3-chloropropan-1-ol）及1,3-二氯丙醇（1,3-dichloropropanol，簡稱1,3-DCP）。其中主要產物為3-單氯1,2丙二醇，其次為2-單氯1,3丙二醇。

三、3-單氯丙二醇的食品來源

3-單氯丙二醇最主要的來源為酸水解植物蛋白（水解醬油原料）及由其衍生之調味料，其他食物來源主要源自經過高溫烘焙或煙燻加工的食品，如麵包、餅乾、咖啡等的含量值得關切。加工溫度較低的乾酪、冷煙燻魚類及肉類也含有少量的3-單氯丙二醇。

四、毒性及安全性評估

3-MCPD於動物試驗顯示具腎毒性、睪丸毒性，且具致癌性，影響雄性大鼠生殖能力，目前已被IARC歸類為人類可能致癌物，其分類為Group 2B（造成實驗動物產生癌症，對人體的致癌性的證據有限）。

2001年JECFA基於最低觀察危害反應劑量（LOEL）及安全係數為500，訂定3-單氯丙二醇的暫定每日最高忍受攝取量為2 μg/kg bw。

歐洲食品安全局（European Food Safety Authority，EFSA）於2018年訂定該物質之每日耐受攝取量（Tolerable daily intake，TDI）為2 μg/kg bw/day。

德國BfR針對德國的嬰兒（出生後4個月，只吃嬰兒配方食品）、兒童（0.5～5歲，不授哺乳）及成人（14～80歲）族群，進行不同食物類別之健康

評估。評估結果如下：成人族群3-MCPD及其酯類的攝入量並未超過TDI，因此不會增加健康風險；兒童族群，在攝食嬰兒配方食品較多的情況，其攝入量超過TDI 1.3倍；只用嬰兒配方食品餵養的嬰兒，當嬰兒配方食品中含有高濃度3-MCPD及其酯類時，其攝入量可超過TDI 3倍。因此，對於長期食用嬰兒配方食品的嬰兒和兒童，可能會增加健康風險。

五、我國食品中的限量規範

衛生福利部2021年02月04日公告修正自2021年1月1日起，醬油及以醬油爲主調製而成之調味製品3-單氯丙二醇限量標準，從0.4 ppm降到0.3 ppm。其他國家的限量規範如表10-16所示。

表10-16　部分國家3-單氯丙二醇之限量標準

國家別	限量，ppm	食品種類
我國	0.3	醬油及以醬油爲主調製而成之調味製品
紐西蘭／澳大利亞	0.2	醬油／蠔油
歐盟	0.02	植物蛋白水解物／醬油（固形物40%）
馬來西亞	0.02	含有酸水解蛋白之液態食品
韓國	0.3	含有酸水解蛋白的醬油
	1	酸水解植物蛋白
中國	1	酸水解植物蛋白
泰國	1	水解蛋白
美國	1	酸水解植物蛋白
加拿大	1	醬油／蠔油

六、移除或減量的方法

在降低3-單氯丙二醇的過程中，也可以同時降低1,3-二氯丙醇在醬油中的濃

度,因為1,3-二氯丙醇在3-單氯丙二醇及醋酸的存在下產生。

(一)仔細控制酸水解及以硫酸替代鹽酸

在酸水解製程中為了降低鹽酸的濃度,必須逐步提高反應溫度及延長反應時間,換言之,逐步提高反應溫度能夠提高低濃度下鹽酸的反應效率。

(二)酸水解後進行鹼化處理

3-單氯丙二醇在鹼性下並不安定,在pH 6.0以上就足以引起3-單氯丙二醇的降解作用,在酸水解後結合鹼處理與熱處理,能有效降低3-單氯丙二醇的濃度。

(三)酵素處理

在酸水解植物蛋白的製程中導入酵素處理,可移除部分3-單氯丙二醇。研究顯示來自*Arthrobacter sp.* AD2的鹵醇脫鹵酶(halohydrin dehalogenase)能移除部分3-單氯丙二醇,在實驗規模的研究中,於鹼性緩衝液的存在下,於30℃進行反應,反應時間長達24小時。基於技術上的問題,此法目前仍無法在工業中應用。

(四)鹼水解處理替代酸水解

鹼水解可能是一個替代酸水解的可行方法,能完全避免3-單氯丙二醇的產生。但此法在工業規模上較少採用,因為反應液(胺基酸)須持續加熱,容易造成胺基酸的消旋化,所以不受歡迎。

一般鹼水解植物蛋白都會先加熱使蛋白質溶解,然後添加氫氧化鈉、氫氧化鈣或氫氧化鉀等鹼性物質,並將反應溫度調整到27~54℃進行數小時的蛋白質的水解。鹼水解植物蛋白與酸水解植物蛋白比較下,具有氣味上及胺基酸平衡性較差的缺點。唯一的優點是3-單氯丙二醇及腐植質(humin)較少。

第七節　3-單氯丙二醇酯類

　　3-單氯丙二醇酯類（3-monochloropropane-1,2-diol esters，3-MCPDEs）雖然很早就被發現，但當時的注目焦點為酸水解蛋白質產物。2006年捷克的研究團隊在食用油脂中發現含有大量的3-單氯丙二醇酯類後，引起德國的關注，並在嬰兒奶粉中發現大量的3-單氯丙二醇酯類，最高含量竟然達到2027 μg/kg油脂，全奶粉中的含量為588 μg/kg，經風險評估後認為對嬰兒會造成健康上的危害，引發熱烈的研究及討論。

一、油脂中3-單氯丙二醇酯類之生成

　　3-單氯丙二醇酯類在食用油脂於精製過程中，進行200℃以上高溫脫臭時產生。其生成量隨脫臭溫度的升高而增加。其生成機制主要由三甘油脂形成環狀烷基氫陽離子（acyloxonium ion），然後再與氯離子反應，形成種種氯丙醇酯類（其異構物種類高達98種），主要的異構物為3-單氯丙二醇酯類（圖10-6）。

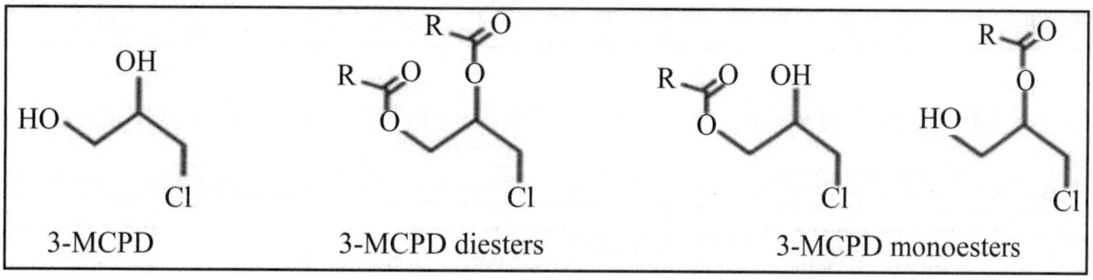

圖10-6　3-單氯丙二醇及3-單氯丙二醇酯類結構

二、食用油脂及食物中的含量

　　精製食用油普遍都含3-單氯丙二醇酯類，其中以精製棕櫚油的含量為最高，其次為精製米糠油及精製葡萄籽油，如表10-17。

表10-17　油脂中單氯丙二醇酯類的含量

油脂種類		來自單酯類，ppm	來自二酯類，ppm	總計，ppm
杏仁果油，精製		0.65	1.46	2.11
奶油		0.011	未檢出	0.011
芥花油，精製		0.016	0.052	0.11
椰子油	未精製	未檢出	未檢出	未檢出
	精製	0.039	0.13	0.17
玉米油，精製		0.07	0.099	0.17
橄欖油	未精製	未檢出	0.005	0.005
	精製	0.07	0.49	0.56
亞麻籽油，精製		未檢出	0.088	0.088
葡萄籽油，精製		0.33	1.41	1.74
棕櫚油	未精製	未檢出	未檢出	未檢出
	精製	0.64	2.54	3.19
花生油	未精製	未檢出	未檢出	未檢出
	精製	0.045	0.45	0.49
芝麻油，未精製		未檢出	0.29	0.29
葵花油，精製		0.075	0.47	0.55
黃豆油，精製		0.015	0.098	0.11
酥油		0.037	0.36	0.40

　　根據國內調查資料顯示，目前在市場販售的油脂商品中有數種食用油脂的3-單氯丙二醇酯類值得關注，如米糠油及棕櫚油（表10-18）。棕櫚油因含有較多的雙甘油酯，故精煉過的棕櫚油含量特別高。

表10-18　我國市售食用油中3-單氯丙二醇酯類的含量

油脂種類	含量範圍，μg/g	油脂種類	含量範圍，μg/g
芥花油	0.07～0.09	玉米胚芽油	0.17～0.82
葵花油	0.07～0.75	米糠油	2.48～5.55
黃豆油	0.03～0.69	橄欖油	0.44～1.68
葡萄籽油	1.21～1.28	棕櫚油	3.56～4.49

　　由於棕櫚油是目前國際食品工業中使用量最多、最普遍的油脂原料，因此其衍生之加工食品也應加以關切，如表10-19。

表10-19　各種食物中3-單氯丙二醇酯類之含量

食物種類	含量，μg/kg	食物種類	含量，μg/kg
油炸食品	22～6,100	即食早餐穀類	<2–43
加工肉品	未檢出～48	堅果及種子	未檢出～500
深黑麥芽	580	咖啡	1～390
烘焙製品	未檢出～1,200	魚類製品	未檢出～1,080
烤白吐司	160	嬰兒奶粉	<6～920
乳製品	未檢出～1,280	母乳	6～76

三、3-單氯丙二醇酯類的轉換效率

　　在體外模仿小腸環境的模式下進行3-單氯丙二醇酯的水解轉化效率，發現3-MCPDEs能被小腸的脂肪分解酵素作為基質，將其水解釋出3-單氯丙二醇。在設定的條件下，3-MCPDEs在1分鐘的時間內有95%轉成3-MCPD。二酯類的轉換速率較慢，在保溫1分鐘、5分鐘及90分鐘的個別轉換率依序為45%、65%及95%。據此推測3-MCPDEs在人體內仍能維持相當高的轉化率。

四、3-單氯丙二醇酯類的限量規範

　　歐盟（EU）2020/1322修訂食品中特定污染物之最大殘留限量（EC）NO1881 /2006，其中規範了3-MCPD及3-MCPDEs在椰子油、玉米油、菜籽油、葵花籽油、魚油及嬰兒食品的最高限量標準，本標準於2021年1月1日起實施。

　　規範4.3規定如下：

1. 椰子油、玉米油、菜籽油、葵花籽油、大豆油及橄欖油（精製與初榨橄欖油混和），以及由上述植物油組成之混合油，其3-MCPD及3-MCPDEs的總量不

得超過1,250 μg/kg。

2. 其他植物油（含橄欖粕油）、魚油和其他海洋生物油脂，以及由上述油脂所組成之混合油脂，其3-MCPD及3-MCPDEs的總量不得超過2,500 μg/kg。

3. 用於產製嬰兒食品及嬰幼兒穀類食品之植物油脂，3-MCPD及3-MCPDEs的總量不得超過750 μg/kg。

4. 用於產製嬰兒食品及嬰幼兒穀類食品之魚油及其他海洋生物油脂，其3-MCPD及3-MCPDEs的總量不得超過750 μg/kg。

5. 粉末狀嬰兒配方食品、較大嬰兒配方食品和嬰幼兒特殊醫療用途食品，其3-MCPD及3-MCPDEs的總量不得超過125 μg/kg。

6. 液態嬰兒配方食品、較大嬰兒配方食品和嬰幼兒特殊醫療用途食品，其3-MCPD及3-MCPDEs的總量不得超過15 μg/kg。

7. 粉末狀幼兒食品，其3-MCPD及3-MCPDEs的總量不得超過125 μg/kg。

8. 液態幼兒食品，其3-MCPD及3-MCPDEs的總量不得超過15 μg/kg。

五、3-單氯丙二醇酯類的移除與減量

(一)加工過程中的減量

　　3-單氯丙二醇酯類的減量可以在精製過程中進行，油脂精製的主要步驟包括脫膠、中和、漂白及脫臭等。

1. 脫膠的步驟：採用溼式加水法或以去離子水替代水以及添加乙醇、檸檬酸、磷酸等，將氯離子脫除，都能有效降低成品中3-單氯丙二醇的含量。

2. 中和過程中：將游離脂肪酸加以皂化，如添加氫氧化鈉、碳酸鈉或碳酸氫鈉，再分離去除，能有效的降低3-單氯丙二醇的生成量。

3. 漂白過程：常見的酸性活化漂白土、矽酸鎂等，其去除率可達68%以上。

4. 脫臭步驟：3-MCPDEs的生成溫度較低，在175℃就會迅速產生。脫臭前若能將生成3-MCPDEs的前驅物加以移除，再搭配較溫和的脫臭條件，則不僅可顯著降低3-MCPDEs的生成量，也能大幅降低縮水甘油脂肪酸酯類的生成量。

㈡已生成者的移除

對於在精製過程中已經生成的3-單氯丙二醇酯類，也已有具體的移除方法。

常用的方法是利用吸附的方法將污染物加以移除，可用的吸附劑有多孔性矽酸鎂、沸石、鈣化沸石和合成矽酸鎂等，再以離心機將吸附劑分離，可產生不同效果的移除率。研究顯示以鈣化沸石為吸附劑，其去除率可達19%。

利用酵素的處理也是個可行的辦法，例如鹵醇脫鹵酶（halohydrin dehalogenase）可將3-MCPDEs轉換為縮水甘油，再利用環氧化物水解酶（epoxide hydrolase）將其轉化為甘油，但仍須進行更多的研究，也要顧及到其食用安全性。

第八節　呋喃

呋喃（furan）為透明、無色、水不溶性的揮發性、可燃性分子。呋喃的分子式為C$_4$H$_4$O，CAS No.為110-00-9，屬異環性有機化合物，其環狀結構中由四個碳原子及一個氧原子所組成的五環芳香性環狀結構，如圖10-7所示。在化學工業中作為有機合成的中間產物，供產製油漆、樹脂、殺蟲劑及醫藥等。早在1930年代就已經在咖啡中發現，1970年代又在罐頭食品中發現其存在。食物中的呋喃毒物應包含甲基呋喃類化合物，如2-甲基呋喃、3-甲基呋喃及2,3-二甲基呋喃。

   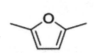

| Furan | 2-Methylfuran | 3-Methylfuran | 2,5-Dimethylfuran |
| 呋喃 | 2-甲基呋喃 | 3-甲基呋喃 | 2,5-二甲基呋喃 |

圖10-7　呋喃類毒物的化學構造

一、呋喃生成路徑

由歐洲食品安全局的報告指出，食品中所含有高量的呋喃主要來自碳水化合物。而胺基酸與還原醣進行梅納反應的產物、多元不飽和脂肪酸或三酸甘油酯、類胡蘿蔔素及抗壞血酸的氧化作用等，亦都可能產生呋喃。在這幾種來源當中，以抗壞血酸及多元不飽和脂肪酸（如亞麻油酸及次亞麻油酸）為最具效率的前驅物。美國FDA也有相同的報告。

㈠ 碳水化合物

食物中呋喃的主要來源為碳水化合物（如葡萄糖、乳糖及果糖）的熱降解作用及重排作用。碳水化合物在極高的溫度下（300℃）產生熱裂解作用，形成呋喃、2-甲基呋喃及烷基化衍生物。幾乎所有的醣類及糖醇類在此溫度下，於短時間內都會產生呋喃，已醣於高溫下熱裂解的結果形成2-去氧-3-酮醛丁醣（2-deoxy-3-ketoaldotetrose）及3-deoxyosone，此物後續形成呋喃。

㈡ 梅納反應

某些胺基酸，如天門冬胺酸、羥丁胺酸及丙胺酸都需要糖類的存在才能產生呋喃。在系統模式的條件下，葡萄糖／絲胺酸及葡萄糖／丙胺酸生成呋喃的最佳比率為50：50。抗壞血酸也是生成呋喃的重要前驅物，抗壞血酸的熱裂解可以透過2-去氧醛丁醣（2-deoxyaldotetrose）的生成而轉成呋喃，2-去氧醛丁醣是呋喃的直接母體前驅物。

㈢ 多元不飽和脂肪酸

多元不飽和脂肪酸經過氧化性降解以後，形成4-hydroxy-2-butenal，經過環化作用亦可產生呋喃。

二、呋喃在食品中的含量

由於呋喃具有低沸點的特性，在加熱過程中容易揮發，除了罐裝食品會蓄積在上部空隙以外，對於其他開放式食品在檢測時容易造成取樣的困擾，也是造成檢測值範圍很大的原因。

呋喃廣存於各種加工食品中，尤其是經過高溫加工的食品，如焙炒咖啡豆、烘焙食品等（表10-20）。最高檢出量出現於焙炒咖啡豆，高達11,000 µg/kg，美國的檢測數據指出，焙炒咖啡豆平均為4,579 µg/kg，為各類食物之冠。其中，研磨焙炒咖啡豆為2,361 µg/kg，即溶咖啡粉為310 µg/kg，仿製咖啡為1,922 µg/kg。

表10-20　數種食品的呋喃含量，µg/kg或公升

食品種類	平均含量	最高含量	食品種類	平均含量	最高含量
即溶咖啡	394	2200	嬰兒食品，穀類	23～25	96
焙炒咖啡豆	3,660	11,000	嬰兒食品，果蔬	10～12	66
去咖啡因研磨咖啡豆	53.1	121	嬰兒食品，肉類及蔬菜	40	169
沖泡咖啡	42～45	360	早餐穀類食品	57.4	387
魚或肉類罐頭	17	172	乳製品	5～5.6	80
果汁	2.2～4.6	90	食用醋	48.15	68.24
蔬菜汁	2.9～9	60	醬油	31.60	215.33
肉類製品	13～17	160	休閒點心及脆片	15～79	95.64
穀類製品	15～18	168	植物油	1.5～1.7	10

三、呋喃的毒性與風險評估

動物實驗發現呋喃對於囓齒類動物具有生殖毒性、細胞毒性及致癌性，cis-2-butene-1,4-dial為其毒性代謝產物，能與蛋白質形成共價鍵結引起DNA的傷害。IARC基於呋喃對人類致癌證據的不足，但對大鼠及家鼠的致癌性證據充足

的理由，將呋喃列為或許會對人類引發癌症的2B類致癌物。

　　呋喃可引起職業性中毒，會對眼睛及皮膚造成刺激和灼傷，引起皮膚過敏及口腔的腐蝕。對中樞神經系統具有強烈的抑制作用，在動物實驗中會造成呼吸急促、腸胃道出血、低血壓、肺水腫、嚴重肝／腎功能的損害。

　　歐洲食品安全局由長期動物實驗結果指出，呋喃最主要的影響器官為肝臟。將試驗大鼠連續餵食36週，觀察其最低產生不良反應劑量為0.44 mg/kg bw，以此試驗結果推估BMDL$_{10}$（造成10%群體發生不良反應的最低劑量）為0.064 mg/kg bw/day。最後以暴露限值（Margin of exposure，MOE）評估結果指出，呋喃仍是值得關注的隱憂。由於無法訂定該污染物的安全攝取量，建議採用最低合理可以達到的原則（As Low as Reasonably Achievable，簡稱ALARA）以降低呋喃的含量。

四、呋喃的減量與移除方法

　　基於呋喃的毒性，又無最高忍受劑量，將呋喃列為ALARA屬毒物，也就是攝取量越低越好的建議概念。降低呋喃的生成量預防性干預及移除有兩種策略，預防性干預的主要方法是降低適於產生呋喃反應的條件以達到減少呋喃的生成量，後者則對在加工過程中已經生成的呋喃進行移除，以降低食物中呋喃的含量。

(一)預防性干預

　　由於呋喃的前驅物並非只有一種，因此可行性並不高。抗壞血酸形成呋喃的潛力最高，其次為多元不飽和脂肪酸，但這些成分在食品中都是正向的營養性成分。當在鐵質的存在下加熱，因為增強氧化性的原因，使抗壞血酸形成呋喃的速率增高365倍，這時若用包囊技術（encapsulation），可能為有效的減量策略；將馬鈴薯片進行殺菁處理，使抗壞血酸浸出，能導致呋喃生成量的大幅降低。

　　在模擬食物的系統試驗中發現，包括氧氣濃度、pH、抗氧化劑的存在或其

他添加物的存在，都能影響呋喃的生成。降低食品氧化作用是有效的策略，包括降低與氧氣的接觸或濃度可降低植物性食物產生呋喃；添加抗氧化劑（BHT，BHA）可降低多元不飽和脂肪酸產生呋喃；添加麩胺酸可作為抑制劑，避免多元不飽和脂肪酸產生呋喃；在醬油的製程中添加硫酸鎂及硫酸鈣，也能有效降低呋喃的生成量，其效率分別為36～90%及27～91%；

加工設備及處理技術也能有效降低呋喃的生成量，例如利用滲透性及膜蒸餾系統進行番茄糊的濃縮，可以降低呋喃的含量；利用高壓高溫（high-pressure high-temperature，簡稱HPHT）的加工技術，可以降低蔬菜糊及橄欖油的呋喃含量；利用微波及熱風的結合，可以降低焙炒麥芽的呋喃含量。

㈡移除生成的呋喃

呋喃具有揮發性的特質，對於消費前加熱去除的策略是有效的，例如罐頭或瓶裝食品在食用前進行加熱，即能有效的將呋喃加以去除。唯一有技術上困難的是咖啡，因為在去除呋喃的過程中，也將咖啡的香氣同時逸失。研究發現，呋喃主要存在於親油性的部分，不會存在於澱粉的質體，但是脫脂咖啡及研磨咖啡仍然會保留呋喃。將含有水分的肉醬進行真空處理，能有效的去除呋喃。將罐裝或瓶裝嬰兒食品進行微波加熱或隔水加熱，其呋喃的去除率分別為26%及42%。

第九節　羥甲基糠醛

羥甲基糠醛（Hydroxymethylfurfural，簡稱HMF），是種梅納反應的中間產物，即5-hydroxymethyl-2-furaldehyde，能在中度酸性條件下由己醣類脫水作用產生。

HMF是種六個碳的異環性醛類，具有醇類及醛類的功能基團，化學構造如圖10-8所示，分子式為$C_6H_6O_3$，分子量126.11。熔點31.5℃；沸點110～116℃（於2.67 Pa），因此可在燒烤及烘焙過程中揮發；易溶於水、甲醇及乙醇。

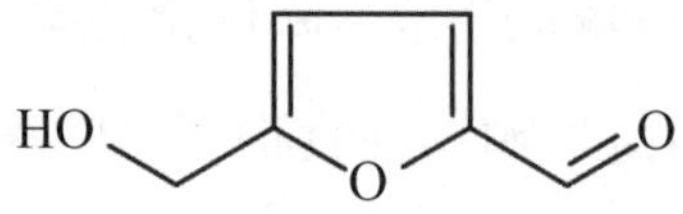

圖10-8　羥甲基糠醛的化學構造

一、羥甲基糠醛的生成

食品在加熱過程中，醣類因焦糖化作用、梅納反應或游離單醣類或具有還原端的雙醣類之熱裂解作用，分解成糠醛化合物。

㈠焦糖化作用

己醣在酸性下進行熱處理，就會產生HMF。己醣類在酸催化下進行脫水作用，再由環化作用產生羥甲基糠醛；戊醣類的主要產物爲糠醛及甲基糠醛。

HMF的形成視溫度、pH、水活性、酸度及二價金屬的存在而定。HMF是由葡萄糖及果糖進行1,2-烯醇化作用所衍生的3-deoxyhexosulose，再經脫水作用所產生的。在焦糖化作用中，如麥芽糖及麥芽三糖等還原醣，會直接進行1,2-烯醇化作用、脫水作用及環化反應。焦糖化反應比梅納反應需要更高的溫度，而且不同醣類的生成效率也有所不同，例如果糖的反應性幾乎爲葡萄糖的兩倍。雙醣類之蔗糖則先分解成葡萄糖及果糖，再進一步進行烯醇化作用及脫水作用，形成呋喃果糖基陽離子（fructofuranosyl cation）。當在250℃以上的乾燥條件下，則直接熱裂解成呋喃果糖基陽離子，然後轉成羥甲基糠醛。

㈡梅納反應

形成HMF的第二個路徑爲梅納反應。在梅納反應中，麥芽糖、葡萄糖等還原醣的羰基與游離胺基酸的胺基進行反應，形成進入梅納反應的前驅物。食品在加熱、乾燥及儲存過程中所進行的梅納反應是很複雜的，其作用的結果形成食品的香氣及顏色，但也生成了一些毒性物質。

　　HMF在梅納反應中的生成，包括兩個步驟：第一步是胺基酸和葡萄糖或果糖形成希夫鹼（Schiff's base），再進一步形成重要的中間產物3-去氧葡萄糖酮醛（3-deoxyosone）。第二步是3-去氧葡萄糖酮醛脫去兩分子水，形成HMF。反應過程中，會產生小分子羰基化合物，如3-去氧葡萄糖酮醛裂解所產生的丙酮醛及甘油醛，醇醛縮合（aldol reaction）形成3,4-去氧葡萄糖酮醛，再經脫水而產生HMF。

二、羥甲基糠醛的毒性

　　老鼠口腔投予HMF的LD_{50}為3.1 g/kg bw，美國環境保護署建議HMF急性口腔投予LD50為2.5 g/kg。在老鼠的致癌性實驗中發現，HMF能誘導及促進異常腺窩病灶（aberrant crypt foci，簡稱ACF）。

　　現今雖仍無法確認人類暴露於HMF下所能造成的健康危害，僅知道高濃度的HMF具有細胞毒性，能刺激眼睛、上呼吸道、皮膚及黏膜。但有越來越多的生體外及生體內數據指向HMF具有基因毒性。綜合各項研究指出，HMF及其衍生物5-sulfo-oxymethyl furfural（SMF），能作為異常腺窩病灶的起始劑及促進劑。目前IARC基於無人類致癌的研究報告，仍未將HMF列於致癌物質分類表中。建議每日膳食攝取量不要超過2 mg/kg bw。

三、羥甲基糠醛在食品中的存在

　　高醣類、高溫加工及長時間儲存是HMF生成的三大關鍵因子。

　　HMF廣存於各種食品中，符合上述條件的食品，如咖啡、麥芽、烘焙食品及脫水蔬果等，如表10-21所示。

表10-21　食品中HMF的含量

食品種類	HMF含量，mg/kg	食品種類	HMF含量，mg/kg
咖啡	100～1,900	果汁	2.0～22.0
咖啡，即溶	400～4,100	煮沸石榴汁，濃縮	514～3500
咖啡，去咖啡因	430～494	白麵包	3.4～68.8
菊苣，代用咖啡	200～22,500	烤白麵包	11.8～87.7
麥芽	100～6,300	早餐穀類	6.9～240.5
大麥	100～1,200	脫水梨	3,500
蜂蜜，新鮮	未檢出～85.5	脫水水果	25～2,900
花蜜，Nectar	5.2～151.5	焦糖製品	110～9,500
果醬	5.5～37.7		

　　值得討論的是蜂蜜中的HMF，HMF曾被用做鑑定蜂蜜是否攙雜轉化糖漿、不當熱處理及儲存不當的指標物。蜂蜜進行熱處理有兩個理由，第一是避免或延緩結晶的出現，第二是降低微生物數量。蜂蜜熱處理雖然可降低澱粉酶（diastase）活性，但也能促進HMF生成。因此處理時應格外注意熱處理程度的控制，勿超越巴氏殺菌的程度。長時間高溫下儲存，也會造成HMF量的增加。Codex標準中規範蜂蜜中HMF含量應低於40 mg/kg，源自熱帶地區的蜂蜜則為80 mg/kg。

四、羥甲基糠醛的減量與移除方法

(一) 在配方時選擇適當的原料、配料及添加物

　　醣類的焦糖化作用與梅納反應都會產生HMF，因此在配方中限制還原醣能有效降低HMF的生成。例如以糖醇類替代果糖或葡萄糖，能因限制了非酵素性褐變反應，使HMF的生成量降低。

　　研究顯示，製作餅乾時，以蔗糖取代葡萄糖及果糖，經250℃焙烤後，HMF大量減少；製作蛋糕時，以乳糖及麥芽糖替代葡萄糖及果糖，也能顯著降低

HMF生成量；在食品中添加半胱胺酸，也具有降低HMF的效果；在烘焙食品中添加碳酸氫鈉，替代碳酸氫氨以提高其pH，也能抑制HMF的生成。

㈡選擇適當的處理設備及條件

溫度及醣類對於HMF的生成具有關鍵性的影響，對於高糖分的食品進行熱處理時，應盡量降低熱處理程度，採用真空（濃縮）或超高靜水壓、脈衝電場、超音波等非加熱加工技術等，都能有效降低加工食品中HMF的生成量。

由於HMF的沸點並不高，因此可利用真空脫氣技術來脫除食品中的HMF。但必須考慮的是，若將HMF完全去除，將會影響到加工食品的官能品質，因此將HMF完全移除是有困難的。

第十節　4-甲基咪唑

4-甲基咪唑（4-Methylimidazole，簡稱4-MEI）是種淡黃色結晶固體，是種有機雜環類化合物，為咪唑分子上第四個位置的氫被甲基所取代。4-甲基咪唑的分子式為$C_4H_6N_2$，其構造如圖10-9所示。沸點為263℃，熔點為46～48℃。

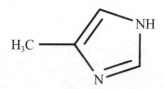

圖10-9　4-甲基咪唑的構造圖

一、4-甲基咪唑的生成路徑

在梅納反應過程中的中間產物——甲基乙二醛（Methylglyoxal）為生成4-MEI的起始成分。甲基乙二醛與氨反應形成2-氨基-2-甲基丙醛（2-Amino propanal），再與甲醯胺（Formamide）反應，即可形成4-MEI。

二、4-甲基咪唑的毒性

美國國家毒理計畫（US National Toxicology Program，簡稱NTP）於2007年根據老鼠的毒理及致癌性研究結果指出，在14週的大鼠實驗中發現，4-MEI會使實驗動物產生神經毒性及肝臟毒性，但並無法確認其致癌性；但在小鼠的實驗中卻顯示能增加某些肺癌的罹患率，如肺泡癌及支氣管腫瘤。歐洲食品安全局評估認為4-MEI並不具基因毒性，其未觀察到負面效應劑量為80 mg/kg bw/day；IARC將4-MEI列為2B類（或許會對人類致癌物質）。

三、4-甲基咪唑在焦糖色素及食品中之含量

食品中4-甲基咪唑可能來源（表10-22）：

1. 加熱過程中進行梅納反應而生成。
2. 在乳牛飼料中添加了氨，使在飼料中產生了4-MEI。
3. 添加含4-MEI的第三類及第四類焦糖色素之食品，如可樂、酒類、醬油等。第三類及第四類焦糖色素由於製作過程中會添加硫酸銨，故會有4-MEI產生。

表10-22　食品及焦糖色素中4-MEI的含量

食品種類	樣品數	含量，mg/kg	食品種類	樣品數	含量，mg/kg
第三類焦糖色素	40	<5～184	威士忌	5	未檢出～0.14
第四類焦糖色素	90	112～1276	可樂飲料	7	0.17～0.70
咖啡	10	0.39～2.05	醬油	4	0.37～0.55
黑啤酒	7	1.58～28.03	醬油調味食品	5	0.89～3.2

四、4-甲基咪唑的減量及移除方法

1. 在不影響食品品質的原則下，降低食品的熱處理溫度及時間。
2. 焦糖色素製程的改良：研究顯示，在製程中添加鐵離子（如硫酸鐵）或經過 γ-射線的照射，都能降低焦糖色素中4-MEI的含量，而且不影響其呈色的品質。

五、4-甲基咪唑的限量規範

　　美國聯邦政府、歐盟及紐澳均未訂定食品產品中之4-MEI限量標準，僅有美國加州環境衛生風險評估局訂定4-MEI之無顯著風險含量（No significant risk level，NSRL）為29 μg/day，若產品所含4-MEI超過該數值時，必須加以標示警語。

　　由於焦糖色素是食品中4-MEI的主要來源，基於健康風險管理的必要，聯合國食品法典委員會、歐盟及紐澳等均對第三類及第四類焦糖色素的4-MEI含量制定了限量標準：第三類焦糖色素為200 mg/kg以下，第四類焦糖色素為250 mg/kg以下。我國也有相同的限量規範。目前第三類及第四類焦糖色素商品的4-MEI規格都已經能達到60 mg/kg或甚至低於15 mg/kg的水準。

第十一節　反式脂肪酸

　　在不飽和脂肪酸構造中，不飽和雙鍵上的氫若在同側，稱為順式（cis form），若在不同側則稱為反式（trans form）（圖10-10）。根據歐洲食品安全局的定義：反式脂肪酸是至少含有一個以上反式構形雙鍵的不飽和脂肪酸，有些多元不飽和脂肪酸為共軛結構（如乳脂肪中的共軛亞油酸），其雙鍵並未被亞甲基（methylene group）所分隔，但大部分為分離形態的雙鍵結構（非共軛）。在

Codex定義中僅限定源自油脂氫化過程中所形成的非共軛反式脂肪酸，排除天然形成的共軛反式脂肪酸。

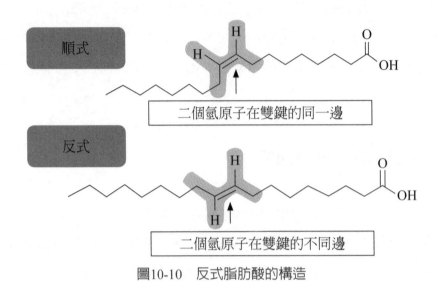

圖10-10　反式脂肪酸的構造

一、反式脂肪酸對人體健康的危害

早在1956年就有科學報告論述，反式脂肪的攝取，可能引起冠狀動脈疾病。但是在後續的三十年間並未引起熱烈的迴響，直到1990年代才引起熱烈的討論及研究，越來越多的研究結果顯示，反式脂肪（酸）的攝取會增加血液中低密度脂蛋白膽固醇的含量，確認氫化油脂中的反式脂肪與冠狀動脈疾病之間的關係。在近代的統合分析（Meta-analysis）研究中發現，飲食中增加2%熱量的反式脂肪，會增加23%罹患冠狀動脈疾病的機率。2004年歐洲食品安全局發表專家綜合意見，認為高量攝取反式脂肪酸會增加罹患冠狀動脈疾病的風險。

二、膳食中反式脂肪酸的來源

反式脂肪酸的來源有兩個，即人工和天然兩個來源。

人工來源是為了改變油脂的熔點，藉以改善其物理性質及氧化安定性，在部

分氫化（partially hydrogenated）過程中產生的立體異構物。

天然來源為反芻類動物胃部中的細菌，將多元不飽和脂肪酸轉成反式脂肪酸，最終轉移到乳汁及組織器官中。由於天然來源的反式脂肪酸並未列為對人體健康具有危害性的範圍，因此人類膳食中有害性反式脂肪酸的主要來源為由部分氫化加工所製成的各種食用油脂，以及由這些油脂所製成的各種食品。

利用部分氫化加工所製成的食用油脂主要供烘焙、烹調及一般家庭使用，如人造奶油／乳瑪琳、植物性酥油、白油、油炸油等。以乳瑪琳為例，在尚未發現反式脂肪對人體健康的危害性之前，加拿大檢測乳瑪琳中反式脂肪酸含量達到36～43%。因此，利用這些部分氫化油脂製成之食品就成為膳食中反式脂肪的重要來源，如酥脆的烘焙製品（可頌、丹麥奶酥、小西點、蛋糕、麵包、餅乾、酥皮等）、油炸食品（速食麵、炸薯條／洋芋片、炸雞排／塊、油條等）、代可可脂巧克力等。根據馬來西亞於2014年檢測烘焙食品發現，以馬芬（muffins）為最高，達到3.2～7.3 g/100 g，其次分別為丹麥奶酥的2.9～6.0 g/100 g及蛋糕的2.3～8.4 g/100 g。

三、天然反式脂肪酸與人工部分氫化反式脂肪酸之差異

反芻動物的天然反式脂肪酸與人工部分氫化反式脂肪酸的種類是不同的，如表10-23所示。反芻動物的天然反式脂肪酸是單或多元不飽和脂肪酸，在其瘤胃經過腸內細菌叢的生物氫化作用（biohydrogenation）轉化而成的，主要為反-11-十八烯酸（vaccenic acid，約占60～80%）及共軛亞麻油酸（conjugated linoleic acid）。乳脂肪中大約含有2～8%的反式脂肪酸，牛肉則含2～5%。

對於反芻動物來源的反式脂肪酸對人體健康的影響尚未有所定論，研究顯示，反-11-十八烯酸在體內代謝後會透過stearoyl coenzyme-A desaturase轉換成共軛（cis-9,trans-11）異構物－瘤胃酸（rumenic acid），其已被當作功能性食品在市場中推廣。

人工部分氫化油脂的主要反式脂肪酸為反式油酸（elaidic acid）及非共軛反

亞油酸（linolelaidic acid），與天然反式脂肪酸不同。依目前研究認為，人工部分氫化油脂所生成的反式脂肪酸會因增高血液中低密度脂蛋白膽固醇的濃度，降低高密度脂蛋白膽固醇的濃度，而升高罹患冠狀動脈疾病的風險。2003年捷克科學家Dlouhy在研究報告中指出，關鍵影響因子為人工部分氫化油脂中的反式油酸。

表10-23　反式脂肪酸之主要食物來源

普通名稱	異構物名稱	主要來源
反式油酸，Elaidic acid	18:1 t9	部分氫化油脂
反-11-十八烯酸，Vaccenic acid	18:1 t11	反芻動物肉及乳汁
反亞油酸，linolelaidic acid	18:2 t9,t12	部分氫化油脂
共軛亞麻油酸，Conjugated linoleic acid	18:2 c9,t11 18:2 t10,c12	反芻動物肉及乳汁

四、反式脂肪酸的風險管理

丹麥於2003年立法限制加工植物油中反式脂肪酸的含量，規範不得超過2%的限量，加工食品中反式脂肪酸應低於1 g/100 g。美國於2006年規範若食品中反式脂肪酸含量超過0.5 g/100 g者，被強制要求在食品的營養標示中標示。美國食品藥物管理局於2015年六月宣布將部分氫化油脂排除於一般認為安全的名單，並給業界三年的時間進行改善。歐盟2019年公告將加工食品中反式脂肪的限量訂為2%，並於2021年實施。聯合國世界衛生組織也認為，強制規範食品中反式脂肪酸含量應低於2%的政策，是消除其對人體健康之危害的良策。

我國自2008年起開始強制市售包裝食品皆應在「營養標示」欄位內標示反式脂肪酸含量。衛生福利部於2013年8月19日第二次預告修正反式脂肪定義為食品中非共軛式反式脂肪（酸）之總和，除規範所有食品應明確標示反式脂肪含量外，並規範反式脂肪得以零標示之條件為：「每100公克食品內所含總脂肪不超過1.0公克；或每100公克食品內所含反式脂肪量不超過0.3公克。」於2015年7月1

日起正式實施。繼於2016年4月22日發布訂定「食用氫化油之使用限制」，規定自2018年7月1日（以製造日期為準），食品中不得使用不完全氫化油。

五、避免反式脂肪酸的對策

1. 完全氫化處理：全氫化的油脂不會產生反式脂肪酸，再與未經氫化的油脂進行調和即可調和出不同物理性質的油脂。
2. 油脂之區分處理：將油脂進行熔點之梯度區分，區分成多種不同熔點之油脂，再依照需求，將不同熔點之區分油脂進行調和。
3. 交酯化法（Interesterification）：交酯化反應不會讓油脂的脂肪酸產生變化，僅讓甘油酯產生重排。利用化學觸媒進行反應，其反應速度快，不產生反式脂肪，甘油之1.2.3的位置都可能產生重排作用。
4. 酵素交酯化法：採用的酵素為1,3-特定位置的脂解酶（1,3-specific lipase），此反應僅在1、3位置予以重排。這種方法的優點是反應精準，對環境較友善。

第十二節　糖化最終產物

糖化最終產物（advanced glycation end products，簡稱AGEs）是指梅納反應較後期產物，這些產物在長期攝取蓄積下可能會對人體健康造成諸多不利影響。

早在1940年代，人們注意到奶粉在製造過程中因為加熱而造成營養上的損失，主要是由於乳糖與乳蛋白間之梅納反應所造成的結果。後來發現這種作用不僅在食品加工過程中產生，也會在體內發生。因此才有糖化（glycation）這個名詞的出現，而糖化血色素（HbA1c）的檢驗不僅被作為判斷糖尿病患者血糖在一段時間內血糖的控制狀況，也可能透露衰老速度警訊。

一、AGEs與梅納反應

糖化作用可解釋為糖類與蛋白質在梅納反應時所進行的反應，可分為早期、中期及晚期三個階段，但要注意的是這三個階段可能在同一個時空下同時存在。

糖化作用起始於胺基酸或蛋白質的胺基與還原醣類的羰基的親和性加成反應（nucleophilic addition），產生可逆性及不安定的希夫鹼。再經重排作用形成安定的Amadori產物，如N-ε-fructosyllysine、N-εlactulosyllysine、N-ε-maltulosyllysine等，這些都是梅納反應的初期產物。

初期產物繼續進行烯醇化反應及脫去反應（elimination），形成具反應性的羰基化合物如二羰基化合物（dicarbonyl compounds）及氧醛類化合物（oxoaldehydes）。

這類化合物的反應性極強，會迅速的與胜肽或蛋白質的側鏈反應，例如離胺酸的ε-胺基、精胺酸的胍基、半胱胺酸的硫氫基，最後產生AGEs。

由於AGEs也具有在體內進行的內因性特質，因此引起醫學及生化學界的關注。在人體內，不僅葡萄糖能促進AGEs的生成，葡萄糖的代謝產物、非酵素性降解產物及脂肪過氧化物的二級降解產物與蛋白質的反應，也都能產生AGEs。

目前常被用作血液生化檢驗及食品中AGEs鑑定的標的成分有吡咯啉（pyrraline）、N-ε-carboxymethyllysine（簡稱CML）、N-ε-fructoselysine（簡稱FL）、戊糖苷（pentosidine）、N-ε-carboxyethyllysine（簡稱CEL）、S-carboxymethylcysteine、glyoxal lysine dimer（簡稱GOLD）、methylglyoxal lysine dimer（簡稱MOLD）、3-deoxyglucosone lysine dimer（簡稱DOLD）等。

二、AGEs的分類及毒性作用

依據構造的不同，AGEs可分為修飾蛋白質類、低分子構造類及未確認構造類，如表10-24所示。

表10-24　AGEs的分類

分類	範例
修飾蛋白質類	糖化血色素、第四型膠原蛋白、晶狀體蛋白（crystallin）
低分子構造類	pyrraline、CML、CEL、pentosidin、Imidazole
未確認構造類	AGE1（葡萄糖衍生之AGEs）、AGE2（甘油醛衍生之AGEs）、AGE3（乙醇醛衍生之AGEs）、AGE4（甲基乙二醛衍生之AGEs）、AGE5（乙二醛衍生之AGEs）、AGE6（3-deoxyglucosone衍生AGEs）、AGE7（乙醛衍生物）

AGEs的毒性及致病性可分成直接毒性及間接毒性。

具有直接毒性者稱為毒性晚期糖化最終產物（toxic advanced glycation end-products，簡稱TAGE），如AGE-2、AGE-3及AGE-7。這類AGEs主要能與AGE接受器（receptors for advanced glycation end-products，簡稱RAGEs）反應，於血管、肝臟及視網膜中產生毒性，也能促進幾種癌症的發展及不孕症。TAGE也具有神經毒性。研究顯示，非毒性AGEs，如CML、戊糖苷（pentosidine）及吡咯啉（pyrraline）可能具有細胞毒性。

AGEs的間接毒性機制可分為直接捕捉蛋白質或與蛋白質進行交聯反應，例如與酵素的結合，導致酵素作用失調；也能與各種細胞表面之特異性接受器進行結合。當AGE與細胞接受器結合以後，改變了細胞的趨化性（chemotaxis）、血管生成性（angiogenesis）、氧化壓力（oxidative stress）、細胞增殖性及細胞計畫性死亡的正常運作，導致細胞的異常，因而引起各種疾病。在糖尿病患者血液中檢出高濃度AGEs，就是最好的例子，與糖尿病併發症有密切的關係。

研究推估人們每天攝取的AGEs接近75毫克，其中大約有10～30%會為人體所吸收，並進入到循環系統及組織中，部分由尿液排出體外。人體內雖然具有對抗AGEs之解毒功能，但效果有限，特別是分子量較大的AGEs，對水解酵素具有抗性，難以排出體外。

AGEs對人體健康的危害是屬於慢性的，特別是與老化相關的各項疾病。多項研究顯示，AGEs與慢性疾病及老化相關疾病，如改變腸道細菌叢、皮膚的老

化、白內障、糖尿病、腎臟功能衰退、骨質疏鬆、促進癌症發展、動脈粥狀硬化、阿茲海默症及巴金森氏症等有關。

三、膳食中AGEs

　　無論生鮮或加工食品都含有AGEs，只是未加工之生鮮食品含量相對較低而已。表10-25為部分食品中的AGEs含量，其中糠胺酸（furosine）為前文未提及者。

表10-25　部分食品中的AGEs含量（mg/kg蛋白質）

食品種類	AGEs種類	AGEs含量	食品種類	AGEs種類	AGEs含量
麵包皮	CML	58～94	咖啡	CML	84.1
麵包屑	CML	14～34		戊糖苷	10.8～39.9
餅乾	CML	50～117	生鮮花生	糠胺酸	最高24
義大利麵	糠胺酸	400–8500	焙炒花生	糠胺酸	129～267
西點	CML	5～35		CML	5～77
生碎牛肉	CML	2.76～4.32	奶油花生	糠胺酸	73～91
煮碎牛肉	CML	27.3		CML	63～203
炸碎牛肉	CML	61.1	生鮮杏仁果	CML	1.5
煮雞胸肉	CML	17.2		CEL	1.3
炸雞胸肉	CML	23.5	焙炒杏仁果	CML	3.7～4.9
啤酒	吡咯啉	55～400		CEL	5.1～10.1

　　在加工食品中，AGEs的含量與加熱程度成正相關，以液態奶最為明顯，其含量如表10-26所示。無論是糖尿病或腎臟病患者，甚至是健康的人，都應該盡量減少膳食中AGEs的攝取量。

表10-26　乳製品中的AGEs含量（mg/kg蛋白質）

食品種類	AGEs種類	AGEs含量	食品種類	AGEs種類	AGEs含量
生乳	糠胺酸	35～55	無糖奶水	糠胺酸	3,400～8,800
	CML	最高9.3		CML	最高1,015
UHT殺菌奶	糠胺酸	500～1,800	嬰兒配方奶粉	糠胺酸	18,900
	CML	最高34.1		CML	最高148
巴氏殺菌奶	糠胺酸	最高200	奶油	CML	37.1
	CML	最高16.3	咖啡鮮奶油	CML	最高618
滅菌奶	糠胺酸	5,000～12,000	乳清乾酪	CML	1,691
	CML	最高343	乾酪	糠胺酸	最高290
加糖煉奶	CML	最高205		CML	23.2

四、AGEs的緩解策略

人體器官自身就有保護機制，抵抗AGEs的生成，包括酵素性及免疫反應。乙二醛酶（glyoxalases）、醛類還原酶（aldehyde reductases）、醛類脫氫酶（aldehyde dehydrogenases）、amadoriases、果糖胺3-磷酸激酶（fructosamine 3-phosphokinases）等，都能壓制體內糖化反應的進行及糖化蛋白質的修復，但是這些機制可能尚不足以能完全壓制糖化作用。因此，必須藉由糖化抑制劑來處理糖化作用的後果。

㈠抑制糖化

任何能在體內延緩或避免糖化作用的機制，都可作為糖化作用的抑制策略：

1. 捕捉羥基自由基或超氧化物自由基（superoxide radicals）以緩解氧化壓力及降低反應性羰基化合物的生成。
2. 阻封羰基或二羰基對蛋白質的接觸。
3. 針對AGEs生成所需之金屬離子進行螯合。
4. 破除AGEs的交連結構造。

以醫藥作爲AGEs抑制劑可能會產生腸胃道不適、貧血及類似感冒的症狀。因此，已有數種天然化合物經過研究，具有糖化抑制效果。食物衍生的化合物，如精胺和亞精胺（spermin, spermidine）、綠原酸（chlorogenic acid）及異黃酮甙葛根素（isoflavonoid glycoside puerarin）在動物及人體試驗中都具有抗糖化的效應。綜合各項研究結果如表10-27所示。

表10-27 緩解糖化方式

緩解方式	功能	功能性成分
胺類的阻封	與胺類共價結合	兒茶素、阿魏酸、綠茶浸出液、大豆異黃酮、綠原酸
結構的修飾	蛋白質複合物空間受阻，酪蛋白膠粒的解離	表兒茶素／鈣、單寧酸／鈣
使用多酚類	抗氧化劑	葡萄籽萃取物、阿魏酸、根皮素、柚皮素、表兒茶素、綠原酸、迷迭香酸
使用多酚類	捕捉二羰基	金雀異黃酮、槲皮素、兒茶素
使用多酚類	捕捉梅納反應衍生之自由基	兒茶素

(二)減少食物中AGEs

緩解AGEs的另一個重要策略，就是減少從食物中攝取AGEs。食物中AGEs含量與食品的加工方式及食品的組成分有關。梅納反應是食品加工上極爲重要的手段，透過梅納反應可以讓食品產生優越的官能性，例如顏色及香氣等。因此降低加熱程度或改變加熱方式（烹調）以降低梅納反應的程度，雖然可降低AGEs的含量，但是也會影響到食品的品質，這是食品科技上的一大挑戰，例如降低殺菌溫度會影響到食品的保存性，改以水煮取代燒烤，會失去食品定位的意義。

低AGEs食品的烹調原則是：

1. 不要高溫烹調及過度烹調，例如以水煮取代燒烤；不要煎／烤到焦黃。
2. 降低pH可以降低AGEs的生成量，例如添加食醋。

3. 水分含量越多，AGEs的生成量越少，例如鮮奶與奶粉，前者的AGEs量少。

4. 添加抑制劑，如天然抗氧化劑。

5. 食物組成分的考量，例如低蛋白、低糖分、低油脂的蔬菜。

第十三節　丙烯醛

丙烯醛（Acrolein）最早於1960年代被發現存在於熱加工食品中，也是空氣中最豐富的毒性揮發物質之一，因此丙烯醛在空氣污染中所受到的關注比食品中的殘留更受矚目。丙烯醛的分子式為C_3H_4O，構造如圖10-11所示。分子量為56.06，沸點為52.5℃，熔點為-88℃；為無色或微黃色液體，可溶於水、乙醇及乙醚中。具有臭味，在濃度達到160 ppb以上即可察覺到其辛辣臭味。

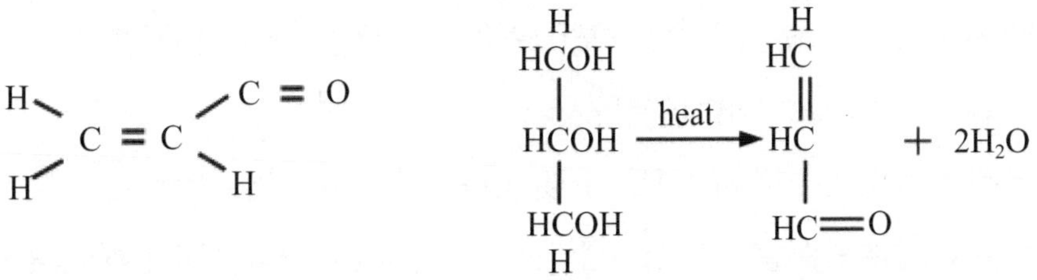

圖10-11　（左）丙烯醛的結構式，（右）由甘油生成丙烯醛之過程

一、丙烯醛的生成路徑

丙烯醛是種衍生自動物性及植物性油脂、碳水化合物及胺基酸經熱處理所產生的β-不飽和醛類。除了食物在生體外經加熱產生以外，丙烯醛也能由體內產生。

食品中丙烯醛的主要來源為脂質的加熱，當油脂於高溫加熱過程中，會使三酸甘油酯水解產生甘油，甘油進行連續脫水作用就會產生丙烯醛。游離脂肪酸在反應系統中也會與丙烯醛反應，形成丙烯醛酯類化合物。

高絲胺酸（homoserine）、高半胱胺酸（homocysteine）、胱硫醚（cysta-thionine）及甲硫胺酸等胺基酸及多元胺在中性及100℃以上的溫度下，會進行脫羧基及脫胺基作用，在丙醛第3位置上產生取代之中間產物，後續分解產生丙烯醛。

富含碳水化合物的食物，於食物製備過程中，可以經由梅納反應生成丙烯醛，例如高碳水化合物的穀類、蔬菜及水果及其加工食品和酒類。

內生性丙烯醛主要是透過脂肪的氧化作用及多胺代謝作用，也應一併計入。

二、丙烯醛的毒性及對健康的危害

丙烯醛的急毒性：動物半致死劑量（LD_{50}）26 mg/kg（大鼠、吞食）、164 mg/kg（兔子、皮膚）、7 mg/kg（兔子、吞食）；雌性大鼠之未觀察到有負面效應劑量為0.75 mg/kg bw；雌性小鼠及雄性大鼠的NOAEL為1.25 mg/kg bw。生體外及生體內測試結果無法判定具有基因毒性。動物由食物經口腔攝入丙烯醛會產生胃痛、嘔吐、胃潰瘍、出血的狀況。

丙烯醛對健康所造成的危害，主要以吸入性的危害為最大。由鼻腔大量吸入丙烯醛會對肺臟造成傷害或甚至可能致死，若僅吸入少量則可能會流淚、鼻子與喉嚨疼痛及呼吸速率降低等症狀的出現。

丙烯醛的毒性機制包括：增加蛋白質與DNA的加成程度，降低麩胱甘肽的水平，干擾細胞訊號的傳輸，如氧化壓力訊號。

IARC已將丙烯醛列為2A類可能致癌物質，世界衛生組織建議經口攝取丙烯醛的劑量應低於7.5 µg/kg bw/day。美國環保署則依丙烯醛的未觀察到不良反應劑量為.0.05 mg/kg bw/day來訂定經口攝取的ADI，將安全係數定為100，建議ADI值為0.0005 mg/kg bw/day。世界衛生組織／JECFA於2018年的評估認為丙烯醛在以增香劑為使用目的之下，其丙烯醛尚不會有安全的顧慮。

三、丙烯醛的生成與在食品中的存在

　　油脂的加熱是丙烯醛的主要來源，油脂在高溫油炸過程中會產生許多揮發性物質，包括飽和與不飽和醛酮類、多環芳香烴等，其中很多是揮發性有毒物質。特別是丙烯醛，是油煙中最危險的物質，是能導致肺癌的誘發物。油炸油、油炸食品及部分焦點食品中所含丙烯醛的含量如表10-28所示。

表10-28　食品中丙烯醛的含量（mg/kg）

食品種類（國家）	丙烯醛量，mg/kg	食品種類（國家）	丙烯醛量，mg/kg
炸薯條（巴西）	1.97～4.85	油炸油（德國）	平均：276；最高：1,389
炸甜圈（美國）	0.1～0.9	拉格啤酒（英國）	平均1.6 µg/L
炸魚裹皮（美國）	0.1	啤酒（德國）	<14 µg/L
水果	<0.01～0.05	酒類（德國）	平均：0.7；最高：8.8
蔬菜	≦0.59	Domiatic乾酪（埃及）	0.29～1.3
威士忌（美國）	0.67～11.1		

四、丙烯醛的減量與移除

　　移除的方法可分為直接移除法及間接移除法兩種。

　　研究顯示肼屈嗪（Hydralazine）能有效捕捉丙烯醛；奈米級顏料能作為觸媒，將丙烯醛等醛類轉化為二氧化碳；合成PS-NH$_2$樹脂及矽質吸附劑能有效吸附丙烯醛；二硫丙醇（dimercaprol）利用硫氫基的功能性，能結合及捕捉丙烯醛。

　　在減量方面，唯一的建議方法就是盡量降低加熱的程度，特別是脂肪含量豐富的食品，並改善作業環境的油煙排除效率。

第十一章

化學性來源危害因素 ── 農藥及動物用藥管理

第一節　農藥

第二節　動物用藥品

第三節　常見農藥及動物用藥違法案例

第四節　農藥的管理機關

第五節　農藥的販賣與使用管理

第六節　農藥及動物用藥殘留容許量標準之制定

第七節　我國農藥管理之重大政策

農藥及動物用藥殘留問題是最受消費者關切的問題，也是食品安全課題中極為重要的一環。本章首先介紹農藥對人的影響、農藥種類與毒性。而後介紹動物用藥對人的影響、種類與毒性。接著介紹常見農藥及動物用藥違法案例，最後介紹農藥及動物用藥的使用與管理之相關議題。

第一節　農藥

一、農藥的殘留對人體健康的影響

五穀、蔬菜、水果等農作物是日常飲食的主要來源，而慣行農法又是現代農民普遍使用的農耕方法，在農作物中殘留農藥似乎是無法避免的。所以農藥殘留問題是最受消費者關切的問題，也是食品安全課題中極為重要的一環。因此，利用科學的風險評估，訂定農藥殘留限量標準是維護消費者飲食健康的必要手段。

農藥既然是用來殺滅生物的藥劑，因此都具有程度不同的毒性，特別是極劇毒及劇性農藥。雖然農藥所要殺滅的對象生物都屬於較為低級的生物，不僅會對環境生態造成直接的破壞，對於人體健康上也會造成不同程度的影響。平常消費者經常食用的蔬果中，若有低劑量殘留農藥，經年累月的持續累積，也可能使健康蒙上一層陰影，最終也可能會造成對肝臟及腎臟的損傷、胃腸道疾病、內分泌系統受化學物質嚴重干擾、神經系統損傷、甚至有致癌風險。

二、農藥的定義

依農藥管理法第五條定義，農藥指下列用途之藥品或生物製劑：

1. 用於防除農林作物或其產物之有害生物者。如用於田間之除草劑、殺菌劑、殺蟲劑、殺蟎劑、殺鼠劑、除螺劑及殺線蟲劑等，其中包括蘇力菌、枯草桿

菌、純白鏈黴菌素及嘉賜黴素等生物製劑。

2. 用於調節農林作物生長或影響其生理作用者，如勃激素A3、益收生長素、吲哚丁酸等植物生長調節劑。

3. 用於調節有益昆蟲生長者。

4. 其他經中央主管機關公告，列為保護植物之用者。

　　而農藥係指成品農藥及農藥原體，簡要說明如下：

1. 成品農藥：指下列各目之藥品或生物製劑：

　　(1) 用於防除農林作物或其產物之有害生物者。

　　(2) 用於調節農林作物生長或影響其生理作用者。

　　(3) 用於調節有益昆蟲生長者。

　　(4) 其他經中央主管機關公告，列為保護植物之用者。

2. 農藥原體：指用以加工前款各目成品農藥所需之有效成分原料。但經中央主管機關公告可直接供前款各目使用者，視為成品農藥。

三、農藥的分類

㈠依防治對象之不同

　　國際上依據防治對象之不同，將農藥作如下的分類：

1. 殺蟲劑（Insecticides）：用以防除昆蟲及其他節肢動物。

2. 殺菌劑（Fungicides）：用以防除真菌病害（包括露菌病、晚疫病、銹病、白粉病等）。

3. 除草劑（Herbicides）：用以防除雜草或其他不欲種植之植物。

4. 除蟎劑（Miticides）：防除寄食植物及動物之蟎類（紅蜘蛛）。

5. 殺鼠劑（Rodenticides）：防除農田之野鼠。

6. 植物生長調節劑（Plant Growth Regulators）：促進植物生長、開花或再生。

7. 殺線蟲劑（Nematocides）：防除線蟲（極微小、軟蟲狀生物體，需於顯微鏡

下鑑定，寄食於植物根部爲主）。

8. 除藻劑（Algicides）：防除灌漑水溝、河川、湖泊之藻類。

㈡依農藥之毒性及其有效成分

若考慮農藥之毒性及其有效成分，大略可將農藥分爲生物性農藥（biological pesticides, biopesticides）及傳統化學農藥。

1. 生物性農藥

⑴天然素材農藥生物性化學製劑，如性費洛蒙等。

⑵生化農藥天然產物不以化學方法精製或再加以合成者。有四個類別，分別爲化學傳訊素、荷爾蒙、天然植物調節劑與酵素。目前推廣的昆蟲性費洛蒙有斜紋夜蛾、甜菜夜蛾、甘藷蟻象、楊桃花姬捲葉蛾及茶姬捲葉蛾等。

⑶農用微生物製劑：指用於作物病原、害蟲、雜草防治或誘發作物抗性之微生物或其有效成分經由配方所製成之產品，其微生物來源包括：細菌、眞菌、病毒和原生動物等，一般由自然界生物分離所得，也可再經人工品系改良，如人爲誘變、汰選或遺傳基因改造。包括蘇力菌（*Bacillus thuringiensis*，Bt）、核多角體病毒（nuclear polyhedrosis virus，NPV）、顆粒體病毒（granulosis virus，GV）、枯草桿菌（*Bacillus subtilis*）、木黴菌（*Trichoderma* spp.）。

2. 化學農藥

化學農藥目前仍屬農藥之大宗，依其化學結構可分爲有機磷劑（organic phosphate）、有機氮及雜環化合物（organic nitrogen and heterocyclic compounds）、氨基甲酸鹽劑（carbamates）、合成除蟲菊精類（pyrethroid）、尿素系（Urea）、三唑系（triazole）、三氮井系（atrazine）、苯氧酸系（benzoic acid）、二硫代氨基甲酸鹽類（dithiocarbamate）。有機磷劑對哺乳動物之急性毒性較強、其次爲氨基甲酸鹽劑。

㈢ 依農藥的移行性

1. 系統性藥劑（Systemic pesticide）

系統型農藥一般是水溶性的，具有移行性，因此又稱爲滲透移行性農藥。

此類農藥與作物接觸後，可經由植物施藥部位吸收，從表面、氣孔、水孔或根部吸收後，隨水份之輸送而遍布植物體內，並均勻地散布到植物的體內，在植物體上雖不會造成局部高殘留量，卻常因不易被雨水淋洗等因素影響，藥效可維持較久，如全球最被廣泛應用的除草劑成分嘉磷賽／草甘膦（Glyphosate）就是最具代表性的系統性農藥。此類農藥由於會分布在植物體內，無法透過清洗去除，故較不建議在栽培後期或採收期使用。

系統性藥劑對於哪一類的病蟲害較有效？

具刺吸型口器的昆蟲，取食方法是利用口針刺進植物組織裡面吸食汁液，系統型藥劑具有極佳的防治效果，以及在寄主組織內危害的病蟲害，均可有效防除。系統性藥劑對隱匿於藥劑不能或無法直接噴到部位的害物，具有優越的殺滅效果。

2. 接觸性藥劑（Contact pesticide）

接觸性農藥是指病蟲等害物直接接觸農藥而產生殺滅作用。接觸性農藥在植株中的移行性小，容易附著於植物表面，或累積於臘質結構中，因此，與作物接觸的部位常形成較高殘留量，例如陶斯松。

㈣ 依功能性分類

1. 殺蟲劑（Insecticides）。
2. 殺線蟲劑（Nematocides）。
3. 殺鼠劑（Rodenticides）。
4. 殺眞菌劑（Fungicides）。
5. 殺細菌劑（Bactericides）。
6. 除草劑（Herbicides）。

7. 植物生長調節劑（Plant Growth Regulators）。

四、成品農藥的名稱、組成與劑型

成品農藥是農藥原體添加或不添加增效劑及加水稀釋後可直接施用的農藥製品。一般皆會加入輔助劑使其方便於使用，例如有機溶劑（甲苯、二甲基甲醯胺、甲醇、環己酮、異丙醇、環己醇、丙酮、三氯甲烷等。根據農藥標示管理辦法（2019年08月05日）的規定，成品農藥應標示農藥普通名稱。

㈠ 我國農藥的名稱

我國是以「品名」區分農藥作用機制，例如「松」字輩是有機磷劑，例如令人聞之色變的巴拉松、芬滅松等，很多是劇毒，有些防檢局已禁用，目標是全部研擬逐步禁用。

「寧」字輩則是屬於除蟲劑中的合成除蟲菊精類，例如百滅寧、賽滅寧，毒性較低，有些被登記為環境用藥，成為居家常用的殺蟲劑。

看到「春」、「草」就是除草劑。

不過對一般農民來說，拗口的化學名稱太難記了，許多老一輩農民都是看商品名，例如含有「嘉磷塞」成分的除草劑，坊間常見名稱是「年年春」、「日日春」，取商品名時，俗擱有力是不二法門。

自2008年7月1日起，生產的農藥產品一律不得使用商品名稱。

㈡ 成品農藥的組成與劑型

1. 農藥的劑型種類

農藥一般均須調配成成品後才能使用，同一種農藥可調配成多種劑型，常見的劑型主要有液態、固態及氣態等。液態劑型有溶液、乳劑、油劑、懸浮劑、微乳劑等；固態劑型有可溼性粉劑、可溶性粒劑、水分散性粒劑、微粒劑等，使用時大多採加水稀釋後噴施；因應特殊用途時，可使用超低容量劑進行空中施藥，

亦可用霧劑、袋劑或膠囊劑等。

農藥的藥劑名稱包括三部分，以「18.2%益達胺水懸劑」爲例，18.2%是指這款成品農藥中原料有效成分的含量；益達胺是原料名稱；第三部分是成品的劑型，如水懸劑，用於區分外觀狀態。

2. 農藥增效劑

農藥增效劑（adjuvant）係指添加於成品農藥以改進其物理性質、增強成品農藥藥效之化學製品。在成品農藥中添加增效劑的主要目的在增強農藥的擴展性、滲透性、安定性、安全性及水質的改良。

農藥增效劑依使用時機的不同，可分爲製劑用（formulation）及噴霧用增效劑兩大類。製劑用增效劑多爲界面活性劑（如溼潤劑）、安定劑（如乳化劑）、溶劑、吸溼劑與消泡劑等；噴霧用增效劑有成分擴展劑（spreader）、固著劑（sticker）、展固劑（spreader-sticker）、持久劑（extender）、緩衝劑（buffering agent）、助溶劑（compatibility agent）、黏稠劑（thickener）、酸化劑（acidifier）、誘引劑（attractant）等。

五、台灣常見農藥簡介

(一)殺蟲劑

殺蟲劑的作用方式可分爲直接殺害效果與間接殺害效果。

直接殺害效果有胃毒作用、直接觸殺作用、間接觸殺作用、抑制呼吸作用、拒食作用、誘引作用、忌避作用、不育作用、生長調節及燻蒸作用等。

1. 有機氯劑（organochlorines）

作用機制爲干擾昆蟲神經系統，造成肌肉痙攣、抽筋甚或死亡。但因殘留期過久，造成環境的污染，已陸續被禁用，如安殺番（endosulfan）。

2. 有機磷劑（organophosphates）

作用機制爲藥劑結合神經系統中的乙酸膽酯酶，導致乙酸膽酯不斷累積，造

成隨意肌急劇痙攣，終至麻痺。因急毒性強、殘留期短，同時因稀釋倍數低、用量大，且對許多生物及人類具毒性，因此被視爲對環境不友善的農藥，目前各國已相繼限用或禁用。

3. 氨基甲酸鹽類（Carbamates）

此類殺蟲劑是氨基甲酸的衍生物，具有抑制乙酸膽酯酶的作用，使神經傳遞作用失常，本類殺蟲劑包括丁基加保扶（carbosulfan）、加保利（carbaryl）、加保扶（carbofuran）、安丹（propoxur）等。

4. 生物性殺蟲劑（Botanicals）

由植物萃取而來的殺蟲劑，如印楝素（azadirachtin）、魚藤精（rotenone）。

5. 除蟲菊精和類除蟲菊精（Pyrethrins and Pyrethroids）

除蟲菊精是天然產生的化合物具有殺蟲的特性，爲控制寵物或牲畜身上蟲子的產品。類除蟲菊精爲人工製造出的化學物質，毒性比除蟲菊精更高。人類暴露到除蟲菊精和類除蟲菊精殺蟲劑目前還沒有觀察到導致先天上缺陷的影響。

6. 尼古丁（Nicotine）、類尼古丁類（Nicotinoids）

此類殺蟲劑具接觸毒及胃毒，有上下移行性之系統性，作用機制爲增進尼古丁乙醯膽鹼受體作用而影響神經系統。如亞滅培（acetamiprid）、益達胺（imidacloprid）、達特南（dinotefuran）等。

7. 氯離子通道活化物

能抑制神經與肌肉作用，如因滅汀（emamectin benzoate）、阿巴汀（abamectin）、密滅汀（milbemectin）等。

8. 能量代謝抑制劑

主要作用機制爲阻礙昆蟲粒腺體內之能量代謝途徑，使昆蟲死亡。如亞環錫（azocyclotin）、愛美松（hydramethylnon）、芬殺蟎（fenazaquin）等。

9. 昆蟲生長調節劑

主要的作用是胃毒，能干擾幼、若蟲及卵內胚胎發育過程中幾丁質的合成，使幼、若蟲不能蛻皮而死亡，使卵不能孵化。但無法殺死成蟲，對人畜毒

性極低。如二福隆（diflubenzuron）、賽滅淨（cyromazine）、克芬蟎（clofente-zine）等。

(二)殺線蟲劑（Nematocides）

1. 鹵代碳氫化合物（halogenated hydrocarbons）：如已禁用的二溴乙烷、溴化甲烷、氯化苦（chloropicrin）等，以土壤燻蒸的方式殺死線蟲。

2. 異硫氫酸鹽類（isothiocyanates）：如斯美地（Metam-sodium）與邁隆（Dazomet）等，以土壤燻蒸的方式殺死線蟲。

3. 有機磷類（organophosphate insecticides）：如普伏松（Ethoprop）、芬滅松（Fenamiphos）、福賽絕（Fosthiazate）與托福松（Terbufos）等。芬滅松具系統性殺線蟲劑，普伏松為非系統性接觸型殺線蟲劑，福賽得具接觸及滲透移行性殺線蟲劑。

4. 氨基甲酸鹽或肟類（carbamate or oxime insecticides）：如加保扶（carbofuran）、毆殺滅（Oxamyl）與其混合劑托福毆殺滅（Terbufos+Oxymyl）等。其中加保扶具有接觸性、胃毒性及系統性毒性，而毆殺滅則具有接觸性及系統性毒性。

5. 其他類：如滅線蟲（DCIP，Nemamort）與摩朗得（酒石酸鹽）（Morantel tartrate）等殺線蟲劑。滅線蟲為具有接觸毒性及燻殺毒性，無系統性之殺線蟲劑。

(三)殺鼠劑（Rodenticides）

1. 香豆素類抗凝血劑（coumarin anticoagulants）：包括殺鼠靈（Warfarin）、伏滅鼠（Flocoumafen）等。

2. 二氫茚二酮類抗凝血劑（indandione anticoagulatns）：得伐鼠（Diphacinone）。

3. 植物類：地中海紅海藻，有效成分為scilliroside。

4. 有機氯類：滴滴涕（DDT），現全面禁用。

5. 磷劑：磷化鋅（Zinc phosphide，Zn_3P_3）。

6. 其他類：氟乙酸鈉（Sodium fluoroacetate）等。

㈣殺真菌劑（Fungicides）

1. 多作用點殺真菌劑：包括硫劑、銅劑、氯劑、磷劑等預防性的殺真菌劑類。

2. 殺白粉病之藥劑：如無水硫酸銅、山陽銅、可溼性硫黃、銅合硫磺、克熱淨（烷苯磺酸鹽）等。

3. 殺疫病之藥劑：如苯醯胺類、芳香雜環族類、芳香烴類等。

4. 殺灰黴病之藥劑：如苯并咪唑類（Benzimidazoles）、吡啶碳醯胺類（pyridine- carboxamides）、苯胺嘧啶類（Anilinopyrminides）等。

㈤殺細菌劑（Bactericides）

1. 抗生素類：如四環黴素（tetracyclin）、鏈黴素（streptomycin）等。

2. 銅劑：如波爾多液、鹼性氯氧化銅、硫酸銅等。

3. 誘導抗病性之藥劑：這類型藥劑並非直接殺菌，而是刺激作物體內水楊酸所調節的防禦訊號途徑，達到防治目的。

㈥除草劑（Herbicides）

1. 生長調節劑型除草劑，如快克草（quinclorac）、三氯比（triclopyr）、二、四-地（2,4-dichlorophenoxy acetic acid 80%）、氟氯比（fluroxypyr）等。

2. 胺基酸合成抑制劑，如抑制支鏈胺基酸合成的依滅草（imazapyr）及抑制芳香族胺基酸合成的嘉磷塞（glyphosate）。

3. 脂質合成抑制劑，如伏寄普（fluazifop-P-butyl）、甲基合氯氟（haloxyfop-R-methyl）、環殺草（cycloxydim）等。

4. 幼苗生長抑制劑，如抑制根系生長的施得圃（pendimethalin）、比達寧（butralin）；抑制芽發育生長的丁基拉草（butachlor）、拉草（alachlor）等。

5. 光合作用抑制劑，如具移動性的草殺淨（ametryn）、草脫淨（atrazine）等；不具移動性的本達隆（bentazon）。

6. 細胞膜破壞劑，如巴拉刈（paraquat）、固殺草（glufosinate-ammonium）、樂滅草（oxadiazon）等。

7. 色素合成抑制劑，主要針對葉綠素及類胡蘿蔔素生成的受限，如可滅蹤（clomazone）。

8. 其他：有機砷類屬接觸型除草劑，在植物體內以砷取代磷，干擾糖代謝，如甲基砷酸鈉（monosodium methanear-sonate，MSMA）。

㈦ 植物生長調節劑（Plant Growth Regulators）

1. 生長素（Auxins）：促進細胞分裂、分化、生長、不定根生長。

2. 激勃素（Gibberellins）：促進整株植物生長，打破種子、芽的休眠。

3. 細胞分裂素（Cytokinins）：促進細胞分裂、生長、側芽生長。

4. 離層酸類（Abscisic acid）：促進芽的休眠及未成熟器官脫落。

5. 乙烯（Ethylene）：促進果實的成熟。

6. 其他植物荷爾蒙類。

六、農藥的毒性分級

　　農藥的毒性分短期急毒性及長期慢性毒性，農藥之急性毒性係以農藥對哺乳動物（大鼠）經口服、皮膚、呼吸毒性試驗之半數致死劑量（LD_{50}）或半數致死濃度（LC_{50}）來判定毒性大小。此外亦須考量農藥對哺乳動物之眼刺激性試驗、皮膚刺激性及過敏性試驗，以作為其對使用者之急性暴露風險評估。

　　慢性毒性則須進行亞急毒性（subacute toxicity）試驗、亞慢毒性（subchronic toxicity）試驗及慢性毒性及致癌性試驗，其試驗方法同一般毒性化學物質。

㈠農藥之毒性分類

根據農藥標示管理辦法第十二條附表一，農藥急性毒性分類，將我國農藥的毒性分為：

1. 極劇毒（第一級）
2. 劇毒（第二級）
3. 中等毒（第三級、第四級）
4. 輕毒（第五級）
5. 低毒（未分級）

本項農藥急性毒性分類係參考WHO農藥急性毒性分類，危害級別係參考GHS危害級別分類編制（試驗動物為大鼠）。如表11-1所示。

表11-1　農藥之毒性分類

分類	危害級別	口服LD$_{50}$ (mg/kg bw)	皮膚LD$_{50}$ (mg/kg bw)
極劇毒	第一級	≦5	≦50
劇毒	第二級	>5～≦50	>50～≦200
中等毒	第三級	>50～≦300	>200～≦1,000
	第四級	>300～≦2,000	>1,000～≦2,000
輕毒	第五級	>2,000～≦5,000	>2,000～≦5,000
低毒	未分級	>5,000	>5,000

㈡農藥的毒性標示如何閱讀

農藥的毒性可分為急性毒與慢性毒兩種，急性毒再區分為極劇毒、劇毒、中等毒、輕毒及低毒等五類。其中極劇毒農藥多已禁用，根據農藥標示管理辦法第十二條附件圖四的規定，目前農藥在產品包裝的標示上應以顏色來做區別，劇毒農藥為紅色、中等毒為黃色、輕毒為藍色、低毒為綠色，如圖11-1所示。

極劇毒及劇毒農藥

中等毒農藥

輕毒農藥

低毒農藥

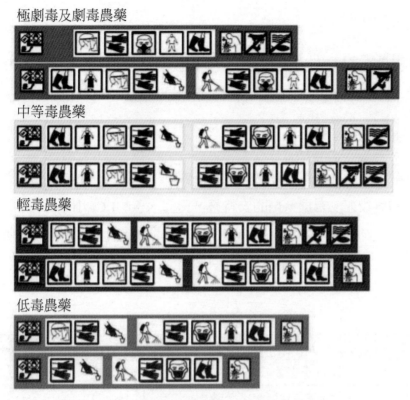

圖11-1　農藥危害防範圖式之背景帶圖例

七、農藥的毒性評估

　　根據農藥理化性及毒理試驗準則的規範，農藥的毒性評估包括：急性毒性、慢性毒性、水生物毒性、鳥類毒性及非目標生物毒性。其中對於急性毒性及慢性毒性之測試評估方法與一般毒化物質相同，另外還須進行環境影響評估。

　　農藥在噴灑後，除殘留在被處理的作物上之外，其餘農藥常飄落或進入空氣、土壤、河川中，或污染其他作物。這些到達自然環境中的農藥，直接或間接經過食物鏈，進入非目標動物體內，由於各種動物對農藥的敏感度不同，造成傷害的程度也不同。因此，農藥對於環境及生物的影響也應一併納入評估。

㈠農藥對鳥類的毒性

農藥對鳥類之LD_{50}小於15毫克／公斤時，通常認為該農藥對鳥類為劇毒性，LD_{50}在15～150毫克／公斤間為中等毒，大於150毫克／公斤者為微毒。

㈡農藥對魚類的毒性

殺蟲劑對魚類有較高的毒性，如屬於植物性殺蟲劑的魚藤精，只要0.5 ppm可將水中的魚殺死。有機氯劑的安特靈，對海水魚的LC_{50}小於3.1 ppb；有機磷劑的馬拉松，對鱸魚的LC_{50}為14～17.8 ppb。農藥對水生生物毒性的分類如表11-2。

表11-2　農藥對水生生物毒性分類

毒性分類	鯉魚LC_{50}（96小時）	水蚤EC_{50}（48小時）
劇毒 I	≦1毫克／公升	≦1毫克／公升
中等毒 II	>1～≦10毫克／公升	>1～≦10毫克／公升
輕毒 III	>10～≦100毫克／公升	>10～≦100毫克／公升
低毒 IV	>100毫克／公升	>100毫克／公升

EC_{50}：導致供試生物50%不活動的濃度。

㈢農藥對益蟲的毒性

一些農藥對飼養的蜂群及害蟲的天敵可能造成傷害，如何選出代表性的天敵作為測試農藥毒性之用，導出農藥試驗的標準，作為選用農藥的準則，亦為急須進行的工作。所以選用農藥時不僅要了解它的防治效力、對人畜的傷害性，並且要知道它對環境中其他動物的影響，以避免經濟的損失及防止生態的不平衡。

㈣農藥對非標的作物的藥害

某些農藥雖然達到防治有害生物的目的，但也對被處理的作物產生不良影響。一般來說，農藥對有害生物有毒，而對被處理過的作物毒性較低，且在正式

推廣前已經試驗證明。但實際上當使用農藥後，極有可能直接或經過環境之污染間接接觸到其他作物而產生毒害，此種毒害包括對種子萌芽的影響、生長不良或畸型、品質變壞、產量減少等。

八、農藥的安全停藥期

安全停藥期為防檢局委託檢驗機構根據不同農藥施加於不同作物上後自然分解狀況下的殘留情形，若某特定天數後該作物上的農藥殘留數值低於或等於安全容許殘留量後，便依此制定安全停藥期。

農藥隨著停藥期拉長，農藥殘留亦會隨時間而分解遞減，因此登記農藥皆有訂定安全採收期，至安全採收期後採收之蔬果應即可符合殘留標準。

農藥使用安全間隔期是指最後一次施用農藥的時間到農產品收穫時相隔的天數，可保證收穫農產品的農藥殘留量不會超過國家規定的允許標準。

九、合理、安全、有效之施藥方法

農藥合理、安全及有效使用方法有六步驟：

1. 正確診斷：依據環境條件與害物發生狀況，正確診斷。
2. 慎選藥劑：依據診斷結果，並按照登記狀況選擇合適藥劑。
3. 採購前、施用前核對是否符合按標示使用之規定。
4. 調校施藥器械，定量、均勻地噴施藥液，同時確實保護自身安全。
5. 施藥後詳實記錄，以為下期作調整之參考。
6. 徹底清洗施藥器械，並妥善處理廢棄物。

十、影響農藥殘留的因素

㈠農作物上農藥殘留不符規定之原因

根據藥毒所多年來之農產品農藥殘留監測結果分析，容易造成農作物上農藥殘留不符規定之原因有以下四點：

1. 農民使用政府未登記於該作物上的農藥。
2. 未遵守安全採收期或提高施用濃度。
3. 噴藥飄散及噴藥器具之污染。
4. 使用偽農藥或未登記肥料。

㈡影響農藥殘留的因素

1. **農藥的親水性／疏水性**：農藥分為親水性及疏水性農藥，接觸性農藥多為疏水性，在植株中的移行性較小，容易附著在作物的表面或累積於蠟質中；系統性農藥多為親水性，可滲透進入植物組織中，並移行到各個部位。
2. **農藥的劑型與添加物**：不同劑型的農藥會添加不同種類及比例的添加物（農藥增效劑或佐劑），這些添加物會影響農藥的附著率、持久性、代謝速率及代謝產物的種類。
3. **施藥期與施藥方式**：一般作物於苗期或生長期對農藥的吸收速度較快，但在後期多會降解消退，在採收期施藥較易有較高的殘留量。
4. **作物的種類與生長型態**：作物的生長期、食用部位、品種等的差異，都會影響農藥殘留的情況。作物若處於生長期，因生長迅速、酵素活性旺盛，有助於農藥的代謝。作物表面是否光滑、是否有絨毛、表面是否平整、是否含有蠟質等，都可能會造成農藥殘留量的差異。
5. **環境因素的影響**：環境因子包括日光、溫度及溼度等，都會影響到作物生長及農藥殘留。不同的農藥藥劑對於光、水分的感受性都不同，因此光分解性及水解性也都不同，例如溫室中栽培的作物，其農藥的消退速度稍慢於室外

栽培的作物；施藥後間隔一段時間後套袋者，其農藥的殘留量較施藥後立即
套袋者為低。

十一、如何清洗蔬果

　　根據食藥闢謠專區2019年5月14日發布的公告資訊，洗菜大原則為先浸泡、
後沖洗、再切除。其實，「清水沖洗」是簡單有效避免農藥殘留的方法，由於接
觸型農藥為常見的農藥殘留藥劑種類，除去這些附著在植株的殘留農藥，就能有
效降低吃進農藥的風險。清洗時以清水先浸泡3分鐘，待農藥溶解在水中後，再
用流動的清水沖洗。值得提醒一點，浸泡時間不需太長，重點是以流動的水沖
洗，才能讓水流帶走蔬果的殘留農藥。蔬果經過仔細沖洗，才能切小塊，或是除
去不食用的部分。切除的步驟必須最後處理，避免農藥污染刀具，讓刀具上的農
藥污染乾淨的部位。

　　此外，農藥在水中的分解程度，依農藥劑型而有所差異，又可分成「水溶
性」與「脂溶性」。顧名思義，相對水溶性，脂溶性農藥被水分解的效果比較
差。若消費者擔心「脂溶性農藥」殘留的問題，可使用蔬果清潔劑清洗。這類清
潔劑中的「界面活性劑」，能夠有效溶解脂溶性農藥。清洗方法與水洗相同：先
浸泡，再沖洗。然而操作方式不當，界面活性劑往往比農藥更容易殘留在蔬果
中，對健康的風險也更高。因此使用蔬果清潔劑之後，建議再以清水沖洗殘留的
清潔劑。

　　蔬菜和水果在種植過程中，農民處理的方式有些不同，也會造成農藥殘留的
差異。農民在果品成熟時，通常會先「套袋」——用袋子包裹果實，保護水果被
昆蟲啃食，被農藥噴灑到的機率也比較小。無論蔬菜或水果，水洗都能減少農藥
殘留的機會。

　　常見蔬果清洗方法：

1. 苞葉菜（例如高麗菜、大白菜、包心菜、萵苣）的農藥殘留往往在外層的葉
   片，所以球菜一定要剝去最外層的2～3片葉子，以手剝下球菜葉片，經過浸

泡及充分清洗之後，再切除基部即可食用。

2. 大片葉菜類（例如小白菜、青江菜、油菜、菠菜）的清洗重點爲沖洗葉片及切除葉柄或根部。清洗時一邊翻開葉片，同時以流動清水仔細沖洗，再將容易有農藥殘留的葉柄或根部切除。

3. 小片葉菜（例如龍鬚菜、空心菜、茼蒿）的清洗方式與大片葉菜相同，唯葉片狹小，不易攤開洗淨。建議準備一盆清水，讓小葉在水中舒展開來，再以小水流沖洗葉片。

4. 食花不食葉的蔬菜，像是花椰菜或甘藍這類以「小花」爲食用部位的蔬菜等，農藥容易殘留在小花間的縫隙，建議「汆燙」之後再食用。手握花梗，小花朝上，以小水流沖洗，同時旋轉小花，讓每朵花菜都能被完全沖洗乾淨。注意，水流不能太大，否則小花會被沖散。清洗之後再將小花菜從主莖上切除下來。花菜經過3～5分鐘的汆燙，讓殘留在縫隙間的農藥在熱水裡分解，就能有效減少農藥殘留。

5. 豆菜、彩椒、茄類、瓜果，這些表面有凹陷、帶蒂頭的蔬菜等，利用浸泡方式，讓殘留在凹陷部分的農藥分解在水中，清水沖洗過後，以軟毛刷輕刷去殘留在表皮的農藥，再切除蒂頭。彩椒類可直接切除頂端及底部凹陷的部位，避開這些容易造成殘留的部位。

6. 耐放的蔬菜，植物本身具有分解少量農藥的能力，因此像是南瓜或是蘿蔔這類可以儲藏較長時間的蔬菜，購買之後放個1～2天再食用，也可以降低農藥殘留的風險。不過，蔬菜久放容易導致不新鮮，還可能喪失營養價值，因此要注意不能放太久。

7. 小果類（如龍眼、荔枝、草莓、葡萄），這些外觀小型的果品，通常購買時果實連同枝梗一起購入。先浸泡3～5分鐘讓農藥溶於水中，接著以清水沖洗，在將小果從枝梗剪下，剝皮食用即可。若爲連皮吃的小果，則除去蒂頭後食用。

8. 皮不食用水果（如芒果、梨子、柑橘類），清水沖洗乾淨後，切除外皮及蒂頭，避免容易發生農藥殘留的凹陷部分，去皮後食用。

9. 皮食用水果（如芭樂、李子、桃子、蓮霧），清水浸泡3分鐘後，再沖洗，同時使用軟毛刷輕柔刷洗水果表面，同樣也必須切除凹陷部分避免食用。

第二節　動物用藥品

一、動物用藥殘留與人體健康

在養殖動物的過程中使用疫苗、抗生素、解熱鎮痛藥物、驅蟲劑、生長促進劑等來預防或治療疾病，並促進動物生長，是很正常的。但是動物在使用藥物以後都會暴露在藥物毒性風險中，使在其體內或生產品（如奶、蛋）可發現藥物或藥物的代謝物殘留。當人類食用這些動物或其生產品時，就會暴露在藥物毒性的風險中。

在動物用藥中最被大量使用的為抗生素及磺胺藥劑，這類殺菌劑對人類有不同程度的過敏性，反應強烈的時候甚至會造成休克。長期存在於人體內，會對人體免疫系統造成傷害，並會使腸道有益菌叢消失。因抗生素的濫用，過量長期食用可能導致噁心、嘔吐、腸胃不適及肝腎損害等，影響健康。最嚴重的莫過於容易產生出對人用抗生素具耐藥性的細菌，恐將面臨無藥可用的絕境。

二、動物用藥的定義

依動物用藥品管理法第三條定義，動物用藥品之管理範圍包括：

1. 專供預防、診斷、治療動物疾病之血清、預防劑、診斷劑及其他具有生物藥品效能之藥品。

2. 專供預防、治療動物疾病之抗生素。

3. 前二款以外，專供預防、治療動物疾病；促進或調節生理機能之藥品。

以上三者之原料藥、製劑及成藥均屬動物用藥品法管理範圍。

三、動物用藥的種類

畜禽產品中所殘留之藥物種類，依其藥物之適用性質概可分爲下列三大類：

1. 抗菌劑類：如鏈黴素（Streptomycin）、羥四環素（Oxytetracycline）、紅黴素（Erythromycin）等之抗生素類，及磺胺甲基噁唑（Sulfamethoxazole）與恩氟奎林羧酸（Enrofloxacin）等之人工合成抗菌劑類。
2. 抗寄生蟲劑類：二氯松（Dichlorvos）、愛滅蟲（Ivermectin）等。
3. 其他藥劑類：如雌二醇苯甲酸（Estradiol benzoate）、氟化甲基氫皮質醇（Dexamethasone）、甲硫酸新斯的明（Neostigmine methylsulfate）等。

含藥物飼料添加物，又可分爲：

1. 抗菌劑類：如卡巴得（Carbadox）、氯四環素（Chlortetracycline）、新黴素（Neomycin）、磺胺二甲嘧啶（Sulfamethazine）等。
2. 抗寄生蟲劑類：如安保寧（Amprolium）、孟寧素（Monensin）、沙利黴菌（Salinomycin）等。

四、動物用藥之偽藥與劣藥

動物用藥在食品安全管理上除了殘留量超標的問題以外，也有偽藥、劣藥與禁藥的問題。

㈠偽藥

根據動物用藥品管理法第四條之規定，所謂動物用偽藥係指經檢驗認定有下列各款情形之一者：

1. 未經核准擅自製造者。
2. 將他人產品抽換或攙雜者。

3. 塗改或變更有效期間之標示者。

4. 所含成分之名稱與核准不符者。

5. 未依第十八條之規定，黏貼合格封緘者。

(二) 劣藥

依動物用藥品管理法第六條之規定，動物用劣藥係指已核准登記之動物用藥品經檢驗具有下列各款情形之一者：

1. 所含成分之質、量或強度，與規定標準不符者。

2. 全部或一部污染或變質者。

3. 超過有效期間者。

4. 主治效能與核准不符者。

(三) 禁藥

依動物用藥品管理法第五條之規定，禁用之動物用藥品係指具有下列各款情形之一者：

1. 經中央主管機關公告禁止製造、調劑、輸入、輸出、販賣或陳列。

2. 未經核准擅自輸入。但旅客或隨交通工具服務人員攜帶第三條第一款以外動物用藥品入境，供自家寵物使用，且符合一定種類、劑型及數量者，不在此限。

五、乙型受體素與國際間管理政策之差異

乙型受體素是種能作用於人體組織中的乙型感受體（β-receptor），以產生平滑肌舒緩等生理現象的物質，做治療人類氣喘及安胎等的藥物。後來發現可作為動物「肥育期」之飼料添加物。在動物飼料中的添加，可以增加畜禽瘦肉比例、提高飼料利用率及減少動物排泄物的作用，具有提高經濟效益、降低生產成本及減輕環境污染的好處，故而成為動物飼料添加物。「腎上腺乙型接受體作用

劑」是一種類交感神經興奮劑，俗稱「瘦肉精」。

瘦肉精的種類很多，常見的商品如萊克多巴胺（Ractopamine，商品名為培林）、沙丁胺醇（Salbutamol）、特必林（Terbutaline）、克倫特羅（clenbuterol）、齊帕特羅（zilpaterol）等。以萊克多巴胺最為普遍，是由美國的禮來公司所生產，內含鹽酸萊克多巴胺（ractopamine hydrochloride），於1999年通過美國食品藥品管理局的許可上市銷售，在添加於豬飼料的商品名稱為「培林」（Paylean），而添加於牛飼料者則稱「歐多福斯」（Optaflexx）。

瘦肉精的毒性依代謝速度而定，代謝速度較慢者，毒性較高，如克崙特羅及沙丁胺醇。萊克多巴胺及齊帕特羅都是代謝速度較快的瘦肉精，其毒性較低。以萊克多巴胺為例，動物實驗中，小鼠的半數致死量為3,547～2,545 mg/kg，大鼠的半數致死量為474～365 mg/kg。在大量食用萊克多巴胺殘留的肉類或內臟時，可能引發中毒症狀，噁心、頭暈、肌肉顫抖、心悸、血壓上升、促進心血管疾病等。從其他動物實驗的結果推論若大量攝取恐致心悸、嘔吐、心律不整、頭暈、心跳過速、神經系統受損，嚴重會心臟麻痺而死。直接食入過量的萊克多巴胺會產生噁心、肌肉顫抖、血壓上升、心悸、無力感及頭暈等症狀。瘦肉精在中國大陸曾多次傳出民眾食用殘留治療用乙型受體素（克崙特羅）的豬內臟引發中毒事件，導致消費者恐慌及各界關切。

世界各國對於瘦肉精的使用及殘留量的限量標準仍未達成一致。可以分成三種管理政策：

1. 完全禁止使用及殘留，如歐盟、中國及俄羅斯等國。歐洲食品安全局經過評估的結果認為，即使有足夠的數據能夠支持訂出萊克多巴胺的最高殘留限量的建議規範，但卻無法排除對人體健康有危害。由於其安全性問題仍然存在，歐盟將不跟進Codex的表決性限量標準的建議。

2. 禁止使用，但訂定最高殘留容許量，允許殘留之肉品進行國際貿易者，如中華民國、日本、紐西蘭等國。

3. 允許使用，並訂定最高殘留容許量及允許殘留之肉品進行國際貿易者，如美國、加拿大等國。

六、什麼是停藥期？

動物在施用動物用藥以後，必須遵守停藥期的規定，才能將食用動物供應到市場中，而動物用藥品之停藥期是依據殘留量0或符合殘留容許量而訂定的。一般而言，具有致癌性或致畸胎性的動物用藥品，不設殘留容許量，其停藥期是依據達到殘留容許量需要的時間訂定。

停藥期之訂定爲藥物殘留期間加上安全期間的一段時間。所謂殘留期間爲最後1次投藥後，可食組織中之藥物殘留濃度降低至殘留容許量或無法檢測出殘留的期間。安全期間則因實驗動物毒性試驗之結果而異，實驗動物致癌性試驗證實具有致癌性者爲殘留期間之二倍，實驗動物致畸胎性試驗證實具有致畸胎性者爲殘留期間之一倍，其他動物用藥品爲殘留期間之二分之一倍。停藥期應按實足天數計算，例如停藥期5天，係最後投藥之時間開始算起，須經120小時才屠宰供人食用。但牛乳之停藥期則按實足小時數計算。

動物用藥品物經投藥後需要一段時間（停藥期）於動物體內代謝後，可達微量殘留，其殘留量經科學評估低於最大殘留容許量（MRL）。已核准之動物用藥品標籤或說明書上皆載明用法用量及停藥期，供使用藥品時參考。部分准用動物用藥之停藥期如表11-3所示。

表11-3　部分准用動物用藥之停藥期

對象動物	藥劑名稱	用途	停藥期
鰻形目	安默西林Amoxicillin	治療對本劑具有感受性鏈球菌或發光桿菌之感染	5天
鱸形目	安比西林Ampicillin	治療對本劑具有感受性鏈球菌或發光桿菌之感染	5天
豬	安痢黴素Apramycin	預防控制大腸桿菌症	28天
肉雞	六肽黴素Nosiheptide	促進生長及改進飼料利用效率	7天
豬	泰妙素Tiamulin	控制豬赤痢	2天

對象動物	藥劑名稱	用途	停藥期
乳牛	安比西林 Ampicillin	治療對本劑具有感受性鏈球菌或發光桿菌之感染	72小時
乳牛	諾伯黴素 Novobiocin	治療敏感菌株引起的嚴重感染	72小時
豬	六肽黴素 Nosiheptide	促進生長及改進飼料利用效率	7天
雞	乃卡巴精 Nicarbazin	預防球蟲病	5天

資料來源：動物用藥品使用準則，2022年02月07日。

　　畜禽養殖業者所飼養之動物及其產品，在屠宰或供人食用前應停止投藥並遵守停藥期，以確保肉、乳及蛋中藥物殘留量符合衛福部所訂定之動物用藥殘留標準。

七、造成畜禽產品中殘留藥物之可能原因

1. 未依動物用藥品標示（標籤及說明書）之內容正確安全的使用。
2. 飼料廠或自配飼料戶未確實依「含藥物飼料添加物使用規範」之規定合理使用含藥物飼料添加物。
3. 養殖業者直接將動物用原料藥任意添加於飼料或飲水中使用。
4. 養殖者使用標有停藥期之動物用藥品及含藥物添加物後，未確實遵守該停藥期間，即將投藥後之禽、畜、水產類及乳蛋品等出售供屠宰、加工或食用。此為造成藥物殘留之最主要原因。
5. 飼料場製造空白飼料（未加藥飼料）時，於飼料之生產系統中交叉污染到藥物，而供為大豬飼料。大豬食用後，隨即出售而造成藥物殘留。
6. 畜禽經投藥或注射治療後，未做明顯記號或隔離處理即一起出售而發生藥物殘留。
7. 養殖業者購用品質不良、來歷不明及不合法之動物用藥品或含藥物添加物，因其不當使用而致發生藥物殘留。

第三節　常見農藥及動物用藥違法案例

一、台灣常見農產品農藥超標新聞報導

　　台灣農產品農藥超標的新聞報導時有可聞，僅在2022年的前三個月就有九件農藥超標的報導，無論是國產及進口農產品，如表11-4所示。農作物農藥超標新聞的長期頻繁報導，造就了消費者的食安恐懼與不信任心理，成為台灣重要的食安議題，也是政府極力設法改善的重要施政方針。

表11-4　近期農產品農藥超標之新聞報導

日期	新聞內容	檢測發布單位
2022/03/12	日本進口草莓3個月爆15件農藥超標，食藥署宣布啟動逐批查驗	食品藥物管理署
2022/03/11	消基會抽查市售草莓，日產不合格率8成、含「禁用藥」	消費者文教基金會
2022/03/03	2月生鮮蔬果檢驗結果，1件茄子不合格	澎湖縣衛生局
2022/02/22	1月抽驗52件生鮮蔬果殘留農藥結果，發現12件不符規定、不合格率23.1%，包含國產7件、不合格率16.3%，進口5件、不合格率55.6%	台北市衛生局
2022/02/14	公布2021年11、12月市售農產品農藥監測抽驗結果，有48件不合格，以小葉菜類最多；總計抽驗396件農產品進行農藥殘留檢驗，有48件不合格，合格率89.2%	食品藥物管理署
2022/02/08	日本熊本「MEIKO鮮草莓」、密瓜及韓國人參農藥超標全數邊境攔截	食品藥物管理署
2022/02/07	衛生局公布1月生鮮蔬果檢驗結果，韭菜及包心芥菜各1件不合格	澎湖縣衛生局
2022/01/25	順天堂藥廠自中國進口1批烏梅總重773公斤，遭檢出農藥殘留不符規定，遭邊境攔截	食品藥物管理署

日期	新聞內容	檢測發布單位
2022/01/17	去年12月抽驗1196件蔬果產品,有100件不符合規定,不合格率8.3%,銷毀重量計1萬8669公斤,其中主要品項為青蔥、茼蒿及小白菜	台北農產運銷公司
2021/12/30	2021年11月至傳統市場蔬果農藥抽驗結果,50件中有5件違規,違規率10%	台北市衛生局
2021/12/21	公布最新邊境檢驗不合格名單,自日本熊本進口的草莓驗出農藥殘留不合格,全數遭食藥署退運、銷毀	食品藥物管理署
2021/10/29	8月底到9月初,在網購平台採集40件蔬菜,發現有12件農藥超標,其中更含有不得檢出的農藥出現	行政院消保處

資料來源:食藥署:首頁 >消費紅綠燈 >國內衛生局新聞 >食品
　　　　　https://consumer.fda.gov.tw/News/List.aspx?nodeID=10&rand=1738802215
消保處:https://cpc.ey.gov.tw/Page/6C059838CA9744A8/d3798424-ef1c-4bb1-9a3f-a6601427a28b

二、台灣常見動物用藥超標案件

㈠違法使用孔雀綠

　　石斑魚都是活魚外銷,魚體外表皮膚常會受傷,為了讓石斑魚賣相佳,多會使用孔雀石綠。由於有致癌風險,中國早在2002年將孔雀石綠列為禁用的獸藥及其化合物清單。但從2005年起就經常有水產品被驗出含有此種禁藥的消息傳出,其中較著名的案件如2005年衛生署檢測出屏東石斑養殖業者違法使用此物質、2015年5月孔雀綠鰻魚事件、2016年新聞標題為「含孔雀綠毒的海鮮竄市面大潤發、家樂福都中標」等案,件件深刻人心。雖然主管機關全力杜絕,直到2022年1月中國仍然通報台灣2間養殖場石斑活魚被檢出禁藥,其原因值得深思。

㈡市售禽畜肉中三甲氧苄氨嘧啶超標

三甲氧苄氨嘧啶（Trimethoprim）可以用來治療家禽細菌感染和球蟲病，為畜牧業常用的殺菌劑，其殘留量標準為肌肉0.05 ppm；蛋為0.02 ppm。

三甲氧苄氨嘧啶超標的新聞經常在媒體上報導，引起消費者的關切。例如台北市政府衛生局在2021年第3季針對傳統市場、小吃店、超市、餐飲業及賣場等市售通路執行生鮮禽畜肉品（含蛋）抽驗，共計抽驗148件生鮮禽畜肉蛋，檢驗結果其中2件雞肉之三甲氧苄氨嘧啶超標。

2021年6月台中市抽驗端午應景食品，針對製造業者、各販賣場所抽驗各式粽子成品，以及常見端午食材原料、祭祀用的禽畜肉品等共235件，發現1件烏骨雞動物用藥超標。

三甲氧苄氨嘧啶殘留量超標案件當中，其中較受注目的是2016年10月全聯、楓康販售烏骨雞被驗出三甲氧苄氨嘧啶殘留量超標，造成逾3000隻烏骨雞下架。2015年7月食藥署稽查1件雞蛋三甲氧苄氨嘧啶殘藥量超標7.5倍的驚人數據。

㈢肉品含禁藥氯黴素

氯黴素為廣效抗生素，可抑制多種細菌，常被添加在動物飼料中預防動物疾病。但若透過飲食進入人體，可能影響骨髓、紅血球的增生，甚至導致人體的再生性不良貧血。農委會早已於2002年12月26日即公告產食動物禁用氯黴素，但違法使用的案例還是層出不窮，2011年發現2件CAS貢丸檢出殘留氯黴素。2012年新北市衛生局針對攤商、大賣場和餐飲業者抽驗10件貢丸，結果有4件驗出氯黴素，高達4成不合格。防檢局於2012年亦檢出3件鴨肉有氯黴素殘留，可見農戶濫用氯黴素情形尚非僅侷限於種豬，亦即已擴及到其他供產食動物中。2013年8月9日農委會更公告訂定「氯黴（chloramphenicol）為禁止製造、調劑、輸入、輸出、販賣或陳列之毒害藥品」，嚴禁氯黴素的應用。

雖然氯黴素已嚴禁在食用動物的使用，但在2013年以後還有被檢出的違法案例，如2014年台南大立生鮮超市貢丸被食藥署檢出含有禁藥氯黴素。

第四節　農藥的管理機關

　　依據2018年05月23日修正之農藥管理法立法宗旨第2條的規範，執行農藥管理的中央機關爲行政院農業委員會；在地方爲直轄市、縣（市）政府。主管機關負有全國性農藥管理政策、方案與計畫之策劃、訂定及督導執行之責。農藥管理法並明確規範我國農藥採登記許可制；農藥的販售應取得核發農藥販賣業執照後，始得營業。並明文規定使用農藥者，應使用經中央主管機關核准之農藥，否則處新臺幣一萬五千元以上十五萬元以下罰鍰。

　　105年11月09日修訂的動物用藥品管理法，其立法宗旨爲增進動物用藥品品質、維護動物健康、健全畜牧事業發展。其中央主管機關亦爲農委會；明定動物用藥須向中央主管機關申請檢驗登記，經核准發給許可證後，始得製造或輸入；動物用藥品製造廠（所），製造動物用生物藥品者，應聘用獸醫師；製造動物用抗生素或普通藥品者，應聘用藥劑師，駐廠（所）負責監督藥品之製造；動物用藥品販賣業者，應向所在地直轄市或縣（市）主管機關申請，經審查合格並核發動物用藥品販賣業許可證後，始得登記營業，並不得分裝動物用藥品。禽畜、水產養殖業者及飼料製造業者不得使用僞藥、禁藥及來歷不明之動物用藥等規定。

　　在農委會的組織架構下，與農藥及動物用藥管理業務關係較密切的單位與職掌說明如下：

一、農糧署：農藥、肥料、種苗與農機檢查業務之策劃、執行及督導事項。其中農業資材組負有農藥安全使用宣導教育之策劃、推動及督導；安全用藥教育資材之編訂、製作；農作物農藥殘留監測與管制之策劃、推動及督導等職責。

二、動植物防疫檢疫局：動物用藥品與動物衛生資材政策、法規、方案、計畫之擬訂、執行及督導；動物用藥品與動物衛生資材檢驗之策劃、執行及督導等職責。設立動物用藥品技術審議委員會，執行有關動物用藥品申請案件之審議事項；有關動物用藥品檢驗規格、使用基準、新藥試驗等之審訂事項；其

他有關動物用藥品技術改進之諮詢審議及調查事項等任務。

三、農業藥物毒物試驗所：農產品中農藥殘毒與毒性物質之分析、調查、預防、管制、安全評估標準之研訂及農民安全用藥之指導事項；農藥與代謝產物或其他毒性物質之毒性測試及協助安全使用農藥之試驗研究事項；農藥及毒物之有機合成技術之研究、農藥配方製劑之改進、農藥成品品質分析、標準規格之試驗研究事項；農藥及毒物科技發展資訊服務、農藥安全使用推廣教育、經濟效益評估與受委託辦理農藥登記試驗及資料綜合分析等服務事項。

第五節　農藥的販賣與使用管理

依據農藥管理法的規範，農藥必須先經中央主管機關核准登記，並發給許可證以後才准許進行製造、加工或輸入。農藥生產業者應依有關法規辦理工廠登記，農藥原體限由農藥生產業者申請輸入。農藥販賣業者，應置專任管理人員，並應向當地直轄市或縣（市）主管機關申請核發農藥販賣業執照後，始得營業。農藥販賣業者在販賣農藥時也有諸多應遵守事項，如農藥販賣業執照應懸掛於營業場所明顯處、不得在營業場所以外販賣成品農藥、不得將原包裝成品農藥拆封販賣、應登記購買者姓名、住址、年齡、聯絡方式、購買農藥之名稱及數量，並保存三年等。並應受主管機關之監督、檢查、取締。

一、為何一種農藥可以用在果樹上，可是若用在蔬菜上卻是違法的？

依據農藥管理法，農藥使用是採用登記使用制度，在果樹可以使用的農藥如果未登記在蔬菜上，則不可使用於蔬菜上；如果該種藥劑亦登記在蔬菜上，則可以在蔬菜上使用，是否可使用，完全依據登記狀況。

二、為何同是蔬菜，卻不可使用相同的農藥？

　　農藥的使用是採登記制，若一種藥劑未在作物上登記使用，而被使用時則為違規使用未登記藥劑，是會被罰款的；況且農藥在登記之前必須具備毒理、藥效、藥害及殘留量資料。未登記藥劑此三項資料並不完整或全然缺乏，若貿然使用，可能藥效不佳、會發生藥害或殘留量偏高，風險是很高的。

三、在國外可以使用的農藥，是不是也可以在台灣使用？

　　國外可以使用的農藥不一定可在台灣使用。若在台灣未登記，則不可使用；若依規範進行試驗，並完成登記程序，則可依據使用方法，使用在登記的作物對象及害物對象。許多國外生產的農產品因農藥檢測不合格而無法進口，很多是這個原因所造成的。

第六節　農藥及動物用藥殘留容許量標準之制定

　　動物使用藥物是不可避免的，但因動物用藥會殘留，因此風險是存在，為確保人類食用安全，目前各國對於動物藥品的使用及殘留標準都有一定的規範。

　　農藥及動物用藥殘留標準之制定係屬衛生福利部食藥署的職權，依食品安全衛生管理法第十五條第二項規定訂定之。在實質的運作上，由農委會將殘留試驗等資料及建議殘留容許量，提送衛福部（食藥署）依食安法之授權，訂定農藥之殘留容許量標準。評估原則及程序係依據科學原理、各項農藥之毒理資料、農作物殘留消退資料、配合農作物用藥需求及國人飲食調查，同時亦考量國人對各類農作物取食總量之累積風險，進行整體評估，如可能對民眾健康產生風險者，則不予訂定。

　　衛福部依照農委會建議之殘留容許量草案，確認攝食量未超過總量管制後，

提送衛福部食品衛生安全與營養諮議會審查，並會商農政機關，依行政程序法辦理預告60天廣徵各界意見後，始正式發布。

一、農藥殘留容許量標準

衛福部公告之最新農藥殘留容許量標準為2021年08月18日版本，並附五項附表，詳細資料請至食藥署網站查詢：首頁 >整合查詢服務 >食品 >食品法規查詢 >農藥殘留容許量標準，各附表內容如下：

附表一：農藥殘留容許量標準表，共有7435筆，如表11-4。

表11-4 農藥殘留容許量標準樣張

共有 7483 筆搜尋結果

| 農藥殘留容許量 | 外源性農藥殘留容許量 | 得免訂定容許量之農藥 | 公告禁用農藥 |

項次	國際普通名稱	普通名稱	作物類別	容許量（ppm）	備註
1	1-methylcyclopropene	1-methylcyclopropene	柿	0.01	生長調節劑
2	1-methylcyclopropene	1-methylcyclopropene	梨	0.01	生長調節劑
3	1-methylcyclopropene	1-methylcyclopropene	蘋果	0.01	生長調節劑
4	2·4-D	二·四地	甘蔗類	0.05	殺草劑
5	2·4-D	二·四地	杏仁	0.2	殺草劑
6	2·4-D	二·四地	柑桔類	2.0	殺草劑
7	2·4-D	二·四地	其他（穀類）	0.02	殺草劑
8	2·4-D	二·四地	葡萄	0.1	殺草劑
9	2·4-D	二·四地	蔓越莓	0.1	殺草劑
10	2·4-D	二·四地	蘆筍	1.0	殺草劑

附表二：外源性農藥殘留容許量標準表，本表只有1種，為可氯丹（Chlordane）施用作物人參（鮮）容許量0.02 ppm。

　　附表三：得免訂定容許量之農藥一覽表，包括液化澱粉芽孢桿菌、枯草桿菌、蘇力菌、白殭菌、碳酸鈣、硫酸銅、礦物油等38種，如表11-5。

表11-5　得免訂容許量之農藥名單樣張

共有 38 筆搜尋結果

農藥殘留容許量	外源性農藥殘留容許量	得免訂定容許量之農藥	公告禁用農藥

項次	農藥名稱	英文名稱
1	DL-甲硫胺酸	DL-methionine
2	乙醇胺銅	Copper Chelate
3	三元硫酸銅	Tribasic Copper Sulfate
4	土黴素	Oxytetracycline
5	可溼性硫黃	Sulfur
6	四環黴素	Tetracycline
7	白殭菌A1	Beauveria bassiana A1
8	石灰硫黃	Lime & Sulfur
9	印楝素	Azadirachtin
10	抑芽醇	n-Decanol

　　附表四：公告禁用農藥一覽表，包括有機水銀劑、滴滴涕等62筆。

　　附表五：農藥殘留容許量標準表中農作物類農產品之分類表，如米、麥、雜糧、乾豆、包葉菜、小葉菜、根莖菜類、蕈菜類、果菜類、瓜菜類、豆菜類等22類及所有農產品名稱。

二、動物用藥殘留容許量標準

　　動物用藥殘留標準之最新修正版本為2021年06月24日公告之版本，詳細資料請至食藥署網站查詢：首頁 >整合查詢服務 >食品 >食品法規查詢 >動物用藥殘留標準，共有504筆，如表11-6。

表11-6　動物用藥殘留標準查詢結果樣張

共有 504 筆搜尋結果

項次	學名	中文名稱	殘留部位	動物種類	殘留容許量（ppm）
1	Abamectin	阿巴汀	肌肉、脂	牛	0.1
2	Abamectin	阿巴汀	腎	牛	0.05
3	Acetylisovaleryltylosin	乙醯異戊醯泰樂黴素	肌肉、肝、腎、脂	豬、雞	0.04
4	Albendazole	Albendezole	肌內、脂、乳	牛、綿羊	0.1
5	Albendazole	Albendezole	肝、腎	牛、綿羊	5
6	Altrenogest	烯丙孕素	肌肉	豬	0.001
7	Altrenogest	烯丙孕素	肝、腎	豬	0.002
8	Altrenogest	烯丙孕素	脂	豬	0.004
9	Amitraz	三亞蟎	肌肉	豬	0.05
10	Amitraz	三亞蟎	肝、腎	豬	0.2

本標準所稱殘留容許量係「指標性殘留物質（marker residue）」之含量，包括該藥物原體及與該藥物殘留量具明顯關係之代謝產物。

最受矚目的是增訂萊克多巴胺在豬可食部位的殘留容許量，如表11-7所示。

表11-7　萊克多巴胺在豬可食部位的殘留容許量

項次	學名	中文名稱	殘留部位	動物種類	殘留容許量（ppm）
390	Ractopqmine	萊克多巴胺	肌肉	牛	0.01
391	Ractopamine	萊克多巴胺	肌肉	豬	0.01
392	Ractopamine	萊克多巴胺	脂（含皮）	豬	0.01
393	Ractopamine	萊克多巴胺	肝	豬	0.04
394	Ractopamine	萊克多巴胺	腎	豬	0.04
395	Ractopamine	萊克多巴胺	其他可供食用部位	豬	0.01

資料來源：動物用藥殘留標準，2021年06月24日公告修訂版本

第七節　我國農藥管理之重大政策

一、化學農藥十年減半政策

　　為改善農產品食安，除整合農產品標章、強化農產品溯源管理與提高國內糧食自給率，農委會預計在10年後，也就是民國2028年，達成全國農藥使用量減半的目標，即2028年後每公頃降低農藥使用量6.3公斤或全國農藥總量減少4,570公噸。

　　為推動化學農藥減半政策，農委會建構完善的行動策略，包括：

㈠ 強化綜合管理，鼓勵友善農業：1.擴大普及非化學防治技術。2.加速開發替代性生物資材與非化學防治管理技術。3.辦理生物性防治資材補助。4.推動有機及友善農業。

㈡ 汰除風險農藥，強化分級管理。1.盤點高用量高危害化學農藥。2.提高學名藥上市門檻。3.依農藥安全性建立分級管理。4.推動非農業用地禁用除草劑。

㈢ 制定配套法則，逐步達成減半。1.提升農藥販賣業者素質。2.推動農藥代噴制度。3.推動植物醫師制度。

二、強化農藥流向管理

　　根據農藥管理法第35條農藥生產業或販賣業者，應就農藥種類分別記載其生產、輸入、購入、銷售之數量及交易對象，以備主管機關查核。

　　前項記載資料應保存3年，並應定期陳報主管機關，其格式、內容、頻率及方式，由中央主管機關公告之。

　　違反第35條規定者，處新臺幣1萬5千元以上15萬元以下罰鍰。

　　防檢局已於2016年4月27日公告「農藥產銷資料定期陳報規定」，並於7月15日公告修正相關內容。

㈠ 零售業者：每三個月陳報1次，即每年1、4、7、10月之15日陳報1次。

㈡ 生產業者、進出口業者及批發業者：每2個月陳報1次，即每年1、3、5、7、9、11月之15日陳報1次。

　　本辦法自2018年開始以電子化方式申報。

三、高風險農藥管理與退場機制

㈠ 管理危害性風險高的農藥

　　凡符合下列條件者均屬於高風險農藥，被列為優先退場名單。

1. 致癌性屬於GHS致癌物質第1A級與第1B級。

2. 致變異性屬於GHS致突變性物質第1A級與第1B級。

3. 生殖毒性屬於GHS生殖毒性物質第1A級與第1B級。

4. 列入斯德哥爾摩公約（Stockholm Convention）附件A、附件B或符合附件D第1節判斷標準之持久性污染物。

5. 列入鹿特丹公約（Rotterdam Convention）附件III之危害性化學物質。

6. 列入蒙特婁議定書（Montreal Protocol）破壞臭氧層之化學物質。

7. 對人類健康或環境生態造成經常或嚴重之不可恢復之危害者。

　　自2013年迄今，因致癌性、劇毒性、持久性有機污染物等原因已陸續禁用30種農藥產品。自2013年迄今，因被國際權威機構分類為「對人類可能致癌」、「具內分泌干擾疑慮」及「具生物累積性」等之農藥，以及呼吸毒性高之粉劑藥劑等原因，已限用87種農藥產品。

註：Globally Harmonized System of Classification and Labelling of Chemicals（GHS）化學品全球分類及標示調和制度

㈡ 我國農藥禁用的原因

1. 極劇毒農藥：美文松、福文松、得滅克、一品松。

2. 長效性環境污染：有機水銀劑、滴滴涕、蟲必死。

3. 致畸胎性：克氯苯、樂乃松、三苯羥錫、三苯醋錫。

4. 生殖毒性：五氯芬鈉、二溴氯丙烷。

5. 致癌性：二溴乙烷、四氯丹、二氯松、亞拉生長素。

6. 含致癌性不純物：五氯芬鈉、抑芽素、益地安。

7. 缺完整毒理資料、國際上已淘汰使用聯合國環境計畫署宣布2012年禁止安殺番於全球市場流通。

　　我國已公告禁用之部分農藥如表11-8所示。

表11-8　部分公告禁用之農藥

農藥名稱	禁止銷售／使用日期	禁用原因
有機水銀劑	1972年10月25日	長效性環境污染
滴滴涕，DDT	1974年7月1日	長效性環境污染
阿特靈Aldrin	1975年10月1日	長效性環境污染
二溴氯丙烷DBCP	1982年6月6日	生殖毒性
二溴乙烷EDB	1985年2月22日	致癌性
安殺番35%乳劑	1990年1月15日	劇毒及殘留
全滅草Chlornitrofen	1997年1月1日	致腫瘤性
巴拉松47%乳劑Parathion	1997年1月1日	極劇毒，致癌性C級
加保扶85%可溼性粉劑	1999年1月1日	劇毒
克氯蟎Chloropropylate	2003年6月3日	缺完整毒理資料、國際上已淘汰使用
安殺番Endosulfan	2014年1月1日	持久性有機污染物
加保扶44%水懸劑Carbofuran	2017年1月1日	劇毒性成品農藥
大克蟎Dicofol	2018年8月1日	持久性有機污染物
甲基砷酸鐵Ferric Methyl Arsonate	2018年8月1日	含砷農藥、致癌風險
普硫松Prothiofos	2019年2月1日	高風險
巴拉刈24%溶液Paraquat	2020年2月1日	劇毒農藥

資料來源：藥毒所，歷年政府禁用農藥一覽表TACTRI 2019年01月。

四、農作物田間及集貨場蔬果農藥殘留抽驗

農糧署農業資材組自2019年1月起於網站上公開田間及集貨場蔬果農藥殘留檢驗結果月報表，內容包括檢驗件數及結果、檢驗不合格產品、各直轄市、縣（市）蔬菜及水果之農藥殘留檢驗結果、各直轄市、縣（市）蔬果農藥殘留檢驗結果處理情形統計表。以2022年1月分為例，田間蔬果的合格率為98.8%，集貨場的合格率為95.8%。

農業藥物毒物試驗所分別對水果及蔬菜農產品進行農藥殘留監測研究，其研究成果報告可於該所網站中下載。根據2019年的監測研究成果報告，蔬菜農藥殘留檢驗的合格率為96.4%，其中田間檢體合格率為96.9%，集貨場的合格率為96.2%。

五、農藥殘留後市場監測計畫

依照食安法第五條之規定，各級主管機關依科學實證，建立食品衛生安全監測體系，於監測發現有危害食品衛生安全之虞之事件發生時，應主動查驗，並發布預警或採行必要管制措施。因此，由中央到各直轄市及縣市政府都必須執行此項規定。對於國產農產品之分工，農政單位負責田間及集貨場之監測，食品主管機關則負責上市後之市場監測。對於進口農產品之分工，則由食藥署負責食安把關，防檢局則負責防疫／檢疫工作。食品後市場監測結果將會定期刊登在食藥署「食品藥物研究年報」，可供查閱。

六、畜牧場用藥監測資訊

本項資訊由防檢局負責提供，包括畜牧場安全用藥監測合格清單、公告禁用藥品監測資訊及准用藥品監測資訊。

㈠畜牧場安全用藥監測合格清單

在防檢局每月提供畜牧場安全用藥監測合格清單中，受檢畜產動物包括乳牛、肉羊、乳羊、肉豬、寡產種豬、肉鴨、蛋鴨、白肉雞、有色雞、蛋雞、肉鵝受檢畜牧場名單；每月受檢戶數多達千家以上，詳細資料可至防檢局網站查詢。

防檢局首頁 >主要業務 >動物用藥與農藥 >動藥相關資訊 >畜牧場用藥監測資訊 >畜牧場安全用藥監測合格清單https：//www.baphiq.gov.tw/ws.php?id=16669。

㈡公告禁用藥品監測資訊

根據防檢局公告禁用藥品監測資訊資料顯示，近年來由於開放萊豬議題的熱潮，防檢局將畜禽違法使用乙型受體素抽驗列為重點監測項目，例如2021年全年、2020年除11月分抽查氯黴素以外，全都抽驗乙型受體素；2019年全年除了七月抽驗硝基呋喃代謝物以外，也全都抽驗乙型受體素；這段期間並沒有發現國內業者有違法使用乙型受體素的案件。這可能是因為違法使用硝基呋喃藥物及氯黴素的案例逐漸減少，因此抽驗頻率大幅降低。近幾年間僅在2018年2月分查處一水產養殖業者在午仔魚中違法使用氯黴素；2019年7月分查處一違法使用硝基呋喃代謝物養豬業者；2020年5月有抽驗出一蛋雞牧場違法使用氯黴素。

㈢准用藥品監測資訊

本項資訊係針對因違反准用藥品之規範而受到懲處的業者名單及違規事項等資訊。以2021年為例，全年共有8個月有檢出違反動物用藥品管理法之案例，共計查處20家各類畜牧場，其中以雞蛋的違反案件數為最多，高達7件，分別為乃卡巴精、拉薩羅、脫氧羥四環黴素、磺胺一甲氧嘧啶殘留量超標，其次為雞肉及豬肉各3件、牛乳及鴨蛋各2件。

第十二章

化學性來源危害因素——食品添加物

第一節　我國食品添加物的使用安全管理

第二節　食品添加物的特性

第三節　我國食品添加物的管理

第四節　食品添加物安全性評估及管制

第五節　常被違法使用或超量使用的食品添加物案例

第六節　國內已禁用，但曾經／仍被誤用之化學物質

第七節　因科學期刊之文獻報告而引起關注的食品添加物

　　食品添加物廣泛使用於加工食品，作為著色、調味、增強食品功能特性等的物質，也是一般民眾對於具有食品安全疑慮之物質中最受到關注者。本章主要敘述我國食品添加物的使用與管理、食品添加物的特性、食品添加物的安全性評估與管制措施、常被違法使用或超量使用的食品添加物案例，接著說明國內已禁用但曾經／仍被誤用之化學物質。最後，提出一些因科學期刊之文獻報告而引起關注的食品添加物。

第一節　我國食品添加物的使用安全管理

一、我國食品添加物的法定定義

　　根據食安法第三條第3款之名詞定義，食品添加物係指為食品著色、調味、防腐、漂白、乳化、增加香味、安定品質、促進發酵、增加稠度、強化營養、防止氧化或其他必要目的，加入、接觸於食品之單方或複方物質。複方食品添加物使用之添加物僅限由中央主管機關准用之食品添加物組成，前述准用之單方食品添加物皆應有中央主管機關之准用許可字號。

二、複方食品添加物之認定標準

1. 單方食品添加物與其他單方食品添加物進行物理方式混合。
2. 單方食品添加物與作為輔料之食品原料進行物理方式混合。
3. 用途僅作為香料，且關鍵原料為香料化學單體或天然香料，所含「非食品添加物之食品原料」或「香料以外之食品添加物」作為輔助產品加工、貯存、溶解、稀釋、增量、均勻分布或香氣呈現功能之香料產品。

　　符合以上1、2、3三種條件製程，具有食品添加物功能，非供直接食用之調製品，且其中使用之食品添加物僅限由中央主管機關准用之食品添加物組成。

三、複方食品添加物之使用範圍及限制

應符合所有所含單方食品添加物之使用範圍、用量標準及限制規定。複方食品添加物之使用範圍為交集；用途為聯集，如圖12-1。

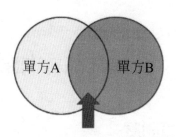

所含單方食品添加物之交集處

圖12-1　複方食品添加物之使用範圍及用途

資料來源：食品添加物業者自主管理手冊衛福部食藥署2021年7月

四、複方食品添加物的用量標準

複方食品添加物之使用量應考量所含之單方食品添加物，依所含單方食品添加物之比例進行換算並取其用量標準之交集，即取其各單方添加物換算後得出最嚴格的最大使用量，換算方式如下：

該單方在複方添加物中的最大使用量 =該單方之用量標準／該單方所占比例

以殘留量作限量者，為限制終產品中之殘留量，故不須亦不得作換算。

第二節　食品添加物的特性

食品添加物是為某種使用目的所刻意添加，無論是天然物或化學合成（占絕大多數），其純度與濃度較高，與其他食品中可能存在或殘留之有害物質如重金屬、細菌毒素或農藥等因污染或其他原因進入食品中，其來源與性質完全不同，

其用量少即可達到使用之目的。

合法及正確的使用食品添加物有助於食品的色、香、味及口感等官能品質，亦有助於保存性的提升，促進食品貿易的發展。但若違法使用，則反而會造成消費者喪失對生鮮食品品質的判斷能力，徒增身體的負擔與危害。

第三節　我國食品添加物的管理

一、食品添加物的許可制度

㈠申請查驗登記

我國對於食品添加物的管理依據食安法的規定，採用許可制度，其目的在對於食品添加物產品規格、來源之衛生安全符合性進行審核。對於食品添加物新案之申請，業者應備齊衛生福利部發布之「食品添加物使用範圍及限量暨規格標準」正面表列品項之辦理查驗登記相關資料，向衛生福利部（食品藥物管理署承辦）辦理查驗登記，於取得許可證及字號以後才可輸入及販售。食品添加物許可證其有效期限為五年，原許可證有效期限期滿前三個月內可辦理展延，經審查符合規定者，核發許可文件，其有效期限為五年。其他如許可證登記事項變更、許可證移轉之申請、許可證補發（換發）之申請等，所需文件及申請程序之詳細規定，請參閱「食品添加物查驗登記相關規定」。相關之申請書可上食藥署網站下載，食品→業務專區→食品查驗登記管理。

㈡申請增列／修正食品添加物規範

業者如果有增列或修正申請食品添加物使用標準之需求，應依申請項目，備齊「食品添加物使用範圍及限量暨規格標準增修訂申請表」相應列載資料，如涉及使用範圍及限量之修正，還須提供國人膳食風險評估資料，送予食藥署辦理審

查及行政作業程序。所送資料經確認完整性後，將研擬草案依食品安全衛生管理法之規定送食品衛生安全與營養諮議會審查通過，並辦理草案預告徵詢各界意見，俟完成各項程序後才會正式發布施行。

二、食品添加物的規格標準

衛生福利部參考國際法規，針對食品添加物之名稱、化學構造、含量、外觀、物理化學性質及純度等項目，已明定單方食品添加物之規格標準（請參考食品添加物使用範圍及限量暨規格標準之附表二）。其訂定之數值或物理化學特性為必須符合之標準，有任一項不符標準，則非屬准用添加物，不得添加於食品。

三、食品添加物的使用範圍及限量暨規格標準

我國食品添加物係以「**正面表列**」准用品項管理，於「食品添加物使用範圍及限量暨規格標準」中所列之項目且符合其規格標準者，皆為准用之單方食品添加物，應按規範之使用範圍及限量標準以內正確使用。目前我國核准使用的食品添加物依其功能性之不同，分為十七大類（由調味劑中再分出甜味劑），總數為795種，其數量會因公告增刪而變化（表12-1）。詳細內容請查閱「食品添加物使用範圍及限量暨規格標準」附表一食品添加物使用範圍及限量。

表12-1　我國食品添加物之分類

功能類別	數量	例如
一、防腐劑	24種	己二烯酸等
二、殺菌劑	1種	過氧化氫
三、抗氧化劑	27種	二丁基羥基甲苯等
四、漂白劑	9種	亞硫酸鉀等
五、保色劑	4種	亞硝酸鉀等

功能類別	數量	例如
六、膨脹劑	14種	鉀明礬等
七、品質改良用、釀造用及食品製造用劑	95種	氯化鈣等
八、營養添加劑	321種	維生素A粉末等
九、著色劑	35種	食用紅色六號等
十、香料	90種	乙酸乙酯等
十一、調味劑	34種	L-天門多酸鈉等
十一之一、甜味劑	26種	D-山梨醇等
十二、黏稠劑（糊料）	39種	海藻酸鈉等
十三、結著劑	16種	焦磷酸鉀等
十四、食品工業用化學藥品	10種	氫氧化鈉等
十五、載體	2種	丙二醇及甘油
十六、乳化劑	29種	脂肪酸甘油酯等
十七、其他	19種	胡椒基丁醚等

資料來源：「食品添加物使用範圍及限量暨規格標準」附表一，2022年5月3日

四、加工助劑之訂定

加工助劑係指在食品或食品原料之製造加工過程中，為達特定加工目的而使用，非屬食品原料或食品容器具之物質。其於終產品中不產生功能，但可能存在非有意但無法避免之殘留。

加工助劑之衛生標準係依食品安全衛生管理法第十七條規定訂定。

加工助劑的使用原則為應以可達使用目的之最小量為原則，並應儘可能於終產品中降低其殘留量，且該殘留量不應對消費者健康造成危害。目前列為加工助劑計有丙二醇、甘油、己烷、異丙醇、丙酮等十二項，其使用規定請詳閱加工助劑衛生標準附表一加工助劑之使用規定。

五、聯合國食品標準委員會（Codex）食品添加物相關規範簡介

由於國際間對於食品添加物管理的差異極大，經常造成食品進出口業者的困擾。因此聯合國食品標準委員會為整合及縮小國際間的差異，對食品添加物提出一項可供國際參考的管理規範。該規範先對各類食品加以定義並且進行分類，使所有食品都能正確歸戶，以利食品添加物使用範圍之套用。其次將食品添加物所能提供的功能性加以分類，並將每個添加物予以編號，以利管理及便於標示。

(一)聯合國食品標準委員會對食品的分類

聯合國食品標準委員會將食品分為乳製品、油脂類、食用冰品類等16大類，在每大類之下再區分次分類。以第一大類乳製品及其類似物為例，分類如下：

01.0　乳製品及其類似物，排除食品分類02.0之產品

　　01.1 液態奶及奶製品

　　　　01.1.1　液態奶（原味）

　　　　01.1.2　其他液態奶（原味）

　　　　01.1.3　液態酪乳奶（原味）

　　　　01.1.4　調味液態牛乳飲料

　　01.2 發酵及凝乳酶化乳製品（原味）

　　　　01.2.1　發酵乳（原味）

　　　　01.2.1.1 發酵乳（原味），發酵後未經熱處理

　　　　01.2.1.2 發酵乳（原味），發酵後經過熱處理

　　　　01.2.2　凝乳酶化牛乳（原味）

　　01.3 煉奶及類似物（原味）

　以下略

　　01.4 奶油（原味）及其類似物

以下略

同時針對每一層次的分類都進行詳細說明，以利商品之認定歸戶。詳細

請參閱Codex食品添加物通用法典標準（Codex General Standard for Food Additives），CODEX STAN 192-1995，2019修訂版。

㈡聯合國食品標準委員會對食品添加物功能性分類

就食品添加物的分類系統而言，聯合國食品標準委員會（Codex）食品添加物標準（General Standard for Food Additives，GSFA）食品添加物功能類別，共計將食品添加物的功能性分類為：酸度調整劑（Acidity regulator）、抗結塊劑（Anticaking agent）、抗起泡劑（Antifoaming agent）、抗氧化劑（Antioxidant）、漂白劑（Bleaching agent）、增量劑（Bulking agent）、碳酸化劑（Carbonating agent）、載體（Carrier）、著色劑（Color）、保色劑（Color retention agent）、乳化劑（Emulsifier）、乳化鹽（Emulsifying salt）、硬化劑（Firming agent）、調味劑（Flavour enhancer）、麵粉處理劑（Flour treatment agent）、起泡劑（Foaming agent）、凝膠劑（Gelling agent）、包覆劑（Glazing agent）、保溼劑（Humectant）、包裝用氣體（Packaging gas）、防腐劑（Preservative）、推進用氣體（Propellant）、膨脹劑（Raising agent）、螯合劑（Sequestrant）、安定劑（Stabilizer）、甜味劑（Sweetener）、黏稠劑（Thickener）等27類，營養添加劑及香料另由專章規範。

㈢聯合國食品標準委員會對食品添加物的系統編號

食品添加物國際編碼系統（International Numbering System for Food Additives，INS System），是由國際食品法典委員會、世界衛生組織（WHO）、聯合國糧食及農業組織（FAO）共同制定的編碼系統，是基於歐洲標準制定的食品添加劑編碼、命名系統。

歐盟的E編碼格式為E字後加三位數字，字頭代表功能性分類，後續的阿拉伯數字代表個別添加物。例如1字頭為食用色素類，而E100-109為黃色食用色素；2字頭為食用色素類；3字頭為抗氧化劑和酸度調節劑；4字頭為增稠劑、穩定劑和乳化劑等。食品添加物的E編號在歐洲以外的地區包含美國、加拿大和亞

太各國仍很少使用。而且並非所有擁有E編號的食品添加物在不同國家都會批准允許使用於食品中，例如在澳洲及紐西蘭被允許的，在歐盟裡卻不被允許使用；例如在台灣被允許使用的己二烯酸鈉（sodium sorbate），在日本卻禁止使用。

㈣ 聯合國食品標準委員會對食品添加物使用範圍及限量標準

聯合國食品標準委員會對食品添加物使用範圍及限量標準的規範係在個別添加物品項下列出允許使用食品之類別、食品類別編號、最高使用量、備註及修正年度。詳細請參閱Codex食品添加物通用法典標準（Codex General Standard for Food Additives），CODEX STAN 192-1995，2019修訂版。我國現行「食品添加物使用範圍及限量標準」與Codex在使用限量上也存在很大的差異，例如磷酸鹽類的限量標準及計量單位。

㈤ 台灣食品添加物使用範圍及限量標準之與國際接軌進程

台灣於2018年預告訂定「食品添加物使用範圍及限量標準」草案，將現行「食品添加物使用範圍及限量暨規格標準」中的使用範圍及限量標準部分，導入食品分類系統，將限量標準表格化管理，使與國際接軌。

根據公告預告草案內容與現行「食品添加物使用範圍及限量暨規格標準」的差異如下：

1. 標準條文增列食品分類系統、「視實際需要適量使用」食品添加物使用規範、帶入原則及編碼系統等條文，草案條文共計9條。

2. 訂定食品分類系統，共計17大類280餘項，使食品添加物使用範圍一致化，並可依此進行食品添加物與使用範圍間雙向查詢。另外，衛福部食藥署亦訂定「食品添加物使用範圍及限量標準食品分類系統食品類別說明指引」草案，對各項食品分類進行說明，以供使用者比對產品所屬食品類別。

3. 訂定不得使用「可於各類食品視實際需要量使用」食品添加物之食品類別，如鮮乳、生鮮水果、蔬菜、肉品、水產品、蛋品等27項食品類別或品項，如無特別規定，不得使用「可於各類食品視實際需要量使用」食品添加物。

4. 調整食品添加物功能類別，參考聯合國食品標準委員會（Codex）食品添加物標準（GSFA）食品添加物功能類別，調整本草案食品添加物功能類別。

5. 導入食品添加物國際編碼，參考國際糧農組織及世界衛生組織聯合之食品添加物專家委員會（JECFA）之食品添加物國際編碼系統（International Numbering System for Food Additives，INS System），訂定本草案食品添加物編碼，簡化國際間食品添加物標準比對工作。

6. 增列或移列食品添加物品項，增列氮氣、二氧化碳及一氧化二氮等食品加工、包裝或輸送過程使用之3項氣體；移列微結晶纖維素、粉末化纖維素、刺槐豆膠（Locust bean gum）、關華豆膠（Guar gum）、黃耆樹膠（Tragacanth gum）、阿拉伯膠、刺梧桐膠（Karaya gum）、塔拉膠（Tara gum）、果膠、普特蘭膠（Pullulan）及α、β、γ-環狀糊精等13項食品原料為食品添加物。

7. 刪除乾酪素、乾酪素鈉、乾酪素鈣等3項重複列載食品添加物品項，以食品原料酪蛋白管理。

8. 將「脂肪酸甘油酯」與「醋酸甘油酯」，以及「脂肪酸蔗糖酯」與「醋酸異丁酸蔗糖酯」分為不同食品添加物品項。

9. 修正硫酸鋁、硫酸鋁鈉（鈉明礬、燒鈉明礬）、硫酸鋁鉀（鉀明礬、燒鉀明礬）、硫酸鋁銨（銨明礬、燒銨明礬）及酸式磷酸鋁鈉等含鋁食品添加物，乙烯二胺四醋酸二鈉（EDTA Na$_2$）或乙烯二胺四醋酸二鈉鈣（EDTA CaNa$_2$），以及丙酸之使用範圍及限量標準。

10. 修正、新增及調整磷酸鹽類食品添加物品項，磷酸、磷酸鈣鹽及其他磷酸鹽類均以相同使用範圍及限量標準進行管理，除「13.1嬰兒配方食品」及「13.2嬰兒輔助食品」磷酸鹽類使用限量，修正為450 mg/kg（以磷計）外，其餘准用食品範圍限量標準均為1,000 mg/kg（以磷計）。

11. 增加「營養添加劑」及「香料」專章，將管理模式與其他食品添加物功能類別不同之營養添加劑及香料，以專章進行規範。

　　由於修訂之幅度廣、層面深，至今尚未公告實施。

六、食品添加物業者之管理

㈠販售管理6要

1. 要上網登錄：衛生福利部已公告要求食品及食品添加物業者應至食品藥物業者登錄平台（非登不可）完成登錄。消費者或下游食品業者如須查閱或購入食品添加物，可至非登不可系統檢索業者與產品名稱等資訊。

2. 要確認准用：我國食品添加物以正面表列准用品項管理，業者使用食品添加物時，須確認品項及規格標準符合「食品添加物使用範圍及限量暨規格標準」。

3. 要標示明確：要有品名、「食品添加物」或「食品添加物原料」字樣、食品添加物名稱、淨重、容量或數量、國內負責廠商或國內負責廠商名稱、電話號碼及地址、有效日期、使用範圍、用量標準及使用限制、原產地（國）、含基因改造食品添加物之原料等。

4. 要貯存分區：食品添加物產品應與非食品用之化學物質分區貯放，貯放食品添加物之區域標示「食品添加物專區」字樣，貯放非食品用之化學物質區域標示「本區原料禁止用於食品」，避免取用人誤取，或產生交叉污染。

5. 要用途告知：食品添加物應於包裝標示明顯標示「食品添加物」字樣，至於販售其他非食品用之具食安風險之化學物質，應進一步詢問購買目的、用途，並且提醒勿使用添加於食品。

6. 要流向紀錄（追溯追蹤管理系統）：依食品良好衛生規範準則第29條，所有食品添加物業者皆應建立食品添加物或原料進貨之驗收作業及追溯、追蹤制度，記錄進貨來源（進貨憑證）、上下游廠商名單清冊、內容物成分、數量、庫存量、交易量、出貨紀錄（出貨單據）等資料，做好販售業者之進銷存紀錄等管理（可用電子系統、紙本記錄買方資料）。

　　依食品良好衛生規範準則第32條，食品添加物之製程及品質管理，應符合下列規定：

1. 建立製程及品質管制程序，並應完整記錄。

2. 成品應符合食品添加物使用範圍及限量暨規格標準，並完整包裝及標示。每批成品之銷售流向，應予記錄。

㈡販售管理2不

1. 不得任意分裝單方食品添加物。

2. 不符合食安法之產品不得宣稱作為食品添加物使用。

　　衛生福利部於2014年4月24日公告「食品添加物業者應辦理登錄及食品添加物產品應登錄之內容」，自2014年5月1日起，食品添加物製造、加工或輸入業者應完成業者及產品資訊登錄，始得製造、加工或輸入；自2014年10月1日起，食品添加物販售業者應完成業者及產品資訊登錄，始得販售。該部食品藥物管理署已於2014年4月1日開放食品業者登錄平台（http://fadenbook.fda.gov.tw）。

㈢應取得衛生安全管理系統驗證

　　食品安全衛生管理法第7條第1～3項食品添加物之製造、加工、調配及輸入業者，應訂定食品安全監測計畫及應辦理檢驗、最低檢驗週期及其他相關事項。

　　辦理工廠登記之食品添加物業者應取得衛生安全管理系統驗證（一級品管業者）：辦理工廠登記且資本額新臺幣三千萬元以上者，自2016年7月31日實施。輸入業者：辦理商業登記、公司登記或工廠登記者，自2017年7月31日實施。

　　食品添加物之製造、加工、調配及輸入業者，應就下列事項，對其單方食品添加物產品及複方食品添加物產品進行檢驗，每季或每批至少一次：

1. 單方食品添加物產品應就重金屬或重金屬以外之不純物，對其成品進行檢驗。

2. 複方食品添加物產品非屬香料產品者，應就重金屬或重金屬以外之不純物，對其食品添加物原料、半成品或成品進行檢驗。

3. 複方食品添加物產品屬香料產品，應就重金屬或重金屬以外之不純物或其他衛生管理之項目，對其原料、半成品或成品進行檢驗。

第四節 食品添加物安全性評估及管制

國際組織對食品添加物的健康風險評估，主要可以參閱世界衛生組織、歐洲食品安全局（EFSA）及美國FDA的評估方法。在聯合國糧農組織／世界衛生組織之下成立食品添加物聯合專家委員會（簡稱JECFA），是個獨立的國際專家小組，負責評估食品添加物對人體健康的危害。只有通過該小組的安全評估，並且被認為不會給消費者帶來明顯健康風險的食品添加物才能被合法使用。各別國家仍然可以依照該國的國情，經過安全性評估後准許特定食品中的使用量限制。

食品添加物聯合會專家委員會在進行特定食品添加物的評估時，會以其所有生物化學、毒理學和其他相關之科學研究數據作為審查依據，其內容應包含動物的強制性測試、科學研究及對人類的觀察。食品添加物聯合專家委員會要求進行毒理學實驗，包括急性、短期及長期研究，已確定食品添加物的吸收、體內分布和排泄方式，並確認該添加物或其副產物在某劑量下可能產生的有害影響。

欲確認某食品添加物是否可以安心使用而不會產生有害的影響，必須先建立每日允許攝取量。每日允許攝取量是對該添加物可以在一生當中安全消費，不會造成人體健康上任何危害的估計劑量。

歐洲食品安全局食品添加物專門評估小組也是一個獨立的安全評估單位，其對食品添加物之安全性的評估程序類似食品添加物聯合專家委員會，只是在科學證據的採證上更為廣泛，敏感度高於食品添加物聯合專家委員會。

第五節 常被違法使用或超量使用的食品添加物案例

合法食品添加物經常造成違法事件有四種樣態，分別是使用非食品級添加物、引用於錯誤之食品類、超量使用及違規殘留。食品添加物的違法樣態亦可以分為有意添加及無意添加兩大類，分別說明如下：

一、使用非食品級添加物

合法食品添加物是要通過查驗登記合格，有了許可證以後才准許銷售及使用的，因此使用一般工業級同類產品是屬於違法的。在台灣使用非食品級添加物的案例層出不窮，經媒體報導的案例如表12-2所示。雖然案例多集中在2014年至2017年之間，但相信在更早的年代這類違法事件應該更普遍。

表12-2　近代台灣重大食安事件列表

日期	違法事件
2008年10月	以有毒工業酒精假冒食用酒精調製高粱酒、米酒等。
2009年11月	工業用鹽（粗鹽）混充食用鹽販售。
2014年2月13日	以工業級低亞硫酸鈉漂白豆芽菜。
2014年11月21日	以工業用添加物「氯化鈣」（俗稱鹽丹）來醃製薑。
2015年3月	工業用碳酸氫銨泡製海帶。
2015年3月	胡椒粉、胡椒鹽、辣椒粉、咖哩粉添加工業用碳酸鎂。
2015年4月	胡椒粉、椒鹽粉添加工業用碳酸鎂。
2015年5月	蜜餞攙工業用銨明礬、偏亞硫酸氫鈉。
2015年11月	工業用亞硝酸鈉製熱狗、火腿、培根。
2015年12月	工業純鹼製造蒟蒻條。
2015年12月	以工業級雙氧水漂白浸泡蓮子。
2016年11月	工業用碳酸鈉浸泡海產乾製品。
2016年12月	以工業用明礬炸油條
2017年6月	以工業級低亞硫酸鈉漂白豆芽菜。

資料來源：維基百科台灣食品安全事件列表

二、引用錯誤之准許使用食品分類及使用限制之規定

㈠銅葉綠素在食用油之添加

銅葉綠素與銅葉綠素鈉均列為著色劑，前者僅允許使用於口香糖及泡泡糖、膠囊狀、錠狀食品；後者可用於乾海帶、蔬菜及水果之貯藏品、烘焙食品、果醬及果凍、調味乳、湯類及不含酒精之調味飲料、口香糖及泡泡糖、膠囊狀、錠狀食品及糖果中。在各種允許使用的食品類別中，都有不同的限量標準。

違法使用銅葉綠素最著名的案例就是2013年的大統特級橄欖油攙假案，以及後續追查發現的違法使用事件。2013年大統長基食品公司被爆出「大統特級橄欖油」以低價食用油，攙入著色劑「銅葉綠素」。由於銅葉綠素並未允許使用於食用油脂，且查出攙雜棉籽油及標示不實等違法事證，引起軒然大波。事後經追查發現有更多的不同廠家之違法事例，例如將銅葉綠素鈉應用於粉圓、魚板、溼海帶、涼麵、炒麵等食品中。

因為食用油中若攙有銅葉綠素，高溫加熱後，會釋出銅加速油脂氧化，銅攝取過量恐造成肝腎負擔，因此在食用油脂中添加銅葉綠素對油脂的安定性是不利的，是不允許在食用油脂中添加的。

世界衛生組織食品添加物專家委員會曾於1975年訂定銅葉綠素／銅／鈉／鉀的每日可接受量（ADI）為0～15 mg/kg/day，美國食品藥物管理局則在2002年訂定銅葉綠鈉的ADI為7.5 mg/kg/day。歐洲食品安全委員會鑑於早期的評估資料有限、數據過於老舊，於2015年重新評估，但該評估小組認為根據現今的評估標準與研究數據，仍不足以建立一個可靠的每日可接受量（ADI）。

㈡硫酸銅

硫酸銅是種營養添加劑，限於補充食品中不足之營養素時使用，且有不同的用量限制。因此若使用目的為非營養素補充之用途及過量使用，均屬違法。毒物化學局將硫酸銅列於57種具食安風險疑慮化學物質的名單中。

在無鉛皮蛋的製作過程中，業者可能會使用到硫酸銅，但製程中的添加與法規規定之功能性用途限制不同。根據「蛋類衛生標準」的規定，其重金屬的含量限定標準銅為5 ppm。

(三) 以磷酸鹽浸泡生鮮牡蠣及蝦仁

磷酸鹽在加工食品中具有多重功能，是合法的食品添加物，可作為品質改良用、釀造用及食品製造用劑，限於食品製造或加工必須時使用，其用量為3 g/kg以下（以Phosphate計）。

在國內曾經發生在市場販售的生鮮蝦仁及牡蠣有浸泡磷酸鹽，以達到保水及保鮮目的的食安事件。食藥署曾就此案進行說明，以水產動物為原料，經分級、選別、去頭、去尾、去內臟、去鱗、去皮（去殼）、分切低溫保藏之製造及運送、貯存過程等生鮮處理，以常溫、冷藏或冷凍等方式直接供應消費者之生鮮水產品，均未准許添加磷酸鹽。

三、食品添加物之超量使用

在我國食品消費市場中最普遍發生的違法案例就是食品添加物的超量使用，主要發生於防腐劑及漂白劑。

(一) 防腐劑：己二烯酸與苯甲酸

衛生機關例行主動稽查行動中，經常發現苯甲酸／鈉、己二烯酸與苯甲酸總含量超標的案例，如蘿蔔乾、醬菜和醃漬蔬菜、粉圓、粉條、豆干製品等都是合格率較低的食品品項。

(二) 漂白劑：硫酸鹽及亞硫酸鹽

硫酸鹽及亞硫酸鹽是食品業常用來漂白食物的合法漂白劑，但在使用食品範圍及限量標準中都有殘留量的規範標準。業者因法規知識的不足或技術的欠缺，

經常有二氧化硫殘留量超標的事件發生。本項目早已列為衛生機關例行查驗項目之一，尤其在年節前夕都會加強查緝。常見殘留量超標的食物品項為金針乾、蝦米、酸菜、鹽漬筍干、竹笙、梅乾製品等。

四、違規超量殘留：過氧化氫

過氧化氫為無色澄清狀液體，沸點152℃。低濃度（3%）的過氧化氫，主要作為醫療殺菌用。於接觸到身體時，可因酵素作用，分解為氧氣及水。濃度越高，其氧化性越強，對皮膚、眼睛及腸胃道的腐蝕性傷害也越大。世界衛生組織下屬國際癌症研究機構（International Agency for Research on Cancer，IARC）將過氧化氫列為第三類致癌物，表示為動物之致癌物質，但對人體無法判定為人類致癌物。

過氧化氫（Hydrogen Peroxide）俗稱雙氧水，是合法的食品添加物，作為特定食品的殺菌劑使用，限用於魚肉煉製品、除麵粉及其製品以外之其他食品；用量以H_2O_2殘留量計：食品中不得殘留。因此，在限定使用食品項目以外的應用、使用未取得驗證登記許可證的非食品級過氧化氫以及在食品中的殘留都屬於違法行為。若是製造時添加過量、原料加熱時間不足，或煮熟後才浸泡過氧化氫，常會使食品中仍殘留過氧化氫。

過氧化氫殘留已列為衛生機關經常性抽檢項目之一，國內曾驗出過氧化氫殘留之違規食品有魚肉煉製品（如魚丸、魚板、魚捲及魷魚絲等）、魚翅乾品、米麵製品（烏龍麵、溼麵條、油麵、麵腸及米苔目等）、豆類製品（干絲及豆干）、新鮮蓮子及鹽水雞等。除食品外，免洗筷、竹籤及牙籤也可能有過氧化氫殘留的問題。

第六節　國內已禁用，但曾經／仍被誤用之化學物質

一、吊白塊

　　吊白塊（Rongalit）又稱雕白塊或漂白角子，是由甲醛與亞硫酸氫鈉結合後經還原而製得的次硫酸氫鈉甲醛二水合物（Sodium hydroxymethanesulfinate·2H$_2$O），化學式為NaHSO$_2$·CH$_2$O·2H$_2$O。外觀為半透明白色結晶，通常呈塊狀，易溶於水，微溶於醇。無嗅或略帶韭菜氣味。在酸性及高溫下極易分解，水溶液於60℃以上的溫度就會產生甲醛、二氧化硫和硫化氫等有毒氣體，常用於印染工業中作為拔染劑及還原劑，也應用於靛藍染料的生產及合成橡膠的聚合反應。

　　以吊白塊水溶液浸泡食品，可因二氧化硫的作用，對食品產生漂白作用，同時生成的甲醛也能對食品產生防腐作用。由於甲醛及亞硫酸鹽在食品中的殘留，會對消費者的健康造成危害，如甲醛會造成頭痛、眩暈、呼吸困難以及嘔吐等症狀；亞硫酸鹽則釋出二氧化硫，於高濃度下會抑制呼吸道作用而窒息死亡，低濃度下則會刺激呼吸道及眼角膜，並對氣喘病患引起不同程度的過敏反應。多年前衛生署早已禁止吊白塊在食品的使用，毒物化學局也將其列於具食安風險疑慮化學物質之第四類毒化物。

　　吊白塊在過去經常被使用於粉絲、米粉、麵粉、潤餅和腐竹等食品的漂白及口感的改善。近年來雖然已經公告禁用，但違法使用仍時有所聞，衛生機關也將吊白塊列為重點稽查的項目之一

二、硼砂

　　硼砂（Borax）台語為「冰西」，分子式Na$_2$B$_4$O$_7$·10H$_2$O，其化學名為四硼酸鈉，為含無色晶體的白色粉末，易溶於水。在工業中用途極為廣泛，可作為光

學玻璃、琺瑯及瓷釉的原料，也可作為清潔劑、化妝品、殺蟲劑、肥料、冶金的成分。

硼砂容易被腸胃或受損的皮膚吸收，是種具有蓄積性的毒物。於短期高暴露量及長期蓄積下，就會產生皮膚紅疹、脫屑、噁心、嘔吐、腹瀉、休克、昏迷等中毒症狀。人體在攝取硼砂以後，在體內會代謝成硼酸，硼酸在體內會抑制消化酶作用，可能引起食欲衰退、阻礙營養素吸收、影響骨骼發育。嚴重時可能對胃、肝、腎、肺，甚至腦造成危害。

硼砂可作為澱粉的架橋劑，使兩個澱粉分子因縮合作用而產生交聯作用，使高澱粉食品產生Q性，避免麵條沾黏。

硼砂也可抑制多酚氧化酶（polyphenol oxidase）的作用，避免因酪胺酸（tyrosine）的分解而產生黑色素的沉澱，因此可以用來防止生鮮蝦蟹的黑變。

硼砂可以抑制酵母菌與黴菌的生長，能發揮防腐劑的功能。硼砂也能提高食品的保水性，提供保鮮的功能。

由於具有多種功能性質，曾被食品界譽為「美國仙丹」。早期曾是國際上合法的添加物，編號為E285（防腐劑）。於1961年糧農組織／世衛組織食品添加劑專家聯合委員會重新評估硼酸及硼砂的食用安全問題，認為這些化合物不適宜用作食品添加物，而禁止在食品中使用。

天然食物中所含的硼會以硼酸或硼酸鹽的形態存在，堅果、水果類、酒類含有較多量的硼，而乳製品、魚類、肉類及大部分穀類含有少量。因此在檢測時應去除背景值，以免產生爭議。

硼砂由於功能多元且有效，加上用途廣泛、坊間取得容易、成本又低，因此雖在禁用後其違法事件仍層出不窮。早期硼砂被應用於多種食品中，如米製品、澱粉製品、麵粉製品、水產及加工肉品等。在硼砂被禁用以後，在台灣仍經常發現少數食品業者違法使用硼砂，焦點食品為鹼粽、潤餅皮、魩仔魚及蝦子。

三、桃紅色鹽基性桃紅精與莧菜紅

「鹽基性桃紅精」就是玫瑰紅B（Rhodamine B）俗稱「紅花米」，是一種工業用之紅色化工染料。常用於造紙工業染蠟光紙、打字紙等，用於製造油漆、圖畫顏料等，也可用於紡織品（麻、絲）、皮革製品的染色；也常被應用於生物技術中的一種螢光染料。由於在工業中應用廣泛，故取得容易，傳統上曾被廣泛應用於食品的調色，如紅龜粿、紅湯圓、紅蛋、糖果、蛋糕、紅薑、話梅、肉鬆等食品。

雖然在動物試驗中會造成肝臟的損傷，國際癌症研究機構於1987年將鹽基性桃紅精歸類第三類致癌物質。歐洲食品安全局的評估則認為具有潛在性的基因毒性。人體於過量接觸及攝取以後，會造成諸多不適的症狀，如肺部、喉嚨、鼻子與胃腸道黏膜的刺激性，以及排出紅色尿液。因此被列為非法食用色素。

另一種常用的紅色素為莧菜紅（Amaranth），又稱食用紅色2號、食用紅色9號。是一種深紅色到紫色的偶氮染料，用作食品、醫藥和化妝品的著色劑。莧菜紅是一種陰離子染料，可用於天然和合成纖維、皮革、紙張和酚醛樹脂。

它在歐盟被准予用作食用色素（E123），日本、紐澳、加拿大、日本、中國大陸、香港及新加坡亦允許使用作為食品添加物。但在美國與我國未被准予用於食品。曾被查獲用於蜜餞與紅蛋。

四、螢光增白劑

當物質受紫外線照射時，會發出螢光之物質，即是有螢光反應之物質。螢光物質可分成「非遷移性螢光劑」及「可遷移性螢光劑」。前者沒有遷移性，因此對人體不會有害；而「可遷移性螢光劑」，會因洗滌、流汗、碰觸等過程而轉移至其他物體上，由於可能會被人體皮膚吸收，因此有危害人體健康的疑慮，如為了提升產品潔白度與鮮豔感而特意添加在吻仔魚、魚丸、洋菇及食品容器中添加螢光增白劑。依現行法規食品容器具、尿布、衛生紙或衛生棉等日用品是不可檢

出「可遷移性螢光物質」，若檢出即屬違法，如二胺基二苯乙烯及其衍生物。

五、對位乙苯脲（Paraphenetylurea）

對位乙苯脲（paraphenetylurea），又稱甘精（Dulcin）。甘精早在1884年就問世了，其甜度不及糖精，甜度約為蔗糖的250倍，但沒有糖精所帶來的金屬味。

國際癌症研究機構（IARC）將甘精的致癌性分類歸類為第三類的物質。雖然人類已經使用過甘精且無有害的影響發生，但在動物研究方面顯示甘精可能有引發腫瘤的危險性，除非有令人滿意的研究顯示甘精是完全的安全物質，否則不能被當作合法的食品添加物。

甘精過去常被使用於蜜餞類食品中，但目前甘精已不是國內合法的食品添加物，但仍常在中國大陸蜜餞食品中驗出。

六、水楊酸（Salicylic Acid）

水楊酸（salicylic acid）學名為鄰羥基苯甲酸（2-hydroxybenzoic acid），又稱柳酸、B氫氧基酸（BHA），化學式為C_6H_4（OH）COOH，化學結構為羥基（-OH）和羧基（-COOH）相鄰連接在苯環上。水楊酸是一種白色結晶物，熔點156～159℃，可溶於乙醇、乙醚、丙酮、松節油，但不易溶於常溫水。

水楊酸雖可抑制細菌及眞菌生長，曾被添加於豆干製品中作為防腐劑，但水楊酸並非允許使用的食品添加物，因此是違法使用的行為。

由於水楊酸對人體具一定的毒性，過度使用水楊酸於大範圍皮膚會使皮膚乾燥甚至出現黑斑，最嚴重還會出現水楊酸中毒（Salicylism）的現象。水楊酸及其他鹽類可腐蝕黏膜、刺激腎臟。

七、三聚氰胺

三聚氰胺（melamine）最主要的用途是作爲三聚氰胺-甲醛樹脂的原料，但在2008年中國大陸爆發的三鹿毒奶粉事件中，不肖業者添加三聚氰胺以提高奶粉的含氮量，使符合規格中蛋白質的含量。該案件並不僅限於嬰兒奶粉及一般奶粉製品，更擴大到奶精及其加工製品，如三合一奶茶、咖啡等。本案共造成29.6萬人受害，其中4人死亡，是震撼國際的重大食安事件。

低劑量三聚氰胺的暴露，會增加腎臟細胞之氧化傷害及發炎反應，進而導致腎小管細胞的凋亡，導致尿中增加含鈣草酸鹽結晶之形成，進而影響腎臟功能及導致腎臟傷害。根據中國的調查發現，在腎臟功能異常的嬰幼兒當中，有94.4%有泌尿系統結石，可見三聚氰胺的主要侵害器官爲腎臟。

人體三聚氰胺的暴露可分爲四個來源，即食品中蓄意添加及污染、美耐皿餐具的熱溶出、農藥及動物飼料的轉移、食品製程中的化學材料的殘留。

世界衛生組織2008年公告利用動物實驗推估每日容許攝取量標準爲0.2毫克／公斤／天。食藥署已於2012年1月18日增列並執行「以甲醛-三聚氰胺爲合成原料之塑膠」爲管制項目，並訂定其三聚氰胺溶出限量標準爲2.5 ppm以下，此標準與國際上的標準一致。

八、甲醛（福馬林）

甲醛是一種無色易溶的刺激性氣體，具有極佳的防腐效果，也具有漂白的作用，對人體健康影響甚大，屬非法食品添加物，禁止添加於食品中。人體攝入小量甲醛不會造成身體急性的影響，但攝入大量甲醛則會讓人急性中毒，導致嚴重腹瀉、嘔吐、昏迷和腎臟受損甚至死亡。由於甲醛是帶有刺激性臭味的氣體，具有易溶於水及遇熱揮發的特質，因此易被檢出，同時清洗及加熱都能有效去除。

食品中驗出甲醛殘留的可能原因有三個：一個是直接使用甲醛，另一個來源可能來自吊白塊。食品、食品容器及包材中曾頻繁的被驗出甲醛的殘留，如菜

脯、蘿蔔乾、米粉、蝦米、樹脂筷子、美耐皿餐具等。

　　第三個來源是食物中天然存在的甲醛，大部分生物都有能力在代謝過程中產生甲醛，包括水果及蔬菜（3～60 mg/kg）、肉類及魚類（6～20 mg/kg）、甲殼類動物（1～100 mg/kg）、牛乳及乳製品（1 mg/kg）。

九、塑化劑

　　2011年食品藥物管理局在執行「加強取締偽劣假藥專案」時無意中發現，益生菌商品中竟然含有高量的鄰苯二甲酸二（2-乙基己）酯（DEHP），追查發現來源為原料－優格粉含有DEHP。後續追查發現這些塑化劑的來源竟然是起雲劑，接著追查出總計有上萬噸的違法起雲劑製成濃縮果粉、果汁、果漿、優酪粉等50多種食物香料，包括多家知名飲料、食品廠產品在內。本事件案情的擴大及在媒體的爭相報導下，引起社會譁然。

　　起雲劑在食品中主要應用於飲料及沖泡粉末食品中，以呈現較佳的白霧感外觀及濃稠的口感。起雲劑可說是種白化劑，也是種乳化油。正常應以植物油為原料來製造起雲劑，但為了提高其霧化效果、儲存安定性及降低成本，故違法使用不得在食品中添加的塑化劑。

　　塑化劑（Plasticizer）或稱可塑劑，是種增加材料的柔軟性或使材料液化的添加劑，如塑膠。塑化劑的種類多達百種以上，但最普遍的為鄰苯二甲酸酯類的化合物，鄰苯二甲酸二（2-乙基己）酯只是其中的一種。

　　塑化劑的毒性依種類不同而有差異，以DEHP為例，它是為人所熟知的內分泌干擾物（endocrine disruptor），會影響神經發育、引發實驗動物腎臟炎，具有生殖毒性及心臟毒性等。國際癌症研究機構已將DEHP列為2B類致癌物，毒物化學局則將DEHP列為第一類毒化物，也就是在環境中不易分解或因生物蓄積、生物濃縮、生物轉化等作用，致污染環境或危害人體健康之化學物質。

　　在作為食品包裝容器時，其溶出量也因此受到矚目。比照歐盟標準（其依據科學證據，針對5種常用塑化劑定出每人、每日、每公斤體重容忍值（TDI），

塑化劑DEHP容忍值是50 μg、DBP容忍值是10 μg、DIDP及DINP容忍值是150 μg、BBP容忍值是500 μg）。

十、順丁烯二酸 (Maleic acid)

順丁烯二酸又名馬來酸，應用於工業用途之黏著劑、樹脂原料、殺蟲劑之穩定劑及潤滑油之保存劑等。順丁烯二酸並未列名於衛福部公告之食品添加物清單，因此不准在食品中應用。曾有業者非法使用於「化製澱粉」之製作，生產粉圓、黑輪、粄條等產品，其衍生產品特性為口感Q彈、久煮不爛、防腐等特性。

2013年「毒澱粉事件」是以反應性較高的順丁烯二酸酐與澱粉反應產生含有順丁烯二酸的澱粉（即順丁烯二酸化製澱粉），反應不完全殘留的順丁烯二酸酐則會水解為游離順丁烯二酸。因此，加工食品中是否攙入順丁烯二酸化製澱粉可藉由檢測食品中的順丁烯二酸含量得知。順丁烯二酸酐可應用於與食品接觸之包裝材料，遇水則轉變順丁烯二酸，為美國及歐盟核准之間接食品添加物，也可能微量存在於蘋果酸或反丁烯二酸等合法的食品添加物中。

順丁烯二酸（酐）的急性風險並不高，且無致癌性、致基因突變性或生殖毒性，也不會在體內蓄積。

十一、溴酸鉀 (Potassium bromate)

溴酸鉀是一種麵粉改良劑（flour improver）或麵糰調整劑，在全世界的麵包製造業已經被使用了很多年。主要是用來改良麵糰的性質、組織及體積。在麵包製作上的主要功用在當作一種氧化劑，使攪拌後的麵糰在發酵過程中，酵母產生的二氧化碳均勻地分布在麵糰內；促使麵粉中的麵筋具有良好的伸展性和彈性；也可讓出爐後的麵包體積增大、內部組織細膩、顆粒均勻，達到最好的品質。因此在眾多的麵粉添加劑中，溴酸鉀曾被視為最優良的一種而廣被採用。

根據動物實驗的結果顯示溴酸鉀與大鼠腎臟癌的誘發有關，且會導致細菌的

點突變及哺乳動物細胞的染色體畸變，因此具有基因毒性。吞食溴酸鉀對口腔黏膜、咽喉、氣管及消化道會產生刺激，而導致反胃、嘔吐、腹瀉。對身體系統之影響可能產生帶有頭痛的變性血紅素血症、心律不整、血壓下降、呼吸困難和痙攣等，接觸一段時間後會造成肝、腎的損傷。國際癌症研究機構將溴酸鉀列為可能對人類致癌之物質（Group 2B），衛生署於1994年即公告禁止使用溴酸鉀。

十二、奶油黃（Butter yellow/Methyl yellow）

奶油黃／乳酪黃／白脫黃是利用煤焦油成分中的分子合成得到的「合成色素」，是種油溶性黃色色素，於1870年代便已成為德國常用的食用色素之一，其化學名為「二甲氨基偶氮苯（DAB）」。它曾經是人造奶油（margarine）不可或缺的色素，能使人造奶油擁有如天然奶油般可口的淡黃色。

根據毒物化學局的說明，奶油黃等媒焦油系列人工色素於動物實驗指出有引致肝癌之可能，因此早在1939年國際癌症研究會議（International Congress for Cancer Research）全體通過，建議各國將當時已知對實驗動物有致癌性的30餘種偶氮染料列入禁用的食品添加物，奶油黃以及其他偶氮類染料至1960年代以後才完全被禁用。經呼吸道、消化道、皮膚進入體內，將導致鐵血紅蛋白症、紫紺，嚴重時可致死。長期攝取二甲基黃會增加罹患肝癌、肺癌、膀胱癌和接觸性皮膚癌的風險，因此被國際癌症研究機構列為2B等級的致癌物，不能使用於人體，亦即禁止用作食物染劑。

台灣早在1987年就曾發生過有廠商使用二甲基黃作為豆干製品的染色劑，迫使政府修改法規，禁止二甲基黃作為食用色素。2014 年發生的毒豆干事件，是香港檢驗出了德昌豆乾含二甲基黃（methyl yellow），引起了台灣的注意，經抽絲剝繭最後發現竟然是因為上游廠商芊鑫公司所供應的乳化劑中含工業染劑二甲基黃及二乙基黃。環保署毒化局於2017年9月26日公告二甲基黃為第四類毒化物，從源頭加強管理其流向，以降低其流入食品的風險。

十三、鹽基性芥黃（Auramine）

　　鹽基性芥黃為黃色無味晶體或粉末，可溶於水。具有蓄積性，長期或重複暴露可能對器官造成傷害；皮膚接觸有毒；懷疑具有致癌性。對過敏性消費者引起嘔吐、頭疼、心悸、手足麻痺甚至急性腎臟炎。

　　過去常被違法使用於糖果、蘿蔔、麵條、豆干之黃色染色。近年來已被主管機關列為常態性稽查重點項目之中，在多年的積極查稽下，此項違法案例已不復見。環保署毒物化學局也將鹽基性芥黃列為「第四類毒化物」，並公告於2019年起，業者應定期申報，加強源頭管控。

十四、蘇丹紅（Sudan stain）

　　蘇丹紅，是幾種化學構造相似，但分子式不同的系列化學物質的統稱，是種人工合成的偶氮紅色脂溶性染料，主要包括：蘇丹紅I（Sudan I）、蘇丹紅II（Sudan II）、蘇丹紅III（Sudan III）、蘇丹紅IV（Sudan IV, Scarlet Red）、蘇丹紅7B（Sudan 7B）、蘇丹紅G（Sudan Red G），顏色上都屬於紅色色系。

　　主要的致癌機制可能源自於蘇丹紅經過肝臟會代謝為苯胺（Aniline）、氨基萘酚等胺類化學物質。已被國際癌症研究機構列為第三類致癌物，歐盟、美國及台灣都列為非允許使用於食品的化學物質。環保署毒物化學局已將蘇丹紅列為「第四類毒化物」，並將其列為可能非法添加於飼料或食品中的色素，於2019年起業者應定期申報。

　　蘇丹紅曾經造成國際性食安議題，引發關切。歐盟於2005年發現辣椒粉中含有違法的蘇丹紅色素，繼於2006年中國爆發大規模的蘇丹紅違法事件，首先在速食業調料中驗出蘇丹紅色素，後續發現總計30多家企業及88種產品中都有添加蘇丹紅色素，主要產品為辣椒醬、辣椒粉、辣味醬料、番茄醬等。沒想到在2017年中秋前夕台灣竟然也在鹹鴨蛋中檢出含有違法的蘇丹紅4號色素。養鴨業者為了讓鴨蛋黃的顏色更趨向於誘人的紅色，在飼料中添加蘇丹紅色素，因此違反了食

品安全衛生管理法的規定。

由於蘇丹紅是工業用染料，在食品容器或包裝材料中若不當使用，也可能因轉移而造成食品的間接污染，食品業者應格外小心。

十五、孔雀綠（Malachite green）

孔雀綠，亦稱孔雀石綠，是1877年由德國有機化學家Hermann Fischer首度合成出的有機化合物鹽類（三苯甲烷類的延伸染料），外觀為亮綠色、帶金屬光澤的晶體，與天然礦物孔雀石截然不同的組成，僅因顏色相似故得「孔雀綠」之名。

1950年代孔雀綠被發現能去除魚體內、外的寄生蟲，1980年代更發現除可用於魚本體的殺菌外，也可以用於魚卵，預防真菌感染。多用途的殺菌消毒功能，使得孔雀綠至今仍常用作魚類生病的治療藥劑以及預防感染的藥物。

2005年檢測出屏東石斑養殖業者違法使用此物質、2012年來自中國湖南的進口大閘蟹、2015年銷日的鰻魚，2016年的大賣場海產危機，都和孔雀綠殘留有關。2006年香港媒體報導指出，來自台灣的石斑魚檢出孔雀綠，漁業署抽檢36件石斑魚樣品，發現有14件不合格，從代謝物中檢出還原型孔雀綠殘留，引發全民關切。

孔雀綠在小鼠的研究中發現具有肝毒性，會使肝臟腫大及空泡化、甲狀腺產生濾泡囊腫，此外老鼠的體重也有顯著減輕的趨勢，疑似有致癌性，但目前仍無明確證據。雖然目前聯合國糧農組織、世界衛生組織聯合食物添加專家委員會，以及國際癌症研究機構等國際組織尚未評估孔雀綠的食用安全問題，但日本、美國、加拿大、歐盟、泰國、中國及台灣等國皆已明令禁止養殖漁業（食用魚類）使用孔雀綠。

歐洲食品安全局研究認為，孔雀綠殘留在水產食品的劑量若低於2 μg/kg（也就是2 ppb），對人體應不致於影響健康，也將此設為控管進出口海鮮產品的檢測標準。加拿大、日本與我國則是以儀器「無法偵測出」孔雀綠與其還原型

態的殘留量，作爲水產養殖食用魚的規範，以現今台灣採用的分析技術（液相層析串聯質譜分析儀，LC/MS/MS），其偵測極限爲0.5 ppb，比歐盟規範的2 ppb還嚴苛。

孔雀綠現已被毒物化學局公告爲第四類毒化物，無論製造、輸入、使用、販賣等，都須申請核可才可以運作，而且必須定期申報運作情形。

第七節　因科學期刊之文獻報告而引起關注的食品添加物

一、防腐劑──苯甲酸鹽

防腐劑長久以來就是消費者最關切的食品添加物之一，苯甲酸鹽類就是最受矚目的品項。在很早以前，苯甲酸鹽之正／反之間的爭論就已引起國際組織的關注，這些報告內容包括經口、皮膚或吸入接觸苯甲酸和鈉以後，即便在很低的濃度下，會在很短的時間內發生蕁麻疹、哮喘、鼻炎或過敏症等症狀，這些症狀會在幾個小時後消失。

早在1908年美國就允許化學合成的苯甲酸鈉作爲食品用防腐劑，到1997年全球食品中使用的苯甲酸鈉已達到55,000～60,000公噸。早在1996年世界衛生組織專家委員會就訂定苯甲酸鈉的ADI爲0～5 mg/kg bw。

世界衛生組織於2000年重新進行評估及說明，雖然苯甲酸鹽的口腔投予數據不足以訂出未觀察到負面效應之劑量，若臨時以500 mg/kg bw/day來計算，於併入不確定因素爲100以後，每日最高耐受量爲5 mg/kg bw。經過暴露量調查後發現，在正常狀況下吃含苯甲酸／鈉的食品，其劑量遠低於5 mg/kg bw，僅約爲1/2到1/28。至於長期的暴露，因缺乏足夠的數據，無法進行評估。依目前的數據顯示，苯甲酸鈉是不具基因毒性的。

苯甲酸鈉對淋巴細胞具有致變異性及細胞毒性，起因是微核（micronucleus）形成和染色體的斷裂。動物實驗研究發現，攝取苯甲酸鈉會傷害實驗大鼠的記憶力，增加腦部的氧化性壓力（oxidative stress）。高劑量的苯甲酸鈉會造成實驗大鼠的肝臟抗氧化性酵素活性的大幅降低、過氧化作用的顯著增高及肝臟組織細胞的顯著變化，同時也會增加尿液中尿素的排出量。

由於負面的研究報告相繼發表，食品及食安相關人員應持續關切其後續的發展，因爲若有關鍵性的文獻發表，可能會引起國際上的關切。注目的焦點在於若有充分的科學證據證明苯甲酸／鹽對人體健康的危害性，可能會改變現行的規範，是值得超前部署的議題。

苯甲酸（benzoic acid）來源不限於人工添加，其廣存於自然界中，許多食物中含有天然苯甲酸，如表12-4所示，另如蘋果、小紅莓、葡萄、梅子、棗子、黑莓、番茄等。在WHO（2000年）的報告中指出，牛乳、優格（yogurt）、乾酪、馬鈴薯、豆類、穀類、黃豆粉及堅果等食物都含有天然存在的苯甲酸。其中牛乳的含量爲微量至6 mg/kg，優格爲12～40 mg/kg，乾酪則含微量到40 mg/kg。

依目前的共識，食物中天然苯甲酸的含量低，在正常攝取下並不會對人體健康產生負面的效應，因此沒有食安上的顧慮。

表12-4　食物中天然苯甲酸的含量

食品種類	最高含量，mg/kg	食品種類	最高含量，mg/kg
UHT牛乳	28	榅桲quince	1501
奶粉	110	丁香	50
酸奶	23	芥末	196
Cheddar乾酪	20	肉荳蔻	217
Mozzarella乾酪	28	肉桂	461
草莓	29	紅辣椒	1716
杏桃乾	30		

資料來源：Ana del Olmo, 2017.

二、低熱量甜味劑——阿斯巴甜（Aspartame）

　　阿斯巴甜於1965年由James M. Schlatter所發明，當初研究的目的是研發抗潰瘍藥。於1974年通過美國食品藥物管理局的審查核准，成為合法的食品添加物。於1981年正式量產。阿斯巴甜的甜度約為蔗糖的200倍，大量應用於低熱量飲料、乳製品、甜點、口香糖、餐桌代用糖等食品中，作為體重及血糖控制之低熱量甜味劑。

　　1984年由歐洲食品科學委員會首先提出阿斯巴甜的安全疑慮，建議阿斯巴甜的每日建議攝取量為40毫克／公斤／體重。歐洲食品安全局的專家重新評估的結果認為食品科學委員會建議的每日建議攝取量對於一般人是安全的，但不應包括苯丙酮尿症（phenylketonuria, PKU）患者。因此規範添加阿斯巴甜的食品應在標示中標示警語，避免苯丙酮尿症患者誤食。

　　四十年來，阿斯巴甜的食用安全性及功能性一直具有爭議性，阿斯巴甜曾被指責導致2型糖尿病（T2 DM），並可能反而導致肥胖，不符合作為含糖飲料中蔗糖的健康替代品的期望。歐洲食品安全局於2013年重新評估阿斯巴甜的安全性，認為目前人們的暴露量及每日建議攝取量是安全的。亦有研究提出阿斯巴甜具有致癌性。近來回顧報告總結指出阿斯巴甜對健康的影響，如表12-3。總之，阿斯巴甜的食用安全性雖然有很多的爭議，但都需要更多、更直接的證據來證明。

三、低熱量甜味劑——蔗糖素

㈠蔗糖素性質

　　蔗糖素（Sucralose）於1970年代，由Tate & Lyle公司進行研究，1976年在眾多氯化蔗糖衍生物中選定1,6-dichloro-1,6-dideoxy-beta-dfructofuranosyl-4-chloro-4-deoxy-alpha-d-galactopyranoside，並以sucralose（學名為三氯蔗糖）之商品名

表12-3　阿斯巴甜對各種疾病的可能影響

疾病種類	阿斯巴甜的影響
肥胖症	肥胖症與阿斯巴甜攝取間的關聯性尚未明瞭
糖尿病	與糖尿病間的關係尚未明瞭
對兒童及胎兒的衝擊	可能會影響兒童及胎兒
基因毒性	可能具有基因毒性
行為異常	可能引起長期的行為變化
自閉症	阿斯巴甜本身不會引起自閉症
神經退化性疾病	引起精神壓力，影響學習能力及記憶；也具澱粉樣變性
神經傳導性疾病	會降低兒茶酚胺的濃度
荷爾蒙	能升高血漿中皮質固醇及腎上腺皮質激素的濃度
過敏及皮膚問題	大量接觸會造成皮膚炎
苯丙酮尿症	會造成苯丙酮尿症患者代謝上的問題
癌症	可能具有致癌性，但須進一步研究

資料來源：Kamila Czarnecka, 2021.

進行商業生產，美國FDA於1999年批准上市。商品名為Splenda。

　　蔗糖素分子量397.64，白色結晶粉末，無臭無味，溶水性極佳。甜度為蔗糖的400～800倍。於中性及酸性下安定性極佳，在140℃加熱15秒鐘仍有100%的保留性。蔗糖素在我國列為合法的甜味劑，可於各類食品中視實際需要適量使用，唯一的限制是使用於特殊營養食品時，必須事先獲得中央主管機關之核准。

㈡蔗糖素生理性

　　蔗糖素在通過人體消化系統時，並不會斷裂或損失氯原子。由人體研究數據指出，有85%的蔗糖素由糞便排出體外，其他15%為消化道所吸收，進入循環系統，由尿液排出體外。蔗糖素和碳水化合物不同，並不具代謝性，因此也不具熱量。美國建議攝取量ADI為5 mg/kg bw/day。

　　案例報告指出：30歲年輕婦女疑似因蔗糖素引發偏頭痛，與另外一位42歲護士的案例相同。這些病患在不頭痛時給予蔗糖素後15分鐘就會產生頭痛的症狀，

若停掉蔗糖素，頭痛就會消失。

2012年的研究指出：蔗糖素會影響海豚的生理及移動行為，如跳躍的高度及游泳速度都因蔗糖素而增高及加速，這些行為表現都是傳統毒害機制中初步毒害的現象，因此蔗糖素具有生態方面的顧慮。

㈢ 使用疑慮

蔗糖素於進行降解作用時，若有甘油存在，可能會與蔗糖及葡萄糖的降解產物－左旋葡萄糖酮作用，產生種種氯丙醇類化合物。故對烘焙業者應提出警告：在含甘油或油脂的烘焙製品中，應避免使用蔗糖素，以免產生具有毒性的氯丙醇。

原料中含有蔗糖素及氯丙醇類化合物（chloropropanols），在高溫烹調過程中（品溫160℃）可能會增加多氯聯苯*dl*-PCB的濃度，使油煙中的毒性當量（toxic equivalents，TEQ）增加。特別要注意的是當蔗糖素與其他有機含氯添加物及香料結合，在烹調用油的存在下，高溫會讓油煙產生毒性多氯芳香族化合物。

早在2014年台灣的醬油中就已開始添加蔗糖素，考慮到這些醬油未來有可能被用來醃漬炸物，使蔗糖素進入高溫油炸作業中，導致油煙毒性的增加，危害廚師身體的健康。由於蔗糖素是合法添加物，只能進行道德勸說。基於蔗糖素在醬油中的功能，除了提供甜味以外，對梅納褐變及口感都沒有好處，最終取得醬油業者的共識，取消蔗糖素在醬油中的應用。

在改變腸道細菌叢方面，2014年的文獻報告指出，人工甜味劑所造成的葡萄糖不耐症是因為腸道細菌叢的改變而造成的，呼籲應重新評估人工甜味劑的食用安全性。2017年的動物實驗中發現，蔗糖素在人類ADI的劑量下，會因為對腸道細菌叢的擾動而提高組織發炎的風險。因蔗糖素的暴露而造成腸道細菌叢組成的變化，可能是因為對特定細菌的抑制作用而產生的結果。2019年的綜論指出，糖精、蔗糖素、甜菊糖都能改變腸道細菌叢的組成。

2020年的研究報告則指出，食用蔗糖素會因腸道細菌叢的失調、蛋白質消化

酵素活性的抑制作用、腸道屏障的受損及炎症的加劇而增加腫瘤發生的機率。

　　由於有越來越多負面報告的出現，是否會引起國際食安機構的重視而啓動重新評估的動作及其結果，是值得關切的議題。

四、磷酸鹽

　　近期引起磷酸鹽對健康之危害熱潮者，應屬德國腎臟專科醫生Dr. Eberhard Ritz在2012年代表歐洲數個醫療團體所發表於Deutsches Ärzteblatt International的一篇文章－Phosphate Additives in Food-a Health Risk。該文章從PubMed及EU databases蒐集「磷酸鹽添加物」及「高血磷症」關鍵字之所有相關文獻、加以整理。文中指出高血磷症與腎臟病，甚至心臟病有密切的關係，建議磷酸鹽的來源應以食物中天然的磷酸鹽爲主，減少加工食品中無機性磷酸鹽的攝取量。同時向歐洲食品安全局建議限制磷酸鹽添加物的使用規範，並透過美國腎臟病協會向美國食品藥物管理局投書，請求在食品標示中增加磷酸鹽含量之建議，並重啓膳食磷酸鹽攝取量之暴露評估。磷酸鹽除了對腎臟病及心臟病的影響外，對骨骼的健康也是被熱烈討論的議題。

　　歐洲食品安全局雖然對於添加物磷酸鹽這個議題表示關切，但在研究中受到非介入性實驗設計的內在限制，僅認同無機磷酸鹽的吸收效率比有機磷酸鹽快，因此無法認同「血清磷酸鹽濃度與所觀察到的不利影響之直接關聯性」的因果推論，同時也以磷酸鹽無法在代謝過程中區別有機磷及無機磷之間的個別效應而加以否定，僅表示會重新進行評估。美國食品藥物管理局也未接受該協會的建議，在食品標示上增列磷的含量。

　　我國對於磷酸鹽作爲食品添加物的使用規範可以說是世界上最嚴格的，雖然幾乎所有的加工食品都能使用，但其限量標準爲3 g/kg以下（以磷酸根計）。對比Codex的規範中磷酸鹽的限量有多類食品都高於我國國家標準，例如國人消費量極大的奶精，Codex的限量標準爲13000 mg/kg（以磷計）以下，高出我國的限量標準甚多，但由於無法在檢驗上區分有機磷或無機磷，因此無法進行精準的檢

測查驗，僅能由廠商提供的資料進行判斷之。

　　無法區別有機或無機磷酸鹽不僅影響到查驗，並且會干擾到風險評估的正確性，導致誤判。在台灣磷酸鹽的應用越趨普遍的情況下，越值得我們的關切。

五、乳化劑

㈠乳化劑功用

　　乳化劑是具有界面活性的物質，對食品可發揮乳化、起泡、消泡、均質、抗老化、防腐等多重功能。廣泛應用於乳化油脂、烘焙食品、飲料、巧克力、冰淇淋等。我國允許使用的乳化劑共計29種，包括天然乳化劑及合成乳化劑，其中有26種沒有限制使用食品範圍及限量。由此可見，一般都認為乳化劑是種安全性高的食品添加物。

㈡使用乳化劑的疑慮

　　乳化劑的兩性特質也在清潔劑中大量使用，因此被懷疑乳化劑在腸道中是否也會產生清潔劑的功能，對腸道及細菌叢造成不利的影響？

1. 腸道發炎

　　2015年自然雜誌中發表了一篇名為「膳食乳化劑能對小鼠腸道微生物群造成衝擊，因此促進結腸炎和代謝綜合徵候群的發生」的文章，作者以低濃度（1%）的羧甲基纖維素（CMC）及聚山梨酯-80（P80）添加在飲水中，對小鼠進行12週的實驗。結果發現羧甲基纖維素和聚山梨酯-80能讓實驗小鼠誘導出低度發炎症和肥胖／代謝綜合徵候群，並促進易患這種疾病的小鼠產生強烈結腸炎。

　　造成結腸炎之原因在2017年Cancer Research的報告說明，因羧甲基纖維素（CMC）及聚山梨酯-80（P80）等乳化劑都不會被消化吸收，大部分由糞便排出，因此存在腸道的時間較長，對腸道細菌叢產生侵害性，能改變腸道細菌叢的

組成，因此引發腸道低度發炎作用，進而促進結腸的致癌性。而宿主與腸道微生物菌叢間的變化，可能有利於具有此類疾病之遺傳傾向的個體之腸胃道的癌變。

2. 增加肥胖發生

　　乳化劑暴露會誘導出慢性腸道炎症，增加肥胖的發生。食用羧甲基纖維素（CMC）及聚山梨酯-80(P80)乳化劑後，特定的微生物菌群會發生性別依賴性的改變，研究發現雄性和雌性小鼠的腸道微生物群的組成都會產生變化，進而增加肥胖的發生率。

3. 其他影響

　　⑴乳化劑可促進病原體（pathobionts）的致病力和侵入性，讓攜有此類細菌的宿主產生發炎作用。

　　⑵聚山梨酯-80是放射線治療期間癌症患者的潛在危險因素。

　　⑶每天攝取聚山梨酯-80會誘導腸道的通透性，導致葡萄糖耐受不良和骨骼肌中的粒線體功能障礙。

　　由於這類與營養科學相關領域的不斷發展，可能會創新一些知識，針對食品添加劑的膳食指南的修正，應有助於解決腸道和代謝健康的問題。

六、二氧化矽（Silicon Dioxide）

　　二氧化矽是種合法的食品添加物，可以作為品質改良用、釀造用及食品製造用劑和營養添加劑使用。在作為品質改良用、釀造用及食品製造用劑時，使用限制為「限於食品製造或加工必須時使用」。其規範為：

1. 本品可於膠囊狀、錠狀食品中視實際需要適量使用。

2. 本品可使用於其他各類食品，用量為2.0%以下。

　　在作為營養添加劑使用時，使用限制為「限於補充食品中不足之營養素時使用」。其規範為：形態屬膠囊狀、錠狀且標示有每日食用限量之食品，在每日食用量中，其矽之總含量不得高於84 mg。

　　二氧化矽分結晶二氧化矽和無定型二氧化矽（非結晶二氧化矽）兩大類。

在食品添加物的規範中所指的食品用二氧化矽，為一合成無定形物質，與歐盟E551相同。由於這類產品的顆粒大小分布極廣，且在過去的毒理學實驗中均未對其顆粒大小的問題納入考量，因此間接影響到實驗結果，造成安全評估上的不確定性。

　　歐盟的專家小組於2018年對二氧化矽的重新評估認為，歐盟目前對二氧化矽的規範（E551）不足以充分表現出二氧化矽作為食品添加物的安全性，尤其是主要的顆粒大小。建議在二氧化矽的規範中增加產品顆粒大小分布的規範，包括適當的顆粒大小分布的統計描述及奈米級顆粒的百分比等。歐盟委員會更考慮降低現有對鉛及砷的限量及增列有毒元素的限量，如鎘，以便確保食品添加物不會成為接觸這些有毒物質的重要來源食物中的元素。

七、保色劑──亞酸酸鹽與硝酸鹽

㈠傳統對亞酸酸鹽與硝酸鹽使用上之疑慮

　　保色劑共四種，即硝酸鹽與亞硝酸鹽之鉀鹽與鈉鹽。使用範圍與限量為：
1. 本品可使用於肉製品及魚肉製品，用量以NO_2殘留量計為0.07 g/kg以下。
2. 本品可使用於鮭魚卵製品及鱈魚卵製品，用量以NO_2殘留量計為0.0050 g/kg以下。

　　其使用限制為：生鮮肉類、生鮮魚肉類及生鮮魚卵不得使用。

　　醃漬是將肉加入食鹽、硝酸鹽、香辛料等放置一段時間的一種處理方式。在醃漬期間，硝酸鹽會還原成亞硝酸鹽，而後與肌紅蛋白作用形成漂亮的肉色。常見醃漬肉品如香腸、火腿、臘肉等。

　　亞硝酸鹽會與肉的肌紅蛋白形成粉紅色色素，造成醃漬肉類特有的顏色，所以亞硝酸鹽是一種保色劑，它還可引起特殊的風味，且有抑制肉毒桿菌之功效。

　　肉毒毒素（botulin）是由肉毒桿菌（*Clostridium botulinum*）所產生的一種毒性極強且致命的毒素，這種細菌可生長在缺氧的環境中，而肉的內部恰好是它生

長的溫床。科學家早已發現亞硝酸鹽是一有效的抗肉毒桿菌劑。

　　自1960年代開始，科學家注意到亞硝基化合物的毒性。亞硝酸鹽在酸性條件下與胺類反應生成N-亞硝基（N-nitroso）化合物，其中尤以與二級胺反應所生成的亞硝胺致癌性最強。亞硝胺為2A級致癌物，即對人類可能致癌。聯合國糧農組織與世界衛生組織聯合食品添加物專家委員會（JECFA）將硝酸鹽及亞硝酸鹽之每日容許攝取量訂為3.7及0.06 mg/kg bw。

　　如圖12-2所示，亞硝酸鹽要先轉變成亞硝酸酐（前二方程式）後，才與二級胺反應。此過程在酸性下較易進行，而在維生素C及維生素E的存在下可抑制。

$$2(NO_2^-) \underset{}{\overset{2H^+}{\rightleftharpoons}} 2(HNO_2) \tag{1}$$
$$\text{（亞硝酸鹽）} \qquad \text{（亞硝酸）}$$

$$2(HNO_2) \rightleftharpoons N_2O_3 + H_2O \tag{2}$$
$$\text{（亞硝酸）} \qquad \text{（亞硝酸酐）}$$

$$N_2O_3 + R_2NH \xrightarrow{\text{慢}} R_2NN=O + HNO_2 \tag{3}$$
$$\text{（亞硝酸酐）}+\text{（二級胺）} \quad \text{（亞硝胺）}+\text{（亞硝酸）}$$

$$RATE = k\,[R_2NH] \times [HNO_2]^2$$
$$\text{（二級胺）} \quad \text{（亞硝酸）}$$

圖12-2　酸性環境下，二級胺的亞硝基反應

　　比較亞硝胺與肉毒毒素的急毒性，則肉毒毒素要強的多；同時，亞硝酸鹽對醃肉的保存、顏色及風味都有貢獻，目前尚未找到單一物質而具有如此多功能者。因此，亞硝酸鹽仍被允許在醃漬時繼續使用，但以嚴格限制其在肉中的殘留量，以保障健康。

㈡近年來討論較多的項目

1. 醃漬肉品中硝酸鹽含量並非食物中最高者,其他食物會有相當之疑慮嗎?

硝酸鹽為自然界氮循環的一部分,普遍存在環境中,能由生物體自行製造;其另一主要來源,係來自硝酸鹽及亞硝酸鹽製作之肥料,這二種化合物可經由施肥進入土壤,蔬菜及果樹可自土壤中獲取生長所需氮源,所以蔬菜中硝酸鹽為天然存在含有。

蔬菜中硝酸鹽含量受植物品種、栽種環境、栽種方式(溫室或室外、施肥次數)、日照長度、採收時間及季節等因子影響,而有顯著差異。

各國家對於蔬菜中硝酸鹽含量之管理規範,僅歐盟在2006年針對菠菜及萵苣2種蔬菜,依不同品種、不同產季及不同栽種方式訂定硝酸鹽限量2,000～4,500 ppm。後於2011年重新修訂,菠菜及萵苣之硝酸鹽限量修為2,000-5,000 ppm(調高500 ppm),並增訂芝麻菜(Rucola)之硝酸鹽限量,如表12-4。

表12-4　歐盟對蔬菜中硝酸鹽量之限量

食品	硝酸鹽最高限量(mg/kg)	
新鮮菠菜		3,500
保藏、超低溫冷凍或冷凍菠菜		2,000
新鮮萵苣	10月1日至3月31日採收	
	設施中栽種	5,000
	露天栽種	4,000
	4月1日至9月30日採收	
	設施中栽種	4,000
	露天栽種	3,000
捲心萵苣(Iceberg-lettuce)	設施中栽種	2,500
	露天栽種	2,000
芝麻菜	10月1日至3月31日採收	7,000
	4月1日至9月30日採收	6,000
供嬰幼兒食用的加工穀類食品和嬰兒食品		200

我國的情況，農委會農糧署於2012年公布歷年監測結果：

⑴2009年檢驗15種 245件蔬菜硝酸鹽含量59～6,760 ppm。

⑵2010年10月抽檢24件市售蔬菜硝酸鹽含量710～6,945 ppm。

⑶2011年檢驗100種3,846件蔬菜硝酸鹽含量29～5,114 ppm。

⑷2012年1～6月檢驗133種1,327件蔬菜硝酸鹽含量11～5,006 ppm。

國內蔬菜硝酸鹽含量與各國調查資料相近，並無偏高。硝酸鹽含量較高之蔬菜以「葉菜類」為主，其中又以莧菜、青梗白菜、不結球芥菜、油菜及不結球白菜等葉菜之比例偏高。

啤酒中亦含有亞硝胺。雖然其含量在10 μg以下，但因啤酒常常大量飲用，仍須注意。其來源為以直火烘乾的大麥芽。

2. 食物中的硝酸鹽對人體有害嗎？

成人口服NO_3^- 33～150 mg/kg bw可能引發變性血紅素血症（methaemoglobin -aemia），主要臨床症狀包括：噁心、嘔吐、腹痛、頭疼、導致急性中毒、暈眩、血壓降低、心跳加快、虛脫、發紺、換氣過度、麻木、抽搐及昏迷，嚴重時可能造成窒息而致命。當硝酸鹽代謝成亞硝酸會和血紅素結合，降低血紅素攝氧的功能，可能造成嬰兒的全身缺氧而呈現膚色發藍紫，即「藍嬰症」。然而除非誤食，否則一次大量吃入硝酸鹽的機會不大。

另外，傳統研究中亞硝胺之產生，都是在純物質之變化下，但人體消化系統是一複雜的環境，在胃內一堆食糜中，硝酸鹽要與二級胺接觸的機率不大。因此傳統理論遭到很大的挑戰。

甚至根據2012年的研究，口水才是人體硝酸鹽與亞硝酸鹽的最主要來源。

每天口腔分泌30～1,000 mg的硝酸鹽與5.2～8.6 mg的亞硝酸鹽至口水中，但是從飲食中得到的硝酸鹽與亞硝酸鹽僅分別為50～220 mg與小於0.7 mg（表12-5）。

表12-5　成人每日硝酸鹽與亞硝酸鹽來源

來源	硝酸鹽類（NO_3^-）（mg）	亞硝酸鹽類（NO_2^-）（mg）
不含加工肉品的飲食	50～200	0～0.7
每日50克加工肉品	1～4	0.05～0.6
飲水	0～132	0～10
唾液	>30～1,000	5.2～8.6

同時，近年來對硝酸鹽與亞硝酸鹽在人體的作用又有了新的認識。

血液中的硝酸鹽約有1/4會被唾腺吸收分泌進唾液中，硝酸鹽進入口腔後，會在唾液裡被細菌轉化為亞硝酸鹽。唾液中的亞硝酸鹽經過吞嚥進入胃中，會在酸性環境中生成一氧化氮，對微生物產生抗菌作用，此有助於增強人體抵抗力如抵抗胃腸炎等，並具有調節血小板、舒張血管及保護血管之功能。

另外，蔬菜中胡蘿蔔素、維生素C、E為抗氧化劑，可扮演阻斷亞硝酸鹽轉換成亞硝胺的功能，同時能將亞硝酸鹽還原為一氧化氮而加以清除。

關於「硝酸鹽－亞硝酸鹽」對人體影響，雖然目前仍沒有明確的定論，但有越來越多討論認為利多於弊。

第十三章

化學性來源危害因素——環境荷爾蒙（戴奧辛、食品用洗潔劑與食品包裝）

第一節　環境荷爾蒙簡介

第二節　戴奧辛與多氯聯苯

第三節　食品用洗潔劑

第四節　食品塑膠容器

環境賀爾蒙與傳統毒性物質造成的急毒性不同，主要影響動物的生殖能力，且其作用為長時間才能發現的。本章先簡單介紹環境賀爾蒙，接著介紹一些常見者，包括戴奧辛、多氯聯苯，並探討食品用洗潔劑與食品包裝之衛生問題。至於其他環境賀爾蒙物質，請見各章說明。

第一節　環境荷爾蒙簡介

目前各國工業化的速度極為迅速，而隨著工業化而來的是各種化學物質進入生活環境中。據估計，日常須接觸的化學物質約五萬種，而每年約有700種新的化學物質繼續侵入。而一般較易引起食品安全衛生之問題者，包括農藥、食品添加物、食品容器及加工時之污染物等。

1962年9月27日，瑞秋・卡森（Rachel Carson）出版了《寂靜的春天》（Silent Spring），揭發化學污染對人類產生的巨大衝擊，以及對地球生態的影響。此書調查了35種鳥類因包括有機氯化物DDT在內的化學物質而遭受滅絕威脅的事例。使人們開始重視化學物質的危害，並促使美國於1972年禁止DDT用於農業上。

近年來，許多生態學者、流行病學家、內分泌學家和環境毒理學家，皆呼籲環境中一些具有類似生物體內激素作用之化學物質可能對人類健康與生態造成危害。這些被統稱為環境荷爾蒙（environmental hormone）或內分泌干擾物（endocrine disrupting chemicals）是因為具有類似生物體內荷爾蒙之功能，能抑制其作用，進而改變生物體內免疫、神經與內分泌系統之正常運作。

㈠生理影響

1. 對人類的影響

這類化學物質可能產生的人類健康影響包括：女性乳癌和子宮內膜異常增生（endometriosis）、男性前列腺癌及睪丸癌、不正常的性發育、降低男性生殖

力、腦下垂體及甲狀腺功能改變、免疫力抑制和神經行為作用等。有時極低濃度的環境荷爾蒙暴露量，即可對生化與細胞作用機制造成巨大的改變，尤其是對懷孕期胚胎形成與嬰幼兒成長初期影響最大，危害效應輕則造成嬰兒神經發育不全、免疫與生殖系統不良，重則引發突變性。

2. 對野生生物的影響

魚和鳥類不正常的甲狀腺功能和發育；減少貝、魚、鳥類和哺乳動物的生殖力；降低魚、鳥和爬蟲動物的孵化率；造成魚、鳥、爬蟲和哺乳動物的去雄性化、去雌性化和雌性化、雄性化；減少後代存活力；改變鳥和海洋哺乳動物的免疫力和行為。

㈡環境荷爾蒙之特性

環境荷爾蒙具有持久性有機污染物的特性，包括：⑴在環境中長期存在；⑵持久不易分解；⑶具生物蓄積性；⑷傳遞擴散污染範圍大。

聯合國環境部（United Nation Environment Programme, UNEP）提出21種屬於持久性有機污染物（persistent organic pollutants, POPs）的物質，能經由大氣傳輸至偏遠地區、累積在食物鏈中，並長期滯留於自然環境中，且需要數十年以上的時間才能完全分解；具有持久性、半揮發性、生物累積性與高毒性等特徵。

具環境荷爾蒙效應的化學物質經常會經由排放廢水流布河川，影響、干擾各種水中生物，最後危害人類。環境保護署於2007年公告列管258種毒性化學物質，其中禁止製造、輸入、販賣及使用之列管毒性化學物質有50種，包括三丁基錫（tributyltin）、鄰苯二甲酸二丁酯（di-n-butyl phthalate）等較常發現會危害水生生物的化學物質。

㈢環境荷爾蒙來源

目前已知環境荷爾蒙物質約有481種，包括塑化劑（如塑膠製品之鄰二甲苯類phthalate）、壬基酚（如清潔劑）、重金屬（如燈管、化妝品及玩具等之有機鉛）與有機錫（如油漆）、農藥（除草劑、殺蟲劑、殺菌劑如DDT）、工業用

化合物（如PCB與烷基酚類）及燃燒或化學品製程之附產物（戴奧辛物質）等。其中40餘種為農藥。

依化學物質分類如下：

1. **持久性有機污染物**：滴滴涕、五氯酚、六氫苯、多溴二苯醚類、六溴聯苯、全氟辛烷磺酸、多氯聯苯、戴奧辛及呋喃。

2. **塑化劑**：鄰苯二甲酸二（2-乙基己基）酯（DEHP）、鄰苯二甲酸丁基苯甲酯（BBP）等。

3. **重金屬**：鉛、鎘、汞。

4. **農藥**：嘉磷賽、拉草、加保利、三福林、滅必淨、免克寧、草脫淨、草滅淨、馬拉松、納乃得、賽滅寧、百滅寧、福美鋅、2,4二氫苯氧乙酸。

5. **人造化學物質**：雙酚A、壬基酚、壬基酚聚乙氧基醇、有機錫、多溴聯苯、多氟辛酸。

6. **多環芳香烴**。

依用品分類如下（表13-1）：

1. 清潔用品：鄰苯二甲酸酯類、壬基酚。

2. 工業用溶劑、副產物：戴奧辛、多氯聯苯、呋喃。

3. 電子、電器產品：多溴二苯醚、多氯聯苯、鄰苯二甲酸酯類、雙酚A。

4. 個人衛生保健用品：鄰苯二甲酸酯類、雙酚A、壬基酚、人造雌激素。

5. 塑膠製品：鄰苯二甲酸酯類、雙酚A。

6. 衣物、紡織品：全氟化物、有機錫、多溴二苯醚、壬基酚、短鏈氫化石蠟。

7. 兒童用品：鄰苯二甲酸酯類、雙酚A。

8. 農業用藥：六氫苯、滴滴涕、毒殺芬、阿特靈、靈丹、地特靈、滅蟻樂。

表13-1　生活當中常見可能含有環境荷爾蒙物質的用品

類別	名稱	主要可能用途
塑膠添加劑	鄰苯二甲酸酯類	柔性嬰兒書籍、磨牙器、保鮮膜、指甲油、香水、髮膠、沐浴乳、乳液、妊娠紋霜、口紅、塑膠容器、塑膠袋、塑膠餐具（塑膠兒童餐具）。
工業用化合物	雙酚A（BPA）	奶瓶、食品罐頭內膜、CD、水壺、防火材料、黏合劑、運動用品、醫療儀器、家用電子產品等。
	壬基酚（NP）及壬基酚聚乙氧基醇（NPE）	非離子型界面活性劑及農藥添加等乳化劑、製造塑膠、染料、油漆、潤滑油及金屬加工、清潔劑、潤溼劑等。
	重金屬（鉛、鎘、汞）	鉛：含鉛的飾品、玩具、陶器、化妝品及傳統藥物等。鎘：鎳鎘電池、染料、電鍍金屬及塑膠之穩定劑等。汞：體溫計、血壓劑、乾電池、牙科用之銀粉、紅藥水、螺旋形日光燈及日光燈管等。
有機錫類	三丁基錫（TBT）類、三酚基錫（TPT）類	防腐劑、防黴劑、防菌劑、安定劑、催化劑、殺蟲劑、船舶底部及水產養殖殖網上之抗生物附著塗料等。
	殺蟲劑、殺菌劑、除草劑	殺蟲劑、殺菌劑、除草劑。
有機鹵化物	多氯聯苯	多用途，用於電容器、變壓器的絕緣油，以及熱媒、塗料、無碳印刷等。
	戴奧辛及呋喃	非產品。無用途，燃燒生成或製造含氯有機物副產物。

第二節　戴奧辛與多氯聯苯

一、結構與簡介

多氯戴奧辛、多氯呋喃、與戴奧辛類多氯聯苯統稱「戴奧辛類化合物」。戴奧辛（dioxin）乃是兩個氧原子連結一對苯環類化合物的總稱（圖13-1）。

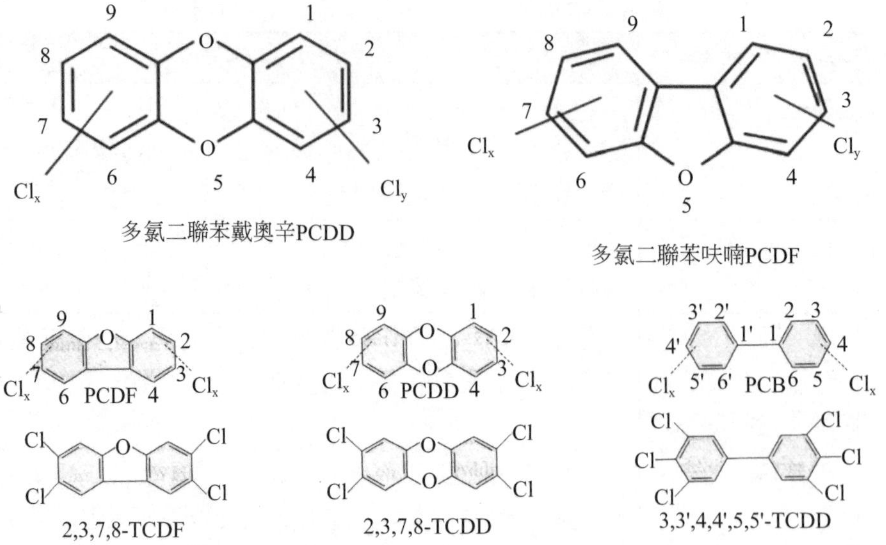

圖13-1 戴奧辛（dioxin）與代表物之結構

在此類化合物的苯環上，不同位置的氫原子被氯所取代時，可分為75種多氯二聯苯戴奧辛（polychlorinated dibenzo-p-dioxins，PCDD）以及多氯二聯苯呋喃（polychlorinated dibenzofurans，PCDF）135種，共210種，其中17種具有毒性。戴奧辛並無商業用途，是含氯物質燃燒時或製造含氯物質時產生之有毒產物。

標有數字的位置都可接氯，氯在不同位置與數量會影響該分子毒性。2,3,7,8-四氯雙苯環戴奧辛（2,3,7,8-tetrachlorodibenzo-p-dioxin，2,3,7,8-TCDD）是目前已知人類製造出最毒的東西，半致死劑量（LD$_{50}$）在動物實驗中最低，因此也被稱為「世紀之毒」（表13-2）。

根據2020年4月15日衛福部修正通過之「食品含戴奧辛及多氯聯苯處理規範」，17種具有毒性之戴奧辛毒性比較如其附表二「世界衛生組織所定戴奧辛及戴奧辛類多氯聯苯毒性當量因數」所示（表13-3）。

表13-2　常見毒物之半致死量

物質	動物，途徑	半致死量（LD_{50}）
巴拉刈（Paraquat）	小鼠，口服	120 mg/kg
DDT	大鼠，口服	100 mg/kg
亞硝酸鈉（Sodium Nitrite）	大鼠，口服	85 mg/kg
三氧化二砷／砒霜（Arsenic Trioxide）	小鼠，口服	31.5 mg/kg
氰化鉀（Potassium Cyanide）	大鼠，口服	5 mg/kg
黃麴毒素（Aflatoxin B_1）	大鼠，口服	4.8 mg/kg
河豚毒素（Tetrodotoxin）	小鼠，口服	0.435 mg/kg
2,3,7,8-四氯雙苯環戴奧辛（2,3,7,8-TCDD）	大鼠，口服	0.043 mg/kg
肉毒毒素（Botulinum Toxin A）	小鼠，腹腔注射	0.000 001 2 mg/kg

表13-3　世界衛生組織所定戴奧辛及戴奧辛類多氯聯苯毒性當量因數

戴奧辛	毒性當量因數	戴奧辛類多氯聯苯	毒性當量因數	戴奧辛	毒性當量因數	戴奧辛類多氯聯苯	毒性當量因數
2,3,7,8-TCDD	1	PCB 77	0.0001	2,3,7,8-TCDF	0.1	PCB 105	0.00003
1,2,3,7,8-PeCDD	1	PCB 81	0.0003	1,2,3,7,8-PeCDF	0.03	PCB 114	0.00003
1,2,3,4,7,8-HxCDD	0.1	PCB 126	0.1	2,3,4,7,8-PeCDF	0.3	PCB 118	0.00003
1,2,3,6,7,8-HxCDD	0.1	PCB 169	0.03	1,2,3,4,7,8-HxCDF	0.1	PCB 123	0.00003
1,2,3,7,8,9-HxCDD	0.1			1,2,3,6,7,8-HxCDF	0.1	PCB 156	0.00003
1,2,3,4,6,7,8-HpCDD	0.01			1,2,3,7,8,9-HxCDF	0.1	PCB 157	0.00003
OCDD	0.0003			2,3,4,6,7,8-HxCDF	0.1	PCB 167	0.00003
				1,2,3,4,6,7,8-HpCDF	0.01	PCB 189	0.00003

戴奧辛	毒性當量因數	戴奧辛類多氯聯苯	毒性當量因數	戴奧辛	毒性當量因數	戴奧辛類多氯聯苯	毒性當量因數
				1,2,3,4,7,8,9 -HpCDF	0.01		
				OCDF	0.0003		

備註：T=tetra，Pe=penta，Hx=hexa，Hp=hepta，O=octa，CDD=chlorodibenzodioxin，CDF=chlorodibenzofuran，CB=chlorobiphenyl

二、戴奧辛

㈠戴奧辛的性質

戴奧辛具熱穩定性、耐酸鹼、抗化學腐蝕、抗氧化水解、水中溶解度低及低可燃性等特性。一旦形成，在環境中極難分解，導致環境蓄積，並會透過生物鏈，形成生物轉化、生物累積及生物濃縮而累積在生物體內產生毒性作用。

1. **熱穩定性**。戴奧辛加熱到800℃才開始降解，要大量破壞須超過1000℃。故一旦形成，很難除去。

2. **低揮發性**。戴奧辛蒸氣壓極低，在大氣中分布較少，會隨著空氣傳播，再沉降進入土壤，而在地面可持續存在很長時間。

3. **脂溶性**。戴奧辛屬親脂性，在食物鏈中，可藉脂質發生轉移與生物富集，並安定存在於動物脂肪內。乳汁含高濃度脂肪，故嬰兒暴露劑量約為成人的50倍，並且在此階段（對戴奧辛毒性抵抗最脆弱的階段）為其終身接受劑量的10%。

4. **環境中穩定性高**。雖然紫外線可破壞戴奧辛，但大氣中戴奧辛含量低，多沉積於土壤中，具抵抗作用，土壤中平均半衰期約為9年，故可持續存在環境中。

人體代謝戴奧辛的速度也很慢，半衰期約為7至11年。

㈡戴奧辛的來源

1. 戴奧辛產生來源

⑴燃燒

燃燒為戴奧辛產生的最主要來源，世界上多數國家的戴奧辛主要來自垃圾焚化爐，尤以燃燒塑膠和其他含氯物質為最。大型垃圾焚化爐處理溫度達到850℃以上，可破壞戴奧辛；如戴奧辛含量較高者，則焚化溫度要控制到1000℃以上。一些小型垃圾焚化爐無法達到此高溫便容易產生戴奧辛。

其他包括自然生成（如火山爆發、森林火災）；汽機車排氣；特定工業製程的燃燒排放，如工業高溫製程（如水泥窯爐、瀝青拌合廠、煉鋼廠、非鐵金屬熔融冶煉、鑄造廠等）；電力與能源利用（如電廠燃油燃燒、車輛燃料燃燒等）；其他人為的燃燒行為（如露天燃燒、火災、抽煙等）。

含氯製品如塑膠等，在二次大戰後開始大量出現於人們的生活中，而這些產品進入焚化爐若未妥善處理，便會生成戴奧辛散布入大氣中。直到1977年，才有人提出戴奧辛會出現於工業燃燒的飛灰中。

1982年在台南灣裡地區發生露天焚燒廢電線電纜，產生戴奧辛污染事件。衛生署檢驗燃燒所產生的飛灰與殘渣，發現飛灰裡含有戴奧辛－四氯對二氧聯苯，每立方米空氣中含量平均0.013 μg；殘渣中平均0.31 ppm，並使附近土壤、水源造成永久性之污染。

⑵工業原料製程（如含氯酚類化合物）的副產物

一開始被大量生產出來的戴奧辛，其實是製造氯酚類藥劑時的副產物。消毒藥劑－氯苯酚（chlorophenol）的化學製程，是第一種會大量產出戴奧辛者，其他較出名的化學物質還包括除草劑2,4-D（2-4-dichlorophenoxyacetic acid）與2,4,5-T（2,4,5-trichlorophenoxyaectic acid）、三氯酚、五氯酚等。另外在此類工廠所排放廢水中，亦可能含有大量戴奧辛。

在使用了超過二十年的含氯酚清潔劑、農藥、殺蟲劑、除草劑之後，人們才發覺這些藥劑裡會有戴奧辛殘留，才停止大量生產這類藥劑。

1962～1970年越戰期間，美國軍方大量使用落葉劑「橙劑」破壞越南的農田與叢林。橙劑主要就是由前述的除草劑2,4-D與2,4,5-T混合而成，兩種物質平均含有2～3 ppm的戴奧辛。

⑶ **特定工業製程產生**

例如金屬冶鍊、以廢棄物為燃料之水泥窯、紙漿廠紙漿加氯漂白過程、燃煤或燃油火力發電廠等的高溫製程，亦可能產生戴奧辛。氯化二苯環戴奧辛（主要是2,3,7,8-TCDD）的形成多是由氯漂白的紙漿廠和造紙廠所導致，該物質也會經由飲用水處理廠的加氯消毒作業產生。

⑷ **環境變遷**

最近全球關注的環境變遷議題，也與戴奧辛污染相關。環境變遷包括氣候改變，比如東北季風的發生頻率及強度可能變得更難預測，進而將污染源吹拂至鋒面下風處的台灣，由於頻率變多，而使污染物傳輸的機會更大，所以境外污染對台灣的傷害機會便會增多。另外，在極端氣候影響下，東南亞的森林大火和農廢燃燒機會也可能變多，這些都是戴奧辛額外的來源。

2. **戴奧辛進入人體途徑**

戴奧辛進入人體的途徑有三種：⑴皮膚直接接觸及吸收；⑵吸入受污染的氣體及微粒；⑶攝食受污染的食物和水體，讓戴奧辛藉由食物鏈傳遞到人。

戴奧辛可經由呼吸和食入而進入人體。戴奧辛對人體健康產生的危害，只有少於10 %是經由呼吸吸入造成，主要是經由食物攝取，尤其高脂肪食物如魚、肉類，占大約90%以上。

戴奧辛在環境中留存的時間很長，會隨著空氣傳播，再沉降進入土壤，或土壤也可能過去受到的工業污染而含有戴奧辛。人們在土地上栽種食物，如果雞、牛吃到含有戴奧辛土壤種出的飼料，就會吸收、累積在其脂肪中，隨後出現在各類食物裡，而進入食物鏈中（圖13-2）。

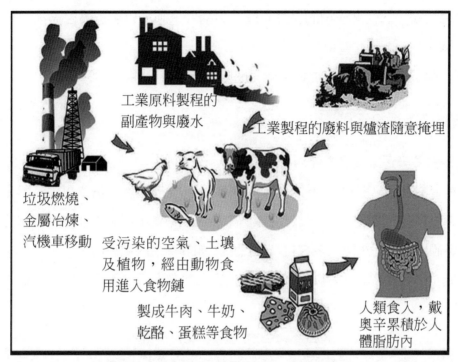

工業原料製程的副產物與廢水

工業製程的廢料與爐渣隨意掩埋

垃圾燃燒、金屬冶煉、汽機車移動

受污染的空氣、土壤及植物，經由動物食用進入食物鏈

製成牛肉、牛奶、乾酪、蛋糕等食物

人類食入，戴奧辛累積於人體脂肪內

圖13-2　戴奧辛的產生與進入食物鏈途徑

㈢戴奧辛的生理影響

由於戴奧辛具有脂溶性，一旦進入人體，多積存於脂肪內，需極長時間才能排出體外。人類暴露於戴奧辛所導致之病變或異常多為極微量的暴露，未見有大量攝入立即致死的記載。國際上有名之戴奧辛中毒案件為2004年烏克蘭總統候選人尤申科被人下毒後體內驗出大量的TCDD（後來選上成為總統）。

依據文獻所載戴奧辛的毒性可分為：

1. 皮膚毒性，如痤瘡、色素沈積、體毛增生。戴奧辛中毒最明顯的症狀是會造成氯痤瘡。

2. 神經系統毒性，如周圍神經的傳導緩慢現象。

3. 肝臟毒性，如肝臟明顯腫大及血清肝功能異常現象。

4. 腫瘤，如軟組織腫瘤及惡性淋巴腫瘤。戴奧辛被國際癌症研究機構（IARC）歸為第一類致癌物（也就是實驗證據最充分的種類），認為此物質與軟體組

織惡性瘤、惡性淋巴瘤的發生有關。包括肝、肺、胃癌及淋巴癌都和戴奧辛有關。

5. 為一種環境荷爾蒙，可能造成胎兒缺陷、孕婦自發性流產等。

㈣戴奧辛的污染案例

1. 台灣戴奧辛污染食品事件

在台灣，自早期的米糠油事件、台南縣中石化安順廠的污染事件、彰化線西鄉的毒鴨事件、毒蚊香，到最近的戴奧辛毒鴨，戴奧辛污染事件總是不定時的出現在媒體版面，污染源大多來自高溫燃燒，如煉鋼後的爐渣污染河川、土壤，進而造成一些農牧產品受污染。表13-4中列出台灣發生過之戴奧辛污染食品事件。

表13-4　台灣戴奧辛污染食品事件

時間	事件名稱	過程
2005	彰化線西鄉／鴨蛋	衛生署委託成功大學檢驗鴨蛋時發現戴奧辛含量過高，發現養鴨場附近的「台灣鋼聯」處理電弧爐集塵灰時造成污染。結果撲殺2萬多隻蛋鴨、銷毀10多萬顆鴨蛋。
2006	台北縣八里鄉／羊肉	養羊場遭戴奧辛污染，懷疑是八里焚化廠及林口發電廠落塵，以及過去集塵灰非法棄置所造成的污染。
2008	新竹市／牛肉	衛生署針對市售食品進行戴奧辛含量監測時，發現一名攤商販售的牛肉含戴奧辛超過法定限制。衛生、農政、環保三單位聯手溯源，但卻無法釐清其污染來源。
2009	高雄大寮／鴨	養鴨場鴨隻戴奧辛超過法定限制。疑似受熔煉廢鐵產生的爐渣等廢棄物污染，結果撲殺9000多隻鴨。
2014	高雄鳳山／鴨肉	衛福部委託成大執行食品中戴奧辛背景值調查，發現1隻鴨戴奧辛超過法定限制，最後判定為單一偶發事件。
2017	桃竹苗地區和新北市／雞蛋	食藥署在雞蛋檢驗出含過量戴奧辛，雞蛋來自彰化地區之蛋雞場，並查出戴奧辛蛋銷售至苗栗縣、新北市、桃園市等業者。為首宗雞蛋戴奧辛超標。

2. 國際戴奧辛污染食品事件

　　過去國際間曾發生數起重大戴奧辛污染事件，所造成的影響層面擴及全球。

⑴ 1976年義大利Seveso之五氯酚製造工廠發生爆炸，造成空氣及食物被大量的戴奧辛物質所污染，至少37,000位居民受到此暴露。

⑵ 1999年比利時生產之豬油遭戴奧辛污染，並製成動物飼料販售至德國、荷蘭、比利時等國。受到污染而被禁止銷售的原料從肉雞和雞蛋擴大到豬肉、牛肉、奶製品以及衍生產品。歐盟委員會率先宣布，禁止銷售並銷毀比利時的受污染禽蛋製品。接著美國與全世界包括台灣很多國家，也暫時停止進口和禁止經銷比利時等國受戴奧辛污染的食品，此事件造成非常大的經濟層面影響。

⑶ 2004年荷蘭發生牛奶中戴奧辛含量過高，調查發現為飼料原料中使用的一種黏土受戴奧辛污染。另外，2006年荷蘭動物飼料中被發現戴奧辛含量增加，後來確認源頭是生產飼料過程使用了被污染的脂肪。

⑷ 2008年愛爾蘭發生豬肉戴奧辛污染事件，原因是飼料原料在烘乾過程中使用回收油，而回收油被PCB污染，致使含有高量的多氯呋喃（PCDFs），該污染事件造成愛爾蘭國內大量豬肉加工廠關門及勞工失業。

㈤食品中戴奧辛的管理

　　我國在2006年發布「食品中戴奧辛處理規範」，參考歐盟訂出食品中戴奧辛最大限值。經2020年修正後，改為「食品含戴奧辛及多氯聯苯處理規範」。

　　其中：「食品中戴奧辛及戴奧辛類多氯聯苯之含量，係以檢測濃度乘以世界衛生組織所訂毒性當量因數（WHO Toxic Equivalency Factors，WHO-TEFs），加總計算之，並以總毒性當量（Toxicity Equivalent，TEQ）表示。戴奧辛及戴奧辛類多氯聯苯毒性當量之計算，均採用上界濃度（upper-bound concentration），待測物濃度低於偵測極限時，以最低偵測極限（minimum detection limit）代入。

　　食品中戴奧辛含量、戴奧辛與戴奧辛類多氯聯苯含量總和及六項指標性非戴

奧辛類多氯聯苯（ICES-6）含量總和之限值，詳如附表一（表13-5）。

　　該規範並明定食品中戴奧辛含量超過限值時，應採取之行政處理措施，如通報及處理流程、產品處置方式、對民眾健康風險溝通等。

表13-5　食品中戴奧辛及多氯聯苯含量之限值

食品類別	食品項目	戴奧辛含量（WHO-PCDD/F-TEQ）	戴奧辛與戴奧辛類多氯聯苯含量總和（WHO-PCDD/F-PCB-TEQ）	六項指標性非戴奧辛類多氯聯苯（ICES-6）含量總和	備註
禽畜製品類	牛、羊之肉及其製品	2.5皮克／克脂肪（pg/g fat）	4.0皮克／克脂肪（pg/g fat）	40奈克／克脂肪（ng/g fat）	脂肪基準註
	家禽之肉及其製品	1.75皮克／克脂肪（pg/g fat）	3.0皮克／克脂肪（pg/g fat）	40奈克／克脂肪（ng/g fat）	
	豬之肉及其製品	1.0皮克／克脂肪（pg/g fat）	1.25皮克／克脂肪（pg/g fat）	40奈克／克脂肪（ng/g fat）	
	內臟及其製品	0.30皮克／克溼重（pg/g wet weight）	0.50皮克／克溼重（pg/g wet weight）	3.0奈克／克溼重（ng/g wet weight）	總重基準
乳品類	乳及乳製品（含乳油、乳酪）	2.5皮克／克脂肪（pg/g fat）	5.5皮克／克脂肪（pg/g fat）	40奈克／克脂肪（ng/g fat）	脂肪基準註
蛋類	雞蛋、鴨蛋及其製品	2.5皮克／克脂肪（pg/g fat）	5.0皮克／克脂肪（pg/g fat）	40奈克／克脂肪（ng/g fat）	
水產動物類	魚及其他水產動物之肉及其製品	3.5皮克／克溼重（pg/g wet weight）	6.5皮克／克溼重（pg/g wet weight）	75奈克／克溼重（ng/g wet weight）	總重基準
	魚肝及其製品（魚肝油除外）	—	20.0皮克／克溼重（pg/g wet weight）	200奈克／克溼重（ng/g wet weight）	

油脂類	牛及羊之油脂	2.5皮克／克脂肪（pg／g fat）	4.0皮克／克脂肪（pg／g fat）	40 奈克／克脂肪（ng／g fat）	脂肪基準[註]
	家禽類之油脂	1.75皮克／克脂肪（pg／g fat）	3.0皮克／克脂肪（pg／g fat）	40 奈克／克脂肪（ng／g fat）	
	豬油	1.0皮克／克脂肪（pg／g fat）	1.25皮克／克脂肪（pg／g fat）	40奈克／克脂肪（ng／g fat）	
	混合動物油脂	1.5皮克／克脂肪（pg／g fat）	2.50皮克／克脂肪（pg／g fat）	40奈克／克脂肪（ng／g fat）	
	植物油	0.75皮克／克脂肪（pg／g fat）	1.25皮克／克脂肪（pg／g fat）	40 奈克／克脂肪（ng／g fat）	
	水產動物油脂（含魚油、魚肝油）	1.75皮克／克脂肪（pg／g fat）	6.0皮克／克脂肪（pg／g fat）	200奈克／克脂肪（ng／g fat）	
專供3歲以下嬰幼兒食用之食品		0.1皮克／克溼重（pg/g wet weight）	0.2皮克／克溼重（pg/g wet weight）	1.0奈克／克溼重（ng/g wet weight）	總重基準

註：脂肪含量低於2%者，其限值須再乘以0.02，並以總重基準爲單位。

目前我們所知的戴奧辛多是含氯戴奧辛，已有研究指出，含溴戴奧辛毒性也不小。還有，含氯含溴共構的戴奧辛的危害也相當大。尤其目前電腦產品越來越多，在這些電子廢棄物處理的過程中，都很可能產生含溴的戴奧辛，未來也很可能成爲戕害民衆健康的潛在殺手。

三、多氯聯苯

雖然多氯聯苯爲戴奧辛之一種，但因其在台灣食品安全史上占有重要的一頁，故另加以說明。

多氯聯苯（Polychlorinated Biphenyls, PCBs）爲戴奧辛之一種，亦爲極安定的合成化學物質。美國在1929年開始製造，其結構係兩個苯環相接，其他的氫分

別以2～10個氯原子所取代，而取代數越多，其毒性越強（圖13-1）。

(一) 性質與用途

　　多氯聯苯為無色液狀物，具有難燃性、熱安定性、不揮發性、電氣絕緣性、高沸點、難分解等安定的性質，在未被禁用前，用途非常廣泛（表13-6）。最常被作為電容器、變壓器之絕緣油，目的在隔熱。而印刷用油、滑潤油及打臘油中亦常添加有多氯聯苯。另外，便是作為熱媒，利用多氯聯苯將熱由熱源送到需要熱的地方，而此用途也是造成多氯聯苯污染到食品中最主要的途徑。

表13-6　未被禁用前多氯聯苯的用途

用途	製品與使用場所
絕緣油	高樓、車輛與船舶等變壓器、螢光燈、冷氣、馬達之蓄電池
熱媒	化工業、食品業、製紙業、藥品工業、塑膠工業等
潤滑油	高溫用潤滑油、水中用潤滑油、真空幫浦油、切削油
塑化劑	電線之披覆、絕緣膠帶、PE樹脂、PVC樹脂接著劑
塗料	難燃性塗料、耐酸鹼塗料、印刷油墨
複寫紙	電子式複寫紙
其他	紙及毛織物的添加劑、農藥效力延長劑、防溼衣料防火劑

(二) 多氯聯苯的生理影響

　　多氯聯苯的毒性在低至1 ppb時，仍會對某些魚類及蝦引起中毒。而導致人體發生嚴重症狀的劑量一般相信可能比動物實驗中所使用的量要低。

　　一般中毒的臨床症狀為：

1. 皮膚：引起氯痤瘡（類似面皰之皮疹）、粉刺、皮膚乾燥、丘疹狀毛孔突起，手腳掌面有過度角質化的斑塊，色素增生而沈積於指甲、口腔、牙齦、嘴唇邊緣及角膜邊緣，而指甲亦有變形產生。

2. 眼睛：瞼板腺分泌過多，刺激眼睛造成結膜充血。上眼皮浮腫及眼瞼不平，而角膜邊緣亦會有色素沈積。

3. 生殖性：破壞女性荷爾蒙調節。

4. 肝臟：造成肝腫大，使荷爾蒙代謝過速，造成內分泌失調現象。

5. 其他：嘔吐、腹瀉、食慾不振、淋巴腫大。免疫機能降低，使呼吸道易受感染。並影響鈣代謝，造成骨質疏鬆、軟骨症。多氯聯苯可通過胎盤或經由母乳造成嬰幼兒生長遲滯，其他症狀則與成人相似。亦會影響中樞神經系統，引起頭痛、倦怠、麻木等症狀。

　　台灣一般人血清中戴奧辛類平均濃度為20 ppt毒性當量；多氯聯苯的平均濃度約為1～3 ppb。由於多氯聯苯的環境穩定性，以及其親脂肪性，在環境中可以造成生物濃縮的現象。人類體內這些毒物最大的來源之一為水產類。

㈢ 多氯聯苯的污染案例

1. 國際事件

　　1968年，日本以福岡縣為中心之西日本地區發生米糠油引起之食物中毒事件，受害人數達一千多人，並有五十人因而死亡（表13-7）。

表13-7　由特殊途徑造成多氯聯苯污染食品的實例

時間	國家	途徑
		1. 由含有多氯聯苯的製品
1968	日本	熱媒→混入雞飼料→雞（死亡）
1968	日本	熱媒→混入米糠油→人中毒（油症）
1969	美國	除草劑（誤用多氯聯苯）→牧草→牛→牛奶
1969	美國	青貯室的塗料→飼料→牛→牛奶
1970	美國	熱媒→海洋→魚貝類
1970	美國	包裝容器→飼料→雞→肉湯
1971	美國	熱媒→雞飼料→雞（死亡）→卵（孵化率下降）
		2. 由再造紙
1969	美國	無碳精紙→再造紙→食品
		3. 由魚粉（推測）
1972	日本	多氯聯苯污染魚→魚粉→雞→卵

台灣在1979年發生相似的米糠油中毒事件。其原因皆爲加熱管產生裂縫後，多氯聯苯滲入油中，導致食用此米糠油的人發生中毒。

2. 彰化米糠油事件

1979年初，台中縣惠明學校多名師生產生皮膚變黑長痘痘，且擠破還有惡臭的油味等「氯痤瘡」現象。其後多名居民亦產生相關症狀。調查發現他們食用的是彰化油脂公司的米糠油，受害人數多達2,025人，範圍廣及台中縣與彰化縣。由於惠明學校是一所提供盲生免費教育的寄宿學校，全校師生200多人，三餐都由校方供應，故成爲多氯聯苯污染事件的最大受害團體。

調查發現彰化油脂廠在米糠油脫色、脫臭過程中，使用多氯聯苯爲熱媒，加熱管線因熱脹冷縮而產生裂縫，致使多氯聯苯從管線中滲漏出來污染到米糠油。

米糠油案多氯聯苯受害者在事件發生14年之後（1993），其血液檢測結果中多氯聯苯含量仍約爲正常值的30倍。

1996年研究發現，當時的毒油65%毒性來自戴奧辛、35%來自多氯聯苯。

1997年，針對受害者的死亡追蹤研究指出，受害者肝硬化、慢性肝病的死亡率爲一般人的三倍。經過近二十年，仍有四分之一毒性化學物質滯留他們體內。

㈣ 多氯聯苯的管理

米糠油事件促使當時衛生主管機管－衛生署於1981年7月增設食品衛生處。

由於多氯聯苯的毒性大，且安定性高、分解不易，故美國已於1976年禁止製造。我國環保署1988年公告，禁止製造、輸入、販賣，並全面禁止使用。

但在人們了解到多氯聯苯之毒性及採取限制使用手段前，已有大量的多氯聯苯被傾洩在環境裡，使整個生態系統遭受污染，受污染者包括水、大氣等。多氯聯苯因不溶於水，自工廠排出之廢液流入河、海中後，會慢慢地沈積而污染該地生物。調查顯示，深海魚類的多氯聯苯含量較低，而近海魚類則較高。另外，灰化亦是多氯聯苯污染之主要方式之一，而即使未經燃燒灰化，其亦會蒸發、汽化進入大氣中，而隨雨水返回大地，造成污染（圖13-3）。

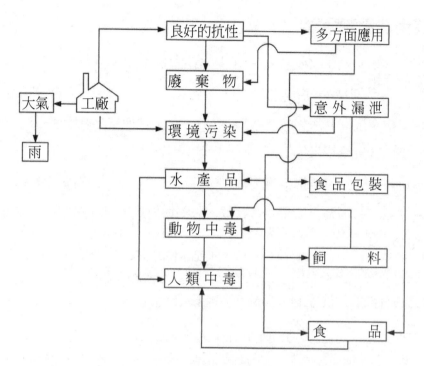

圖13-3　多氯聯苯對生態體系可能污染路徑

第三節　食品用洗潔劑

　　食品用洗潔劑根據食品安全衛生管理法第三條之定義為：指用於消毒或洗滌食品、食品器具、食品容器或包裝之物質。

　　食品用洗潔劑依使用目的可分為消毒類及洗滌類，例如可用於清洗生食用水產品、生食用蔬果或食器具容器等食品接觸面之「次氯酸鈉」屬於消毒類，「洗碗精」屬於洗滌類食品用洗潔劑。洗滌食品用洗潔劑又可以分成兩大類：1.用於清洗食品器具、容器及包裝等食品接觸面，2.用於清洗食品。

　　一般洗潔劑的配方大多含有：1.界面活性劑；2.增強劑，如磷酸鈉、矽酸鈉、碳酸鈉，可與水中鈣、鎂離子結合沉澱具軟水功效；3.再附著防止劑；4.香料。

一、洗滌用洗潔劑分類

㈠依酸鹼度分類

依據環保標章規格，洗滌肥皂產品pH值5～10，其他產品pH值5～9。

1. 酸性洗潔劑（Acid detergents）

pH 4～6.6。酸性洗潔劑能溶解礦物質沈澱，如Ca、Mg的鍋爐沈澱物。用於清洗因硬水而產生的水垢或沈澱非常有效。缺點為對皮膚有強腐蝕性。主要用途是用於廁所的清潔。

⑴**常見的無機酸類洗潔劑**：強酸類的鹽酸、硫酸及硝酸等。

⑵**常見的有機酸類洗潔劑**：弱酸類的檸檬酸及醋酸等。

2. 中性洗潔劑

pH約7.0。中性洗潔劑用於一般食品器具、食品容器、包裝及原料之清洗，可用於玻璃、金屬、橡皮等材質上，對皮膚不具腐蝕性。

3. 鹼性洗潔劑（Alkaline detergents）

pH 7～8.5為弱鹼性，pH 8.5～10為鹼性。鹼為大部分清潔劑的主成分。鹼能與脂肪作用而形成皂類，並能與蛋白質形成可溶性的分子而容易被水清洗。鹼性洗潔劑為多用途洗潔劑，可用於器具、用品、地板、牆壁、天花板等。缺點為對皮膚與金屬（如鋁、錫、鍍鋅）器具有腐蝕性。常見的鹼性洗潔劑有：

⑴**弱鹼**：矽酸鹽、磷酸氫鹽、碳酸鈉／蘇打（Na_2CO_3）與碳酸氫鈉／片鹼／小蘇打（$NaHCO_3$）。

⑵**部分弱鹼**：碳酸鈉、磷酸鹽可作為清潔劑中的軟水劑。

⑶**強鹼**：氫氧化鈉／苛性鈉（NaOH）、氫氧化鉀（KOH）。

㈡依性質分類

1. 無機洗潔劑（inorganic detergents）

包括鹼性或酸性洗潔劑，洗淨力強但對皮膚、金屬具有強侵蝕性。主要用於器具、容器的清洗。

2. 界面活性劑（surfactants）

界面活性劑具降低界面張力，產生泡沫、滲透、乳化、懸濁、溼潤等性質。

(1)依其在溶液中解離的型態可分為（圖13-4）：

① **陽離子型界面活性劑**（cationic surfactants）。又名陽性肥皂，其親水基為陽離子。洗淨力差，但殺菌力佳。

② **陰離子型界面活性劑**（anionic surfactants）。親水基為陰離子，有強洗淨力，但受水硬度而降低洗淨力。為食品用洗潔劑常用，其中較多製造廠商使用者為月桂醇聚醚硫酸酯鈉。

③ **兩性界面活性劑**（amphoteric surfactants）。在水溶液中具正負兩性離子，常用作消毒劑。

④ **非離子型界面活性劑**（nonionic surfactants）。在水溶液中具極性與非極性基，不受水硬度而影響洗淨力，可作為去油污劑（degreasers）。壬基酚聚乙氧基醇類化合物（NPEO）為清洗與除污產品主要成分。但是排放到河川水域，會被微生物分解為壬基酚，造成環境污染。

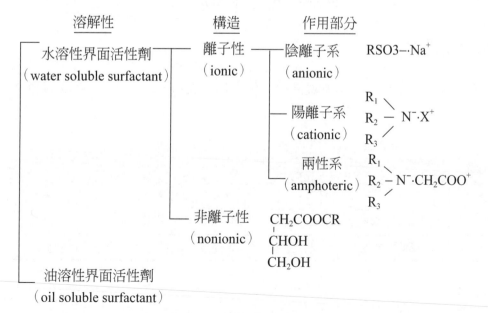

圖13-4　界面活性劑之分類

(2) **依其脂肪酸之型態可分爲：**

① （高）**脂肪酸系洗潔劑**。多由糖酯類之食品乳化劑所開發的界面活性劑。包含脂肪酸蔗糖酯（sugar fatty acid ester）、脂肪酸山梨糖酯（sorbitan fatty acid ester）、脂肪酸聚氧乙烯酯（polyoxyethylene fatty acid ester）、脂肪酸聚氧乙烯山梨糖酯（polyoxyethylene sorbitan fatty acid ester）等。

② **非脂肪酸系洗潔劑**。包含烷基苯磺酸鹽（alkylbenzenesulfonate，ABS）、烷基硫酸鹽（alkylsulfate）、高醇醚磺酸鹽（higher alcohol ester sulfate，AES）等陰離子系洗潔劑。

(a) **直鏈型**：容易被微生物氧化，稱爲生物易氧化型（biologically soft type），簡稱易氧化型（soft type）。直鏈型ABS具直鏈烷基，也被稱爲直鏈烷基苯磺酸（linear alkylbenzene sulfonate，LAS）。

(b) **支鏈型**：支鏈型ABS的大量使用，引起河川或下水道的污染。因支鏈型ABS很難被微生物分解，故稱爲生物難氧化型（biologically hard type），簡稱難氧化型（hard type）。

(三) 依使用方式分類

分手洗式及機洗式（自動洗碗機）兩大類（表13-8）。成分比較如表13-9。

表13-8　食品用洗潔劑之種類與配合機種市場分析

種類	消費者	成分
手洗式	人工清洗	ABS、LAS等。市售洗潔劑泡沫太高產生很大殘留問題。
	洗盤機（隧道式洗碗機）	
機洗式	全自動洗碗機組（大餐廳）	洗碗劑、乾精、消泡劑、殺菌劑

表13-9　餐具洗潔劑種類及其常見添加物成分

分類（特色）	常見添加物成分		
	功能	名稱	備註
手洗式（泡沫多）	家庭用 陰離子界面活性劑	直鏈烷基苯磺酸（Linear alkyl benzene sulfonate，LAS）	LD_{50}：1.26 g/kg
		月桂基聚氧乙烯醚硫酸鈉（Sodium laureth sulfate，SLS）	
		椰子油鉀皂（Potassium Cocoate）	
	非離子界面活性劑	月桂醇九聚氧乙烯醚（Laureth-9）	LD_{50}：0.93-1.78 g/kg
		烷基糖苷（Alkyl Polyglucoside）	LD_{50}：>2 g/kg
	增黏及穩沫	椰子油醯胺單乙醇胺（Cocamide MEA）	固體
		椰子油醯胺二乙醇胺（Cocamide DEA）	可能生成亞硝胺
		鹽類: 氯化鈉（Sodium Chloride）或硫酸鈉（Sodium Sulfate）	
	營業用 陰離子界面活性劑	直鏈烷基苯磺酸（Linear alkyl benzene sulfonate，LAS）	
		月桂基聚氧乙烯醚硫酸鈉（Sodium laureth sulfate，SLS）	
	非離子界面活性劑 增黏及穩沫	月桂醇九聚氧乙烯醚（Laureth-9）	
		甲基纖維素（Methyl Cellulose）（MC）	
		鹽類: 硫酸鈉（Sodium Sulfate）	
機洗式（泡沫少）	第一劑 強鹼	氫氧化鈉（Sodium hydroxide）	
		氫氧化鉀（Potassium hydroxide）	
	防止回沾	聚丙烯酸鈉（Sodium polyacrylate）	

分類 (特色)	常見添加物成分		
	功能	名稱	備註
第二劑	螯合劑	乙二胺四乙酸-4鈉 （Ethylenediamine tetraacetic acid tetrasodium salt）	
		胺三乙酸三鈉（Nitrilotriacetic acid, trisodium salt）	
	消泡	聚乙二醇-聚丙二醇共聚物 （Ethylene oxidepropylene oxide copolymer）	LD_{50}：9.38 g/kg
	展著	2-乙基己基羥基聚乙二醇 （2-Ethylhexyl polyethoxylate）	LD_{50}：>2 g/kg

1. 手洗式

　　手洗式洗潔劑泡沫之多寡，為消費者認為是否具有清潔效力的目視指標，所以成分多為易產生泡沫的陰離子及非離子界面活性劑。

　　同時，產品為達一定程度的黏稠度，會添加增黏劑。然而，洗潔劑去污力與稠度無關，添加增稠劑只是為外觀好看而已。甚至因化學增稠劑不易分解，若用於洗髮用品會損害頭皮的皮脂層，且造成皮膚敏感。

　　真正決定去污效果的是界面活性劑，界面活性劑添加越多越去污。依據經濟部標準檢驗局所訂定的「食品及食具用合成清潔劑」標準（CNS 3800），洗碗精產品中界面活性劑的含量至少需達15%，才達到洗淨力的標準（表13-10）。

2. 機洗式

　　自動洗碗機所用的洗劑必須要減少泡沫產生，通常依機器設計分為兩劑。

　　第一劑是以氫氧化鈉或氫氧化鉀為主成分的強鹼，加上少量的分散劑及螯合劑，與餐盤上的油脂進行皂化反應以利於油污的清除。另加入酵素與水質改良劑。

　　第二劑是以具有抑泡及展著功能的非離子界面活性劑所組成，目的是使洗淨後的餐盤藉由展著劑將水以最薄的厚度均勻鋪展於餐具表面，便於熱風吹乾（表

13-11）。

表13-10　食品及食具用合成清潔劑中華民國國家標準（CNS 3800）

項目	品質
pH值（25℃）	如標示所示，惟許可差為±1
界面活性劑含量	15%以上
螢光增白劑	不得檢出
甲醇	1 mg/mL以下
壬基苯酚類界面活性劑（nonylphenol及 nonylphenolethoxylate）	0.1%以下
砷含量（以As_2O_3計）	0.05 mg/L以下
重金屬含量（以Pb計）	1.0 mg/L以下
表面張力	40 dyne/cm以下
生物分解度	90%以上
香料及著色劑	應符合衛生主管機關之規定

表13-11　機洗式洗潔劑成分分析

藥效（及污染物質分析）	成分	作用
	洗碗劑（Dishwashing agent）	
油污、污物	鹼片、鹼粉	分解油污
蛋白殘渣	蛋白分解酵素	分解蛋白
食物殘餘	澱粉分解酵素	米飯分解
硬水水質改善	水質軟化改良劑	防止水痕
	乾燥劑（Rinsing & Drying Agent）	
防止污點 防止水痕 快乾 增加光澤	界面活性劑	>65℃ 水溶液呈透明溶解狀 <65℃ 呈均勻霧狀分散型之油溶製劑
		可附著均勻分布碗盤之周圍，而呈現快速脫水及光亮作用。

二、洗潔劑去除油污的原理

洗潔劑能去除油污，主要是含有界面性活劑，界面活性劑的分子結構可分成二部分：一端是親水基或疏油基，為具有極性而易與水結合、不易溶於油的親水部分；另一端為親油基或疏水基，為非極性的碳鏈，它不與水結合而易與油垢連結。如圖13-5所示，衣服上附著脂肪性的污垢，加入洗潔劑介入水與污垢的隙縫間，待污垢完全分離後，洗潔劑附著於纖維表面，以防止再次污染。

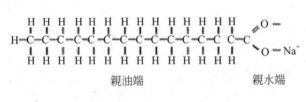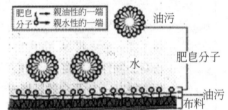

圖13-5　（左）界面活性劑結構，（右）清潔作用機制

三、理想的食品洗潔劑應具備的特性

1. 溼潤性（wetting）：降低污物的表面張力，以利水的滲透。
2. 溶解性（dissolving）：使食品成分（尤其是蛋白質等）具有溶解性。
3. 乳化性（emulsifying）：乳化油脂，以便於油脂的去除。
4. 去絮凝性（deflocculating）：使污物不形成絮凝，便於污物的去除。
5. 軟化性（softening）：可抵消硬水降低清潔效果的性質。
6. 緩衝性（buffering）：使洗潔液保持中性的性質。
7. 沖洗性（rinsing）：可使污物洗濯去除。
8. 不具刺激性（nostimulating）：使用時對皮膚無刺激性。

四、食品用洗潔劑的管理

衛生福利部於2007年訂定食品用洗潔劑衛生標準，並於2017年修正公布。該標準共6條，其中第3條列出「食品用洗潔劑之衛生應符合下列標準：

一、砷：0.05 ppm以下（以As_2O_3計）；依產品標示，於稀釋後使用時之溶液濃度為基準。

二、重金屬：1 ppm以下（以Pb計）；依產品標示，於稀釋後使用時之溶液濃度為基準。

三、甲醇含量：1 mg/mL以下。

四、壬基苯酚類界面活性劑（nonylphenol及nonylphenolethoxylate）：百分之0.1（重量比）以下。

五、螢光增白劑：不得檢出。

六、香料及著色劑，應以准用之食品添加物為限。

前項規定，僅適用於以合成界面活性劑為主成分之液態洗潔劑，供餐具自動洗淨機使用之洗潔劑，不適用之。」

第5條列出「用於清洗食品之主要消毒成分，且列於附表二者，應符合附表二之使用規定。該表所列成分，使用後須再經飲用水充分清洗、殺菁、加熱或其他適當處理，以使最終食品之殘留濃度符合規定。

附表二 用於食品之主要消毒成分

NO.	CAS編號	名稱	殘留濃度[註1]
1	無	酸化亞氯酸鈉Acidified sodium chlorite solutions (ASC)[註2]	總有效氯1 ppm以下
2	10049-04-4	二氧化氯Chlorine dioxide	總有效氯1 ppm以下
3	7790-92-3	次氯酸Hypochlorous acid	總有效氯1 ppm以下
4	7681-52-9	次氯酸鈉Sodium hypochlorite	總有效氯1 ppm以下

註1. 本表所列成分，使用後須再經飲用水充分清洗、殺菁、加熱或其他適當處理，以使最終食品之殘留濃度符合規定。

註2. 酸化亞氯酸鈉：由亞氯酸鈉（CAS Reg.No. 7758-19-2）與其他通過GRAS認可之酸性溶液調配，pH介於2.3-2.9之範圍。」

五、食品用洗潔劑衛生安全問題

㈠次氯酸與次氯酸鈉

次氯酸與次氯酸鈉原為食品添加劑，2017年衛生福利部改列為食品用洗潔劑中食品之主要消毒成分。

根據「食品用洗潔劑衛生標準」，若以次氯酸、次氯酸鈉成分清潔食器，應確實經排放或風乾揮發等程序，以免清潔劑殘留於食品接觸面；而若以次氯酸、次氯酸鈉清洗蔬果等食品時，使用後須再次經飲用水充分清洗、殺菁、加熱或其他適當處理，使最終食品殘留濃度在總有效氯1 ppm以下才符合規定。

1. 次氯酸鈉（NaClO）

即市售漂白水，含有5.25～6.15%的次氯酸鈉（sodium hypochlorite）成分，其殺菌效果佳，可有效殺死細菌、病毒等。根據食品良好衛生規範準則第23條－餐具殺菌：以總有效氯200 ppm以下氯液，浸入溶液中時間二分鐘以上。

⑴次氯酸鈉作用

次氯酸鈉是一種具有很強氧化能力的化學物質，屬強鹼弱酸鹽，溶在水裡，會分解成鈉離子（Na^+）與次氯酸根離子（ClO^-），水溶液呈鹼性：

$$NaClO(aq) + H_2O(l) \rightarrow HClO(aq) + NaOH(aq)$$

ClO^-和HClO都有殺死細菌和病毒的效果，但HClO殺菌速度比較快，是主要提供殺菌效果的物質。HClO具有較強氧化力，透過氧化破壞細菌的細胞機能，最後導致細菌死亡。而漂白的功能也是因氧化了含有顏色的化合物而造成褪色。

市售漂白水算是高濃度（52,500～61,500 ppm）、強鹼性（pH10～12）的次氯酸鈉溶液。主要以ClO^-形式存在，只有微量的HClO，消毒殺菌效果較差。稀釋讓pH值下降，HClO的濃度會較高，故稀釋的漂白水消毒效果較好。

因此為了消毒效果，在使用時會加以稀釋。這有兩個目的：一方面要達到消毒抗菌效果，並不需要這麼濃（幾百到幾千ppm即可）；另一方面，稀釋能讓溶

液的pH下降到8～9，有較好的消毒抗菌效果。

在水中，也會緩慢發生以下反應（產生氯氣）：

$$4NaClO + 2H_2O \rightarrow 4Na^+ + 4OH^- + 2Cl_2\uparrow + O_2\uparrow$$

⑵**次氯酸鈉毒性**

暴露高濃度的次氯酸鈉會對人體產生毒性反應，主要是次氯酸鹽的腐蝕特性。若不小心攝取未稀釋漂白水（含5～6%次氯酸鹽）會造成腸胃道不適；若攝取高濃度漂白劑（濃度超過10%的次氯酸鹽）或次氯酸鹽粉末都會對口腔、喉嚨、食道及腸胃造成嚴重出血且穿孔性的腐蝕，最後導致死亡。尤其，重度中毒者會有永久疤痕和造成食道狹窄的症狀。目前並無證據次氯酸鈉有致癌性。另外，如果吸入次氯酸鹽溶液釋出高濃度的氯氣時，會造成鼻腔不適、喉嚨痛和咳嗽的症狀。

⑶**使用注意事項**

①漂白水稀釋前後都有刺激性，操作時務必戴手套和口罩。

②漂白水不要用熱水稀釋，不要跟酸、氨、胺類成分混合，會產生有害物質。許多清潔產品含檸檬烯（limonene），可散發獨特的檸檬香味，聞起來很清爽。但它會跟漂白水產生作用，散發出有害健康的氣體—二次有機氣溶膠（SOA）。

次氯酸鈉若碰到酸會產生氯氣，清潔時也要避免與鹽酸等酸性物質接觸，以免產生危險。即便不直接混用漂白水與清潔劑，但若室內通風不良，累積在空氣中的氯氣濃度太高，也可能會與含有檸檬烯的清潔用品發生反應。

③**避免高溫及陽光**。次氯酸鈉受到高溫或曬到陽光會分解產生有毒的氯氣，因此平時不用的話要保存在陰涼的地方，使用時也不要加進熱水裡面。

④長時間存放可能導致成分分解失效而降低殺菌的效果，稀釋後的漂白水最好在24小時內使用完畢。

⑤使用次氯酸鈉清洗蔬果，若未再以水充分漂洗，水中的氯可能會與有

機分子產生三鹵甲烷（trihalomethanes）。三鹵甲烷是一種致癌性的物質，在鹼性環境生成，在酸性的環境中不會生成。

2. 次氯酸（HClO）

次氯酸比次氯酸鈉（NaOCl）更具有優勢，在其有效的抗菌濃度範圍內，不會有刺激性、也沒有敏感性，對人體細胞毒性低。次氯酸可以通過三種方法合成：

氯氣的水解$Cl_2 + H_2O \rightarrow HOCl + H^+ + Cl^-$

鹽溶液的電解$2Cl^- + 2e^- \rightarrow Cl_2$ (I)　$Cl_2 + H_2O \rightarrow HOCl + H^+ + Cl^-$ (II)

次氯酸酸解$OCl^- + H^+ \rightarrow HOCl$

次氯酸（HOCl）和次氯酸根離子（OCl^-）在水溶液中的比例，取決於其pH值。HOCl主要在pH 3～6間產生，在此pH範圍內，殺菌效果最佳，因其解離最小，在較高的pH值下容易形成OCl^-。

目前因次氯酸儲存穩定性的問題，含有純HOCl的商業製劑尚未開發出來。HOCl作爲商業產品存於容器內，每次使用後HOCl的濃度會逐漸減少。相比之下，次氯酸鈉就比較穩定，可以保存比較久。

次氯酸水容易被陽光降解，不耐高溫（40℃）及會與空氣中雜質作用後降解，所以保存期限不長。應儲於不透光容器、將瓶蓋關緊且置於陰涼處。若存在其他有機物的情況會降低其抗菌效果，且濃度變低時，也會影響其穩定性。

次氯酸殺菌效果約爲3～5倍的次氯酸鈉效果。市售的次氯酸製造機產生的次氯酸水濃度大約介在30～80 ppm，並不足以作爲環境消毒使用；若需用以消毒居家環境，次氯酸濃度需介於100～300 ppm方具效果。但對於食物清潔是有效的。此外，自製的次氯酸水也可能因爲保存不當、存放過久等導致成分分解失效，而減低其消毒殺菌的效果。

因應新冠肺炎，過往少爲人知的次氯酸水也成爲當紅商品，雖然次氯酸水在使用上比漂白水來得安全，但低刺激性的次氯酸水仍有一定的毒性。根據次氯酸之安全資料表（SDS），其毒性資料如下（表13-12）。

表13-12　次氯酸之毒性資料

暴露途徑：皮膚、吸入、食入、眼睛。
症狀：咳嗽、胸部不舒服、呼吸困難、氣喘、噁心、嘔吐、暈眩、眼睛痛、視覺模糊。
急毒性： 吸入：1.吸入時，氯氣首先影響呼吸道，因為支氣管分泌增加以及支氣管收縮會導致包括咳嗽、胸部不適、呼吸困難和氣喘。2.如果吸收足夠量，可能在幾分鐘內或延遲到12小時開始其他系統性的影響。包括噁心、嘔吐、暈眩。3.很少有長期後遺症。 皮膚：1.刺激性還未有相關報告。2.有相關報告是將有效氯濃度4000 mg/L直接接觸到手指時，手指皮膚會出現乾裂。 眼睛：1.直接接觸可能產生疼痛、充血、流淚、眼皮抽搐。 食入：有相關報告是當喝下50 ml時，出現胸口塞住的感覺、不舒服的感覺等。
慢毒性或長期毒性：還未有相關報告。

　　次氯酸水不可食用，依照法規，若用來清洗食品，只限於部分生鮮即食食品，比如蔬果、生食水產品，這些食品因為無法以加熱法進行殺菌處理，才得使用次氯酸水來消毒，且使用次氯酸水消毒後必須再經過飲用水充分清洗等適當處理，使最終總有效氯低於1 ppm才能符合規定。

　　使用次氯酸水應注意濃度與用途。如果使用製造機自行生產次氯酸水，因溶液無色、無嗆鼻氣味，必須特別小心誤食。次氯酸鈉與次氯酸之比較如表13-13。

表13-13　次氯酸鈉與次氯酸之比較

	次氯酸鈉（NaClO）（漂白水）	次氯酸（HClO）
pH值	最適範圍：pH 8～9	最適範圍：pH 3～6
殺菌強度	殺菌效果極佳，能有效殺滅細菌、真菌及病毒	結構和漂白水相似，也具有破壞細菌細胞膜的特性，有一定的消毒作用
刺激性	腐蝕性極強，會嚴重傷害口腔、喉嚨、腸胃，如果吸入瀰漫氣體可能造成喉嚨痛和咳嗽。	如果吸收足夠量，可能在幾分鐘內或延遲到12小時開始其他系統性的影響。

	次氯酸鈉（NaClO）（漂白水）	次氯酸（HClO）
使用濃度	餐具殺菌：200 ppm。	用於食材中消毒，如清洗食器：20～90 ppm。
使用注意事項	1. 避免用於金屬、羊毛、尼龍、絲綢及油漆表面。 2. 避免接觸眼睛。若不小心濺入眼睛，用清水沖洗15分鐘並就診。 3. 不要與其他家用清潔劑一併混和使用，以防降低殺菌功能。 4. 不可混合酸性清潔劑，以免產生有毒氣體	1. 避免用於金屬表面。 2. 用次氯酸水消毒的物品建議用清水洗淨後再使用。 3. 建議盡量別吸入次氯酸水產生的氣體，目前未能證明其氣體對肺部沒有影響。 4. 濃度過高時可能導致眼睛、皮膚接觸性傷害，長期使用會引起皮膚炎。
存放注意事項	1. 稀釋漂白水最好24小時內用完。 2. 未經稀釋的漂白水在陽光下會釋出有毒氣體，應放置於陰涼處。	次氯酸水照光容易分解，如果沒有使用不透光容器分裝，久放會失去消毒效果。

㈡ 壬基酚

　　壬基酚（nonylphenols, NPs）含一大群異構物，工業上製造及使用的NP主要為C_9H_{19}烷基上具各種分支的4-nonylphenol之混合物（圖13-6）。

4-Nonylphenol (one isomer):　　　　　　17β-Estradiol:

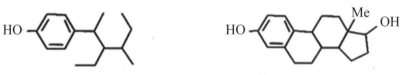

圖13-6　4-壬基酚與雌二醇之化學結構式

　　壬基酚主要用來製造壬基酚聚乙氧基醇（nonylphenol ethoxylates, NPE）。NPE的使用範圍很廣，包括清潔劑、溼潤劑、分散劑、乳化劑、溶化劑和造泡劑等。主要用於造紙、紡織、塗料、農業用殺蟲劑、潤滑油、燃料、金屬及塑膠工業等工業製程，以及工業和機構的清潔製品。

NPE排放到環境後，會降解成更短鏈的NPE甚至變成NP，NP的特性如下：⑴不易被生物分解；⑵疏水性；⑶中等揮發性；⑷辛醇／水分配係數約4左右；⑸中度生物累積性。這些特性使NP廣泛存在於環境空氣、土壤、食物及水中。

NP受到全球重視的主要理由有三：⑴對水生物具毒性；⑵是確定的環境荷爾蒙；⑶在環境中無所不在：原因是NP被大量使用且不易分解，造成長期且持續性的環境污染。

NPE具有雌激素效應，對魚類及水生物具有毒性，隨著烷基鏈的長度減少，雌激素效應隨之增加，以NP的雌激素效應最大。NP的構造類似動物天然雌激素（雌二醇，17β-Estradiol）（圖13-6），屬於環境荷爾蒙，會引起假性荷爾蒙作用並干擾哺乳類動物內分泌激素的調節機制，使雄性動物雌性化，繁衍能力下降。

環檢所在2001年進行全國北、中、南及東部40條河川調查後證實，已有多條河川受到市售清潔劑中所含的非離子界面活性劑衍生物-壬基酚（NP）污染。

衛生署（衛福部之前身）2006年調查市售食品用洗潔劑之壬基酚類化合物（辛基酚4-t-OP、壬基酚4-NP及含異構物之壬基酚t-NPs），發現75件中4件含有4-t-OP（5.33%）、35件含有直鏈4-NP（46.67%）、50件含有t-NPs（66.67%）。

為避免民眾因不當使用食品用洗潔劑而造成對人體、環境及生態之危害，衛生署在2007年於食品用洗潔劑衛生標準中，增列壬基苯酚類界面活性劑之限量標準為0.1%（重量比）以下。同時環保署於2008年起全面禁止使用壬基酚及NPE於家用清潔劑。目前壬基酚列為第一類毒化物並禁用於生產家庭用清潔劑，但仍可應用於工業製造，如工業用的清潔劑、乳化劑、溼潤劑、分散劑及農藥成品。

第四節　食品塑膠容器

「白色污染」是人們對塑膠垃圾污染環境的一種形象稱謂。它是指用各種高分子化合物製成的各類生活塑膠製品使用後被棄置成固體廢物，由於隨意亂丟，難於降解處理，以致造成城市環境嚴重污染的現象。

一、塑膠材料簡介

塑膠是由許多單體（monomer）聚合而成的高分子聚合物，分子量在五千到十萬左右。塑膠具有可塑性，可製成薄膜、瓶、罐等，是一種應用廣泛又便宜的包裝材料。塑膠的主要成分是樹脂，再配以填料、塑化劑、著色劑、潤滑劑、抗老化劑、固化劑、抗靜電劑等組成。

塑膠由於其組成、製造材料、成型加工以及與之相接觸的食品之間的相互關係等原因，存在著有毒單體或穩定劑、塑化劑、有毒添加劑及其分解老化產生的有毒產物等物質的溶出和污染食品的不安全問題。

㈠塑膠的分類

常見塑膠材料包括聚乙烯對苯二甲酸脂（PET）、聚乙烯（PE）、聚氯乙烯（PVC）、聚丙烯（PP）、聚苯乙烯（PS）（分類代碼1～6），其特性與用途如表13-14所示。分類代碼7號爲其他類，包括美耐皿、ABS樹脂、聚甲基丙烯酸甲酯（壓克力）、聚碳酸酯（PC）、聚乳酸（PLA）等。用於食品依「食品器具容器包裝衛生標準」管理。

表13-14　常見塑膠材質分類代碼、耐熱性與用途

代碼	材質	耐熱度（℃）	常見產品
1	聚乙烯對苯二甲酸酯（PET）	60～85	寶特瓶、飲料瓶、食用油瓶
2	高密度聚乙烯（HDPE）	90～110	塑膠袋、半透明的塑膠瓶
3	聚氯乙烯（PVC）	60～80	保鮮膜、雞蛋盒、調味罐
4	低密度聚乙烯（LDPE）	70～90	塑膠袋、半透明的塑膠瓶
5	聚丙烯（PP）	100～140	水杯、布丁盒
6	聚苯乙烯（PS）	70～90	養樂多瓶、冰淇淋盒、泡麵碗
7其他	聚乳酸（PLA）	50	冷飲杯、冰品杯、沙拉盒
7其他	聚碳酸酯（PC）	120～130	嬰兒奶瓶、運動水壺、水杯
7其他	美耐皿	110～130	餐盤、餐具

㈡常見塑膠材料

1. 聚乙烯對苯二甲酸脂（polyester，PET）

為乙二醇與對苯二甲酸縮合反應的一種聚酯，塑膠代號1號。可在-70～120℃溫度下使用。強度好又透明，可作成清涼飲料使用的寶特瓶。

2. 聚乙烯（polyethyene，PE）

是由PE樹脂加入少量的潤滑劑和抗氧化劑等添加劑構成。PE樹脂本身無毒，添加劑量極少，因此被認為是一種衛生安全性好的包裝材料。依製造方法不同分為：低密度PE（LDPE）（代號2號）與高密度PE（HDPE）（代號4號）。

3. 聚氯乙烯（polyvinyl chloride，PVC）

以聚氯乙烯樹脂為主體，加入塑化劑、穩定劑等混合組成，塑膠代號3號。由於燃燒釋放出之氯會破壞臭氧層，且焚化後易產生戴奧辛等有毒物質，因此此材質為一受環保爭議者。PVC樹脂須加入塑化劑來改善其性能。軟質PVC須加入30～40%塑化劑；硬質PVC塑化劑量小於5%。同時，須加入2～5%的穩定劑。

⑴PVC特性

收縮性高、熱穩定性差，超過150℃或長期處於100℃會降解，在成型加工時也會發生熱分解。此限制了PVC製品的使用溫度（一般使用溫度為-15～80℃）。

⑵PVC之安全性

① **塑化劑**。塑化劑為環境荷爾蒙。用作食品包裝的PVC應注意塑化劑劑量。

② **單體殘留**。PVC樹脂本身無毒，但殘留氯乙烯單體有致畸、致癌性，故用作食品包裝材料時應嚴格控制材料中單體的殘留量<1 mg/kg。

⑶PVC之應用

硬質PVC不含或含微量塑化劑，安全性好，可直接用於食品包裝。軟質PVC塑化劑含量大，衛生安全性差，常用作打包帶及收縮包裝的材料，如飲料瓶之熱收縮膜標籤。常使用的保鮮膜，一種是PE薄膜，黏性較差；另一種廣被使用是

有塑化劑的PVC薄膜，可讓PVC材質變得柔軟且增加黏度。

4. 聚丙烯（polypropyrene，PP）

　　由丙烯氣體經催化聚合而成，塑膠代號5號。可塑性高，故可形成薄膜，同時亦可加熱形成淺盤。可耐120℃高溫，衛生安全性高於PE。

5. 聚苯乙烯（polystrene，PS）

　　苯乙烯之聚合物，塑膠代號6號。堅硬且無伸展性、熔點低、不能裝熱食。耐熱性差，使用溫度為70～90℃。PS無毒無味，衛生安全性好，但PS樹脂中殘留之苯乙烯單體有低毒性，因此，塑膠製品中單體殘留量限定在1%以下。用作新鮮食品包裝、發酵乳瓶（如養樂多乳酸飲料）、盒裝豆腐、豆花的盒子、新鮮蛋盛器、飲料杯蓋。添加發泡劑後，可製成泡沫性PS，俗稱保麗龍。

6. 聚碳酸酯（polycarbonate，PC）

　　以雙酚A反應而得之聚酯，塑膠代號7號。機械力學性佳，尤其是低溫抗衝擊性。可耐120℃高溫殺菌處理。嬰兒用奶瓶與隨行水壺常用PC製作。

　　當PC水解後，會釋出雙酚A，這是一種環境賀爾蒙。

7. 三聚氰胺-甲醛樹脂（melamine resin）

　　俗稱美耐皿，以甲醛和三聚氰胺（melamine）為原料縮合而成的，耐熱溫度約110～130℃（圖13-7）。常被用來壓模製作廚具、餐具、科技泡棉等。

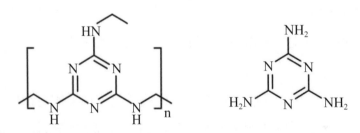

圖13-7　（左）三聚氰胺-甲醛樹脂與（右）三聚氰胺

　　美耐皿盛裝超過70～80℃的食物會溶出三聚氰胺，但溶出量低於我國食安標準（2.5 ppm）。於正常使用下，尚無衛生安全疑慮。

　　有些廠商以尿素取代部分三聚氰胺（形成尿素-甲醛樹脂），導致聚合不穩定，這些劣質美耐皿只要裝40℃的食物，就會開始溶出三聚氰胺。但是美耐皿的品質優劣無法從外觀分辨。辨別方法爲兩者密度不同，將餐具放入水中，沉下去的爲較高比例的三聚氰胺-甲醛樹脂，尿素-甲醛樹脂密度較低易浮在水面。

(三) 塑化劑（Plasticizer）

　　在塑膠原料加工時，添加塑化劑可以使其變柔軟。可依據使用的功能、環境不同，製造成擁有各種軟硬度、光澤的成品。

　　但前述介紹的塑膠中，只有PVC會添加塑化劑。硬質PVC，如PVC管無添加塑化劑，其分子鏈互相纏繞。加入塑化劑可減弱PVC分子間作用力，使其分子鏈容易移動，達到將PVC軟化之目的。有添加塑化劑者爲軟質PVC。

　　塑化劑（plasticizer）又稱增塑劑，是一種可增加材料柔軟性或是讓材料液化的添加物。添加對象包含塑膠、混凝土、牆版泥灰、水泥與石膏等，不能添加在食品中。塑化劑分爲鄰苯二甲酸酯、脂肪酸酯、羧酸酯、磷酸酯、環氧酯、高分子酯及其他非鄰苯二甲酸酯等。使用最普遍的是鄰苯二甲酸酯類（PAEs）。但因PAEs被列爲毒性化學物質，並受衛生標準管制。目前與食品接觸之塑膠製品，幾乎都改採用二羧酸／三羧酸酯類的塑化劑，以己二酸二辛酯（Dioctyl adipate, DOA）及己二酸二（2-乙基己基）酯（Bis（2-ethylhexyl）adipate, DEHA）居多。

1. 鄰苯二甲酸酯類（Phthalate Esters, PAEs）簡介

　　鄰苯二甲酸酯類是一群鄰苯二甲酸（phthalate acid）的酯化衍生物（圖13-8）。具些許芳香氣味或無氣味的無色液體，中等黏度、高穩定性、低揮發性、成本低廉、低水溶解度，但易溶於多數有機溶劑中。

　　鄰苯二甲酸酯類以往被廣泛使用，以DEHP爲最大宗，占塑化劑產量的四分之三，其次是DBP。但目前不再爲各類塑膠所使用。

　　在「食品器具容器包裝衛生標準」提到須限制之塑化劑包括：(1)鄰苯二甲酸二（2-乙基己基）酯（di-(2-ethylhexyl) phthalate, DEHP）、(2)鄰苯二甲酸二丁

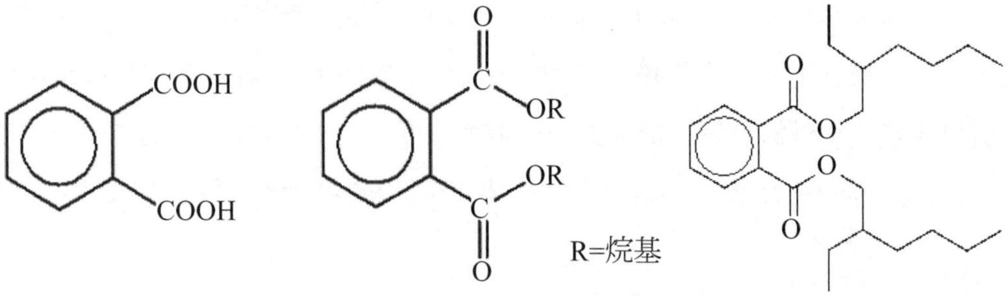

圖13-8 （左）鄰苯二甲酸、（中）鄰苯二甲酸酯與（右）DEHP的結構

酯（di-n-butyl phthalate, DBP）、⑶鄰苯二甲酸丁苯甲酯（Butylbenzyl phthalate, BBP）、⑷鄰苯二甲酸二異癸酯（Diisodecyl phthalate, DIDP）、⑸鄰苯二甲酸二異壬酯（Diisononyl phthalate, DINP）、⑹鄰苯二甲酸二甲酯（Dimethyl phthalate, DMP）、⑺鄰苯二甲酸二正辛酯（Di-n-octhl phthalate, DNOP）及⑻鄰苯二甲酸二乙酯（Diethyl phthalate, DEP）等8種物質。

2. 鄰苯二甲酸酯類用途

　　在塑膠工業中，以往常被用來添加於PVC中作為塑化劑；也可添加於膠合劑、塗料、油墨中；亦用在驅蟲劑、頭髮噴霧劑、指甲油等製品中。此外，在化妝品中，當作溶媒或化妝品、香水、髮膠、沐浴乳等含香味製劑的香料固著劑，以避免添加的香料快速釋出，讓香水氣味能夠持久。

3. 鄰苯二甲酸酯類對健康之影響與管理方式

　　部分鄰苯二甲酸酯類具有環境荷爾蒙的特性（表13-15）。國際癌症研究機構（IARC）將DEHP歸類為第2B級人類致癌因子（意指可能為致癌因子，亦即流行病學證據有限，且動物實驗證據有限或不足）。

⑴由環境保護署毒物及化學物質局公告之鄰苯二甲酸酯類之塑化劑，目前共有9種列為第1類或第1、2類毒性化學物質，其他則有17種列為第4類毒性化學物質（表13-15）。根據「毒性及關注化學物質管理法：

第一類毒性化學物質：化學物質在環境中不易分解或因生物蓄積、生物濃縮、生物轉化等作用，致污染環境或危害人體健康者。

第二類毒性化學物質：化學物質有致腫瘤、生育能力受損、畸胎、遺傳

表13-15　鄰苯二甲酸酯類常見的應用領域與毒性

名稱	用途	致癌性*	環境荷爾蒙	毒性分類	每日耐受量**
DEHP	食品包裝、醫療器材、建築材料	有，2B	是	1,2	0.05
BBP	建築材料（含PVC）、人造皮革、汽車內飾	有，3	是	1,2	0.5
DBP	食品包裝、乳膠黏合劑、溶劑	無	是	1,2	0.01
DEP	溶劑、護理用品、油墨	無	是	1	
DINP	鞋底、建築材料	有	不是	1	0.15
DIDP	電纜線、膠鞋、地毯黏膠、橡膠襯墊	無	不是	1	0.15
DNOP	地板膠、聚乙烯磁磚、帆布	無	不是	1	
DIBP	油漆、紙漿、紙板、接著劑、黏度調整劑	無	不是	1,2	
DMP	溶劑、個人衛生用品、護理用品、油墨	無	不是	1	

*無：表示無足夠科學證據證明，有係動物試驗；2B與3指IARC分級

**單位：mg/kg體重（試算：60公斤成人每日DEHP耐受量為60 kg×0.05=3 mg）

因子突變或其他慢性疾病等作用者。

第三類毒性化學物質：化學物質經暴露，將立即危害人體健康或生物生命者。

第四類毒性化學物質：化學物質具有內分泌干擾素特性或有污染環境、危害人體健康者。」

⑵依「食品器具容器包裝衛生標準」第四條，專供3歲以下嬰幼兒使用之食品器具及容器，不得添加DEHP、DNOP、DBP及BBP等4種塑化劑。

4. 起雲劑中惡意添加塑化劑事件

2011年4月，衛生署食品藥物管理局在辦理「僞劣假藥聯合取締」計畫時，監測「益生菌粉末」發現含有塑化劑DEHP。經調查後，發現昱伸香料公司違法將DEHP加入起雲劑。檢調發現，此違法行爲超過15年，共售出102公噸的起雲劑與香料醬給下游17家業者，涉及食品業者共387家，可能受污染產品831項，主

要品項有運動飲料、果汁飲料、茶飲料、果醬果漿或果凍、膠囊錠狀粉末等，另也查緝出賓漢香料亦有不法情事，涉及食品業者共43家。

這起食安事件，透過媒體報導，讓消費者驚覺除了問題食品外，原來塑化劑被廣泛運用在生活中，而開始重視塑化劑議題。

㈣雙酚A（Bisphenol A）

1. 雙酚A用途

2,2-二（4-羥基苯基）丙烷（4,4'-dihydroxy-2,2- diphenylpropane）俗稱雙酚A或酚甲烷（圖13-9）。雙酚A是一種高產量的化學物質，食品上被用來製造聚碳酸酯（PC），另一項更普遍應用是製造列印收銀機收據的感熱紙。非食品相關的產品，包括環氧樹脂塗料（epoxy resins）、醫療器械、牙科密封劑、表面塗料、印刷用油墨和阻燃劑。環氧樹脂塗料也被用於製造地板、油漆、電子設備與電路板。

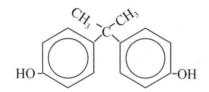

圖13-9　雙酚A結構式

2. 雙酚A對健康的影響

高劑量雙酚A是生殖系統毒物，對動物的生殖系統有不良影響（包括卵巢、子宮與前列腺毒性，對母體妊娠期、子代出生胎數與體重的影響），並會對人類生殖系統有不良影響（卵巢毒性）。但必需劑量很高（>50 mg/kg/day），而3 μg/kg/day至50 mg/kg/day劑量下的雙酚A，不會對生殖系統造成危害。故目前雙酚A的每日容許攝取量（Tolerable Daily Intake；TDI）為50 μg/kg/day。

3. 暴露雙酚A的情況

一般人主要透過飲食、化妝品、感熱紙與塵埃四種途徑暴露雙酚A。

⑴**飲食暴露**：雙酚A可能由食品包裝材料遷移至食物與飲料中，而被人類食入；手接觸到含雙酚A的感熱紙，再以手拿食物食用，也可能經口暴露。

⑵**皮膚接觸**：雙酚A存在於感熱紙與化妝品中，可能經由皮膚接觸這些產品而暴露雙酚A；也可能接觸家中含有雙酚A的灰塵，經由皮膚暴露。

⑶**吸入暴露**：空氣中的灰塵可能因摩擦環氧樹脂製造的地板、油漆、電子設備與電路板而帶有雙酚A，人類經由空氣吸入。

⑷**職業暴露**：工人主要經由吸入與皮膚接觸雙酚A製造的產品。

4.雙酚A的管理

⑴根據「食品器具容器包裝衛生標準」第五條，嬰幼兒奶瓶不得使用含雙酚A之塑膠材質；PC材質之食品器具、容器、包裝檢驗應符合第六條的規定，雙酚A（嬰幼兒奶瓶除外）：0.6 ppm以下。

⑵根據行政院環境保護署的規定，雙酚A為公告列管的第四類毒性化學物質（有污染環境或危害人體健康之虞者），管制濃度為30%（w/w）。

㈤ 三聚氰胺

1. 體內三聚氰胺來源

三聚氰胺（圖13-7）主要經由食物暴露，來源可分為以下四大類：

⑴**蓄意添加於奶粉、食物中的污染**：如2008年中國大陸爆發的毒奶事件。

⑵**美耐皿餐具遇熱的溶出**：若美耐皿餐具製造過程中聚合不完全，高溫或盛裝酸性食品時會產生三聚氰胺單體溶出之情形；此外若使用到劣質的美耐皿餐具（尿素-甲醛樹脂）溶出之情形會更嚴重。

⑶**植物農藥及動物飼料的轉移**：賽滅淨（cyromazine）等農藥在動植物體內會代謝成三聚氰胺，而動物飼料的餵食亦會造成動物體內的殘留，經由食物鏈而進入人體內。

⑷**食品製程中的殘留**：依據國際上的風險評估報告顯示，民眾在攝取各種食品中，均會有三聚氰胺的低劑量污染，主要是因為食品的材料及殺菌製程罐頭包裝塗料所造成食品接觸而來。

2. 三聚氰胺對健康之影響

　　根據研究指出三聚氰胺為低急毒性物質，而在慢毒性方面顯示將大鼠餵食高劑量三聚氰胺會造成其膀胱結石，並增加其膀胱、尿道出現惡性腫瘤的風險。目前針對三聚氰胺在人體的流行病學研究並不多，主要是中國大陸因毒奶事件造成嬰幼兒尿路結石與腎臟功能衰竭的相關研究。

3. 三聚氰胺的管理

　　依「食品器具容器包裝衛生標準」，「以甲醛-三聚氰胺為合成原料之塑膠」其三聚氰胺溶出限量標準為2.5 ppm以下。

第十四章

食物不良反應、過敏原與組織胺

第一節　食物不良反應

第二節　食物過敏

第三節　食物不耐症

第四節　揮發性鹽基態氮與組織胺

　　本章主要敘述食物不良反應，其中以過敏原為最主要說明內容。同時並將類似物質─組織胺一併說明。

第一節　食物不良反應

　　食物不良反應（adverse food reactions）係人體對食物產生的異常生理反應。包括食物過敏（food allergy）、食物不耐症（food intolerance）、攝入毒性物質（toxic reactions）、食物污染導致的感染（infection）、假性過敏（pseudoallergy）、食物反感（food aversion）。食物過敏是藉由IgE所引起的，或由其他免疫球蛋白與淋巴球參與，而其他的反應皆與免疫系統無關。

　　其中，食物過敏與食物不耐症將在稍後另加說明，本節先敘述其他不良反應。

一、食物過敏（food allergy）與食物不耐症（food intolerance）

　　見本章第二節及第三節。

二、毒性物質的攝入（toxic reactions）

1. 吃入動物性天然毒素，如河豚毒素、貝毒、熱帶性海魚毒等。
2. 黴菌毒素中毒等。
3. 預期外的污染或殘留物（accidental contamination）如重金屬、農藥或殺蟲劑。
4. 剛好會使人過敏的抗生素。

三、食物污染導致的感染（infection）

常見的細菌性食品中毒屬於這類，或病毒及寄生蟲引起。

四、假性過敏（pseudoallergy）

吃入含有刺激物（stimulants）或含活性胺（amine）食物導致的類似過敏症狀者，稱爲假性食物過敏。引起假性過敏之物質與食物如下。

1. **組織胺**（histamine）。假性食物過敏典型例子爲鯖魚中毒（scombroid fish poisoning）。爲食用鯖科魚類（如鮪魚、鯖魚、鰹魚）所造成的中毒反應。其原因爲此種魚不新鮮時易產生組織胺。魚的腐敗程度與魚體內組織胺含量成正比，室溫下12小時可達致毒劑量。食用後，數分鐘至數小時內，出現嘴巴麻木、刺癢、吞嚥困難、頭痛、紅疹，少數有蕁麻疹、血管性水腫或支氣管痙攣等症狀。多人發生症狀，視爲食品中毒；單一個案則是食物過敏。

   其他含組織胺或組織胺類似物之食物爲沙丁魚、菠菜、乾酪、竹筍、蕎麥、山藥、蝦子、螃蟹、烏賊、貝類、草莓、紅酒、酸菜、泡菜。

2. **乙醯膽鹼**（acetylcholine）。膽鹼型蕁麻疹，**體溫升高（典型的因素是運動或因爲熱發汗）**，變熱的血流刺激大腦體溫調節中樞，釋放乙醯膽鹼。如果對乙醯膽鹼過敏，就出現過敏反應。存在番茄、茄子、芋頭、花生、蕎麥等食物中。

3. **血清素**（serotonin）。血清素是發炎物質的一種，主要表現在中樞和周邊神經系統。某些情況當血清素過高時，有可能產生類似過敏之反應。其存在香蕉、鳳梨、奇異果、番茄等食物中。

4. **咖啡因**（caffeine）、**可可鹼**（theobromine）。茶、咖啡、巧克力等食物。

5. **色胺**（tryptamine）。番茄、李子等食物。

6. **酪胺**（tyramine）。陳年乾酪、醃魚等食物。

7. **苯乙胺**（phenylethylamine）。巧克力。

8. **茄鹼**（glycosidal alkaloid solanine）。發芽馬鈴薯。

9. **酒精**（alcohol）。

10. **調味料和防腐劑**（flavorings and preservatives）。如焦亞硫酸鈉（sodium metabisulfite）與麩胺酸鈉（monosodium glutamate）。

五、心理性的過敏反應

食物反感（food aversion）或食物恐懼症（food phobias），對食物感到厭惡。此情形常見於懷孕婦女，對特定食物的香氣或味道感到噁心，其他的食物則不會，通常為短期現象。其和因外觀問題而產生拒絕進食的厭食症（anorexia）不太一樣。

第二節　食物過敏

人類早在兩千多年前即有關於食物過敏之報導，西元一世紀時古希臘醫生希波克拉底（Hippocrates）曾描述對牛奶的過敏反應，十六及十七世紀也有對雞蛋、魚之過敏性反應的描述。人類因為飲食而引起的過敏反應或是身體不適，屬於不良的食物反應，統稱為食物敏感症（food hypersensitivity），又可區分為食物過敏（food allergy）及食物不耐症（food intolerance）兩大類。

一、過敏反應

過敏反應（allergy）又稱過度敏感反應（hypersensitive reaction），是指個體對於環境中的某些物質，產生過度的免疫反應，因而造成組織發炎或器官功能異常。引發過敏反應的抗原稱為過敏原。

當生物體受過敏原刺激後，處於致敏狀態，再次接觸該過敏原即引起組織損

傷或生理功能紊亂的一種異常免疫反應，其特點是免疫反應非常強烈。

㈠分類

根據過敏反應的發生機制及臨床特點，可分為四型，其中I、II、III型與抗體免疫反應有關，IV型與細胞免疫有關（表14-1）。

表14-1　過敏反應的分類

類型	發生反應時間	參與分子與細胞	免疫機制	臨床表現
I型（速發型過敏反應）	2-30分鐘	IgE，肥大細胞，嗜鹼性白血球和嗜酸性白血球	由IgE抗體誘導。IgE黏附於肥大細胞或嗜鹼性白血球表面，抗原與細胞表面的IgE結合，細胞脫顆粒釋放活性介質，作用於效應器官或細胞	過敏性休克、支氣管哮喘、過敏性鼻炎、蕁麻疹或食物過敏等
II型（細胞毒性型）	5-8小時	IgG、IgM、IgA、補體、巨噬細胞和NK細胞等	抗體和補體引起細胞損傷。抗體與細胞表面的抗原或半抗原結合，在補體、巨噬細胞與NK細胞協同作用下溶解靶細胞。	新生兒溶血症、免疫性紅血球減少症、移植物超急排斥反應和ABO血型不合的輸血反應等
III型（免疫複合物型）	2-8小時	IgG、IgM、補體和嗜中性白血球等	抗體／抗原複合物沉積引起血管炎；免疫複合物沉積於血管壁基底膜或其他細胞間隙，激活補體，吸引嗜中性白血球，釋放溶菌酶，引發炎症反應	血清病、免疫複合物型腎小球腎炎、紅斑性狼瘡和類風溼性關節炎等
IV型（遲發型）	7-24小時	T細胞	由T細胞誘導。抗原使T細胞致敏，致敏T細胞再次與抗原相遇時，直接殺傷靶細胞或產生各種淋巴因子，引起炎症反應	傳染性變態反應和接觸性皮炎

第一型（Type I）為Ig-E誘發型（IgE-mediated）過敏，第二型（Type II）為抗體誘發型（antibody-mediated）的細胞毒殺性過敏，第三型（Type III）為免疫複合物誘發型（immune complex-mediated）過敏。因細胞性（TDTH細胞）引起的過敏反應稱遲發性過敏（delayed-typed hypersensitivity，DTH），即所謂的第四型（Type IV）過敏反應。

1. 第 I 型過敏反應—速發性過敏反應（immediate hypersensitivity）

IgE誘導發生的過敏反應，是最普遍的過敏反應。

常見過敏原有昆蟲代謝物（如蜜蜂、螞蟻或黃蜂的毒液、塵蟎）、植物花粉（如裸麥、雜草、牧草、樺樹）、真菌孢子、棉絮、羽毛、食物（如堅果、海鮮、雞蛋、碗豆或蠶豆類及牛奶）及藥物（如盤尼西林、磺醯胺、局部麻醉劑及其他藥物）等。

造成的疾病有氣喘、乾草熱、過敏性鼻炎、異位性皮膚炎、蕁麻疹、全身性過敏反應。

2. 第 II 型過敏反應—抗體依賴型和細胞毒性過敏反應（antibody-dependent cytotoxic hypersensitivity）

抗體引起的輸血和溶血反應。

過敏原是細胞性抗原，是特定組織或細胞經輸血反應，發生不同血型排斥的溶血現象，例如溶血性貧血、藥物反應。

最常見的第二型過敏反應是由血型的不相容所引起，如A型血的人，紅血球表面有A抗原、血漿中有B抗體；O型血的人，紅血球表面沒有抗原（A或B）、血漿中有A和B抗體。

造成第 II 型過敏反應的機制是身體製造出對抗自身組織或細胞的抗體，導致組織傷害及器官功能異常，參與的抗體以IgM、IgG為主，和第I型不同。IgM和IgG依其變異區的不同，會與不同的抗原結合，引發細胞毒性反應和補體系統活化，而造成過敏反應。

3. 第Ⅲ型過敏反應—免疫複合體媒介過敏反應（immune complex-mediated hypersensitivity）

抗原—抗體複合物引起。過敏原是可溶性抗原，造成的原因有可能是病患自己產生自體抗體與自體抗原形成免疫複合體而引發，常見的病有類風溼性關節炎、過敏性肺炎、血清病、系統性紅斑性狼瘡等。

第Ⅲ型過敏反應也需有抗體IgM和IgG參與，但不是直接辨識特定組織或器官之細胞表面的抗原，而是辨識親水性且較小的抗原，可能存在體液中。

4. 第Ⅳ型過敏反應—遲發性過敏反應（delayed-type hypersensitivity）

細胞媒介型過敏反應。過敏原是可溶性抗原及細胞性抗原，如微生物、蛋白質、植物或藥物，過敏的反應不會發生在當下，而是皮膚和過敏原接觸48～72小時所產生的。

相較於第Ⅰ型過敏反應可在數分鐘至一小時內啟動，第Ⅳ型過敏反應則約在12小時後啟動，可知第Ⅳ型過敏反應較為遲緩，故稱為遲發性過敏反應。第Ⅳ型過敏反應並沒有抗體的參與，而是由活化的T淋巴球所主導，故又稱為細胞媒介型過敏反應。依照誘發因子及組織病變的不同，大致可分接觸性皮膚炎和肉芽腫過敏反應兩種機制。

㈡ 第Ⅰ型過敏反應機制

1. 第Ⅰ型過敏反應機制

造成第Ⅰ型過敏反應的機制為：當過敏原第一次進入人體在與特定B細胞上的抗體結合後，會引起特定IgE的大量製造，分泌出的IgE與過敏原結合後，會附著在肥大細胞（mast cell）表面的Fcε受體。當相同的過敏原再度入侵人體，過敏原和肥大細胞表面上的IgE結合，會誘發肥大細胞釋出發炎物質，如組織胺、介白素、細胞激素，造成紅腫發癢等症狀。典型表徵為全身性或局部性過敏、乾草熱、氣喘、蕁麻疹、食物過敏、溼疹等。

食物過敏主要是引起此型反應。而引起食物過敏之物質，一般為其中所含之蛋白質所致。一般蛋白質分子較大，身體難以將其消化完全，這些較大的蛋白質

分子便會透過受損的腸道壁黏膜或是細胞間隙，不斷滲漏到血液、淋巴液裡，體內免疫球蛋白G（IgG）會以為是入侵者，因而引發身體過敏反應。

一般的過敏通常指的是第I型過敏，反應機制如下（圖14-1）：

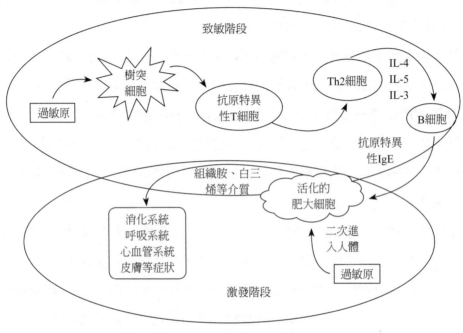

圖14-1　第I型過敏反應機制

(1) **致敏**（立即反應immediate reaction）：

過敏原→分泌IL-4

→ 促使IgE型的B細胞成熟分化，製造許多IgE

→ IgE接到肥大細胞的Fc受體

→ 抗原再度出現時，肥大細胞受刺激分泌IL3，IL-5外，會釋出許多物質如組織胺（histamine）、白三烯（leukotriene），造成血管擴張和平滑肌痙攣

(2) **晚期反應**（later reaction）：

分泌IL-3，IL-5，GM-CSF→ 徵召嗜酸性白血球（eosinophils）

→ 釋出細胞顆粒

第一型過敏分爲致敏、活化、反應三階段。

(1)**致敏**（sensitization）

人體接觸過敏原後，會產生IgE型的專一性抗體，它具有獨特的親細胞性，容易和高度敏感的免疫細胞-肥大細胞（mast cell）結合。這是致敏階段。當某人第一次暴露於過敏原時，僅讓此人成爲過敏體質，不會產生任何症狀。

當再次暴露於相同過敏原後（活化），則導致此人體內發生一些劇烈的免疫反應而造成過敏症狀（紅、腫、熱、痛）的出現（反應）。

(2)**活化**

肥大細胞的細胞質充滿含大量組織胺的大量顆粒，當致敏的肥大細胞表面結合了大量的IgE，一旦這些IgE識別的過敏原再次進入人體時，將活化致敏肥大細胞，釋放大量組織胺等引起發炎的化學物質到周圍的組織，稱爲活化階段。

(3)**反應**

肥大細胞釋放之組織胺和緩激肽（Bradykinin），和微血管、支氣管或消化道平滑肌、神經末梢和某些腺體等反應器官的受體結合，可產生各種發炎反應，如：微血管擴張造成血壓下降及休克；通透性增強導致水腫、局部紅熱；支氣管痙攣導致哮喘；腹部平滑肌收縮造成腹痛、腹瀉嘔吐；腺體分泌增加引起過敏性鼻炎或腹瀉或末梢神經感覺有痛癢感，稱爲反應階段。

整個反應可用炸彈來比喻。致敏階段，當IgE與肥大細胞表面的受體結合後，就如將引線綁到炸彈上；而活化階段，就像炸彈被引爆了。炸彈引爆後，破片可能傷到各種部位，因此過敏反應可能造成不同部位反應。

2. 食物過敏類型

(1)**IgE誘導的反應**。接觸食物後數分鐘至2小時內迅速發作。症狀從很輕微到危及生命的過敏性休克都有可能，包括皮膚、口咽部、呼吸道、消化道、心血管系統都有可能累及。這也是血清特異性過敏原檢測能發現的過敏類型。

(2)**非IgE誘導的反應**。通常會延遲發作，一般在48小時至一週後發作。主要反應爲腸絞痛、胃食道逆流、反覆腹瀉、黏液血絲便、頑固性便秘等。

(3)IgE和非IgE混合誘導的反應。主要表現形式常見的是特應性皮炎／過敏性嗜酸細胞性胃腸道疾病。

食物過敏的症狀多樣化,可約略分為由IgE引起的與由IgE以及細胞免疫系統一起引起的。前者症狀一般發生快(數分鐘到數小時),如蕁麻疹、血管水腫(angioedema)、口腔過敏症候群(oral allergy syndrome)、喉頭痙攣(laryngo-spasm)以及過敏性休克(anaphylaxis)等;後者發生時間較慢,如異位性皮膚炎、氣喘以及嗜伊紅性腸胃炎(eosinophilic gastroenteritis)等。

3. 過敏症狀

過敏反應的症狀取決於過敏原對於器官造成的紊亂程度,有時同過敏原引起的過敏,症狀可能也不一樣,甚至同過敏原在同一個人身上也會發生不同的過敏反應,例如:有人對花粉過敏,可能產生過敏性鼻炎的症狀,也可能是過敏性哮喘的症狀(表14-2)。

表14-2　過敏反應的影響部位與臨床症狀

受影響部位	過敏疾病	症狀
鼻子	過敏性鼻炎、乾草熱、花粉熱	流鼻水、打噴嚏、喉嚨癢、鼻腔充血、早晨打噴嚏、水樣分泌物、夜間或清晨咳嗽
肺	過敏性氣喘	呼吸道腫脹、呼吸急促、哮喘、胸悶、咳嗽
眼睛	結膜炎	眼睛癢、流淚、紅眼、眼瞼酸癢
皮膚	蕁麻疹(又稱風疹)、異位性皮膚炎(俗稱溼疹)	發癢紅疹、皮膚出現腫塊,主要在新生兒的臉及身體,學齡前兒童則大多發生在手肘上及膝蓋、脖子皮膚發癢、紅熱(突然發生)
消化道	過敏性胃腸炎	胃痙攣、嘔吐、腹瀉、血便
口腔	口腔過敏症候群	口腔周圍或嘴唇不適、癢感或紅腫(有時候是全身反應的開始)
心血管系統		心律不整、高血壓、低血壓甚至休克
神經系統		頭痛、偏頭痛、眩暈、昏厥
全身性表現		癢,尤其是腳底、手掌或頭皮,皮膚蒼白、貧血、疲勞、乏力、肥胖或消瘦

　　常見的過敏反應包含咳嗽、呼吸喘急、刺痛發癢、皮膚出現紅疹、嘔吐腹瀉、舌頭或嘴唇腫脹、呼吸困難、頭暈、意識喪失等，劇烈的過敏反應嚴重時可能危及生命。多數的過敏狀況雖會引發身體不適，但並不會對生命造成威脅；不過它也有可能會惡化成為全身性過敏，也稱之為過敏性休克，是一種發作時間持續5～15分鐘的致命過敏症狀，應立即就醫。食物過敏也是致命氣喘的誘因之一。

　　臨床十大過敏症狀，第一為疲倦，比率高達44%，再來依序為過敏性鼻炎、腸胃脹氣、皮膚乾燥、眼睛發癢、失眠、皮膚紅疹、頭痛、黑眼圈、胃酸過多；須留意過敏症狀不止出現在皮膚，頭痛、焦慮、腹瀉等都可能是食物過敏造成。

　　過敏性疾病的比例有上升的趨勢。在已開發國家，大約20%的人被過敏性鼻炎所困擾，大約6%的人至少有過一次食物過敏的經驗，有將近20%的人，一生之中至少經歷一次異位性皮膚炎。依據國家的不同，有1～18%的人有氣喘的症狀，0.05～2%的人會經歷全身性過敏。

4. 年齡與過敏的關係

　　雖然食物過敏和遺傳基因密切相關，但沒有家族史，突然開始過敏也不在少數，可能是腸道免疫調控機制出問題、外在致敏物質變多，造成體質改變。

　　嬰兒因為物理、生化及免疫障壁未成熟，發生過敏機率較成人高。小於1歲的嬰幼兒發生率最高約5～10%，學齡兒童約1～2%，不同國家略有差異。過敏原以牛奶、蛋、小麥製品或黃豆為主，隨著年齡增長消失的機率高。

　　美國1997～2011年間對18歲以下兒童進行調查，各年齡組間食物過敏患病率無差異顯著。然而，皮膚過敏隨著年齡的增加而下降，而呼吸道過敏隨著年齡的增加而增加。

　　具過敏體質的人皆是過敏疾病的高危險群。過敏體質的由來，與先天遺傳、後天飲食及生活環境等多重因素有關。通常，過敏現象從孩童時期就開始，但仍有部分過敏者在年紀較大時才出現。從20～40歲間，是過敏症狀出現的高峰期，且隨著年紀增長與環境的改變，每個人的過敏原種類、過敏症狀或程度也會有所轉變。一旦具有過敏體質，從出生開始便受到過敏性疾病的威脅，且持續終生。

　　不同世代因過敏食物引起的過敏嚴重程度也不相同，如41至60歲成人接受過敏原檢測，重度過敏比率約40%，但18至40歲者重度過敏比率上升至52%，17歲以下比率更高達77%。分析主因是年輕族群飲食種類缺乏多樣性、膳食纖維不足，加上課業壓力、情緒起伏大，造成腸胃功能變差，對常見食物也易出現強烈過敏反應。

　　成年人發生過敏機率較低，但不同於幼兒時期的食物過敏，可能等長大發育健全就會減輕；成人的食物過敏一旦發生了就不會好起來，自然消失的機率低。其過敏原以花生、乾果、海鮮為主。

　　過敏原越來越多，可能跟環境太乾淨有關。在幼年時期，暴露在常見的過敏原也許具有保護作用。孩童過敏狀況越來越嚴重，可從5D來分析：

　　⑴**延遲（Delaying）**：家長過度保護幼童，延遲孩童接觸常見過敏食物的時間，會惡化過敏症狀。

　　⑵狗（Dogs）：家中有狗或哥哥姊姊的孩童比較不容易過敏，估計與接觸更多的微生物有關。

　　⑶維他命D（Vitamin D）：維生素D不足容易引發孩童過敏。

　　⑷乾燥皮膚（Dry skin）：乾燥的肌膚容易引起過敏反應。

　　⑸泥土（Dirt）：農家或有接觸泥土的孩童較不容易過敏。

　　也因此太過衛生搞不好才是現代人過敏惡化的源頭。

5. 食物過敏診斷方式

　　傳統觀念上會認為過敏是因為體內抵抗力太低，實際上過敏是一項人體對外界物質的過度反應現象，跟抵抗力低下並無關聯。多數過敏反應都是人體對無害物質所產生的排斥現象。會依照個體的不同而對於不同物質產生過敏，也因此並非所有過敏患者都對同項物質產生過敏現象，所以才會通過過敏原檢測的方式，來檢視各個過敏患者的過敏物質。

　　過敏的確診通常依據病患的醫療史進行判斷。特定病例必須進行皮膚試驗或血液檢查做進一步判定。然而，檢驗結果為陽性，並不代表所檢驗的過敏原就是引發過敏的單一物質。

在實驗室檢查方面，診斷食物過敏方式，包括皮膚測試（skin prick test）、特異性IgE分析（如MAST與ImmunoCAP）、食物激發試驗（food challenge test）、成分過敏原檢驗（component-resolved food allergy assay）等。

二、食物過敏原

㈠常見之食物過敏原

食物過敏是人體免疫系統對食品中某些特定成分的異常反應所致，因此食品中「會引起人體異常免疫反應的特定成分」就稱為食物過敏原。食物過敏原大多是食品中的特定蛋白質，例如牛奶的酪蛋白、雞蛋的蛋白或小麥的麩質等。食物過敏原引發的症狀嚴重性因人而異，端視個人的體質及攝取量而定。具過敏原性質的蛋白質分子量約為10-67 kDa，具有水溶性、良好的熱穩定性並且耐酸、耐蛋白質水解酵素的分解。

食物過敏原可能是天然存在食物中或額外添加的物質。目前已有160多種食物被確認具有過敏原性，廣泛分布於農作物、禽畜產品和水產品中（表14-3）。

表14-3　常見導致過敏之食物

種類	常見食物
蛋及奶類	各種蛋類與乳製品
水產品	魚類、魷魚、貝類、蚌類、蟹類與蝦類
堅果類	花生、核桃、開心果、腰果、杏仁、榛果、松子、栗子
種子類	葵花子、棉籽
穀物類	芝麻、玉米、蕎麥、小麥、稻米、燕麥、黑麥、大麥、裸麥
豆類	花生、黃豆、扁豆、綠豆、鷹嘴豆
水果類	桃、蘋果、香蕉、芒果、鳳梨、草莓、櫻桃、木瓜、葡萄、柿子、棗、奇異果、橘子、酪梨
蔬菜類	香菜、芫荽、茼蒿、菜豆、馬鈴薯、胡蘿蔔、芹菜、番茄
調味料	味精、蔥、薑、蒜、咖哩粉、孜然粉、胡椒
加工食品	蜂蜜、花粉製保健食品、咖啡、巧克力、酒、某些基因改造食品
食品添加物	亞硫酸鹽、苯甲酸鹽

在聯合國糧農組織（FAO）公布的8種常見過敏食物分別為牛奶、雞蛋、魚、甲殼類、花生、大豆、核果類及小麥，約占食物過敏原的90%以上。然而隨著食品加工技術改變，人們常會利用加入食品添加物或利用基因改造作物為原料生產食品，這些加工方式可能造成食物過敏性改變甚至形成各種新的過敏原。

我國國人十大過敏食物，依序為蛋白、小麥、花生、螃蟹、蜂蜜、牛奶、奇異果、杏仁、牡蠣、芝麻；前五大過敏蔬菜為竹筍、青椒、芋頭、四季豆、蘆筍，前五大過敏水果則為奇異果、櫻桃、鳳梨、葡萄柚、香蕉。

㈡蛋

蛋過敏是最常見的食物過敏原，主要是蛋白中的卵白蛋白、伴白蛋白、卵黏蛋白、溶菌酶等造成，大部分反應僅現於皮膚，也可引發過敏性休克。為小兒溼疹（eczema）最重要的過敏原，故一般建議嬰兒一歲前勿食蛋白。

蛋白在國人十大過敏食物中排第一，原因是蛋白含巨大的蛋白質分子，平時進食若未細嚼慢嚥，引起腸道慢性發炎，造成消化不完全的蛋白質分子漏出腸道組織，跑到各器官引發過敏反應。另外，一日三餐都有機會接觸到蛋，有些人對蛋不會有太大的過敏反應，但當吃雞蛋頻率高，體內會一直累積過敏原，到了臨界點就會出現過敏症狀。

不少人喜愛吃半生熟的蛋，如溏心蛋、荷包蛋、太陽蛋等。但人體對半生熟蛋的蛋白質吸收率較差，人體可消化全熟蛋中約91%以上的蛋白質；生雞蛋卻僅為50%。所以生雞蛋引起過敏的機會越大。

研究顯示，大約1/4的雞蛋過敏兒童會在5歲之前不再過敏，到17歲左右，這個比例會達到一半。

㈢小麥與麩質

與小麥有關的食物疾病主要有三種：小麥過敏、乳糜瀉（celiac disease）和非乳糜瀉之麩質敏感（non-celiac gluten sensitivity，NCGS）。

三者之間相關的症狀可能重疊，但由於涉及不同的機制，因此病情具有明顯

的特徵。小麥過敏與乳糜瀉和NCGS不同，它是IgE媒介反應，發生於小麥攝取後的幾分鐘至幾小時。

1. 小麥過敏

根據接觸的途徑（食用小麥產品或吸入小麥粉），小麥過敏又分為三種：⑴食物過敏。⑵職業性氣喘，也稱為烘焙師傅氣喘和鼻炎。⑶運動誘發型小麥急性過敏（wheat-dependant exercise-induced anaphylaxis，WDEIA）和接觸性蕁麻疹。

⑴食物過敏

在食物過敏病患中，有11～20%的兒童和25%的成人確診小麥過敏。一般食用小麥後的幾分鐘至兩小時，就會出現症狀。包括兒童和成人的蕁麻疹／血管性水腫、氣喘、過敏性鼻炎、腹痛、嘔吐，以及異位性皮膚炎的急性惡化。

幼兒中，腸胃道症狀（如嘔吐或腹瀉）最常見，並在1歲時達到高峰。約40%的兒童，可觀察到皮膚症狀（如蕁麻疹、紅斑、血管性水腫、騷癢或異位性皮膚炎）。

年齡較大的兒童大多患有皮膚炎，並伴隨呼吸系統疾病（例如喘息、喘鳴、久咳不癒、聲音嘶啞、呼吸窘迫、鼻塞），最嚴重的情況是急性過敏性休克。

在45～50%的青少年和成人中，最嚴重的過敏形式主要為急性過敏症狀。在這些年齡層，皮膚和腸胃道症狀較不常見。

小麥過敏（wheat allergy）係IgE媒介反應，與家族史有關，其對小麥、大麥、燕麥、黑麥、蕎麥皆有反應。只要是小麥的蛋白質就可能引起過敏反應，不限於麩質。但穀膠蛋白（gliadin）是主要致敏物。

⑵職業性氣喘

也稱為烘焙師傅氣喘和鼻炎，是吸入小麥粉的典型過敏反應，高達10～15%的烘焙師傅、麵粉廠和糕點廠工人受影響。某些病患在食用受生小麥粉污染的食物後可能會出現症狀，但在攝取熟小麥後不會發生問題。吸入小麥粉引起的症狀包括鼻炎、結膜炎和接觸性蕁麻疹。

⑶ **運動誘發型小麥急性過敏（WDEIA）和接觸性蕁麻疹**

運動誘發型小麥急性過敏性休克是罕見的疾病，此類病患如食用小麥再加上運動會引發急性過敏性休克，導致血管性水腫、呼吸困難和休克。WDEIA通常在成人中診斷出來，偶爾有年齡較大的兒童病患。WDEIA症狀通常發生在食用小麥的10分鐘至4小時後，又接著進行一定強度的運動10～60分鐘後。一旦發生WDEIA，則應將其視爲小麥引起的急性過敏性休克。在沒有運動的情況下食用該食物不會誘發症狀。

2. 乳糜瀉（celiac disease）

乳糜瀉是一種自體免疫疾病，在吃下有麩質的食物後，引起自體免疫反應，使小腸絨毛受損，引起腹痛、脹氣或腹瀉等症狀，長期可致腸道發炎。若長期處在發病狀態，會引起營養不良。估計全球有1%人口有這種消化系統疾病。

上述兩類人士必須進行無麩質飲食。

3. 非乳糜瀉之麩質敏感（NCGS）

爲麩質不耐症（gluten Intolerance）。麩質不耐症症狀較輕微，進食麩質食物後會腹脹及腹瀉，而部分患有腸躁症的患者亦同時有麩質不耐症。大量進食此類食物時會有便秘及腹脹等問題。一般僅須進行低麩質飲食（low gluten diet），未必需要完全戒口。

㈣ **魚貝蝦蟹類**

海鮮過敏並不少見，約1%，成人比兒童常見。常見是因爲對海鮮中「原肌球蛋白」成分過敏，這種蛋白質普遍存在於蝦、蟹等食材之中，因此，過敏體質者即便吃最新鮮的活蝦、活蟹，仍會出現過敏反應。若是因海鮮不新鮮造成過敏，則主要是組織胺所造成，此在下一節說明。

㈤ **蔬果**

相對少見，約30%與profilins相關。水果過敏原與花粉過敏原有類似的胺基酸成分，因此有五成以上的花粉過敏者亦會有水果過敏的症狀。乳膠過敏者也會

對某些水果過敏，包括香蕉、酪梨、栗子、奇異果等，稱為乳膠水果症候群。一般與蔬果接觸後引發口唇或舌頭癢感與腫脹，往往在食用瓜果、柑橘、番茄或香蕉後引發。

㈥ 過敏原標示

美國食品藥物管理局於2006年訂定，食品業者須標示八種過敏原。我國於2014年3月公告「食品過敏原標示規定」，2015年7月1日生效，包括蝦、蟹、芒果、花生、牛奶、蛋等六類製品。2018年8月更新規定2020年7月1日產製的11類食品應依規定於容器或外包裝標示過敏原資訊。

1. 甲殼類及其製品。
2. 芒果及其製品。
3. 花生及其製品。
4. 牛奶、羊奶及其製品。但由牛奶、羊奶取得之乳糖醇，不在此限。
5. 蛋及其製品。
6. 堅果類及其製品。堅果類包括杏仁、榛果、核桃、腰果、胡桃、巴西堅果、開心果、夏威夷豆、松子、栗子、椰子、乳木果等，但產品中若含有其他國際上認屬為堅果類者，雖未列舉仍應標示過敏原資訊。
7. 芝麻及其製品。
8. 含麩質之穀物及其製品。含麩質穀物包括小麥、大麥、黑麥、燕麥等，但產品中若含有其他國際上認屬為含麩質之穀物，雖未列舉仍應標示過敏原資訊。但由穀類製得之葡萄糖漿、麥芽糊精及酒類不在此限。
9. 大豆及其製品。但由大豆製得之高度提煉或純化取得之大豆油（脂）、混合形式之生育醇及其衍生物、植物固醇、植物固醇酯，不在此限。
10. 魚類及其製品。但由魚類取得之明膠，並作為製備維生素或類胡蘿蔔素製劑之載體或酒類之澄清用途者，不在此限。
11. 使用亞硫酸鹽類等，其終產品以二氧化硫殘留量計每公斤十毫克以上之製品。

　　另外，衛福部亦建議如含有下列內容物、食品添加物者，雖非強制標示，但業者可自願標示醒語資訊：「頭足類及其製品：包含烏賊（花枝）、鎖管（小卷、透抽）、章魚、魷魚等，其製品包含章魚燒、魷魚絲等。

　　螺貝類及其製品：包含田螺、蚌、蜆、牡蠣、扇貝、貽貝、文蛤、海瓜子、鮑魚等，其製品包含干貝醬、干貝糖、螺類XO醬等。

　　種子類及其製品：包含松子仁、葵花籽、瓜子等，惟不包含由葵花籽製得之高度提煉或純化取得之葵花籽油。

　　奇異果及其製品：包含奇異果醬、奇異果乾等。」

　　各國食品相關管理機構也都依各自國民健康調查或流行病學調查制定合適的過敏原種類和相關標示規範（表14-4）。

表14-4　各國食物過敏原標示的規範

過敏原	台灣	美國	日本	中國	歐盟	紐澳	食品法典
甲殼類（蝦、蟹）	●	●	●（蝦、蟹）	●	●		●
芒果	●						
花生	●	●	●	●	●	●	●
奶	●	●	●	●	●	●	●
蛋	●	●	●	●	●	●	●
堅果	●	●		●	●	●（不含椰子）	●
芝麻	●	●			●	●	
麩質穀物	●	●	●（小麥）	●	●	●	●
大豆	●	●		●	●	●	●
魚	●			●	●	●	●
亞硫酸（>10 ppm）	●				●	●	●
軟體動物					●		
芹菜					●		
芥末					●		
羽扇豆					●	●	
蕎麥			●				

㈦ 慢性過敏

慢性過敏多半是由體內的免疫球蛋白G（IgG）所誘發，當我們的食物內含過敏原時，IgG會與過敏原形成複合物，隨著血液的流動，逐漸堆積在身體組織中形成慢性發炎反應。

長期食物過敏會破壞腸道黏膜功能，使腸道黏膜出現間隙，當過敏原滲漏、穿過腸壁、進入各個組織器官，就會誘發過敏反應，形成「過敏—發炎—滲漏—腸道失衡」的惡性循環。

慢性食物過敏造成的免疫反應，可能導致腸道發炎，改變腸道上皮細胞通透性（intestinal permeability），引發頭痛、疲勞、憂鬱、過動、情緒變化、皮膚炎、關節炎、腸躁症、反覆感染、食慾不振、失眠、注意力不集中、記憶力差、不明原因疼痛等身心症狀和其他慢性疾病，都與發炎有關。因發炎影響腦部的神經傳導與神經滋養物質，以及壓力賀爾蒙的調控，最終造成整體情緒、免疫、腸胃、心肺、皮膚等系統性的不適。一般食物過敏與慢性過敏之差別如表14-5所示。

表14-5　一般食物過敏與慢性過敏之差別

項目	一般食物過敏	慢性食物過敏
檢測對象	IgE	IgG
過敏反應	立即性反應	延遲性反應
症狀	過敏性休克、支氣管哮喘、過敏性鼻炎、蕁麻疹或食物過敏	廣泛性的影響，症狀表現可從輕微症狀到嚴重不適等

慢性過敏的發作時間比較緩慢，接觸過敏原的24小時至48小時後才會有症狀出現，而症狀也較為複雜。因此很難透過飲食追蹤去找出慢性過敏原，必須透過過敏原檢測才能有效得知。

常見日常所吃的食物引起慢性過敏的過敏原排行如表14-6。

表14-6　常見過敏食物排行

排名	兒童	成年男性	成年女性	排名	兒童	成年男性	成年女性
1	小麥	蛋黃	蛋白	6	綠豆	黃豆	黃豆
2	鰻魚	花生	蜂蜜	7	蛋白	牛奶	牛奶
3	蛋黃	蛋白	花生	8	花生	小麥	小麥
4	鱈魚	腰果	腰果	9	大蒜	葡萄	奇異果
5	黃豆	蜂蜜	蛋黃	10	葡萄柚	鰻魚	鳳梨

　　不同不飽和脂肪酸對慢性發炎有不同的影響。其中，次亞麻油酸（ω-3）與亞麻油酸（ω-6）爲必需脂肪酸，人體無法合成，只能從食物獲得。圖14-2爲次亞麻油酸與亞麻油酸代謝途徑，次亞麻油酸（ω-3）代謝產生前列腺素E3（prostaglandin E_3，PGE3），而亞麻油酸（ω-6）代謝產生前列腺素E1（prostaglandin E_1，PGE1）或前列腺素E2（prostaglandin E_2，PGE2）。

　　次亞麻油酸（ω-3）產生的PGE3可以抑制發炎反應，屬於抗發炎的角色。

　　而亞麻油酸（ω-6）則扮演促發炎與抗發炎的雙重角色，機率各半。GLA代謝產生的PGE1具有抗發炎的作用，但是花生四烯酸（AA）代謝產生的PGE2則具有促進發炎的作用。

　　因此適當的攝取ω-6和ω-3脂肪酸，並保持適當的ω-6/ω-3比率，才可發揮抗發炎的生理作用。一旦體內ω-6脂肪酸太高，ω-6和ω-3處於失衡狀態，則ω-3脂肪酸無法有效抑制花生四烯酸（AA）的產生，那麼反而走向促進發炎的作用。

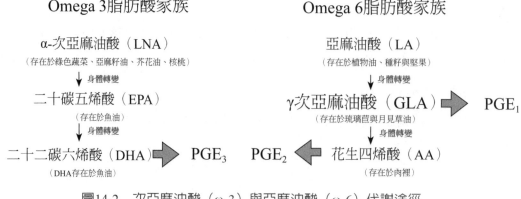

圖14-2　次亞麻油酸（ω-3）與亞麻油酸（ω-6）代謝途徑

第三節　食物不耐症

　　食物不良反應僅有3～4%的成年人眞正有食物過敏，兒童的比例稍高些，但也只有6～8%。但食物不耐症發生率較高，大約有五分之一的人會發生。

一、常見的食物不耐症

　　食物不耐症（food intolerance）是身體未能製造足夠的酵素來消化所致。如非乳糜瀉之麩質敏感（nonceliac gluten sensitivity）、碳水化合物吸收不良（carbohydrate malabsorption）、乳糖酵素缺乏（lactase deficiency）、蔗糖-異麥芽糖酵素缺乏（sucrose-isomaltase deficiency）、果糖不耐症（fructose intolerance）、腸躁症（irritable bowel syndrome）、對短鏈可發酵碳水化合物之不耐症（intolerance of short-chain fermentable carbohydrates）。其中乳糖（lactose）和麩質（gluten）不耐症是最常見的。

1. **乳糖不耐症**。是小腸缺乏分解乳糖的酵素—乳糖酶，一旦攝取含乳糖的食物，腸道無法有效消化分解乳糖，引發腹痛和腹瀉等症狀。可能爲先天基因遺傳缺陷，也可能爲原發性或續發性後天因乳糖酶消失造成。

2. **麩質不耐症**。是家族性遺傳疾病，當腸道無法吸收麩質時，導致小腸內膜受傷而無法吸收營養，產生營養不良症狀。

3. 食物添加劑亦可能會產生耐受性不良的情況，如味精、硝酸鹽、亞硝酸鹽、亞硫酸鹽和色素等。

　　「FODMAP」是指「在腸道發酵的短鏈碳水化合物」，這類特定的碳水化合物在小腸道無法被消化或被吸收，因此滯留在腸道中會發酵產氣，或是會造成過多的水分移動到腸道中，造成脹氣、腹痛、腹瀉、痙攣等症狀。FODMAPs指下列英文字之字首（表14-7）：

　　F（Fermentable，可發酵的）：指這些物質會被腸道的細菌發酵產生氣體。

O（Oligosaccharides，寡醣）：如半乳寡醣（Galactooligosaccharides）、果聚糖（Fructan），存在於某些蔬菜、水果、豆類、穀類、堅果、茶類等。

D（Disacchareides，雙醣）：如乳糖（Lactose），存在於大部分的乳製品。

M（Monosaccharides，單醣）：如果糖（Fructose），存在大部分水果、部分蔬菜及甜味劑。

A（And 以及）：連接詞

P（Polyols 多元醇）：如山梨醇（sorbitol）、甘露醇（mannitol）、麥芽糖醇（maltitol）、木糖醇（xylitol），存在於某些蔬菜、水果及人工甜味劑中。

表14-7　FODMAPs成分與來源

	成分	食物
寡醣	果聚醣、半乳寡糖	大麥、小麥、裸麥、蔥、蒜、甜菜、小茴香、豌豆、菊苣、開心果、腰果、莢果、小扁豆、鷹嘴豆
雙醣	乳糖	牛奶、卡士達、冰淇淋、優格
單醣	游離果糖（free fructose）尤其是飲料中另外添加的果糖	蘋果、梨、芒果、櫻桃、西瓜、蘆筍、甜豆、蜂蜜、高果糖玉米糖漿（手搖杯飲料）
多元醇	山梨糖醇、甘露醇、麥芽糖醇、木糖醇	蘋果、梨、杏、櫻桃、水蜜桃、梅、西瓜、蘑菇、花椰菜、口香糖中的人工甜味

二、食物不耐症和食物過敏的區別

1. **症狀**：食物不耐症不會引起嚴重的症狀，且多侷限在胃腸道部位。而食物過敏症狀則較多樣化，如溼疹、蕁麻疹、搔癢、皮膚紅、腫、發熱、腹瀉、呼吸窘迫、休克等症狀，甚至可能有致命的危險。

2. **成因**：食物過敏症是人體免疫系統對食品中某些特定成分的異常反應所致，具再現性，且往往無劑量反應（dosage response）關係。

　　食物不耐症是對食物的異常反應，非因免疫異常反應所引起的食物敏感。可能導因於患者的特性，如代謝疾病、異質反應（idiosyncratic responses），如缺乏乳糖酶所導致的乳糖不耐症，或是食物的固有性質（食品添加劑、有毒污染物、藥理活性成分）之不良反應等，通常無再現性，且往往呈現劑量反應關係；大部分不良的食物反應爲食物不耐症（表14-8）。

　　對食物不耐症，要擬定食物日記，找出致病之食物，避免攝取該類食物。

表14-8　食物不耐症與食物過敏症狀的比較

	食物不耐症	食物過敏
發病率	50%（人群）	1.5%（人群）
發病人群	各年齡階段	兒童較多，成人較少
發病機制	免疫系統不參與反應	I型反應（免疫系統參與反應）
致病食物	多爲平常吃的食物，吃了大量該種食物才會發病	多爲不常吃的食物，接觸少量食物即可觸發，每次接觸該食物均會發病
治療措施	調整飲食，去除不耐受的食物	藥物及脫敏治療
可治癒性	忌食6個月，症狀多自行消除	多爲長期過敏
常見物質	乳糖、食品添加物（亞硫酸鹽）	牛乳、雞蛋
特徵	通常局限於腸胃道症狀	通常引起全身症狀
不同的症狀	噯氣、腸痙攣；胃部燒灼感；頭痛；神經緊張或焦慮	蕁麻疹或皮膚搔癢；呼吸急促、喘息；胸悶不適；吞嚥或呼吸困難、暈厥
相同的症狀：噁心、肚子痛、腹瀉、嘔吐		

第四節 揮發性鹽基態氮與組織胺

一、揮發性鹽基態氮

揮發性鹽基態氮（volatile basic nitrogen，VBN）為化學方法檢驗水產品新鮮度的指標。魚介類腐敗過程中微生物或酵素的作用，會產生胺類及氨，初期以體內胺基酸脫胺基反應生成氨（NH_3）及酮酸類，後期作用以氧化三甲胺（trimethylamine N-oxide，TMAO，$(CH3)_3NO$）氧化還原反應生成二甲胺（dimethylamine，DMA）、三甲胺（trimethylamine，TMA），另外如板鰓類肌肉中之尿素，以上產物總稱為揮發性鹽基態氮，數值會隨魚介類新鮮度降低而逐漸增加。

揮發性鹽基態氮含量檢驗採康威氏皿微量擴散法測試，其檢測值含量越高表示新鮮度越差。由表14-9與圖14-3可看出其與漁獲鮮度之關係。

表14-9　揮發性鹽基態氮含量與水產鮮度之關係（mg/100 g）

5	20	30	40
肉質極佳（極新鮮）	肉質尚佳（新鮮）	肉質軟化（初期腐敗）	肉質腐敗（腐敗）

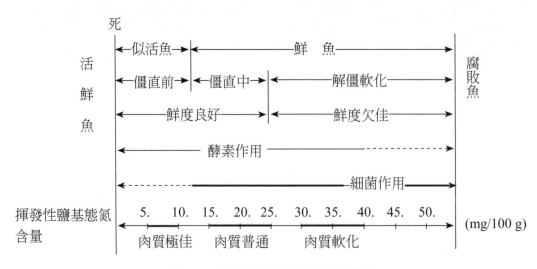

圖14-3　漁獲死後變化與品質關係

「食品中污染物質及毒素衛生標準」中其他污染物質及毒素之限量如表14-10，列出揮發性鹽基態氮與組織胺之衛生標準。

表14-10　揮發性鹽基態氮與組織胺之衛生標準

6	揮發性鹽基態氮（Volatile basic nitrogen，VBN）	
食品		限量（mg/kg）
6.1	未經加工之水產品，冷凍或冷藏	
6.1.1	鰈科魚類（*Pleuronectidae*family）、大比目魚（halibut, *Hippoglossus*spp.）除外	30
6.1.2	大西洋鮭魚（*Salmo salar*）、無鬚鱈科魚類（*Merlucciidae*family）、鱈科魚類（*Gadidae*family）	35
6.1.3	板鰓亞綱類魚類（鯊、鰩／魟）	50
6.1.4	其他未表列之魚類	25
6.2	生鮮即食水產品	15
7	組織胺（Histamine）	
食品		限量（mg/kg）
7.1	組胺酸（Histidine）含量高之魚產品	200
7.2	以組胺酸（Histidine）含量高之魚產品，經鹽漬及發酵處理之加工品，如：魚醬	400

二、組織胺（Histamine）

組織胺（圖14-4）是在腐敗水產魚肉中常見的一種化合物，1950年代，日本人針對一些食用魚類引起的類過敏性反應進行調查與研究，確定此類食品中毒是因為患者吃進的魚肉中含有高量組織胺所引起的，而稱之為「組織胺中毒症」。

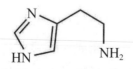

圖14-4　組織胺結構式

㈠發生原因

組織胺中毒常發生於已腐敗之鮪魚、鯖魚、鰹魚等鯖魚科魚類，故有時稱爲鯖科魚類中毒症（scombrotoxicosis）。這類魚因含血合肉較多，通常又稱爲紅肉魚。這些紅肉魚的游離組胺酸（histidine）含量較高，一旦鮮度保持不良，魚體表面的細菌或腸內細菌繁殖，其含有組胺酸脫羧酶（histidine decarboxylase），可將組胺酸轉化爲組織胺（histamine）。再加上人們食用這些魚類的機會比較頻繁，因此發生中毒的機率較高。

另外，鬼頭刀、秋刀魚、沙丁魚等非鯖科魚類亦常發生。

在不當的保存（貯放在高於15～20℃的環境中）下很容易產生。組胺酸轉變成組織胺之轉變發生在腐敗的初期，常無法經由外觀或氣味辨別。魚的腐敗程度與魚體內組織胺含量成正比，健康魚體組織胺<0.1 mg/100 g，開放式的存放空間再加上潮溼，在24小時內便足以產生引起中毒的組織胺含量。

㈡組織胺的特性

1. 對熱非常安定，不容易以加熱方式加以破壞，一旦產生就不容易去除。藉由烹煮雖可殺死細菌，但無法消除所產生的組織胺。
2. 在鹼性條件下比較不安定而可以被破壞。
3. 魚肉組織胺分布並不均勻，導致有些人雖食用量少，中毒症狀卻更明顯。

㈢中毒症狀

1. 中毒症狀通常於食用後數分鐘至4小時內出現，症狀約持續3～36小時。
2. 組織胺會促使血管擴大，所以引起的主要的症狀包括：
   ⑴皮膚症狀－面部與口腔泛紅、黏膜與眼瞼結膜充血、出現蕁麻疹、全身灼熱、身體發癢等。
   ⑵腸胃道症狀－噁心、嘔吐、腹痛、腹瀉等。
   ⑶心血管症狀－心悸、脈搏快而微弱、血壓降低等。

⑷呼吸症狀—胸悶、喉嚨不適、哮喘、呼吸困難等。

⑸神經症狀—頭暈、頭痛、視力模糊、口渴、口舌及四肢麻木、倦怠無力等。

3. 組織胺中毒與食物過敏的症狀十分相似，不僅患者本身，就連醫院或診所的醫生也常常誤判，使得組織胺中毒的案件數被低估。

㈣治療方法

1. 在臨床上都以注射抗組織胺藥物來減輕症狀。

2. 由於人體具有組織胺代謝能力，可以把組織胺代謝成較不具生理作用的產物，即使未經藥物治療，患者在24～48小時內通常也能自行痊癒。但是老年人或原本健康狀況不佳的人，可能需要住院治療。

㈤預防方式

1. 預防組織胺食品中毒的最佳之道，就是防止魚肉產生組織胺。

⑴漁獲物保持在低溫或冷凍狀態，且在良好衛生條件下貯藏魚體，這是防止魚體組織胺產生的重要關鍵。

⑵漁業從業人員應注意漁獲物的艙內處理，清除魚體污染物，漁船上必須具有良好的冷凍設備。

⑶拍賣時，盡量縮短拍賣交易的時間，同時減少受魚市場環境、人員接觸和地面污染的機會。

⑷建立魚類冷凍、冷藏產銷制度，魚販應盡量保持環境清潔，以符合飲用水標準的清水清洗魚貨，做好隔絕或降低污染措施，並在低溫下保存。

⑸選擇衛生條件較好的魚販處購買魚貨，並注重保鮮，如果沒有立即食用，就應先放置在冷凍櫃中，魚體解凍到烹煮前的時間不要超過2小時。

2. 調理時的注意事項：

⑴烹調時應先去除內臟（去內臟魚組織胺含量是未去內臟者的1/10）。

⑵烹調時溫度要高、時間要長，以防止細菌繼續滋長。

3. 餐飲業應符合相關之衛生規定：對於食品原料來源、處理流程、烹調器具、環境設備等，應確實注意衛生。

㈥實際案例

1. 2014年8月，花蓮民眾至壽司屋訂購午餐餐盒後，陸續出現臉紅、頭暈、發燒、腹瀉等症狀，經採樣食餘檢體檢驗，魚湯及生魚片組織胺含量分別為1928 ppm、3356 ppm（病因物質判明標準為500 ppm）。

2. 2014年8月，台中兒童之家學童攝食自製午餐後，出現紅疹、頭暈症狀，經檢驗食餘檢體後，組織胺含量為2778.5 ppm（病因物質判明標準為500 ppm）。

第十五章

其他食品衛生議題──基改食品、放射線

第一節　基因改造食品

第二節　輻射污染

本章主要敘述未被歸於前述各章中探討之相關食品衛生議題，內容首先說明基因改造食品之諸多事項，接著說明輻射污染的問題。

第一節　基因改造食品

一、基因改造食品簡介

我國食品安全衛生管理法第三條中，對「基因改造」之定義為：指使用基因工程或分子生物技術，將遺傳物質轉移或轉殖入活細胞或生物體，產生基因重組現象，使表現具外源基因特性或使自身特定基因無法表現之相關技術。但不包括傳統育種、同科物種之細胞及原生質體融合、雜交、誘變、體外受精、體細胞變異及染色體倍增等技術。

基因改造食品（又稱基因轉殖食品）（genetically modified food, GMF）係指利用基因工程技術而生產獲得特性經過改造之食品。現有之技術所能達成之改良特性有增加生長速度、改良營養價值、抗蟲、抗病、抗除草劑、抗低溫、延長保存期限、耐運送或利於加工等。

二、基因改造產品種類

㈠基因改造產品原料種類

1. 植物性

目前生活中常見的基因改造食品原料多半是植物性原料。目前我國開放進口的原料包括黃豆、玉米、棉花、油菜與甜菜相關產品，皆為植物性原料。但市售商品多數都是經過高度加工的產物，而非直接以原植株狀態供食用。

植物作物是目前應用最廣的生物。就作物栽培面積而言，黃豆、玉米、棉

花、油菜等四種作物幾乎占了全球基改植物種植面積的99.9%。而所轉殖的基因主要分成兩大類，抗除草劑以及抗蟲。例如抗玉米螟基改玉米可以減少玉米螟殺蟲劑的使用；抗除草劑基改黃豆則可以在田間盡量噴施除草劑而不會殺死基改黃豆。另包括具有抗逆境、抗疾病等特性，可確保農產品的產量高、風味佳、儲存期長及栽培易，提高種植的效益、緩解主要糧食的短缺，亦可創造耐受力強、不受環境影響、含較多營養成分或有更長保存期限的農作物。如稻米、玉米、黃豆、阿拉伯芥（*Arabidopsis thaliana*）、菸草及番茄等。其他作物包括苜蓿、甜菜、木瓜、南瓜、茄子、馬鈴薯、蘋果、鳳梨及甘蔗等。

此外，還可能開發出耐鹽、抗旱及防風的植物用於水土保持及環境保護，或生產疫苗或藥品（如抗生素、胰島素等）相關的植物。

2. 動物性

在動物方面，其具有生長快速及產生特定成分、功能等特性，可用來製造含有有效或活性成分的物質（如醫藥蛋白質、工業黏著劑、環保酵素及疫苗等）供人類使用。美國於2015年11月批准美國水產生技公司的基改鮭魚（AquAdvantage ®）生產且上市，是第一個動物基改食品的案例。

其他研發中的案例，如在牛體內轉入某些具有特定功能的人的基因，就可以利用牛乳生產基因工程藥物，用於人類疾病的治療；可生產較多肉品的基改家畜（如豬、牛），有助減免使用萊克多巴胺（ractopamine，俗稱瘦肉精）或動物用藥；具抗病力的基改蜜蜂有利花粉傳播及增加農作物產量。

3. 微生物

微生物具有抗極端環境、抗噬菌體、生長快速、低污染及安全等特性，可確保產品的產量高、品質佳及成本低，故基改微生物是基因轉移最常用的轉化材料，基因轉移微生物比較容易培育，應用也最廣泛。

例如，生產乾酪的凝乳酶，以往只能殺死小牛，從胃中取出，利用基因改造微生物能使凝乳酶在體外大量產生，避免小牛無辜死亡，也降低生產成本。基改麵包酵母可以製造發酵良好、鬆軟可口的麵包，這種微生物在烘烤後會死亡，一般認為比較安全。基改啤酒酵母可在釀造時防止餿酸味的產生及簡化釀造的流

程，較不會造成污染並節省成本。基改乳酸菌則可以用來製作優格（yogurt）、乾酪、食醋、醬油及黃酒等食品。

此外，還有潛力研發出可生產疫苗、藥品的酵母菌用於醫療，可分解塑膠垃圾的細菌用於污染防治，可減少溫室氣體的藻類（矽藻）用於環境保護。

4. 特殊用途

基因改造食品能否提供人類特殊的營養或輔助治療人類的疾病是科學界關注的一個重要領域，如科學家利用生物遺傳工程，將普通的蔬菜、水果、糧食等農作物，變成能預防疾病的神奇的「疫苗食品」，使人們在品嘗鮮果美味的同時，達到防病的目的。科學家培育出了一種能預防霍亂的苜蓿。用這種苜蓿餵小白鼠，能使小白鼠的抗病能力大大增強。而且這種霍亂抗原，能經受胃酸的腐蝕而不被破壞，並能激發人體對霍亂的免疫能力。目前這種食品還處於試驗階段。

(二) 基因改造主要應用類型

1. **增產型**：修改微生物生長的基因，以加快繁殖速度並提高產品品質及產量；轉殖抗逆境、耐除草劑、抗蟲害或抗病的基因到植物體，可增加農作物的收成量；修改動物的肌肉生長基因，增加肉品的生產量等。

2. **熟控型**：修改植物熟成的相關基因，調整農作物的成熟期或延長儲存期；修改動物生長的相關基因，調整動物的體型大小及生長的速度等。

3. **營養型**：修改生物養分相關的基因，生產特定的營養素，提高營養價值，可避免缺乏某種營養素的疾病。如生產富含各種維生素及蛋白質的酵母菌、富含維生素A的稻米、富含維生素 C的蔬果、富含蛋白質的豬肉或魚肉。

4. **保健型**：將某種病原抗體或抗毒素基因轉殖到農作物中，藉由糧食的生產取得大量抗體或抗毒素；將減毒或去活性的抗原基因轉殖到農作物中，人類經由食物攝取而吸收疫苗產生抗體，增強免疫力；修改經濟作物基因以減少有害物質產生，如無咖啡因的茶及咖啡等。

5. **加工型**：由基改原料加工製成的成品，如基改大豆油；或改變原料特性使利於加工，如基改馬鈴薯—innate，藉由降低天門冬醯胺與還原醣含量，號稱可

以減少炸薯條所產生的acrylamide。

6. **新品種型**：利用不同品種間的基因重組可形成新品種，可能在品質、口味或色香方面有新的特點。

㈢市售基因改造食品型態

基因改造食品在市面上呈現的方式有以下三大類：

1. **原料型態的食品**：食品本身就是基因改造生物，如基因改造黃豆。

2. **初級加工型態的食品**：如基因改造黃豆簡單加工磨成的豆漿。這種初級加工的食品裡還有基因／DNA，可以輕易檢測出是否含有基因改造原料。

3. **高度加工型態的食品**：如以基因改造黃豆為原料，經過複雜程序來精製純化的黃豆油。經過高度加工的食品，往往已經不含基因／DNA，很難檢驗出是否含有基因改造原料。

三、基因改造方式

㈠傳統基因改造之技術

基因改造是以人為的方式將某些生物之特殊基因轉移到其他生物物種上，使原物種出現新的性狀或產物。例如導入蘇力菌中可產生對田間害蟲具毒性之晶狀蛋白質基因，使玉米表現抗某種田間害蟲的特性；「黃金米」則是將細菌與黃水仙花中的三個基因轉殖到水稻中，使該水稻較一般水稻能大量合成β-胡蘿蔔素；導入北極魚的防凍基因，使番茄表現耐寒特性。

根據聯合國糧農組織／世界衛生組織（FAO/WHO）所組成之食品標準委員會（Codex）及歐聯法規對「基因改造生物」（genetically modified organism，GMO）之定義為：指基因遺傳物質被改變的生物，其基因改變的方式係透過基因技術，而不是以自然增殖及／或自然重組的方式產生。此基因改造技術可包括：

⑴載體系統重組核酸技術。

⑵藉由顯微注射法（micro-injection）、巨量注射法（macro-injection）及微膠囊法（micro-encapsulation）將生物體外製備之遺傳物質直接注入生物體內的技術。

⑶細胞融合或雜交技術而能克服自然生理學上、生殖上或重組上的障礙（此障礙係指供應細胞或原生質在分類上並非屬於同一科）。此技術不包括：體外受精（in vitro fertilization）、接合作用（conjugation）、傳導作用（transduction），或轉形作用（transformation）、多倍體誘發（polyploidy induction）、突變形成（mutagenesis）；分類學上同一科細胞之細胞融合（圖15-1）。

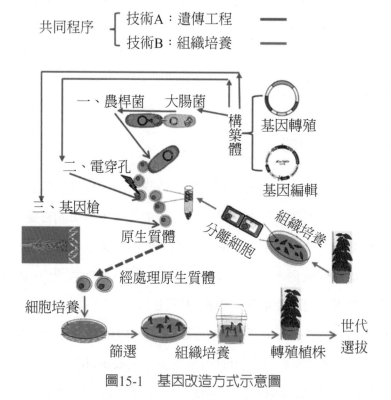

圖15-1　基因改造方式示意圖

所謂「基因轉殖技術」是將微生物、植物、動物甚至於人類的某個有用的基因片段從試管中分離出來，然後接上若干個基因片段，形成一個構築體。

　　常見技術係利用轉殖器如顯微注射器或基因槍，將含有特定基因的質體送到動物或植物細胞或胚中，使特定基因在體內發揮功能的技術。方法包括粒子槍法（particle bombardment）、農桿菌法（Agrobacterium）、電穿孔法（electroporation）、PEG法（polyethylene glycol）、花粉管法（pollen tube）等。最常用的是農桿菌法。

　　基因轉殖技術所產生的基因改造生物，可再分成兩大類，一類會產出本來沒有的蛋白質，另一類會產出本來沒有的雙股RNA。這些基改生物稱為「基轉基改生物」（圖15-2）。

　　目前上市的基轉基改植物，大多數是以可產出本來沒有的蛋白質者為主，包括可製造出毒蛋白來殺蟲的，以及可製造出能忍受除草劑酵素的玉米、黃豆、棉花、油菜等。在動物方面，也有會製造較多生長素、長得較快，已可在美國、加拿大上市的基改鮭魚。

　　會產出雙股RNA的基轉基改作物目前上市的較少，包括切了放久也不會呈現褐色的Arctic蘋果、果肉粉紅色的鳳梨、以及減少還原醣與天門冬醯胺含量的Innate馬鈴薯，這種馬鈴薯號稱經過烤後產生較少的丙烯醯胺。

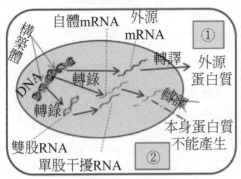

①1. 構築體打入ＤＮＡ，轉錄出外源mRNA。
2. mRNA轉譯出蛋白質，表現出外源基因特性。
②1. 構築體打入DNA，轉錄出雙股RNA，再形成單股干擾RNA。
2. 干擾RNA找出對應的自體mRNA加以破壞，無法轉錄出自體的蛋白質。

圖15-2　基因轉殖技術所產生的兩大類基因改造生物

㈡傳統育種與基因改造之差別

傳統植物育種技術（conventional breeding）大致分雜交法與化學誘變法兩種。雜交法是以人工授粉交配方式，但等植物完成一世代的時程，也不一定能得到想要的遺傳性狀，往往需要多年的研究才可得到一個具有市場價值的品種。化學誘變法所得到的成果時效較快，亦可看見外在的植物表型，卻無法分辨該表型所對應的基因，這是傳統植物育種面臨之困難（表15-1）。

表15-1　傳統雜交育種與基因改造方式之比較

	傳統雜交育種	基因工程育種
分離及了解基因功能	不須了解基因功能，只要有好農藝園藝性狀，就當育種親本	需要先分離及了解基因的功能與農藝、園藝性狀的關係
轉移基因數目	數以萬計的父母本基因混合，在子代中，即使經過不斷回交，最後仍有相當數量的不同親本基因混合在子代中	僅轉移2～3個基因
育種時間	需相當長（6～9年或更長），重複回交以排除不需要甚至不好的基因，較不易獲得純品系	短時間內（2～3年）可獲得純品系，因不會移轉不需要甚至不好的基因
基因來源	受限制，基因轉移通常只限於同一生物品種間	不受限制，基因可在不同生物品種間轉移
經濟性	費時、費工、費錢，需長時間的選種和觀察	省時、省工、省錢，預期改進性狀較早獲得
機動性	現代育種已採加速世代做法，如利用溫室、異地、異季等條件一年種2～3代，或利用分子標記輔助育種，以縮短育種時間，但機動性仍受限	機動性高，隨時可將所找出最好的基因用來進行育種，且可同時進行數個基因的改良
智財權保護	不易，基因變異自然存在	容易，根據轉入基因序列
安全性	無生物安全評估即可上市	經過嚴格的安全評估才能上市
消費者	較易接受新品種	較排斥新品種

　　更重要的是，傳統育種技術只限於具有遺傳親和性之兩個品種間，或是種與種間之雜交，且由於異種雜交間之不稔性（infertility），限制了遺傳特性之交換，使育種工作相當不便且複雜。

　　利用基因操作技術，可突破作物不同種、屬、科、甚至是界間之藩籬，將具特殊特性之基因殖入目標作物內。此外，傳統育種培養出的生物可能會發生活力降低的現象，生產者可能因此無法收集種子在下一季栽種。

㈢ 基因編輯（Genome editing）

　　傳統的基因工程技術主要用於基因選殖（genetic cloning），選殖位置需有特定核酸序列限制位置（restriction site）存在，再利用酵素加以切割，研究人員無法自行選擇切割位置，不但缺乏效率及準確性，篩選亦十分耗時費事。

　　有別於以往，新式基因編輯（gene-editing）技術，如鋅手指核酸酶（zinc finger nuclease, ZFN）、轉錄活化因子類似的作用子核酸酶（transcription activator-like effectors nuclease, TALEN）及叢集有規律間隔的短迴文重複序列（clustered regularly interspaced short palindromic repeats, CRISPR），藉由核苷酸專一性鹼基互補性配對（complementary base pairing）的原理，結合非專一性的內核酸酶作用，使得研究人員可以隨意設計切割的位置。其中，CRISPR與其他方法相較因同時具有無物種限制、精確、迅速及節省等優點，已成為目前最熱門的技術（圖15-3）。

　　透過基因編輯製造出來的基改生物，做得比較多的是破壞某個基因，使該基因無法產生某個蛋白質（酵素），因此產生了特殊的性狀。目前在美國已經上市的一種抗硫醯尿素類除草劑油菜，以及一種高油酸黃豆。

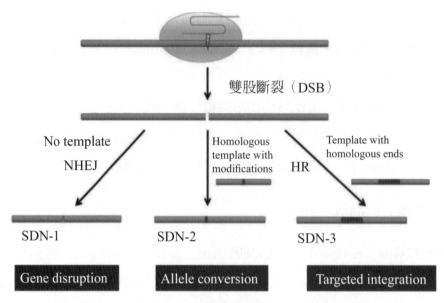

圖15-3　利用基因編輯技術培育GMO的簡要過程

　　基因編輯依照剪修的方式，可以再分為SDN1與SDN2，及SDN3（表15-3）。

　　SDN1是在DNA剪出切口後，讓DNA自行修復，該基因修復後可能減少一、兩個鹼基，或者插入一、兩個鹼基，因此產生了點突變，通常是原來的基因不能發揮作用產生蛋白質，因此某個原有的特性就無法呈現出來。

　　SDN2是切口的修復需要模板DNA片段的引導，改變目標基因的數個鹼基，而關掉原有的性狀。

　　SDN3是切口的修復需要更大的模板DNA片段，引導原來基因插入較多的鹼基序列來修復，修復後的DNA會帶有一段新增的基因片段，可能產生新的外源蛋白質。

　　與基因轉殖不同，基因轉殖是表現外源基因的特性，基因編輯是改變自身的基因（SDN1、SDN2），或者表現外源基因的特性（SDN3）。

表15-3 依修復方式基因編輯之分類

	修復方式	結果
SDN1	DNA自行修復，編輯一、兩個鹼基，產生點突變。	原來基因不能發揮作用產生蛋白質，或關掉原有的性狀。
SDN2	修復需要模板DNA片段的引導，因此會編輯數個鹼基。	
SDN3	需要更大的模板DNA片段，引導原來基因插入較多的鹼基序列來修復。	帶有一段新增的基因，並可能產生新的外源蛋白質。

表15-4總結各種作物育種方法特性之介紹。

表15-4 各種作物育種方法特性之介紹

育種方法	雜交育種	誘變育種	轉基因育種	基因體編輯
經由基因轉殖	不需要	不需要	需要	部分需要
精確度	性狀明確者較高，常導入無關的鹼基	低	隨機嵌入	高
花費時間	數年	數月到數年，需回交數次	數月到數年	數月
原來基因體改變之處	染色體片段互換	多處鹼基隨機突變	將轉基因隨機嵌入基因組破壞原來序列	僅目標序列變化
須先了解基因功能	不需要	不需要	需要	需要

四、基因改造產品優缺點

㈠基改技術的優點

1. 增加農作物產量，減少貧窮和飢餓

因應全球人口激增，基因改造作物可增加單位栽種面積之生產量，可改善未來全球糧食危機。以1996年基因改造作物上市至2010年之15年間所增加之收益

評估，其中40%是由於減少生產成本（耕犁更少、殺蟲劑噴灑更少以及勞動力更少）所得的收益，60%來自產量的增加所獲得之收益。

　　對農民而言，基改生物可能簡化噴施除草劑的程序、減少殺蟲劑的使用、提高作物的生產力、由於新產品導致市場競爭力升高等好處而得到利潤，基改種子約為一般種子的二到五倍。

　　不過也有人認為世界糧荒主要發生在最貧窮的國家，這些國家糧食短缺問題的主要癥結並不在於缺乏優良品種，而是政治與農業技術落後。

2. 保護生物多樣性，節約耕地

　　基因改造作物是一種節約耕地的技術，可在目前15億公頃耕地上獲得更高的生產率，並因此有助於防止砍伐森林和保護生物多樣性。開發中國家每年流失大約1,300萬公頃富有生物多樣性的熱帶雨林。如果沒有基因改造作物的出現，則各國需要增加土地種植傳統作物以獲得相同產量，這額外土地將極有可能來自生態脆弱的貧瘠土地和砍伐富有生物多樣性的熱帶雨林。

3. 減少農業的環境影響

　　傳統農業對環境有嚴重影響，使用生物技術能夠減少這種影響。基改技術可減少農藥的使用與肥料的施用，可以降低農業對環境的污染。藉由不耕或少耕地可節約礦物燃料，減少二氧化碳排放、保持水土。

4. 使農作物適應惡劣生長環境

　　基改技術不但可能提昇農作物或牲畜的生長速度以及產量，也可能增強抗蟲、抗寒、抗病、抗乾旱的能力，與改良產品的養分。

5. 清除土壤污染

　　可利用基改作物清除受污染土壤之重金屬。

6. 增強農作物抵抗蟲害

　　此做法可減少殺蟲劑噴灑，可降低農民的生產成本。對消費者而言，則可買到較便宜的農產品，以及農藥殘毒更少的蔬果。

7. 增強農作物抵抗病毒

　　此做法為將抵抗病毒、細菌、真菌性病害的基因送入農作物中，使得病毒無

法在農作物中繁殖，如南瓜、香瓜、木瓜與馬鈴薯等作物均有實驗成功應用的案例。

8. 改良食物口感、外觀和味道

基改技術可以延長產品的儲存時間、便利於加工、增加商品的多樣性。基因改造之番茄果實較大，且可以延緩果實成熟速度，降低採收後與運送至市場過程中的過度熟成與腐壞，進而提高番茄賣相。

9. 改變農作物特性

基因改造馬鈴薯的優點為澱粉含量較高，在油炸過程不易吸油，在加工應用上有利於減低成本。另一種基因改造馬鈴薯則可減少油炸過程丙烯醯胺的產生。基因改造造技術亦可應用於去除部分食物中的過敏成分。

10. 生產有益人類健康的食品

基改技術可改變作物的組成，如脂肪酸組成（降低農作物之飽和脂肪酸含量或是提高不飽和脂肪酸含量，如油菜、黃豆）、強化農作物之營養成分（富含胡蘿蔔素的基因改造稻米）（表15-5）。

表15-5　贊成與反對基改食品之論點

	贊成	反對
農作物增產	1996～2014年增加農作物產值1500億美金	對美國農作物增產貢獻僅14%，傳統育種才是使農作物增產之主因
生態環境	1996～2014年節省農地使用1億5200萬公頃，殺蟲劑用量減少58.35萬噸	1996～2014年除草劑嘉磷塞用量大增15倍，超級雜草案例翻倍，墨西哥帝王斑蝶數量大減80%
農民生計	1996～2014年幫助小農1650萬人，農民利潤平均增加68%	1996～2011年基改大豆種子價格上升325%，加重農民負擔
人體健康	會經過完整安全評估，確保沒有過敏疑慮；歐盟食品安全局聲稱嘉磷塞不太可能為致癌物質	可能將過敏原隨基因轉移到作物中；WHO將嘉磷塞列為2A級致癌物

㈡基改技術的問題

1. 爭議問題

⑴除草劑用量並未減少

基改作物因抗除草劑的特性，使農民不再需要節制使用除草劑，而導致除草劑使用量大增。

⑵無法解決世界糧食問題

反對者認為基改作物本身並沒有增產基因，能提升糧食產量的主因是傳統育種方法培育出高產量品種，因此，提高單位產量而能節省農地使用這項優點，也就不是基改作物所帶來的好處。另一方面，基改作物相關產業帶來的利益究竟多由先進國家吸收，還是眞能幫助發展中國家的小農，也一直是爭論不休的問題。

2. 對生態環境之影響

⑴對生態環境之影響

基改作物在生態環境上的影響，一方面因具抗蟲基因的效果，使殺蟲劑的用量下降，但另一方面又因抗除草劑的特性，使農民不再需要節制使用除草劑，而導致除草劑使用量大增；前者減少了二氧化碳排放，有助於減緩全球暖化速度，但後者則有可能造成有抗藥性的「超級雜草」出現，或使原生雜草減少、並進一步影響生態圈。因此，一來一往之間，基改作物對生態環境的影響也尚無定論。

⑵生物多樣性的喪失

反對基改者批評基改作物會取代許多多樣性的農作物品系。但傳統育種作物，也有相同的問題。過去幾十年，由農藝專家育種出的糧食或經濟作物品系，逐漸取代由傳統地方品系，一樣有生物多樣性喪失的問題。

⑶對原有生態系之平衡造成破壞

栽植含殺蟲基因的玉米，鳥類可能因為昆蟲消失而缺乏食物，進而引發生態鏈的失衡。含抗除草劑基因之大豆，由於大量施用除草劑，導致土壤及水源嚴重污染，雜草多樣性嚴重降低，鳥類昆蟲可能因找不到雜草果實種子食用而滅絕。

抗蟲基改作物收成後，殘餘的莖稈枝葉犁埋土壤中，可能危及各種土壤生物

及微生物，導致生物多樣性大幅降低。抗蟲蛋白可能誘導產生新的抗殺蟲劑昆蟲品種。所產生的毒素也可能殺死其他的有益昆蟲。

此外，抗除草劑基改作物的花粉，傳播到同屬的雜草，可能雜交成爲強勢雜草，危害到其他植物族群，也會嚴重影響農業生態。

基改動物也可能使野生族群競爭力降低，而遭到絕種的威脅。

⑷**基因漂流（gene flow）問題**

基因漂流其實是生物進化的必要過程，譬如水稻花粉飄到相近種類的禾本科雜草，這株雜草的雜交後代便擁有兩種植物的基因。單棵雜交物種不易存活，但大規模的雜交族群就有機會演化成新的品種。但基因污染的現象，並不侷限在基改作物，傳統育種也會產生新基因突變，污染野生物種改變後者的性狀。

基因漂流可能因此造成新品種而難以收拾，如超級雜草、超級昆蟲。另外，基因漂流可能發生在基改與非基改作物間，對種植有機作物之農民有很大影響。

⑸**對非目標生物之威脅**

如帶抗蟲基因的作物，整棵植物都帶有昆蟲毒素，若蛾類或是蝴蝶的幼蟲吃了之後就會死掉，這可能導致其他無辜的昆蟲在吸食花粉時也跟著遭殃。

斑蝶事件：1999年5月，康乃爾大學一個研究團隊在自然（Nature）雜誌上發表文章，聲稱用帶有抗蟲基因玉米花粉的雜草葉片飼餵美國大斑蝶，導致44%的幼蟲死亡，由此引發基改技術環境安全性的爭論。可是後續研究指出，在田野裡偵測到的花粉濃度，其實不足以對斑蝶幼蟲構成威脅。斑蝶減少的原因，一是農藥的過度使用，二是作爲大斑蝶越冬地的墨西哥生態環境遭到破壞。

同時，美國國家科學院審查這十幾年的各種研究論文，反而發現種植Bt基改作物的地區，昆蟲物種多樣性比施用農藥的還高。

⑹**破壞有害生物之防治方法**

基改作物的特有基因若轉移到野草，可能產生超級野草。在加拿大的油菜發現了個別植株可以抗1～3種除草劑，成爲「超級雜草」。除此之外，有研究發現，除草劑用久後，雜草會出現抗藥性，反而讓農藥越用越多。

3. 對人類健康之影響

基因工程可能改變食品既有營養成分，或增加過敏原、毒素，長期食用對於人類健康的影響仍是未知數，可能產生的傷害如下（表15-6）。

⑴農藥之殘留

2015年，國際癌症研究機構（IARC）根據流行病學、動物實驗以及體外研究，歸類嘉磷塞為2A類（可能人類致癌物）。「有限的證據」說明其可能引起非何杰金氏淋巴瘤（non-Hodgkin lymphoma）。但同年，歐洲食品安全局公布相反的評估報告，認為嘉磷塞不太有機會具有遺傳毒性（即損害DNA）或構成對人類致癌的威脅。因此目前大量使用除草劑導致人類攝入或接觸的增加，可能會增加對人體的影響尚未有定論。

⑵過敏原問題

基因工程經由DNA重組技術會改變甚至創造出新的蛋白質，對某些過敏體質的人，可能就會成為過敏原。與過敏有關之食用基改食品影響人體健康，以星連（StarLink）玉米事件最為有名。

星連玉米事件：星連玉米是某基改玉米的商品名，該品種轉殖了蘇力菌的抗蟲基因。美國在1998年核准為家畜飼料用，禁止作為人類食品。然而因運輸過程管理不當，與供人食用的玉米混合，並造成十餘人宣稱食用該食品後發生過敏反應，日本因此將混有星連的進口玉米整船退回美國。美國政府要求種子公司付給農民高達十億美元的賠償金，同時停止販售星連玉米的種子。

⑶影響免疫系統

經核准的基改食物也常發現對小動物有傷害，長期使用是否對人體有害也還沒有定論。其中，馬鈴薯的溥之泰（Pusztai）事件較為有名。

溥之泰事件：蘇格蘭的溥之泰（Pusztai）博士在1998年試驗發現用某基改馬鈴薯餵食老鼠，會使老鼠生長遲緩、免疫系統失調。後來其他科學家試驗認為該試驗結果不足採信，但該特定的基改馬鈴薯也就不再上市。

雖然各界對於星連玉米與溥之泰馬鈴薯兩個事件的正確性有不同之解讀，而兩者都欠缺強而有力的科學證據加以支持，不足夠用來證明基改產品的不安全。

然而這些事件仍然讓不少國家的消費者對於基改食品的安全性產生疑慮。

⑷致癌

2012年法國學者Seralini在Food and Chemical Toxicology期刊發表基改玉米致癌的研究報告，該報告發表後廣為電視媒體及網路流傳，引起全球關注基改食物安全議題，但該研究後來為被質疑老鼠數量太少、老鼠品種有高度腫瘤發病比例、統計方法有誤等種種問題，最終該期刊於2014年宣布撤回這篇研究。2014年6月，這篇文章的修訂版重新發表在Environmental Sciences Europe雜誌上。

⑸新毒性的形成

插入的DNA可能在新的品種中重組並重新排列，因無法證實是單一基因或是多數基因進入新載體中，因此可能會有產生有毒性的副產品或衍生物的疑慮。

⑹其他不良影響

基改生物轉殖的基因中，附帶篩選基因以及啟動基因。

篩選基因通常是抗抗生素基因，在腸中可能導致抗抗生素基因的移轉，使人體內的細菌，產生耐抗生素的特性，而產生抗生素的抗性新菌種。

啟動基因35S與B型肝炎病毒很相似，生食基改食物，啟動基因在腸中也有很低的機率跑到腸壁細胞內，可能引起不良後果。

4. 違反自然法則倫理與道德之考量

基改作物含有無法分辨的污染，包括動物來的基因，對素食主義者及虔誠佛教徒極不公平，他們可能在不知情下誤食動物基因。他們選擇食物的基本人權也因而被剝奪。

5. 國際貿易引發之衝突

傳統作物或者有機作物若受到基改作物污染會不利於銷售，更會受到外國的抵制，造成出口的損失。

6. 公平性

全世界現有的基改種子，其99.9999%的基因都是人類老祖宗或是大自然遺留，應該是全人類可共享的資源。跨國公司只導入少數一、兩個基因，卻要收取高額專利費，農民要付出高倍的種苗費，開發中國家農民根本買不起。即使買得

起也不能留種，這對農民極為不公平，等於是利用所謂高科技剝削窮苦農民。

表15-6　基改食品對食品安全與環境安全之影響分析

影響	食品安全	環境安全
有利效應	1. 減少食品中農藥、化學肥料及動物用藥殘留可能性。 2. 延長食品儲存期，避免食用到腐敗與過期食品。 3. 攝取富含某種特定養分的食品。 4. 食材來自抗病、抗蟲害的農產品，避免食物受到微生物、害蟲污染。	1. 減少農藥、化學肥料及動物用藥的使用。 2. 節省能源及減少資源浪費。 3. 避免開發新土地及破壞生物棲地，有利國土保育。 4. 降低溫室氣體含量及分解廢棄物，有助污染防治。
可能風險	1. 食品標識基因轉移至人體內之菌叢基因組。 2. 正常營養成分受到破壞，造成食品營養不均衡。 3. 產生過敏或免疫毒性。	1. 除草劑的濫用。 2. 威脅非標的生物，破壞生物多樣性。 3. 產生強勢的GMO，危及生態平衡。 4. 雜交或突變導致無法預測或有害的GMO產生。 5. 原生種生物與GMO混生，使農產品受到混雜。

五、基因改造產品管理

(一) 基改產品之管理權責單位與相關法規

我國對基改產品之管理分為上游基礎研發、中游田間試驗及下游產品上市。

1. **上游部分**，與基礎研發有關，權責機關為國科會，依據「基因重組守則」管理基改生物之基礎研發（表15-7）。

2. **中游部分**，與環境生態有關，權責機關為農委會及環保署，分別依「植物品種及種苗法／畜牧法／漁業法」及「環境用藥管理法」管理基改產品田間試驗。

3. 下**游部分**，與食品產品上市有關。食品方面之管理機關為衛福部，依「食品安全衛生管理法」第21條管理，於上市前應進行風險評估審查，並查驗登記發給許可文件；另依第22、24及25條，包裝食品、食品添加物及散裝食品若含基改原料應強制標示。

表15-7　我國基因改造產品之管理權責單位與相關法規

生產過程（重點）	中央主管機關	管理法規
上游（基礎研發）	國科會	基因重組實驗守則
中游（田間試驗、環境生態）	行政院農業委員會	植物品種及種苗法、畜牧法、漁業法
	環境保護署	環境用藥管理法
下游（產品上市、食品安全）	衛生福利部（食品藥物管理署）	食品安全衛生管理法 基因改造食品查驗登記辦法 基因改造食品安全評估方法

㈡ 基改產品之上市前評估

1. 基因改造食品安全評估方法

　　衛生福利部於2010年修訂「基因改造食品安全評估方法」，用以評估基改食品與既存食品是否等同或類似。評估範圍包括基改食品的本身安全及製程安全，涵蓋該食品之遺傳物質、人類食用之經驗及歷史、食品成分、新品種與已知品種在使用上差異的各項資料，評估項目包括產品的特性、過敏誘發性、營養成分、抗藥性及抗生素標識基因等資料。該評估方法分為三階段，如圖15-4。

2. 實質等同（substantial equivalence）

　　如果一種新的食品或成分與一般傳統的食品或成分「實質等同」，則該種食品或成分即可視為與傳統品種同樣安全。惟當基因改良食品或其成分顯著不同於傳統者，則須進行如同其他非傳統食品來源之食品所作的安全評估。

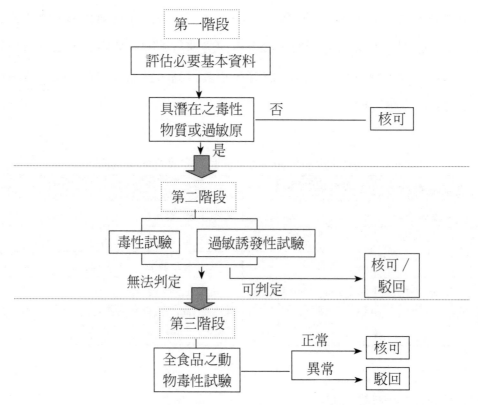

圖15-4　基因改造食品安全評估方法評估流程

因此，基改食品安全評估一般會進行四個面向之探討，包括實質等同、營養性、毒性、過敏性等。實質等同原則包括：

(1)**表現型等同**（phenotypic equivalence）：基改植物與傳統作物在外觀上並無明顯不同。有明顯差異出現表示外源基因（例如抗蟲、抗病、耐除草劑的基因）已影響母本植物的正常生育，累積這方面的資料有助於安全性評估的進行。

(2)**成分等同**（compositional equivalence）：關鍵成分是否有差異，包括一般成分分析（蛋白質、脂肪、灰分、含水量及乾物重）、碳水化合物、脂肪酸、胺基酸、礦物質、維生素、有毒物質／反營養性物質／致過敏性物質等七大項目約含有60種分析細項。如果差異超過20%，表示在轉殖過程中出現不預期的效應，應進一步探究原因。

(3)**安全等同**（safety equivalence）：當基改植物與非基改植物並非實質等

同，而產生的差異與轉殖基因有關且無安全食用歷史時，就須做毒性試驗，以決定基改食品的安全等同程度。

3. 過敏性反應評估（allergenicity assessment）

評估基因改造食物之是否會導致過敏，首先需要看這些外源基因的來源，如果這些外源基因本身會產生過敏原，則有可能將過敏原帶入基因轉殖植物中。

潛在性過敏可經測試下列因素而得知：⑴轉殖基因物質的來源（任何已知過敏原）；⑵新獲得蛋白質的分子量（大多數過敏原分子量在1萬至4萬之間）；⑶與已知過敏原的胺基酸序列相同性（序列比較）；⑷食品的加熱和加工安定性（對熱安定的過敏原須特別注意）；⑸pH值及胃酸的安定性（大部分過敏原對胃及蛋白質分解酵素的分解具有抗性）。

4. 基因改造微生物食品安全評估方法

基改微生物食品依「基因改造微生物食品之安全評估標準」進行安全性評估，包括微生物與食品皆評估。食品（終產品）分為不含活菌與含活菌。對已去除微生物之添加物產品，依「基因改造微生物生產食品添加物之安全評估標準」進行安全評估。至2021年，我國並無基改微生物食品被核准，而基改微生物生產之食品添加物則被核准100多種。表15-8為各國基因改造微生物食品管理概況。

表15-8　各國基因改造微生物食品管理概況

國家	管理規範	核准數量	核准基改產品類型		
			不含微生物	減活微生物	含活微生物
美國	GRAS*	n	✓	✓（豆血紅蛋白）	無
歐盟	✓**	n	✓	✓（用於飼料）	無
紐澳	✓	2	✓	✓（豆血紅蛋白）	無
我國	✓	0	✓（非傳統食品）	無	無

*美國以GRAS原則進行審查，無針對基因改造微生物發布管理規範
**產品由歐洲食品安全審查，歐盟決定後交由成員國核准

㈢ 我國市售基改產品現況

目前有種植基因改造作物的主要國家為美國、阿根廷及巴西等，我國則須依法通過生物安全評估及遺傳特性調查等，確認不含對國內生態與農業生產環境產生任何安全疑慮，才能取得種植許可，不過，行政院農業委員會未核准任何基因改造作物在國內推廣種植。因此，我國市場上供作飼料用或食品用的基因改造作物，都是經過政府逐案審查核可後，才由國外進口的。目前取得我國基因改造食品原料查驗登記許可有黃豆、玉米、棉花、油菜與甜菜等五種（表15-9）。

表15-9　我國目前核准之基改原料（至2021年12月）

	單一品系	混合品系	總計	轉殖入特性
黃豆	17	12	29	抗蟲、耐除草劑、營養強化、高產量
玉米	22	60	82	抗蟲、耐除草劑、耐旱、提升玉米穗生物量
油菜	6	7	13	耐除草劑
棉花	15	14	29	抗蟲、耐除草劑
甜菜	1	0	1	耐除草劑

不論單一品系或複合品系的作物，高達91%以上包含：⑴抗蟲蛋白（BT Cry 1 Ab/Ac）；⑵耐嘉磷塞（CP4 EPSPS）；⑶耐除草劑（PAT）的基因改造片段。

目前政府要求非基改食品原料非有意攙入基因改造食品原料超過3%，即視為基改食品原料，不論原料型態的食品（黃豆、玉米）、初級加工型態的食品（如豆腐、豆花、豆漿、玉米罐頭等）、高層次加工型態的食品（玉米片、食品添加物等）都須標示「基因改造」等字樣，並且由上市前源頭管理（查驗登記與嚴格審查）、邊境查驗與監測、市售包裝產品監測等重重管理來確保民眾吃的安心。

而散裝食品如黃豆穀粒、黃豆粉、豆漿、豆腐、豆干、豆花等，也必須在販售場所或直接供應飲食場所，利用卡片、標記、標示牌等型式懸掛、插立或黏貼於足以辨識處，以方便消費者辨明該產品是否為基因改造食品，提供消費者資訊

透明的選購環境。

㈣我國基改產品之上市後監測

我國基改食品上市前須進行健康風險評估審查，上市後監控包括進行系統性文獻搜索確認食用安全相關文獻、開發商主動提交更新確認之序列比對分析資料、定期國家攝食資料庫調查（供上市前風險評估使用）及確認各國核駁情形。

具商業、公司或工廠登記的輸入業者，必須建立基因改造作物原料供應來源及流向的追溯或追蹤系統，衛生福利部每年也會執行監測計畫，確保進口的食品原料未含有未經核准的基因改造作物成分（表15-10）。

表15-10　各國基改食品風險管理措施

國家	許可效期	標示	上市後監控			
			系統性文獻搜索	生物資料比對	定期國民營養調查	環境監控
歐盟	10年	強制	✓	✓	─（未提及）	✓
紐澳	無效期	強制	無	─（未提及）	無	無
我國	5年	強制	✓	✓（序列更新時開發商主動提交）	✓（國家攝食資料庫調查）	✓（農委會每年監測散落量）

綜整我國對基改食品之上市前、後管理如圖15-5所示。

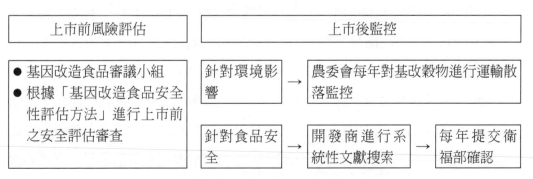

圖15-5　我國對基改食品之上市前、後管理

第二節 輻射污染

一、簡介

(一)輻射（radiation）種類

輻射是一種能量，會以波或高速粒子方式進行傳送。輻射依其能量之高低大致可區分為兩類：

1. 游離輻射：能量較高，能使物質產生游離作用（ionization），包括電磁輻射（γ射線與X射線）與粒子輻射（α、β、中子、高速電子與高速質子等）。之所以叫「游離」（ionization），是因為這種輻射擁有較高的能量，會將一個或多個電子從原子內打出，而打破原子之化學結構。

2. 非游離輻射：能量較低之電磁波，無法使物質產生游離，包括紫外線、可見光、微波、雷達、無線電波與電視無線電波。

(二)輻射劑量表示方式

輻射劑量的國際單位分成三種，分別用於表示放射性強度（貝克）、吸收劑量（戈雷）與照射量、劑量當量（西弗）：

1. **貝克（Bq）-輻射能強度單位**。表示輻射的強度也就是一般所稱的活度，指放射性核種於每單位時間內產生自發性蛻變的次數，1 Bq = 1 dps（蛻變／秒）。

2. **戈雷（Gray）-吸收劑量之單位**。表示物質吸收輻射的劑量，1公斤物質吸收1焦耳能量的輻射稱為1戈雷。即1戈雷（Gy）＝1焦耳／公斤。

3. **西弗（Sv）-劑量當量**。表示對生物體影響的等效劑量輻射。西弗是指人體組織的吸收劑量和射質因數（不同強度放射線）的乘積，它已含有輻射對組織器官傷害的意義了。1西弗表示人體每公斤接受γ射線1焦耳的能量。毫西弗就是千分之一西弗，百萬分之一西弗叫做微西弗。依據我國的游離輻射防護安

全標準規定，一般人每年接受劑量限度不得超過1毫西弗（1,000微西弗）。

1西弗（Sv）=1,000毫西弗（mSv）=1,000,000微西弗（μSv）

(三)輻射污染

輻射污染又稱放射性污染，來源有外照射與內照射兩種。

1. 外照射：指輻射源來自體外。如電磁輻射（頻率為3千赫至3×10^5兆赫）所造成的環境污染。常見的污染源為高空電視傳播發射塔、中短波及微波發射設備、高頻加熱設備及短波或超短波理療機等，或操作與放射線有關工作人員，如核電廠員工、醫院放射科操作員等工作上的接觸。

放射線不穩定元素衰變時，會從原子核中放射出來有穿透性的粒子束。其中，體外照射通常會穿過人體的是γ射線。β粒子只能穿過皮膚層，影響範圍小，故反而用來治療部分疾病。α粒子則無法穿過皮膚，因此α及β粒子只要不吃入或吸入，對身體傷害都不大。

穿透性強的γ射線，會直接傷害DNA及激發水分子造成自由基對DNA產生間接傷害。當水受到輻射照射時，會發生如圖15-6反應，其中，H·為還原劑，H_2O_2與·OH為強氧化劑，會引起連鎖反應，改變分子結構。同時，H_2O_2為一種生物毒性物質，因而造成細胞致命的化學性傷害。當DNA修補速度低於傷害速度就會造成細胞死亡，若沒有死亡但DNA修補不完全就會造成基因病變。越多基因受到影響會使細胞調控失敗，造成病變及癌症。因此電磁輻射有致白血病作用，其作用與放射劑量大小及輻射部位有關。

$H_2O +$ 輻射 $\rightarrow H_2O + e^-$（輻射引起水分子的電離與激發）

$H_2O^+ + H_2O \rightarrow H_3O^+ + \cdot OH$（離子、分子反應生成自由基）

$e^-_{(水化)} + H_3O^+ \rightarrow H\cdot + HO_2$（電子水化後，部分水化電子與正離子中和生成自由基）

$H\cdot + H\cdot \rightarrow H_2$（自由基互相反應）

$H\cdot + O_2 \rightarrow \cdot HO_2$

$\cdot OH + \cdot OH \rightarrow H_2O_2$

$\cdot HO_2 + \cdot HO_2 \rightarrow H_2O_2 + O_2$

圖15-6　電磁輻射對細胞間接傷害反應原理

2. 內照射：指吃入「受到輻射污染的食品」造成之輻射污染。因造成輻射傷害原因來自體內，故稱內照射。其主要為放射性事故中的違規操作、醫院診斷和治療中放射性物品使用不當使放射性物質外漏到環境。當放射性物質造成環境污染，外洩的放射性元素沉降於食物表面，或隨著空氣、雨水進入土壤及水源，進一步污染農作物及攝食的動物體，進入人類的食物鏈而導致健康危害。

　　由食品衛生的角度，主要探討的是內照射污染的部分。

　　當放射污染物污染到食物、空氣及水，爾後被食入、吸收或經皮膚接觸進入人體，所累積的劑量會因射源的特性不同而有所差異，如半衰期及衰變子核放出的γ射線、β粒子或α粒子比例等。同時輻射進入人體的半衰期，又為物理半衰期及生物半衰期的總和。

　　物理半衰期是核種減為一半劑量所需的時間，而生物半衰期是進入人體某器官後，劑量減為一半所需的時間。其中，生物半衰期因會經過汗液、尿液、糞便排出，因此生物半衰期會比物理半衰期還短。但倘若核種衰變過程中釋放的α粒子較多，對細胞的傷害也會較大。

　　整體來看，雖然體內暴露與體外暴露對身體的傷害途徑不盡相同，但最後的結果都會造成細胞變性及癌症，進而產生機率效應（無閾值或無安全劑量限值的癌症反應）及非機率效應（有安全劑量限值如不孕、白內障、皮膚潰瘍等）。

　　兩者的差別在於，個體經體外照射接觸輻射後，其對劑量的不同反應，來自於個體抗氧化能力的差異；而透過吸入、攝入及皮膚接觸進到人體的放射污染物，還會有生物半衰期的影響。

㈣污染源

　　放射性污染來源有兩類，一是自然界本身固有的，包括宇宙射線與天然放射性同位素，另一類是人為產生的，如核能工業與放射性礦產的開採等。內輻射的主要污染物涵蓋上述的核工業企業的排放物、核試驗產生的放射性沉降物及自然界宇宙射線、放射性礦藏和天然放射性同位素等（表15-11）。

表15-11　食品中輻射源可能之人工來源

來源	輻射源
核反應爐	I-131,Cs-134+Cs-137,Ru-103+Ru-106
核燃料加工廠	St-90,Cs-137,Pu-238+Pu-239+Am-241
核廢料儲存工具	Sr-90,Cs-137,Pu-238+Pu-239+Am-241
核武器（如核爆廢棄物）	Pu-239
核電產生器與太空船用和加熱器	Pu-238
技術增強天然放射性物質（TENORM）	U-238/235/234+衰變產物，Ra-238/236+衰變產物，Th-232+衰變產物，Pb-210
核子恐攻	商業提供之輻射源，輻射同位素

　　所謂技術增強天然放射性物質（Technologically Enhanced Naturally Occurring Radioactive Materials, TENORM）意義如下：天然具有放射性的物質稱作NORM。這是天然物質不是廢料。像人體放射性的來源為鉀-40，但人類體內的鉀-40並不是核廢料，也不需要處理。而經由提煉、處理等人為方式，增加原有放射性活度濃度或放射線劑量之天然放射性物質。因為人為濃縮增強了放射性同位素濃度，就被認為是一種核廢料，稱為TENORM。像濃縮後的鈾燃料、事業廢棄物中含放射性的礦渣、煤灰等，即屬於TENORM的一種。

　　天然放射性同位素指地球形成時就存在的核元素及其衰變產物，如U-238、U-235等。人為產生的放射性污染包括：和平利用放射能產生的放射性物質、核武試驗及太空船事故產生的沉降物、放射性礦產開發利用及工業、農業、醫療、科學研究等部門排放的含放射性物質的廢水、廢氣、廢渣等。這類環境污染是食品放射性污染主要來源。某些魚類能富集Cs-137與Sr-90、牡蠣能富集Zn-65等，尤其是半衰期長且不易排出體外的放射性污染對生物危害嚴重。

　　常見的放射性污染源為I-131、Sr-90、Sr-89、Cs-137（表15-12）。

表15-12　食品中可能涉及的放射性元素概況

核種	來源	主要射線類型	半衰期	健康危害
H-3	主要源於核電	β	12.43年	大量吸入才對人體有害
Co-60	中子轟擊鈷	β,γ	5.27年	主要是外照射損害
Sr-89	U-235裂變	β	50天	化性似鈣，進入人體沉積於骨髓與骨骼，導致骨癌或白血病
Sr-90	U-235裂變	β	28.8年	
Ru-103	U-235裂變	β,γ	39.35天	中毒性，在骨髓中停留時間很長，對人體造成危害
Ru-106			368天	高毒性，在骨髓中停留時間很長，對人體造成危害
I-131	U-235裂變	β,γ	8.02天	沉積在甲狀腺，引起癌症
Cs-134	核彈、核反應爐核裂變副產物	β,γ	2.1年	射入量超過0.25Gy導致造血、神經系統損傷，增加癌症風險
Cs-137		γ	30.1年	
Pu-238	中子轟擊Np-237,Am-241	α	87.7年	極毒性，毒理作用呈重金屬特性，易沉積肺部、骨骼引發損傷，危害大
Pu-239	中子轟擊U-238	α	$2.41×10^5$年	
Am-241	Pu-241衰變	γ,α	432.6年	極毒性，毒理作用呈重金屬特性，危害大
Pb-210	Rn-222衰變	β	22.3年	高毒性
Po-210	天然存在鈾礦中	α	138年	高毒性，同重量下毒性為氰化物之2.5億倍，危害大
Ra-226	鈾衰變形成	γ,α	$1.6×10^3$年	易沉積骨髓中，急性中毒時造成骨髓與造血組織損傷
Ra-228	釷衰變形成	γ	5.76年	
Th-232	天然存在	α	$1.40×10^{10}$年	危險來自放線性，會致癌
U-234	天然存在	α	$2.47×10^5$年	極毒性，輻射能力占天然鈾之一半
U-238	天然存在	α	$4.51×10^9$年	低毒性，對人體產生慢性效應

二、對人體影響

㈠可能引起之症狀

　　游離輻射（放射線）在通過生物體內時，會發生一連串的生物效應，使沿途上的原子產生游離或激發的作用，如此的原子損傷最終發展為器官，以及身體整個的傷害。放射線對生物體的傷害主要是透過「間接作用」，也就是游離輻射的能量被細胞吸收，傳遞給細胞中的水分子（占80%以上）產生游離以及反應性很強的自由基，再引起損傷分子的反應。

　　人體受到輻射污染後，可能造成視力茫霧、喉嚨痛、無法發聲等。還會頭痛、貧血、傷口不易癒合、易疲累、感冒不易痊癒。頭髮則是易掉髮、髮量變少。女生生理期不順、出血異常。甲狀腺腫大、甲狀腺癌、染上糖尿病者增加（表15-13）。長期食用受輻射污染的食物有機會令人患癌風險增加。

表15-13　輻射對人體健康的影響

軀體效應	急性效應	皮膚發生紅疹、器官（骨髓、肺、消化道）傷害、白血球減少、不孕、噁心、嘔吐、腹瀉	非機率效應	短時間接受劑量超過限值時，會有一些人體效應發生，所引發多為急性反應，嚴重程度則與劑量大小有關
	遲發效應	白內障、對胚胎成長的影響		
		白血病、惡性腫瘤	機率效應	任何微小的劑量均有可能引起此效應，但不一定會產生生物效應，與機率有關，為慢性效應。
遺傳效應		遺傳基因突變，或染色體本身斷裂		

㈡與輻射劑量之關係

　　食用輻射污染食品對人體的影響，須從吃入的頻率及量計算。如果是單次或偶爾食入，可以靠多喝乾淨的水或螯合劑將污染核種排出。但若長期食用受輻射污染的食品，例如烏克蘭車諾比核電廠發生爐心熔毀爆炸，其輻射塵及核種透過沉降污染土壤及地下水，長期食用當地食品，污染物會在身體內累積及衰變，增

加誘發癌症的風險，危害健康（表15-14）。

　　須注意的是基因突變或染色體異常在沒有放射線時也是會自然發生的，但放射線會增加其發生的機率，每西弗的劑量約可增加一倍的發生機率。

表15-14　生活中游離輻射劑量以及急性暴露對人體的影響

劑量	劑量說明及急性症狀
0.02 mSv	胸部X光攝影劑量
0.09 mSv	台北美西往返一趟劑量
7 mSv	正子斷層掃描（PET）劑量
<250 mSv	無顯著傷害
250～500 mSv	可引起血液變化，但無嚴重傷害
500～1000 mSv	血球發生變化且有一些損害，但無疲勞感
1～2 Sv	有損傷，且可能全身無力、噁心、嘔吐
2～10 Sv	骨髓造血器官受損，引起細菌感染、出血，30天左右死亡
4 Sv	50%致死率
10～15 Sv	腸胃內皮受傷、脫水、細菌感染，8天左右死亡
>20 Sv	中樞神經受傷、痙攣，數分鐘至數小時內死亡

㈢不同核素之影響

　　碘-131、銫-134及銫-137是人工產生的裂變產物，不會天然存於食物中。但是，這些放射性核素可能從民用（例如核反應堆）或軍用（例如地面核試）的核設施外泄至環境中，因而進入食物內隨食物鏈傳遞。因此，食物含有低量的碘-131、銫-134及銫-137可能是因環境污染所致。在食物中驗出上述放射性核素含量偏高代表可能受到核緊急事故產生的輻射污染。

1. **碘**：引起甲狀腺退行性變化與促進腫瘤生成。影響力I-132 >I-131 >I-125。碘-131半衰期8天，人體攝入後，會積聚在甲狀腺並對人體造成危害。攝入大劑量碘-131會導致甲狀腺腫、甲狀腺結節或萎縮等，增加甲狀腺癌的風險。

2. **放射性銫**（Cs-134及Cs-137）：與碘-131相反，銫-134及銫-137的半衰期較長

（銫-134為2年；銫-137為30年）。放射性銫可存在於環境中長達數十年，因此對食物的污染及對人的健康影響較大。一旦銫-137進入人體，它可分布於不同的軟組織中。會增加人類患癌的風險。

3. **鈽**：鈽主要是透過呼吸進入人體；只有極微量的鈽會因進食受污染的食物而被胃腸道吸收，大部分的鈽會透過排泄物排出體外。吸入會導致中性球白血球與淋巴細胞數下降，與肺癌發生有關。主要沉積在肝臟與骨骼中，能引發骨肉瘤。在肝中造成纖維化而導致肝硬化，但肝中存量可因肝臟外排而降低。在骨中之半排期較長，故易造成骨病變，最終形成死骨。雖然鈽可引致人類患癌，不過極微量的鈽對人類健康構成危害的機會不大。

4. **鈾**：對動物體損傷主要以化學毒性為主。慢性吸入時，對肺部與肺淋巴結會引起輻射損傷。主要損傷器官為腎臟，沉積於腎皮質小管之上皮細胞壁上，導致細胞變性、壞死。

5. **氚**：對動物影響集中在性腺與後代腦部發育。氚水對仔鼠的腦重、腦組織結構與腦發育有明顯影響。

三、我國的管理措施

2016年衛福部公告的「食品中原子塵或放射能污染容許量標準」，係遵循國際上估算之標準，依據國際輻射防護委員會（ICRP）對於暴露情境下之年有效劑量（每年1 mSv允許暴露限值）的建議，再依各國民眾攝食量、輻射劑量轉換因數及食品污染係數（比率）等綜合估算出（表15-15）。

但1 mSv的依據是體外輻射，並非針對食品之限量。同時尚無法回答如果長年低劑量攝入受輻射污染的食品，是否安全無虞。法規的限值可以當作各國食品流通的行政管理，但尚無法解決每個人對安全限值的接受度及風險感知程度。

表15-15　食品中原子塵或放射能污染之安全容許量

	碘131（I-131）	鉅134與鉅137之總和（Cs-134+Cs-137）
乳及乳製品	55 Bq/kg	50 Bq/kg
嬰兒食品	55 Bq/kg	50 Bq/kg
飲料及包裝水	100 Bq/kg	10 Bq/kg
其他食品(1)(2)	100 Bq/kg	100 Bq/kg

備註：本標準適用於可能有發生核污染或輻射污染時，包括意外或惡意之行動。
　　　(1) 乾燥或濃縮等需復水後食用之原料（如：香菇、藻類、魚貝類及蔬菜），
　　　　　應以復水後供直接之狀態適用「其他食品」之限量；但海苔、小魚乾、魷
　　　　　魚乾、葡萄乾等乾燥狀態即為直接供食用狀態者，仍應直接適用「其他食
　　　　　品」之限量。
　　　(2) 茶葉需以飲用狀態之條件（沖泡成茶湯後）適用「飲料及包裝水」之限
　　　　　量。

四、輻射污染有關案例

歷史上核電廠發生重大意外的兩件分別為烏克蘭境內之車諾比核電廠（1986年）與日本福島核電廠（2011年）。在放射性物質外洩初期，農產品、動物和水的表面主要因放射性核素（以碘-131為主）沉降而受污染。在初期直接沉降結束後，持久性放射性核素在食物中累積的問題漸趨重要。在野外採摘或捕獲的食物，如野菇、野莓和野味肉類繼續受到輻射污染，經過20多年後仍然含有大量輻射。長遠而言，牛奶及肉類中的鉅-137仍然是人們攝入內輻射劑量的最主要來源，其次則為食用植物及農作物中的鉅-137。

㈠日本福島核電廠事件

1. 事件源起

2011年3月11日，日本發生強烈地震，導致福島第一核電廠損毀，放射性物質外洩至附近地區。至3月25日，食品藥物管理局宣布，暫停受理前述日本受輻射污染地區所生產製造之所有食品輸入報驗。另針對3月12日以後製造之日本輸

入加工包裝產品，採加強抽驗。只要輻射值超過我國標準，一律禁止輸入。其中，日本受輻射污染地區包括福島縣與福島外四縣：茨城縣、櫪木縣、群馬縣、千葉縣。

2. 開放過程

　　自2011年進口辦法公布後，期間歷經多次討論與修改管制措施（表15-16）。

表15-16　日本核災後食品進口辦法修改一覽表

時間	福島縣	福島外四縣	五縣以外，日本全區
2011.3.25	禁進口	禁進口	未管制
2015.4.15	禁進口	禁進口	全日本食品皆須附產地證明，東京都、靜岡縣等特定地區的水產品、茶葉、嬰兒食品等三類逾800項高風險產品附輻射檢測證明
2016.11.7擬開放辦法	禁進口	飲用水、奶粉、水產品等高風險產品仍維持禁止進口。其他食品以檢附產地證明及輻射檢測證明雙證件方式開放	800項高風險產品改為附產地證明。全日本的野生菇類、蔬菜及野生鳥獸肉及製品，以及日本國內限制流通的產品，禁止進口
2016.12.15暫緩實施	禁進口	上述辦法暫緩	上述辦法暫緩
2022.2.21	開放		

　　至2022年2月21日，公告相關措施如下：

⑴廢止2015年4月15日公告「自日本輸入之特定食品須檢附輻射檢測證明，始得申請輸入食品查驗」及2016年5月10日公告修正「自日本輸入之特定食品須檢附輻射檢測證明，始得申請輸入食品查驗」之附件1。

⑵訂定「停止輸入查驗之日本食品品項別及其生產製造地區」內容如下：

　　「停止輸入查驗之日本食品品項別及其生產製造地區一、停止輸入查驗品項別及其生產製造地區：

　　① 日本厚生勞動省發布之「出荷制限一覽表」中限制流通品項別及其生

產製造地區之產品，為當然停止輸入查驗者。

②下列品項別及其生產製造地區之日本食品，停止輸入查驗：1.野生鳥獸肉：福島縣、茨城縣、櫪木縣、群馬縣、千葉縣。2.菇類：福島縣、茨城縣、櫪木縣、群馬縣、千葉縣。3.漉油荣：福島縣、茨城縣、櫪木縣、群馬縣、千葉縣。」

(3)訂定「輸入日本特定食品應檢附輻射檢測證明向查驗機關申請查驗」：「一、應檢附輻射檢測證明之特定食品品項：(一)福島縣、茨城縣、櫪木縣、群馬縣、千葉縣開放品項之產品。(二)宮城縣、岩手縣、山梨縣、靜岡縣生產製造之菇類。(三)宮城縣、岩手縣生產製造之水產品。(四)靜岡縣生產製造之茶類產品。(五)宮城縣、埼玉縣、東京都生產製造之乳製品、嬰幼兒食品。」

依前述公告，政府針對日本食品進口解禁有三大配套措施把關：

(1)福島5縣食品規範從「禁止特定地區進口」改為「禁止特定品項進口」。

(2)針對高風險品項須提供「雙證」，提供輻射檢驗證明、產地證明。

(3)所有產品在邊境須逐批檢驗合格才能放行。

3. 開放緣由

福島5縣食品開放主要係透過風險評估了解致癌風險有多少，加以判斷。

風險分析有四項重要步驟，分別為：危害辨識、劑量反應評估、暴露評估及風險特徵描述。

以下就衛福部 109 年度「輸入食品風險分析」報告中，以成年人的風險評估為例，解釋其致癌風險是如何判定的：

(1)**危害辨識**（Hazard Identification）

按國際標準，以銫-134、銫-137作為危害辨識標的。

(2)**劑量反應評估**（Dose Response Assessment）

針對存在食物的生物性、化學性、物理性因子其可能造成的不良健康效應進行定性或定量的評估。

依國際放射防護委員會第119號報告，一般民眾攝入每單位放射性核種的

約定有效劑量（Committed Effective Dose），銫134的劑量為1.9×10^{-8}西弗／貝克，銫-137的劑量為1.3×10^{-8}西弗／貝克。

⑶ **暴露評估**（Exposure Assessment）

進行食品輻射劑量估算，以每人每年暴露多少西弗分析，透過不同年齡族群、不同類食品的平均攝食率資料庫，套入公式換算。該報告得出成人每年平均輻射暴露劑量為0.002814毫西弗。

⑷ **風險特徵描述**（Risk Characterization）

將前面三者的資訊進行整合後，向風險管理者提供科學建議。

依國際放射防護委員會第103號報告，每1西弗輻射暴露會增加成年人4.2%的癌症及遺傳效應之風險，也就是癌症斜率因子（cancer slope factor，CSF）。

接著計算致癌風險有多少，依據美國國家環境保護局（U.S. Environmental Protection Agency，US EPA）所公布之風險評估流程，其化學物質對人體之致癌風險可以下式計算：

致癌風險＝化學物質之暴露量×癌症斜率因子

＝成人每年平均輻射暴露劑量0.002814 $mSv\times10^{-3}$（單位轉換成Sv）× 4.2%，得出成人每年平均輻射暴露所產生的癌症及遺傳效應增加風險為1.18×10^{-7}。

按US EPA標準，風險發生率低於10^{-6}者，歸類為「可忽略之風險」。就該報告的結果來看，各年齡層的癌症風險，均判定為可忽略之風險。

㈡ 歐洲進口藍莓輻射超標事件

2018年2月6日新聞提及「衛福部食藥署今公布最新邊境檢驗不合格的食品名單，此波共有4批進口藍莓產品遭檢出輻射量超標，其中包括頂好超市在去年12月進口一批法國藍莓果醬，另有2批奧地利藍莓果醬和一批法國藍莓，均在邊境遭攔截，要求業者退運或銷毀。總計今年至今，邊境已攔下5批輻射超標的進口藍莓產品。」

2021年12月14日新聞提及「衛福部食藥署公布最新邊境不合格產品名單，其

中一款常添加在護眼保健食品中的「山桑子萃取物」，被檢出放射物質超標。」

　　由於1986年車諾比核災事件產生大量的放射塵，飄散至鄰近的地區國家，而銫-137在環境中的半衰期約為30年，因此目前環境中仍存有銫-137放射塵的機率很高，推測可能與這些原料污染有關。

㈢低鈉鹽含放射性物質事件

　　2017年9月，多個環保團體宣稱，台鹽公司之3款低鈉鹽含高輻射劑量鉀-40，現場並實測台鹽罐裝鹽的輻射劑量，台灣一般環境背景值約0.06 μSv，隔著罐頭及外包裝膜測到約0.42～0.5 μSv，直接測量鹽輻射值更高達0.8～0.9 μSv。

　　食品藥物管理署於2017年9月21日說明如下：「

1. 市售低鈉鹽之鉀-40是否有超標情事？

　⑴鉀-40係屬於天然放射性物質，於環境中天然存在，與核污染或輻射污染之情形不同。針對該等天然放射性物質，原能會歷年均有進行市售各式商品（包括食品）之抽驗，並已於「天然放射性物質管理辦法」中訂有天然放射性物質核種活度濃度基準值，鉀-40之活度濃度基準值為10 Bq/g。

　⑵依原能會監測市售低鈉鹽產品之鉀-40濃度結果，最高達8.86 Bq/g（以kg計為8860 Bq/kg），並未超過「天然放射性物質管理辦法」所訂之限值（10 Bq/g）。

　⑶至於食藥署訂定之「食品中原子塵或放射能污染容許量標準」，適用於可能有發生核污染或輻射污染時，包括意外或惡意之行動，並就危害監測之指標性核種（碘-131、銫-134及銫-137）優先訂定標準；而來自太空宇宙射線、土壤、岩石、建材、煤灰等環境，以及自環境間接影響到食物中的天然放射性物質，因無法透過後端之食品予以減少或管制，必須透過源頭降低整體環境之游離輻射，始能減少天然食品原料中之背景值，查目前國際間均無針對食鹽或食品特別訂定鉀-40之限量標準。

2. 市售食鹽經檢出含鉀-40達8860 Bq/kg，是否有安全性疑慮？

　　依據原能會輻射防護處2017年9月12日發布之回應已說明：經蒐集相關文

獻，低鈉鹽與一般食鹽的差別主要係以鉀代替鈉，而1公斤的低鈉鹽中鉀-40約有8,060 Bq。WHO統計平均成人一天約攝食10克的鹽，假設飲食都使用低鈉鹽，則根據「游離輻射安全標準」附表三之四所示，每Bq的鉀-40造成的人體劑量約為0.0062 μSv，故保守推算攝食低鈉鹽一年所造成的劑量約為182.4 μSv弗，遠小於一般人之年有效劑量限值1,000 μSv，且人體具有生理代謝功能，實際劑量應較前述估算值更低，不會有輻射安全之顧慮。」

第十六章

工廠與餐飲衛生管理

第一節　食品工廠衛生管理相關法規與管理模式

第二節　食品衛生與食材管理

第三節　人員衛生

第四節　餐飲衛生管理

　　工廠與餐廳要好，除產品好外，最基本的為衛生管理必須要到位。本章除介紹衛生管理法規之相關規定外，另就食材、人員與餐飲衛生管理加以簡介。

第一節　食品工廠衛生管理相關法規與管理模式

一、食品安全衛生管理法與施行細則

　　此法令係1975年1月28日公告施行，中間多次修正，最近一次係2019年6月12日修正。內容主要在規範食品安全管理上之相關事宜。

　　為執行本法亦訂定「食品安全衛生管理法施行細則」，全文共31條。該施行細則最後修訂的時間為2017年7月13日。

二、食品良好衛生規範準則

　　目前食品工廠、餐飲業等食品業之管理依據食品良好衛生規範準則（food Good Hygienic Practices，簡稱GHP）加以規範。其為衛福部食品藥物管理署於2014年11月7日正式公告實施的規定，目的是在規範食品業者之從業人員、作業場所、設施衛生管理及其品保制度，以確保食品之衛生、安全及品質。所以不論何種食品行業，在其產銷過程中，都必須強制遵循GHP的法令規範。

　　該準則共十一章46條，包括：第一章總則；第二章食品製造業；第三章食品工廠；第四章食品物流業；第五章食品販賣業；第六章餐飲業；第七章食品添加物業食品添加物業；第八章低酸性及酸化罐頭食品製造業；第九章真空包裝即食食品製造業；第十章塑膠類食品器具；食品容器或包裝製造業；第十一章附則。

　　除本文外，一般性食品工廠管理有關之內容，另可見於三個附表中：

　　第4條 食品業者之場區及環境，應符合附表一場區及環境良好衛生管理基準

之規定。

　　第5條　食品業者之食品從業人員、設備器具、清潔消毒、廢棄物處理、油炸用食用油及管理衛生人員，應符合附表二良好衛生管理基準之規定。

　　第9條　食品製造業製程管理及品質管制，應符合附表三製程管理及品質管制基準之規定。

　　食品使用之原料、食品添加物等成分，其衛生安全，應符合食安法及其相關規範，最終以供人食用為目的之食品，無論是否為供食品加工業者使用或供消費者直接食用者，其製程均應符合GHP之規定。

三、食品安全管制系統準則

　　食品安全管制系統準則為衛福部食品藥物管理署於2018年5月1日公告修正實施的規定。本準則共13條，係以行政院衛生署2008年5月8日發布之「食品安全管制系統」為架構，除規定食品安全管制系統執行方法外，酌修條文之不確定性用語，並分條書寫以符合中央法規標準法規定。

　　所謂食品安全管制系統，指為鑑別、評估及管制食品安全危害，使用危害分析重要管制點（Hazard Analysis Critical Control Point System, HACCP）原理，管理原料、材料之驗收、加工、製造、貯存及運送全程之系統制度。目前公告指定應符合食品安全管制系統準則之業別與實施規模如表16-1所示。

　　另外，隨著食品安全管制系統的實施，食藥署規定某些業別須聘請專門職業人員維護其制度，這些業別與實施規模如表16-1所示。

　　各業別得聘請之專門職業人員之類別如下：
1. 肉類加工食品、乳品加工食品、蛋製品：食品技師、畜牧技師或獸醫師。
2. 水產加工食品：食品技師或水產養殖技師。
3. 餐盒食品製造、加工、調配業或餐飲業：食品技師或營養師。
4. 其他食品製造業：食品技師。

表16-1　應符合食品安全管制系統準則與應置專門職業人員之業別及實施規模

行業別	須實施HACCP規模	須聘任專門職業人員規模
食用油脂工廠	1. 工廠登記、資本額3千萬元以上 2. 工廠登記、資本額未達3千萬元、食品從業人員5人以上	1. 工廠登記、資本額1億元以上、食品從業人員20人以上 2. 工廠登記、資本額3千萬元以上未達1億元、食品從業人員20人以上
罐頭食品工廠	1. 工廠登記、資本額3千萬元以上 2. 工廠登記、資本額未達3千萬元、食品從業人員5人以上	1. 工廠登記、資本額1億元以上、食品從業人員20人以上 2. 工廠登記、資本額3千萬元以上未達1億元、食品從業人員20人以上
蛋製品工廠	1. 工廠登記、資本額3千萬元以上 2. 工廠登記、資本額未達3千萬元、食品從業人員5人以上	1. 工廠登記、資本額1億元以上、食品從業人員20人以上 2. 工廠登記、資本額3千萬元以上未達1億元、食品從業人員20人以上
水產加工食品業	1. 工廠登記、食品從業人員5人以上 2. 商業登記或公司登記、資本額3千萬元以上、食品從業人員5人以上	工廠登記、資本額3千萬元以上、食品從業人員20人以上
肉類加工食品業	1. 工廠登記、食品從業人員5人以上 2. 商業登記或公司登記、資本額3千萬元以上、食品從業人員5人以上	工廠登記、資本額3千萬元以上、食品從業人員20人以上
餐盒食品工廠	全部	工廠登記
乳品加工廠	全部	工廠登記
供應鐵路運輸旅客餐盒	全部	營業登記、商業登記、公司登記或工廠登記
旅館業附設餐廳	1. 國際觀光旅館附設餐廳	營業登記、商業登記或公司登記
	2. 五星級旅館附設餐廳	營業登記、商業登記或公司登記
麵條及粉條業、醬油業、食用醋業、調味醬業、非酒精飲料業		1. 工廠登記、資本額1億元以上、食品從業人員20人以上 2. 工廠登記、資本額3千萬元以上未達1億元、食品從業人員20人以上

四、食品三級品管

　　食安法於2014年修法時，加入三級品管的概念。食品安全三級品管中，第一級為「食品業者自主管理」（根據食安法第7條），第二級為「第三方驗證機構查核」（根據食安法第8條），第三級為「政府稽查」（根據食安法第41條）（圖16-1）。其中二級品管著重食品業者製造產品時，須透過第三方驗證機構協助查驗方式檢測食品安全性。

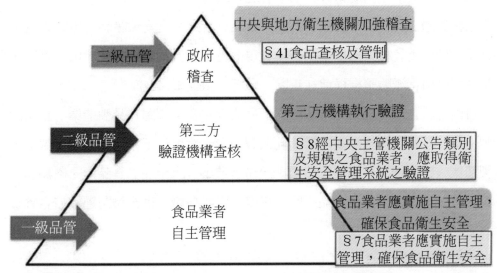

三級品管　政府稽查　中央與地方衛生機關加強稽查　§41食品查核及管制

二級品管　第三方驗證機構查核　第三方機構執行驗證　§8經中央主管機關公告類別及規模之食品業者，應取得衛生安全管理系統之驗證

一級品管　食品業者自主管理　食品業者應實施自主管理，確保食品衛生安全　§7食品業者應實施自主管理，確保食品衛生安全

應設置實驗室之食品業者類別及規模（衛生福利部部授食字第1041303415號公告）食用油脂、肉品加工、乳品加工、水產品、麵粉、澱粉、食鹽、糖、醬油、茶飲等資本額一億元以上者。

圖16-1　食品之三級品管

1. 食品業者自主管理（第一級）

　　業者在自主管理上，上市、上櫃之食品業者是自食安法2014年12月10日公布後1年應設置實驗室，從事自主檢驗。

　　凡領有工廠登記且資本額1億元以上之食用油脂、肉類加工、乳品加工、水產品食品、麵粉、澱粉、食鹽、糖、醬油及茶葉飲料等10類製造、加工、調配業

者，自2016年12月31日起應設置實驗室，從事其產品原材料、半成品或成品之自主檢驗。

2. 三方驗證機構查核（第二級）

政府為扶植或加強獨立驗證機構能量，增加其人力資源，除了執行食安驗證之外，也能執行食品良好衛生規範（GHP）查核工作，後續一步步擴大食品安全管制措施，使業者知法守法，擔負食品安全的企業責任。自2016年3月11日，衛生福利部發布「食品衛生安全管理系統驗證機構認證及驗證管理辦法」，正式推動第三方驗證機構之協助執行食品業者之系統驗證。

相較於過去食安法中的品管推動，食品業者進行食安驗證時，原本是由主管機關編列預算委託驗證機構協助查驗，現改為業者付費申請驗證，由主管機關之資訊系統隨機指派驗證機構前往查驗，驗證有效期限為3年。

目前經公告應實施第三方驗證的食品業別包含：罐頭食品製造業、食品添加物製造業、特殊營養食品製造業、乳品製造業、食用油脂製造業、麵粉製造業、糖製造業、鹽製造業、醬油製造業、澱粉製造業、水產加工食品業、肉類加工食品業、蛋製品工廠、餐盒食品工廠、旅館業附設餐廳、供應鐵路運輸旅客餐食之餐盒食品業。

3. 政府稽查（第三級）

為落實三級品管之精神，各直轄市、縣（市）衛生局每年會根據食安法41條之規定，對轄區之食品、食品添加物、食品器具、食品容器或包裝及食品用洗潔劑業者，進入製造、加工、調配、包裝、運送、貯存、販賣場所執行現場查核及抽樣檢驗，進行主動稽查。

另外，食藥署每年亦會根據當年查核重點，會同地方衛生局進行現場查核。

第二節　食品衛生與食材管理

一、食品衛生之危害因子

造成食品衛生的各種危害因子，包括生物性、化學性與物理性危害。

㈠生物性危害

各微生物危害見第五章、原生動物與病毒見第七章（表16-2）。

表16-2　常見生物性危害來源

危害來源：細菌	
沙門氏菌（禽肉及其產品、堅果）	病原性大腸桿菌（牛肉、落果、芽菜）
彎曲桿菌（家禽、生乳）	仙人掌桿菌（米或其他穀類）
肉毒桿菌（根類作物可發現其孢子）	產氣莢膜桿菌（香料或來自土壤作物）
李斯特菌（農產原料）	
危害來源：病毒	
A型肝炎病毒（水果）	諾羅病毒（貝類）
危害來源：寄生蟲	
隱孢子蟲（受污染的水）	環孢子蟲（漿果）
弓形蟲（肉類）	

㈡化學性危害

各化學性危害，黴菌毒素見第六章、天然毒素見第八章、重金屬見第九章、農藥與動物性用藥殘留見第十章、加工生成物見第十一章、食品添加物見第十二章、環境荷爾蒙見第十三章、過敏原與組織胺見第十四章（表16-3）。

表16-3　常見化學性危害來源

農藥殘留（農產原料）	組織胺（魚類、熟成乾酪）
動物用藥殘留（肉、牛奶）	輻射危害（核災事故地區生產產品）
重金屬（農產原料）	未經許可食品添加物（加工食品）
環境污染物，如戴奧辛（蛋）	過敏原（麩質、亞硫酸鹽）
真菌毒素（穀類）	

㈢物理性危害

由於本書前面各章內容皆未說明物理性危害，故以下略加以介紹。

1. 物理性危害意義

物理性危害指於食品含有之有害物或令人反感之物質，簡稱異物（外來物）。異物一般是肉眼可見，分為四大類：

(1) **動物性異物**：節肢動物及其幼蟲、卵、蛹、繭及其碎片、排泄物、齧齒類與昆蟲之咬痕、動物之毛及排泄物等（表16-4）。

(2) **植物性異物**：種子、黴菌、皮殼、竹片、紙片、纖維類等（表16-4）。

(3) **礦物性異物**：砂土、玻璃、陶瓷、金屬、水泥、塑膠、合成纖維等碎片及斷片等。

(4) **人為異物**：毛髮、ok繃、手套、飾物、鋼絲等。

表16-4　常見動植物產品內源性異物

種類		異物類型	種類	異物類型
肉類	畜肉類	硬骨、軟骨、體毛、筋腱	乳品	牛毛、乳塊
	禽肉類	硬骨、軟骨、羽毛、瘀血	蔬菜類	菜根、雜草、薯類之鬚根
水產品	蝦蟹類	蝦殼、蟹殼、蝦腸泥	水果類	果皮、果核、果梗
	魚類	魚骨、魚鱗、腮腺	堅果類	果殼
	貝類	貝殼碎片	米	稻殼、帶殼稗粒

　　比較常見的會是毛髮、玻璃、金屬、飾物、木屑及塑膠類異物，或如鋼絲刷脫落的鋼絲。其中玻璃、金屬及塑膠異物可是硬體及呈尖狀，可造成人體傷害、刺破喉嚨或更嚴重可引致人命死亡。有些則為觀感問題，如ok繃、手套等。總而言之，異物的出現會產生對食品品質及安全風險之疑慮，絕對不能忽視。

　　物理危害的來源包括：原料、系統內部、工作現場雜物、維修過程中帶入、防護不當、操作不規範等。常見外源性物理性危害來源如表16-5。

表16-5　常見外源性物理性危害來源

金屬：鐵與非鐵	塑膠、陶瓷、玻璃	其他
農場田間碎片	農場田間碎片	果核或其碎片
供應商未妥善管理截切、研磨工具，以及針頭、菜刀等金屬器具	包裝材料	殼

2. 物理性危害來源

　　異物可從人（Man）、機（Machine）、物（Material）、法（Method）、環（Environment）（4M1E）五個方面分析異物混入的途徑。

(1) **人**：毛髮外露及掉落；指甲及指甲縫隙的附著物；傷口的掉皮、附著物如OK繃、手套破碎物；工作服上的線頭、鈕扣或拉鏈扣或個人衣物外露；首飾如手錶、耳環、戒指、項鍊等；員工的個人物品；生產線內飲食帶來的食物碎屑；人為因素的惡意加入。

(2) **機**：破損設備；零件掉落；不當使用；維修作業不規範。

(3) **物**：原料來貨時已存在；外包裝箱附帶污物或碎屑等污物；內包裝破損碎屑或攜帶異物。

(4) **法**：來貨檢驗及原料管理方法不當；加工方法不當，未有對已存有異物的原料進行過篩選；沒有按標準作業程序（SOP）執行，如開箱作業、過濾及篩選作業、廢棄物處理；沒有按標準清潔消毒作業程序（SSOP）執行清潔環境及設備，帶來交叉污染；搬運及存放方法不當。

⑸ **環**：加工環境不良造成的異物混入；不良生產動線規劃；衛生條件；蟲害控制；燈管破裂產生玻璃碎片。

3. 預防措施

異物的引入或污染是可於供應鏈上各環節作出預防及控制，降低異物出現的風險。主要是以預防為主，檢查檢測為輔。其各供應鏈環節的異物預防措施如下：

⑴ **採購**：盡量避免購買玻璃或使用橡膠圈封口包裝的原材料。購買前應取到樣本作評估及定期到供應商現場進行巡查或稽核以加強監管。

⑵ **來貨**：設立來貨品質控制機制，按原料風險高低訂定來貨抽樣檢查計畫。就異物控制而言，應檢查來貨運輸工具清潔度及溫度控制、交收地點環境控制、外箱完整性、內包裝完整性、以及目視其原料外觀（是否有異物、異味存在）。

⑶ **原材料存放**：原材料須置於室內及設有溫度控制環境、避免受蟲害入侵。保持門窗關閉、離牆離地擺放、環境整潔（天、地、牆保持潔淨及完整）。

⑷ **加工過程**：設立異物控制機制、可包括拆封原材料包裝SOP、原料挑選（固體）或過篩（液體）、玻璃硬塑易碎物保固（如門窗貼上保護膜）及定期檢查、玻璃等易碎物限制入場。

⑸ **機器設備**：定期保養機器，避免零件掉落。

⑹ **個人衛生**：設立個人衛生守則，列明生產線內衣著要求及其個人衣物不能外露、配戴髮套口罩、不得穿戴首飾及生產線內不可飲食。如員工皮膚有傷口，可用藍色OK繃（或藍色鋁膜OK繃）覆蓋，以便萬一掉落時容易發現。

⑺ **個人服裝**：設立個人工作服之要求標準（表16-6）。

表16-6　工作服選擇要點與原則

要點	原則
布料	1. 工作服本身不能成為散發塵源或污染源 2. 具有預防人體毛髮、皮屑等脫落物風險的功能 3. 工作服本身不能有脫落物如纖維、線頭、纖維球等 4. 產品衛生等級高的產品，建議選擇防靜電服裝材料
款式	1. 須考慮適用區域對人體所需防護要求的程度 2. 須考慮員工動作幅度可能對產品產生之影響 3. 根據上述原則選擇連身式、上下半身式或大衣式
剪裁方式	1. 防止工作服自身產生異物 2. 避免工作服夾帶引入異物 3. 無外置口袋、鈕釦、拉鍊等
顏色與標誌	1. 有效區分不同崗位／清潔區域的員工 2. 工作服標誌數字編號，便於工作服的個人管理 3. 現場作業宜採用淺色，如白色、粉色與藍色區分

(8) **環境設備清潔及保養**：設立標準清潔消毒作業程序（SSOP）定期清潔環境及設備，檢查設備完整狀態及零件數量。配合蟲害控制方案，保持門窗關閉及於適當位置裝置捕蠅燈（非撲殺或電擊式）。

(9) **檢測工具**：使用金屬探測儀、X光機及磁力棒輔助偵測金屬異物存在性及排除其金屬污染物引入成品。

(10) **教育訓練**：以上各項預防措施，須配合人員管理加強其異物預防措施的執行程度。定期向員工宣導異物之影響性及對異物之處理方法。

二、食材採購與驗收

㈠食材採購原則

食品安全衛生管理法第九條規定：「經中央主管機關公告類別與規模之食品業者，應依其產業模式，建立產品原材料、半成品與成品供應來源及流向之追溯或追蹤系統。」因此食品業者需充分掌握食材來源。

採購食材須依照下列原則：1.選擇合格、商譽佳的食品供應商。2.建立合格供應商資料。

(二)供應商管理

工廠須採購物品眾多，因此供應商種類繁多，對於供應商的管理，應做到分類、分級以及備位的考量。合格、商譽佳的食品供應商是指：

(1)有完備的商業登記證明文件、工廠登記證明文件等。

(2)已於食品藥物管理署「食品業者登錄平台」完成食品業者登錄。

(3)能提供符合法規標準之新鮮食材。

(4)最好能選擇具第三方驗證文件或資料之食材供應商，如台灣優良農產品標章（CAS）、產銷履歷農產品（Traceable Agricultural Products, TAP）。

對於食材部分，食藥署有提供「食材供應商之衛生管理及採購契約範本」置於網路上，可提供參考，以下之表格亦參考該範本（表16-7～表16-9）。

1. 供應商選擇與評估

(1)由各單位視本公司業務之實際需求，以產品品質、價格、交期作為選擇之基本依據。

(2)凡符合以下條件之一者可列入合格廠商名冊：

① 以電話訪尋協會、公會或廠商轉介市場反應評價優良者。

② 國家認可之提供服務性之財團法人機構或機關（台糖、台酒）。

③ 獲各種品質制度認證合格者，如HACCP、ISO 22000、TQF、CAS等。

④ 賣方獨占市場時（如涉及技術專利權等）。

⑤ 經客戶指定之廠商。

⑥ 公司目前已往來之廠商，且無重大品質不良紀錄者。

2. 供應商評鑑作業

利用評鑑來檢討供應商對於驗收及貯存、例行檢驗、加工、運送、個人衛生等操作是否有不當之處。

⑴**資格審核**

除了對供應商的供應能力外，對於貨源掌握、資本額、專業度、公司組織、過往紀錄等都要列入資格審核的條件。

⑵**樣品評鑑**

除了樣品測試之外，樣品的品質標準、數量是否充足、來源（是否從他處調貨）、規格文件、產地證明、檢驗報告等都是重點。樣品不合格時，由採購將檢查結果通知廠商，可再第二次送樣評鑑，若仍判定不合格，則取消資格。

⑶**實地評鑑**

對於重要的原物料，其供應來源與產地的評鑑是有必要定期或不定期評鑑。

食材供應商的評選可依管理者訂定之訪視或評鑑項目及給分來予以評比（表16-7），達到標準者，列爲合格之食材供應商。

表16-7　食材供應商訪視（評鑑）紀錄表

廠商名稱：_____　□初次訪視評核　□年度訪視評核

訪視評核人員	日期		供應商聯絡人員	
	年　月　日			
前次評核結果說明	□初次訪視評核，無前次訪視評核結果。 □前次缺失已完成改善。 □前次缺失未完成改善，併入此次缺失內容。			
項目	內容		評分	備註
自主管理（25%）	公司設立相關登記證文件 2%			
	是否完成食品業者登錄並取得登錄字號 5%			
	是否有追蹤追溯相關資料 5%			
	是否實施例行性自主品管檢驗 5%			
	是否聘用專門職業或技術證照人員 3%			
	可否提供適當檢驗證明文件 3%			
	是否具備適當產品認證 2%			

產品品質 （20%）	品質及規格是否符合需求 3%		
	能否提具相關檢驗報告 4%		
	是否有檢驗制度並認真執行 4%		
	包裝標示是否符合標示規範 3%		
	原物料管理及庫存管理是否適當 3%		
	運輸作業的控管是否適當 3%		
經營管理 （20%）	負責人對品質的重視程度 4%		
	工廠作業環境及整潔 4%		
	器械設備衛生 4%		
	人員操作衛生 4%		
	作業流程的標準化及一致性 4%		
價格 （15%）	售價是否合理 5%		
	是否可配合公司付款方式 5%		
	量價調整彈性是否合理 5%		
配合情形 及意願 （10%）	交貨品質及交期穩定性 3%		
	可否供應足夠數量 2%		
	可否配合臨時調度 2%		
	售後服務 3%		
產品測試 （10%）	產品測試結果是否符合需求 10%		
總分	○○分（含）以上合格		
訪視評核結果：□合格　□不合格　　　供應商簽名：			

3. 建立合格廠商名冊

　　為確保食材供應及衛生安全之可追溯性，供應商名冊更是有建立之必要性。其內容應至少包括供應商名稱、食品業者登錄字號、地址、負責人、聯絡電話、供應品項與提供之檢驗或證明文件（表16-8）。

表16-8　食材供應商名冊

供應商名稱	食品業者登錄字號	主要供應食材	食材製造或來源廠（場）	供應商所在地	供應商負責人	供應商聯絡電話	是否簽約	具備證件
○○公司	A-○○○○○○○○○-○○○○○-○	冷凍水產品	溢○公司鑫○公司新○興公司	台北市內湖區○○路○○巷○○號	李○○	(02)○○○○-○○○○	供貨合約	商業登記證明文件
○○企業	H-○○○○○○○○○-○○○○○-○	豬肉全產品	津○公司立○公司誠○公司	桃園市龜山區○○路○○○號	王○○	(03)○○○-○○○○	供貨合約	CAS證書影本，雙方訂定合約書，明定不得供應抗生素／磺胺劑殘留不符合法規之食材。
○○農產企業社	N-○○○○○○○○○-○○○○○-○	蔬菜類	─	彰化縣秀水鄉○○村○○號	蔡○○	(04)○○○-○○○○	供貨合約	每半年提供一次農藥殘留檢驗報告單。

4. 年度評鑑

　　每年應對供應商名冊審視更新一次，必要時可進行評鑑或訪視。評鑑項目可包括自主管理、產品認證、品質、配合度與價格等，並依供應食材的規格正確性、數量、交貨狀況等，記錄於供應商評鑑表（表16-9）。評鑑不合格之廠商，在改善前將不再採購其食材。

表16-9　食品廠供應商供貨狀況紀錄表

供應商紀錄				供貨紀錄		
年度	供應商	供貨類別	年供貨品項	不合格品項	不合格內容與改善情形	
110	○○公司	肉品	120	1	1. 冷凍肉品以冷藏車運送，表面溫度-5℃。 2. 書面通知改善後，已改冷凍車。	
110	○○公司	蔬菜	60	0		
110	○○公司	冷凍食品	40	0		
	供貨狀況評估		不合格高於10%者，列為下半年供應商後補名單。			
主管：			記錄：			

⒟食材驗收

　　食材驗收是防止食品危害侵入的第一步。驗收的目的在於確認與採購計畫及合約內容是否相符,避免爭議與預防造假。故驗收包括品質的檢驗與數量的點收。

　　驗收時應進行點收及官能檢查,確認食材保存期限、包裝完整性、標示、標章、運輸條件及異物判定,符合規定者准予驗收,不符合規定者拒收(圖16-2)。

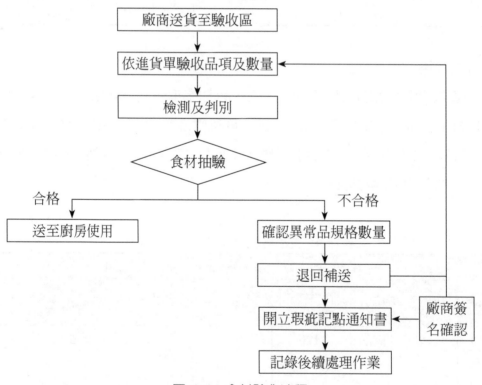

圖16-2　食材驗收流程

　　驗收時須注意:⑴原料是否保有原貯存狀態,例如冷凍、冷藏等低溫貯存食品是否依照所規範的溫度下貯運(冷凍食材應維持在-18℃以下、冷藏食材應維持在7℃以下)。⑵藉由感官方法(如觸摸、嗅聞等)檢視食材是否有任何異常的現象,常溫乾燥食品是否有吸溼受潮的現象,生鮮食品是否已有軟腐、生黏等

現象。

　　驗收後之食材，應立即依照其特性，加以分類儲存於常溫或冷凍或冷藏庫，以確保食材之安全品質。表16-10為食材驗收標準範例。

表16-10　食材驗收標準範例

名稱	驗收標準
五穀類	1. 品質良好無發霉、無夾雜物或米蟲 2. 外包裝完整不得破損
肉類、海鮮類	1. 外包裝完整，不破損、不可結塊含冰霜、標示符合規定 2. 冷凍品離有效日期至少2個月 3. 進貨表面溫度，冷藏10℃、冷凍-12℃以下 4. 肉色正常，無異味、無黏液 5. 檢附屠宰證明或CAS、HACCP標示產品
蔬果類	1. 外觀完整，枯萎腐爛現象不得超過10%，且不應夾雜異物及菜蟲 2. 農藥殘留符合法規標準
豆製品、素料	1. 外觀完整正常，無酸臭味、無夾雜物、無黏感或冰結狀況 2. 包裝完整無破損，標示符合規定 3. 進貨表面溫度，冷藏10℃、冷凍-12℃以下
蛋品類	外觀完整無破損，外殼清潔、色澤正常無異味、蛋籃保持清潔
冷藏／冷凍加工食品	1. 外包裝完整，不得破損、標示符合規定 2. 進貨表面溫度，冷藏10℃、冷凍-12℃以下 3. 冷凍品離有效日期至少2個月
乾貨類	包裝完整無破損，產品外觀完整正常、無異味
油脂類、調味料	1. 外觀完整正常，包裝完整無破損 2. 離有效日期至少2個月
清潔消毒用品	1. 外觀完整正常標示清楚 2. 進庫時自行標示日期

三、倉儲管制

㈠倉儲管制的法規規定

　　根據「食品良好衛生規範準則」第六條規定，食品業者倉儲管制，應符合下列規定：

1. 原材料、半成品及成品倉庫，應分別設置或予以適當區隔，並有足夠之空間以供搬運。

2. 倉庫內物品應分類貯放於棧板、貨架上或採取其他有效措施，不得直接放置地面，並保持整潔及良好通風。

3. 倉儲作業應遵行先進先出之原則，並確實記錄。

4. 倉儲過程中須管制溫度或溼度者，應建立管制方法及基準，並確實記錄。

5. 倉儲過程中，應定期檢查，並確實記錄；有異狀時，應立即處理，確保原材料、半成品及成品之品質及衛生。

6. 有污染原材料、半成品或成品之虞之物品或包裝材料，應有防止交叉污染之措施；其未能防止交叉污染者，不得與原材料、半成品或成品一起貯存。

㈡倉儲管制實務──軟體部分

　　一般貯存原則如下：

1. 新鮮

　　所有農、畜、水產品等食品原料及調味料、食品添加物，應儘量保持鮮度及應依據使用量訂貨，勿大量囤貨。

2. 貼上標籤

　　除完整包裝食品外，所有食材都應貼有標籤，標籤內容至少包括：⑴食品名稱。⑵若為分裝者，應註明分裝日期與原包裝有效日期。⑶食品製作、食用或丟棄的日期。⑷生產者或管理者姓名與其他須注意的事項。

3. 先進先出（First In First Out, FIFO）原則

　　確保先進先出的方式為：⑴確認食品的使用期限或有效日期。⑵將使用期限或有效日期較早到期之食品，放在較晚到期的食品之前。⑶先使用存放在前方的食品。⑷排定時間表，定期查看並丟棄已拆封但仍貯存的過期食品。⑸已經超過製造廠商標示的有效日期之食品必須丟棄。⑹拆封後的食品保存狀態與未拆封前不同，須將保存時間縮短，以避免食品品質已劣變，卻仍被使用的風險。

4. 避免交叉污染

　　不同污染程度食材應有防止交叉污染之措施（如密封、加蓋、設置承裝籃、不得堆疊），並依污染程度分區擺放。

5. 產品的置放

　　⑴將食品貯存在專門存放食品的容器中。容器應耐用、防水，而且能夠密封或覆蓋需熱存或冷凍或冷藏的食品容器，並依據容器上標示之耐熱溫度使用。

　　⑵勿使用空的食品容器來貯存化學品，亦勿將食品放在空的化學容器中。

　　⑶將食品和用品分別貯存在指定的區域。

　　⑷食品及用品皆應離牆5公分以上，並離地面至少5～15公分放置或貯存。

㈢倉儲管制實務──硬體部分

1. 乾貨的貯存管理

　　將食品置於乾貨貯存區時，應保持乾貨貯存區涼爽及乾燥，避免陽光日照，以維持食品品質，確保食品安全。

　　⑴**溫溼度管控**：乾貨貯存區必須通風良好，且溫度應該維持於28°C以下，溼度控制在相對溼度50～70%。

　　⑵**擺設**：應離牆5公分以上，並離地面5～15公分整齊放置。擺放位置應方便先進先出管理。

2. 冷凍與冷藏庫

　　⑴**溫度設定**：冷藏庫的溫度須設定足以讓食品中心溫度能維持在7°C以下。

　　　　冷凍庫應設定在-18°C以下以維持冷凍。

　　⑵ **定期監測食品溫度**

　　　　① 定期抽查貯存的食品溫度，以確認食品能貯存於正確的環境溫度。

　　　　② 每天的每一次輪班至少須檢查與記錄一次冷藏庫或冷凍庫的溫度（建議上班未開冰箱前及下班前各記錄每個冰箱的溫度）。

　　　　③ 冷藏庫或冷凍庫溫度計，應檢查溫度計的準確度，至少一年校正一次。

四、病媒管制與廢棄物處理

　　有關病媒防治，請見第七章原生動物與病毒。

　　廢棄物處理見表16-2「四、廢棄物處理」內容。其他應注意事項如下：

1. 廢棄物應依特性分類處理，易腐敗廢棄物應每天清除，清除後之容器應清洗乾淨。而包裝紙箱及塑膠袋等應定時整理，並於垃圾暫存區放置，由專人清運。

2. 廠內之廢棄物處理，應進行每日衛生之清潔與確認，以維持作業場所環境清潔，如發現病媒須立即針對可能發生原因進行處理。

3. 凡進行微生物培養與檢驗使用完畢之培養基等廢棄物，應經過高溫高壓滅菌後才可拋棄。

第三節　人員衛生

　　人員衛生設施之法規規定內文可參考GHP附表一。食品從業人員衛生之法規規定內文則可參考GHP附表二。

一、人員衛生設施

1. 洗手消毒設施

　　現場入口處要設置有與現場內人員數量相適應的洗手消毒設施，洗手龍頭所需配置的數量配置比例應該為每10人1個，200人以上每增加20人增設1個。同時，於明顯之位置懸掛簡明易懂之洗手方法。

　　應備有流動自來水、清潔劑、乾手器或擦手紙巾等設施；必要時，應設置適當之消毒設施。洗手龍頭必須為非手動開關，應採用腳踏式、肘動式或電眼式等開關方式，以防止已清洗或消毒之手部再度遭受污染。

　　洗手處須有皂液器，數量上也要與使用人數相適應，並合理放置，以方便使用。乾手用具必須是不會導致交叉污染的物品，如一次性紙巾、消毒毛巾或乾手機等。

　　在現場內適當的位置，亦應安裝足夠數量的洗手、消毒設施和配備相應的乾手用品，以便工人在生產操作過程中定時洗手、消毒，或在弄髒手後能及時和方便地洗手。從洗手處排出的水不能直接流淌在地面上，要經過水封導入排水管。

　　洗手消毒設施之設計，應能於使用時防止已清洗之手部再度遭受污染。

2. 廁所

　　廁所設置地點應防止污染水源。為了便於生產衛生管理，與現場相連的廁所，不應設在加工作業區內，可以設在更衣區內。廁所的門窗不能直接開向食品作業場所，但有緩衝設施及有效控制空氣流向防止污染者，不在此限。廁所的牆面、地面和門窗應該用淺色、易清洗消毒、耐腐蝕、不滲水的材料建造，並配有沖水、洗手消毒設施，視窗有防蟲蠅裝置。同時，應保持整潔，避免有異味，並應於明顯處標示「如廁後應洗手」之字樣。

二、從業人員的健康檢查

　　可依其健康檢查結果判斷其是否適合此行業之工作。新進人員須在報到前提

供健康檢查報告，經檢查合格後始得被僱用，被僱用後，每年應主動健康檢查一次。一般健康檢查項目包括：1. A型肝炎；2.出疹、膿瘡、外傷；3.胸部 X 光（結核病）；4.傷寒；5.手部皮膚病。如患有前述檢查疾病者，不得從事與食品接觸之工作，或者調離至非與食品直接接觸之工作。

三、服裝儀容

工作時應穿戴整潔的工作服（包含上衣、長褲、圍裙）及工作帽，必要時戴口罩及穿著防滑雨鞋。工作衣帽之式樣宜簡單方便，且不易藏垢。

上衣大都以白色為主，其他淺色系的工作服亦可；宜選擇易清洗、易吸汗且透氣之材質為佳，並且多備一套，以便可以換洗；圍裙則以長過膝蓋為宜。

換裝後應將頭髮完全包覆於帽子或髮網內以防止頭髮、頭屑及其他夾雜物等異物掉入食品中。男性長髮宜剪短，女性長髮在工作時應紮起或夾住，工作帽或頭巾必須密蓋前額頭髮。

工作中與食品直接接觸之從業人員不得蓄留指甲、塗抹指甲油及佩戴飾物（手錶、手鐲、戒指、項鍊、耳環等飾物），並不得使塗抹於肌膚上之化妝品及藥品等污染食品或食品接觸面。

從業人員不可穿背心、短褲及穿涼鞋、拖鞋，應穿上安全鞋（所謂安全鞋指可止滑且鞋尖以鋼片保護之包鞋，可保護腳部避免被刀具等砸傷）。

從業人員個人衣物應放置於更衣場所，亦不得帶食品、飲料進入作業場所。

四、個人衛生習慣

食品從業人員養成良好衛生習慣的目的，是防止從業人員工作習性上的疏忽，而導致食物、用具遭受污染，因此食品從業人員應養成以下良好衛生習慣：

1. 不可用手搔頭、挖耳、摸鼻及擦拭嘴巴後，再用手直接接觸食物或容器。
2. 養成勤洗手習慣，工作前、如廁後必洗手。

3. 常理髮、洗頭、剪指甲，且男性不可留鬍子。經常洗臉、洗澡。

4. 咳嗽、打噴嚏、流鼻水時，不可面向他人及工作檯，應轉身用衛生紙或手帕掩蓋口鼻，並立即洗手。

5. 流汗時不可用工作服擦汗。

6. 不可隨地吐痰，或隨地丟棄廢物之壞習慣。

7. 工作現場不得有吸菸、嚼檳榔、嚼口香糖、飲食或其他可能污染食品行為。

8. 以雙手直接調理不經加熱即可食用之食品時，應穿戴消毒清潔之不透水手套，或將手部澈底洗淨及消毒。

五、洗手

　　手是傳播微生物的主要媒介，而且也是與食品直接接觸最頻繁之部位，因此手部清潔之維護相當重要，不清潔的手與食品接觸最容易引起污染，工作人員應養成工作前洗手之習慣，並了解其重要性，以確保手部之衛生。應使用洗手乳，按照標準洗手方式洗手。

1. 洗手步驟

　　正確洗手方法之程序如圖16-3：六字口訣為溼、洗、刷、搓、沖、乾。

　　若手部有傷口應確實包紮，於戴上指套後，再加上戴一層手套，以避免包紮用品混入食材中成為異物來源，污染食物。

　　在水龍頭下把手淋溼→使用皂液**洗**劑→兩手手心、手背互相摩擦致產生泡沫→用力互**搓**兩手之全部，包括手掌、手背及手腕，指尖則用刷子**刷**洗→雙手捧水**沖**洗水龍頭，並用手肘關閉水龍頭→用乾淨紙巾或烘手機將手弄**乾**。

2. 洗手時機

　　工作前、處理生鮮食物材料後、處理熟食前、如廁後、打噴嚏或咳嗽後，且不應面向食物。處理化學藥劑後、接觸垃圾桶後。

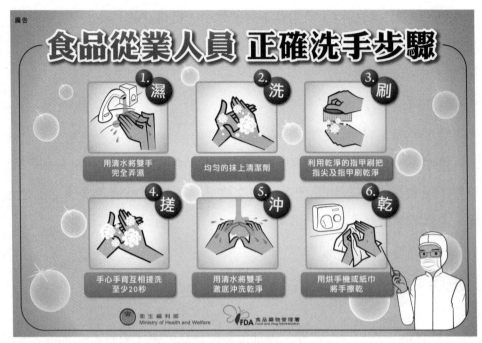

圖16-3　正確洗手步驟

第四節　餐飲衛生管理

一、餐飲管理相關法規與規範

㈠食品良好衛生規範準則

食品良好衛生規範準則（GHP）與餐飲業有關者為第六章餐飲業，自第22～28條。其中第24與25條是有關餐飲業烹調從業人員持有烹調技術證及烘焙業持有烘焙食品技術士證之比率，但因「食品業者專門職業或技術證照人員設置及管理辦法」於2020年11月06日經過修正，其比例已較GHP提高（表16-11）。

表16-11　餐飲業烹調從業人員持有烹調技術證比率之比較

食品良好衛生規範準則（2014.11.07）		食品業者專門職業或技術證照人員設置及管理辦法（2020.11.06）	
中式餐飲之餐飲業	比率	餐飲業	比率
一、觀光旅館之餐廳	80%	一、觀光旅館之餐飲業	85%
二、承攬學校餐飲之餐飲業	70%	二、承攬機構餐飲之餐飲業	75%
三、供應學校餐盒之餐盒業	70%	三、供應學校餐飲之餐飲業	75%
四、承攬筵席之餐廳	70%	四、承攬筵席餐廳之餐飲業	75%
五、外燴飲食業	70%	五、外燴飲食餐飲業	75%
六、中央廚房式之餐飲業	60%	六、中央廚房式之餐飲業	70%
七、伙食包作業	60%	七、自助餐飲業	60%
八、自助餐飲業	50%	八、一般餐館餐飲業	50%
		九、前店後廠小型烘焙業	30%

第26條爲餐飲業之衛生管理；第27條爲外燴業者應符合規定；第28條爲伙食包作業者應符合規定。

(二)大專校院餐飲衛生管理工作指引

最新版本爲教育部2020年11月。此工作指引係協助大專校院餐飲管理人員落實食品安全衛生自主管理，以提升大專校院餐飲衛生、安全、品質、並改善用餐環境及維護學生健康。

該指引之下列內容：第貳章大專校院餐飲衛生管理工作說明，將餐飲衛生管理分爲「作業場所衛生管理」、「從業人員衛生管理」、「洗手設施」、「清潔用具（品）與消毒等化學物質管理」、「食品及其原料之驗收、處理及貯存」、「食品製備及供膳衛生管理」、「用餐場所及用餐盛具衛生管理」及「校園食材登錄平臺」及「其他管理事項」等；以及第參章大專校院食品中毒處理作業流程，內容包含食品中毒之定義、預防及處理流程。

㈢其他相關法令

目前與餐飲有關法律規範，尚有「消費者保護法」、「廢棄物清理法」、「空氣及水污染防制法」。當企業選擇從事餐飲業時，應注重食材及用餐環境衛生、烹調前後所產生污染及廢棄物清運問題及對消費者權益之維護。

二、預防食品中毒

㈠如何避免食品中毒

1. 遵守食品處理之原則，包括新鮮、清潔、區分生熟食、避免交叉污染、澈底煮熟、注意保存溫度及使用乾淨的水與食材等。
2. 外出飲食時應避免冷食、生食、不吃來路不明的食品，亦應避免路邊攤飲食，謹慎選擇衛生優良餐廳用餐。
3. 確保與食物接觸的人或物都是清潔乾淨的，要使用不同砧板及刀具，分別處理生食與熟食，食用前要將食品充分加熱並在2小時內吃完，食物應放入冰箱冷藏或冷凍，飲水則要煮沸，不喝生水。
4. 遵守個人衛生原則，確保自身飲食健康。

㈡預防食品中毒四原則

1. **清潔**：食品要澈底清洗，調理及儲存場所、器具、容器均應保持清潔。
2. **迅速**：迅速處理生鮮食物及調理食物，調理後之食品應迅速食用，剩餘食物亦應迅速處理，調理後之食品以不超過二小時食用為原則。
3. **加熱或冷藏**：注意加熱與冷藏，一般引起食品中毒之細菌，其最適生存繁殖溫度在4～65℃之間，而台灣一年四季從早到晚溫度都在此範圍內，故食品應放入冰箱冷藏或冷凍，食用前應予加熱煮沸，以避免食品中毒。
4. **避免疏忽**：餐飲調理工作，應按部就班謹慎行之，遵守衛生原則，注意安全維護，不可忙亂行之，以免將有毒物質誤以為調味料而造成不可挽回之痛苦。

㈢預防食品中毒五要原則

1. **要洗手**：調理食品前後須澈底洗淨雙手，有傷口要包紮。
2. **要新鮮**：食材要新鮮，用水要衛生。
3. **要生熟食分開**：處理生熟食須使用不同器具，避免交叉污染。
4. **要澈底加熱**：食品中心溫度超過70℃，細菌才容易被消滅。
5. 要注意保存溫度：保存低於7℃，室溫不宜放置過久

　　其中製備流程避免交叉污染是避免食品中毒最重要的項目，因為發生食品中毒的原因中，有1/3以上是因為交叉污染所造成的。

三、清洗與消毒

　　有關食品用洗潔劑食品衛生問題，見本書第十三章，清潔劑管理見表16-2「三、清潔及消毒等化學物質及用具之管理」。

㈠清洗

　　清洗部分，根據GHP第22條：「一、洗滌場所應有充足之流動自來水，並具有洗滌、沖洗及有效殺菌三項功能之餐具洗滌殺菌設施；水龍頭高度應高於水槽滿水位高度，防水逆流污染；無充足之流動自來水者，應提供用畢即行丟棄之餐具。」

　　一般以手工利用三槽式水槽清洗之流程如下（圖16-4）：

1. **大略噴洗**：用蓮蓬式噴嘴，以溫水迅速的噴水於餐具上，以防食物在餐具上變硬，保持食物顆粒漂浮，並使其鬆軟，以減低其附著於餐具上之可能性，也可以節省一些清潔劑。
2. **清洗**：第一槽為45℃以上含洗潔劑之熱水進行清洗。這是個較費力的工作，可以利用刷子，這時使用的清洗液還沒達到衛生處理的目的。
3. **沖洗**：第二槽具有充足流動之水，且能將洗潔劑沖洗乾淨。
4. **消毒**：第三槽可利用餐具籃將餐具浸於100℃的熱水中至少2分鐘。

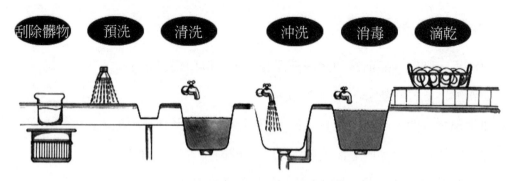

圖16-4　三槽式水槽餐具清洗順序

(二) 消毒

根據GHP第23條：「餐飲業應使用下列方法之一，施行殺菌：

1. 煮沸殺菌：毛巾、抹布等，以攝氏一百度之沸水煮沸五分鐘以上，餐具等，一分鐘以上。

2. 蒸汽殺菌：毛巾、抹布等，以攝氏一百度之蒸汽，加熱時間十分鐘以上，餐具等，二分鐘以上。

3. 熱水殺菌：餐具等，以攝氏八十度以上之熱水，加熱時間二分鐘以上。

4. 氯液殺菌：餐具等，以氯液總有效氯百萬分之二百以下，浸入溶液中時間二分鐘以上。

5. 乾熱殺菌：餐具等，以溫度攝氏一百一十度以上之乾熱，加熱時間三十分鐘以上。

6. 其他經中央衛生福利主管機關認可之有效殺菌方法。」

(三) 清洗乾淨與否之判斷方法

餐具清洗乾淨與否可依據「餐具中殘留油脂及澱粉之簡易檢查法」加以判斷。此法於2018年10月19日第1次修正。其中，澱粉係利用碘液接觸澱粉變色之原理。而脂肪殘留早期方法是利用蘇丹色素進行呈色，但因蘇丹色素被環保署公告為管制毒化物，故食藥署廢止原有檢驗方法，另訂新的油性辣椒紅方法。

四、其他餐飲衛生應注意事項

　　根據GHP第26條：「餐飲業之衛生管理，應符合下列規定：

㈠ 製備過程中所使用設備及器具，其操作及維護，應避免污染食品；必要時，應以顏色區分不同用途之設備及器具。

㈡ 使用之竹製、木製筷子或其他免洗餐具，應用畢即行丟棄；共桌分食之場所，應提供分食專用之匙、筷、叉及刀等餐具。

㈢提供之餐具，應維持乾淨清潔，不應有脂肪、澱粉、蛋白質、洗潔劑之殘留；必要時，應進行病原性微生物之檢測。

㈣ 製備流程應避免交叉污染。

㈤ 製備之菜餚，其貯存及供應應維持適當之溫度；貯放食品及餐具時，應有防塵、防蟲等衛生設施。

㈥ 外購即食菜餚應確保衛生安全。

㈦食品製備使用之機具及器具等，應保持清潔。

㈧ 供應生冷食品者，應於專屬作業區調理、加工及操作。

㈨ 生鮮水產品養殖處所，應與調理處所有效區隔。

㈩ 製備時段內，廚房之進貨作業及人員進出，應有適當之管制。」

參考文獻

第一章

－，2020。前瞻基礎建設計畫-食品安全建設計畫（修正本）。

田中宏隆，岡田亞希子，瀨川明秀，2022。外來食物大預報。英屬維京群島商高寶國際公司
　　台灣分公司，台北市。

孟凡喬，2005。食品安全性。中國農業大學出版社，北京市。

林昱梅，2017。大數據時代之食品安全。人文與社會科學簡訊19(1)，47-52。

施明智，2021。實用食品工廠管理。五南圖書公司，台北市。

陳婉箐，2017。食藥戰情中心掌握食安風險－應用大數據建立預警制度。衛福季刊13。26-
　　29。

許耀明，譚偉恩，2017。風險溝通在食安管理中之必要性：以狂牛症事件為例。交大法學評
　　論，1，1-33。

董志忠，陳歷水，2020。未來食品-現代飲食如何改變我們的飲食方式。中國輕工業出版
　　社，北京市。

維基百科，2022。台灣食品安全事件列表。自由的百科全書（Wikipedia.org）。

論壇食品安全風險評估委員會，2016。加強食品風險評估及預防政策。國家衛生院，苗栗
　　縣。

蘇嘉瑞，施明智，黃子彬，楊文育，2015。健全我國食品安全管理機制之研究。國家發展委
　　員會，台北市。

第二章

－，2021。化學農藥十年減半行動方案。行政院農業委員會動植物防疫檢疫局。

－，2017。食品標示法規指引手冊。衛生福利部食品藥物管理署。

內政部全球資訊網-中文網，https://www.moi.gov.tw。瀏覽日期2022/02/16。

內政部警政署全球資訊網，https://www.npa.gov.tw，瀏覽日期2022/02/16。

立法院>法案查詢，https://www.ly.gov.tw/Pages/Search.aspx?nodeid=107&sid=0，瀏覽日期2022年2月14日。

行政院食品安全辦公室食品安全資訊網https://www.ey.gov.tw › ofs，瀏覽日期2022/02/14。

行政院消費者保護會https://cpc.ey.gov.tw，瀏覽日期2022/02/16。

行政院農業委員會，https://www.coa.gov.tw，瀏覽日期2022/02/15。

行政院環境保護署，環境保護法律，2021年9月。

非登不可（FDA）-登錄平台- 衛生福利部食品藥物管理署https://fadenbook.fda.gov.tw › pub，瀏覽日期2022/02/15。

吳希文，2016。食品追溯追蹤相關規定。食品藥物管理署。

食品衛生管理法，總統府公布日期：1975年01月29日號次：第2840 號。

食品安全衛生管理法增訂案，總統府公報，華總一義字第10800059261號，公告日期2019年06月12日。

食品良好衛生規範準則，2014年11月07日 - 全國法規資料庫，https://law.moj.gov.tw › Hot › AddHotLaw。

食品衛生安全管理系統認／驗證QA問答集2020/03/04修訂，食品衛生安全管理系統驗證-驗證篇，食品藥物管理署。

食藥署，https://www.fda.gov.tw，瀏覽日期2022/02/14。

海洋委員會海巡署全球資訊網http://www.cga.gov.tw，瀏覽日期2022/02/17。

財政部全球資訊網，https://www.mof.gov.tw，瀏覽日期2022/02/17。

教育部全球資訊網，https://www.edu.tw，瀏覽日期2022/02/16。

經濟部工業局全球資訊網，https://www.moeaidb.gov.tw，瀏覽日期2022/02/17。

經濟部商業司，http://gcis.nat.gov.tw/main/indexC.jsp，瀏覽日期2022/02/17。

經濟部標準檢驗局，https://www.bsmi.gov.tw，瀏覽日期2022/02/17。

經濟部經貿談判代表辦公室，http://www.moea.gov.tw/MNS/otn/home/Home.aspx，瀏覽日期2022/02/17。

衛生福利部，食品業者專門職業或技術證照人員設置及管理辦法，2020年11月06日。

「應建立食品追溯追蹤系統之食品業者」QA 問答集（2017.10.12 預告草案更新），食品藥

物管理署。

擴大「應建立食品追溯追蹤系統之食品業者」，食品藥物管理署，2018年6月26日公告。

蘇嘉瑞，施明智，黃子彬，楊文育，2015。健全我國食品安全管理機制之研究。國家發展委
　　員會，台北市。

第三章

一，2010。基因改造食品安全性評估方法。行政院衛生署，台北市。

一，2018。非傳統性食品原料申請作業指引。衛生福利部食品藥物管理署，台北市。

一，2019。健康食品安全評估方法。衛生福利部食品藥物管理署，台北市。

一，2020。農藥每日可接受攝取量（ADI）與急性參考劑量（ARfD）訂定原則。行政院農
　　業委員會藥物毒物試驗所，台中市。

王淑珍等，2014。食品衛生與安全。中國輕工業出版社，北京市。

何計國，甄潤英，2003。食品衛生學。中國農業大學出版社，北京市。

施明智，2012。食物學原理，第三版。藝軒圖書公司，新北市。

施明智，蕭思玉，蔡敏郎，2019。食品加工學，第三版。五南圖書公司，台北市。

施明智，程安知，2021。實用食品估廠管理。五南圖書公司，台北市。

秦鈺慧，2007。化妝品管理及安全性和功效性評價。化學工業出版社，北京市。

麻微微，2019。食品毒物學。人民衛生出版社，北京市。

黃登福等，2020。新編食品衛生與安全，第五版。華格那企業有限公司，台中市。

楊潔彬，王晶，王柏琴，陳義珍，韓純儒，1999。食品安全性。中國輕工業出版社，北京
　　市。

監察院，2010。食品用添加物安全管制與規範專案調查研究報告。監察院，台北市。

蔡文珊，2001。農藥毒理特性與管理。農政與農情，113，https://www.coa.gov.tw/
　　ws.php?id=3985

顏國欽，2012。最新食品衛生學。藝軒出版社，新北市。

第四章

Bevilacqua A. et. al. 2016. The microbiological quality of food. Woodhead Publishing, eBook.

Doyle M. E. 2007. Microbial food spoilage- Losses and control strategies. Food Research Institute, University of Wisconsin- Madison, Madison.

Erkmen O., Bozoglu T. F. 2016. Food microbiology: Principles into practice. First Edition, John Wiley & Sons, Ltd. New York.

Hammond S. T. et. al. 2015. Food spoilage, storage, and transport: Implications for a sustainable future. BioScience Advance Access published.

Khardori N. M. 206. Food microbiology: In human health and disease. Taylor & Francis Group, eBook.

Laganà P. et. al. 2015. Microbial toxins and related contamination in the food industry. Springer Science+Business Media, eBook.

Petruzzi L. et. al. 2017. Chapter 1 Microbial spoilage of foods: Fundamentals in the microbiological quality of food. Elsevier Ltd, New York.

Pitt J. I., Hocking A. D. 2009. Fungi and food spoilage. Springer Science + Business Media, eBook.

SperberW.H., Doyle M.P. 2009. Compendium of the microbiological spoilage of foods and beverages. Springer Science+Business Media, eBook.

Weidenbörner M. 2017. Mycotoxins in plants and plant products. Springer International Publishing, AG, eBook.

Wu A. 2019. Food safety & mycotoxins. Springer Nature, Singapore, eBook.

第五章

Bhunia A. K. 2018. Foodborne microbial pathogens: Mechanisms and pathogenesis. Springer Science+Business Media, (eBook).

Erkmen O., Bozoglu T. F. 2016. Food microbiology: Principles into practice. First Edition, John Wiley & Sons, Ltd., New York.

Khardori N. M. 2016. Food microbiology: In human health and disease. Taylor & Francis Group, (eBook).

Laganà P. et. al. 2015. Microbial toxins and related contamination in the food Industry. Springer

Science+Business Media, (eBook).

Morris J. G., Jr., Potter M. E. 2013. Foodborne Infections and intoxication. Elsevier Inc., New York.

Wu A. 2019. Food safety & mycotoxins. Springer Nature, Singapore (eBook).

-，2015。食品衛生管理人員食媒性疾病流行病學調查參考手冊。衛生福利部食品藥物管理署。

-，2017。食品中毒發生與防治年報（105年）。衛生福利部食品藥物管理署。

-，2018。食品中毒發生與防治年報（106年）。衛生福利部食品藥物管理署。

-，2019。食品中毒發生與防治年報（107年）。衛生福利部食品藥物管理署。

-，2020。食品中毒發生與防治年報（108年）。衛生福利部食品藥物管理署。

-，2021。食品中毒發生與防治年報（109年）。衛生福利部食品藥物管理署。

衛生福利部食品藥物管理署，首頁 > 業務專區 > 食品 > 餐飲衛生 > 2。防治食品中毒專區 > 各類食品中毒原因介紹https://www.fda.gov.tw/Tc/site.aspx?sid=1931&r=1174392574。

衛生福利部食品藥物管理署，首頁 > 業務專區 > 食品 > 餐飲衛生 > 2。 防治食品中毒專區 > 各類食品中毒原因介紹 > 細菌（如腸炎弧菌、金黃色葡萄球菌、仙人掌桿菌等）https://www.fda.gov.tw/tc/siteContent.aspx?sid=11533。

第六章

DeVries J.W., Truchsess M.W., Jackson, L.S. 2002. Mycotoxins and food safety. Kluwer Academic/Plenum Publishers, New York., USA.

Knechtges K.P. 2012. Food safety. Theory and practice. Jones & Bartlett Leaning, USA.

-，2021。食品中污染物質及毒素衛生標準。衛生福利部，台北市。

施明智，2012。食物學原理，第三版。藝軒圖書公司，新北市。

第七章

Jaime C.G., 2020. Principles of food sanitation. Delve Publishing, Canada.

施明智，成安知，2021。實用食品工廠管理。五南出版公司，台北市。

施明智，2012。食物學原理，第三版。藝軒圖書公司，新北市。

陳政忻，2011。全球食品安全發展趨勢。食品生技，27，7-10。

謝碧秀，2020。畜產品質量安全風險因素的管控。中國畜牧業，5，54-56。

歷年食品中毒發生與防治年報。衛生福利部食品藥物管理署。

第八章

Knechtges K.P. 2012. Food safety. Theory and practice. Jones & Bartlett Leaning, USA.

Otun J. et. al. 2019. Systematic review and mata-analysis on the effect of soy on thyroid function. Sci. Reports, 9, 3964

-，2021。食品中污染物質及毒素衛生標準。衛生福利部，台北市。

施明智，2012。食物學原理，第三版。藝軒圖書公司，新北市。

張友駿，顏妙芬，2016。解密楊桃：與腎臟的糾葛。台灣家醫誌26(4)，228-234。

麻微微，2019。食品毒物學。人民衛生出版社，北京市。

楊潔彬，王晶，王柏琴，陳義珍，韓純儒，1999。食品安全性。中國輕工業出版社，北京市。

陳冠妤，張嫻楨，張美華，林汝青，高雅敏，曾素香，王德原，2020。木薯製品中總氫氰酸檢驗方法之建立。食品藥物研究年報，11，1-11。

賴慶亮譯，1997。菇類的化學·生化學。國立編譯館，台北市。

第九章

Knechtges K.P. 2012. Food safety. Theory and practice. Jones & Bartlett Leaning, USA.

-，2021。食品中污染物質及毒素衛生標準。衛生福利部，台北市。

施明智，2012。食物學原理，第三版。藝軒圖書公司，新北市。

郭科良，蔡慧君，2019。水產品中砷及其化合物檢測技術之簡介。水試專訊65，50-52。

麻微微，2019。食品毒物學。人民衛生出版社，北京市。

溫倩茹，2018。職業性無機鉛及其化合物中毒認定參考指引。

楊潔彬，王晶，王柏琴，陳義珍，韓純儒，1999。食品安全性。中國輕工業出版社，北京市。

第十章

-, 2012. IARC monographs on the evaluation of carcinogenic risks to humans. vol. 101.

-, 2018. IARC Monographs on the evaluation of carcinogenic risks to human. Vol. 114.

-, 2021. IARC Monographs on the Identification of Carcinogenic Hazards to Humans. vol.128.

Abraham K. et. al. 2011. Toxicology and risk assessment of acrolein in food. Mol. Nutr. Food Res., 55, 1277-1290.

Batool Z. et. al. 2021. A review on furan: Formation, analysis, occurrence, carcinogenicity, genotoxicity and reduction methods. Critical Rrviews in Food Science and Nutrition, 61(3), 395-406.

Bogen K. T., Keating G. A. 2001. U.S. dietary exposures to heterocyclic amines. J. of Exposure Analysis and Environmental Epidemiology, 11, 155-168.

Chen H. et. al. 20212. Occurrence of thermally induced glycidyl esters and 3-monochloropropane-1,2-diol esters in refined oils and pressed oils manufactured by different processes and associated with human health risks in Taiwan. Food Chem., 360, 130053.

Cheng W. et. al. 2017. Glycidyl fatty acid esters in refined edible oils: A review on formation, occurrence, analysis, and elimination methods. Comprehensive Reviewsin Food Science and Food Safety, 16, 263-281.

Choudhary A. et. al. 2021. 5-Hydroxymethylfurfural (HMF) formation, occurrence and potential health concerns: recent developments. Toxin Reviews, 40(4), 545-561.

Commission Regulation (EU), 2020, Document 32020R1322.

Dhaka V. et. al. 2011. Trans fats- sources, health risks and alternative approach - A review. J Food Sci Technol, 48(5), 534-541.

EFSA 2015. Scientific opinion on acrylamide in food. EFSA Journal, 13(6), 4104.

Ericson U. et. al. 2007. Dietary intake of heterocyclic amines in relation to socioeconomic, lifestyle and other dietary factors: estimates in a Swedish population. Public Health Nutrition, 10(6), 616-627.

Gao B. et. al. 2019. Fatty acid esters of 3-monochloro- propanediol: A review. Annual Review of Food Sci. and Technol., 10, 259-84.

Gibis M. 2016. Heterocyclic aromatic amines in cooked meat products: Causes, formation, occurrence, and risk assessment. Comprehensive Reviewsin Food Science and Food Safety, 15, 269-302.

Hamzalıoğlu A., Gökmen V. 2020. Potential reactions of thermal process contaminants during digestion. Trends in Food Science & Technol., 106, 198-208.

Israilides C., Varzakas T. 2015. Strategies to reduce the formation of acrylamide in potato chips: A market and consumer's prospective. Current Research in Nutrition and Food Science, 3(1), 20-25.

Iwasaki M. et. al. 2010. Heterocyclic amines content of meat and fish cooked by Brazilian Methods. J Food Compost Anal., 23(1), 61-69.

Kuzan A. 2021. Toxicity of advanced glycation end products (Review). Biomedical Reports, 14, 46.

Lee B. Q., Khor S. M. 2015. 3-Chloropropane-1,2-diol (3-MCPD) in soy sauce: A review on the formation, reduction, and detection of this potential carcinogen, comprehensive. Reviews in Food Science and Food Safety, 14,48-66.

MacMahon S., Begley T. H., Diachenko G. W. 2013. Occurrence of 3-MCPD and glycidyl esters in edible oils in the United States. Food Additives & Contaminants: Part A, 30(12), 2081-92.

Pal Murugan M. et. al. 2016. A Review on Acrylamide Mitigation Strategies in Various Processed Foods. International J. of Advanced Research, 4(7), 1025-1040.

Risikobewertung Bundesinstitut für 2020. Possible health risks due to high concentrations of 3-MCPD and glycidyl fatty acid esters in certain foods, BfR Opinion No 020, 1-52.

Rohrmann S. et. al. 2007. Intake of heterocyclic aromatic amines from meat in the European prospective investigation into cancer and nutrition (EPIC)-Heidelberg cohort. British J of Nutrition, 98, 1112-1115.

Seefelder W. et. al. 2008. Esters of 3-chloro-1,2-propanediol (3-MCPD) in vegetable oils: Significance in the formation of 3-MCPD. Food Additives and Contaminants, 25(4), 391-400.

Sergio B. O. et. al. 2020. Effective physical refining for the mitigation of processing contaminants in palm oil at pilot scale. Food Research International, 138, 109748.

Stadler R.H., Lineback D.R. 2009. Process- induced food toxicants: Occurrence, formation, mitigation and health risks. John Wiley & Sons, Inc., New York.

Siti Nurshahbani S., Azrina A. 2014. Trans fatty acids in selected bakery products and its potential dietary exposure. International Food Research J., 21(6), 2175-2181.

Velíšek J., Davídek J., Hajšlová J., Kubelka V., Janíč ek G., Mánková B. 1978. Chlorohydrins in protein hydrolysates. Zeitschrift fur Lebensmittel - Untersuchung Und - Forschung, 167, 241-244.

Velisek J. et al. 1980. New chlorine - containing organic compounds in protein hydrolysates. J of Agric. and Food Chem., 28, 1142-1144.

Wang S. 2019. Chemical hazards in thermally-processed foods. Springer Nature Singapore Pte Ltd., eBook.

Yan J. et. al. 2004. Photomutagenicity of 16 polycyclic aromatic hydrocarbons from the US EPA priority pollutant list. Mutat Res. 557(1), 99-108.

bikowska A. 2010. Formation and Properties of Trans fatty acids- A review. J. of Food and Nutrition Sciences, 60(2), 107-114.

Zuzana Z., Marek D.. Jan V. 2009. Occurrence of 3-chloropropane-1,2-diol fatty acid esters in infant and baby foods. Eur Food Res Technol, 228, 571-578.

一，2012。降低食品中丙烯醯胺含量加工參考手冊，行政院衛生署食品藥物管理局。

行政院衛生署食品藥物管理署，降低食品中多環芳香族碳氫化合物含量之作業指引，修正日期2021年1月12日。

李雅心，2021。麵粉類食品中多環芳香烴於國人之膳食暴露評估。中興大學食品安全研究所學位論文，台中市。

許家齊，2012。降低黑糖中丙烯醯胺之方法。國立台灣大學食品科技研究所碩士論文，台北市。

康宏毅等人，2013。市售油條、馬鈴薯與番薯製品中丙烯醯胺含量調查。食品藥物研究年報

4，120-128。

國家環境毒物研究中心，食品安全資訊網，http://nehrc.nhri.org.tw/foodsafety/。

葉安義等人，2013。嬰兒食品、早餐穀片食品中丙烯醯胺含量調查及暴露量評估。衛生福利部食品藥物管理署102年度研究成果報告。

衛生福利部食品藥物管理局，預告修正「食品中污染物質及毒素衛生標準」第六條及第五條附表三，發布日期2022年1月26日。

簡志軒，2016。分析國內高溫烹調肉品中常見的異環胺。國立台灣大學職業醫學與工業衛生研究所碩士論文，台北市。

藍清木，2001。不同食品成分和加熱時間對滷味雜環胺生成的影響。輔仁大學食品營養學系碩士論文，台北縣。

第十一章

-，2013。農藥合理使用問答集–應用篇。行政院農委會農業藥物毒物試驗所。

-，2020。108年度水果農產品農藥殘留監測研究成果報告。行政院農業委員農業藥物毒物試驗所。

-，2020。108年度蔬菜農產品農藥殘留監測研究成果報告。行政院農業委員農業藥物毒物試驗所。

-，2021，化學農藥十年減半行動手冊（第3版）。行政院農業委員會動植物防疫檢疫局。

李敏郎，農藥的種類介紹。行政院農業委員會農業藥物毒物試驗所，農業知識入口網站，公布日期：2012年05月02日https：//kmweb.coa.gov.tw/knowledgebase.php?func=0&type=0&id=205496。

行政院農業委員會農糧署，2022年1月田間及集貨場蔬果農藥殘留檢驗結果月報表，https：//www.afa.gov.tw/cht/index.php?code=list&flag=detail&ids=752&article_id=5804

行政院農委會農糧署，https：//www.afa.gov.tw，瀏覽日期2022年2月18日。

行政院農業委員會，農藥管理法。2018年05月23日。

行政院農業委員會，農藥標示管理辦法。2019年08月05日。

行政院農業委員會，動物用藥殘留標準。修正日期2021年06月24日。

行政院農委會動植物防疫檢疫局，https://www.baphiq.gov.tw，瀏覽日期2022年2月17日。

行政院農委會動植物防疫檢疫局，畜牧場安全用藥監測合格清單https：//www.baphiq.gov.tw/ws.php?id=16669。

行政院農委會動植物防疫檢疫局：孔雀綠（Malachite green）為動物用禁藥，禁止製造、調劑、輸入、輸出、販賣或陳列。但專供飼養於水族缸（箱）內觀賞魚疾病治療使用者，不在此限。公布日期：2018年05月28日。

行政院農委會農業藥物毒物試驗所，https：//www.tactri.gov.tw，瀏覽日期2022年2月18日。

黃慶文‧李宏萍，2012。農產品安全管理與宣導教育-從農藥殘留檢驗談農作物安全。農政與農情，239期。

楊秀珠，2012。農藥合理、安全使用技術。農業藥物毒物試驗所，2012年12月。

蔡文珊，2001。農藥毒理特性與管理。農政與農情，第113期。

廖俊麟等人，2018。台灣常用農藥之慢性健康危害風險排序。台灣農藥科學（Taiwan Pesticide Science），5，53-73。

衛生福利部，農藥殘留容許量標準。2021年08月18日。

衛生福利部，動物用藥殘留標準。2021年06月24日。

第十二章

Bian X. et. al. 2017. Gut microbiome response to sucralose and its potential role in inducing liver inflammation in mice. Frontiers in Physiology, 8, 487.

Bigal M.E. et. al. 2006. Migraine triggered by sucralose- A case report, headache. The Journal of Head and Face Pain, 46(3), 515-527.

Chassaing B. et. al. 2015. Dietary emulsifiers impact the mouse gut microbiota promoting colitis and metabolic syndrome, Nature, 519(5), 92-96.

Codex Alimentarius 2019. General Standard for Food Additives, Codex Stan 192-1995.

Corder B., Knobbe A. 2018. The effects of the artificial sweetener sucralose on the gut bacteria Escherichia coli and Enterobacter aerogenes, The J. of Exper. Microbiol. & Immuno., 4, 1-9.

Czarnecka K. et. al. 2021. Aspartame- True or false? Narrative review of safety analysis of general use in products. Nutrients, 13, 1957.

Dong S. et. al. 2011. Unintentionally produced dioxin-like polychlorinated biphenyls during cooking, Food control, 22(11), 1797-1802.

Dong S. et. al. 2013. Formation of polychlorinated naphthalenes during the heating of cooking oil in the presence of high amounts of sucralose. Food Control, 32(1), 1-5.

EFSA 2018. Re-evaluation of silicon dioxide (E 551) as a food additive, EFSA Journal,16(1), 5088.

Haighton L. et. al. 2019. Systematic review and evaluation of aspartame carcinogenicity bioassays using quality criteria. Regulatory Toxicology and Pharmacology, 103, 332-344.

Khan I.S. et. al. 2022. Toxicological impact of sodium benzoate on inflammatory cytokines, oxidative stress and biochemical markers in male Wistar rats, Drug and Chem. Toxicol., 45(3), 1345-1354.

Khoshnoud M.J. et. al. 2017. Effects of sodium benzoate, a commonly used food preservative, on learning, memory, and oxidative stress in brain of mice, J Biochem Mol Toxicol. 32(2), e22022.

Li X. et. al. 2020. Sucralose promotes colitis-associated colorectal cancer risk in a murine model along with changes in microbiota. Frontiers in Oncology, 10, 710.

Li Y. et. al. 2020. Gut microbiota metabolite fights against dietary polysorbate 80-aggravated radiation enteritis. Frontiers in Microbiology, 11, 1450.

Naimi S. et. al. 2021. Direct impact of commonly used dietary emulsifiers on human gut microbiota, Microbiome, 9:66, 1-19.

Olmo Ana del et. al. 2017. Benzoic acid and its derivatives as naturally occurring compounds in foods and as additives: Uses, exposure, and controversy. Critical Reviews in Food Sci. and Nutri., 57(14), 3084-3103.

Partridge D. et. al. 2019. Food additives: Assessing the impact of exposure to permitted emulsifiers on bowel, Nutrition Bulletin, 44, 329-349.

Pongsavee M. 2015. Effect of sodium benzoate preservative on micronucleus induction, chromosome break, and Ala40Thr superoxide dismutase gene mutation in lymphocytes. BioMed Research International, 2015(3),1-5.

Rahn A., Yaykayan V.A. 2010. Thermal degradation of sucralose and its potential in generating chloropropanols in the presence of glycerol. Food chem., 118(1), 56-61.

Ritz E. et. al. 2012. Phosphate Additives in Food- a Health Risk, Deutsches Ärzteblatt International, 109(4), 49-55.

Ruiz-Ojeda F.J. et. al. 2019. Effects of sweeteners on the gut microbiota: A review of experimental studies and clinical trials, Adv Nutr,10, S31-S48.

Saho Nishimura et. al. 2020. Polysorbate 80-induced leaky gut impairs skeletal muscle metabolism in mice. Physiological Reports. 8,e14629.

Suez J. et. al. 2014. Artificial sweeteners induce glucose intolerance by altering the gut microbiota. Nature, 514(7521),181-186.

Viennois E. et. al. 2017. Dietary emulsifier-induced low-grade inflammation promotes colon carcinogenesis. Cancer Res, 77(1), 27-40.

Viennois E. et. al. 2020. Dietary emulsifiers directly impact adherent invasive E. coli gene expression to drive chronic intestinal inflammation. Cell Reports, 33(10), 6.

Viennois E., Chassaing B. 2021. Consumption of select dietary emulsifiers exacerbates the development of spontaneous intestinal adenoma, Int. J. Mol. Sci., 22, 2602.

WHO 2002. Concise International Chemical Assessment Document 40, Formaldehyde. World Health Organization, Geneva.

WHO 2005. Concise International Chemical Assessment Document 26, Benzoic acid and sodium benzoate. World Health Organization, Geneva.

Wiklund A.E. et. al. 2012. Sucralose - an ecotoxicological challenger? Chemosphere, 86(1), 50-55.

-，2021。食品添加物業者自主管理手冊。衛生福利部食品藥物管理署。

維基百科，台灣食品安全事件列表，https://zh.wikipedia.org › zh-tw ›台灣食品安全事件列表。

衛生福利部食品藥物管理署，預告訂定「食品添加物使用範圍及限量標準」草案。公告日期2018年11月28日。

衛生福利部食品藥物管理署，加工助劑衛生標準。公告日期2020年08月11日。

衛生福利部食品藥物管理署，食品添加物使用範圍及限量暨規格標準。修正日期2021年8月18日。

第十三章

Knechtges K.P. 2012. Food safety. Theory and practice. Jones & Bartlett Leaning, USA.

-，2008。食品及食具用合成清潔劑。中華民國國家標準，CNS 3800，S1085。

江舟峰，2016。食品安全風險評估知識傳遞及利用。衛生福利部食品藥物管理署105年度研究成果報告。

李唐，陳泰源，張惠娟，林蘭砡，鄭維智，蔡舒涵，廖寶琦，2016。台灣餐具及食品用器具清潔劑添加成分現況分析。食品藥物研究年報，7，307-316。

林立婷，鄭維智，郭家維，蔡詩偉，2013。市售食品用洗潔劑之衛生安全調查。食品藥物研究年報 4，104-109。

施明智，2012。食物學原理，第三版。藝軒圖書公司，新北市。

麻微微，2019。食品毒物學。人民衛生出版社，北京市。

楊潔彬，王晶，王柏琴，陳義珍，韓純儒，1999。食品安全性。中國輕工業出版社，北京市。

傅偉光，2013。食品安全的風險分析與食品容器（具）相關之物質。食品工業45(9)，1-4。

第十四章

一，2016。104年食品中毒發生與防治年報。衛生福利部食品藥物管理署，台北市。

一，2021。食品中污染物質及毒素衛生標準。衛生福利部，台北市。

麻微微，2019。食品毒物學。人民衛生出版社，北京市。

甄宇江，2011。食物致敏原與食品安全。中國標準出版社，北京市。

第十五章

Knechtges K.P. 2012. Food safety. Theory and practice. Jones & Bartlett Leaning, USA.

一，2022.02.26，基因改造的技術(一)基因改造的共同技術。主婦聯盟環境保護基金會，

www.huf.org.tw/essay/content/4991。

王竹天，王君，2015。食品安全標準實施與應用。中國質檢出版社，中國標準出版社，北京市。

黃昆侖，車會蓮，2018。現代食品安全學。科學出版社，北京市。

施明智，2019。食品加工學，第三版。五南圖書公司，台北市。

麻微微，2019。食品毒物學。人民衛生出版社，北京市。

賀端華等，2018。基因體科技於農業及能源之發展。財團法人中技社，台北市。

楊潔彬，王晶，王柏琴，陳義珍，韓純儒，1999。食品安全性。中國輕工業出版社，北京市。

孟凡喬，2005。食品安全性。中國農業大學出版社，北京市。

吳永寧，2003。現代食品安全科學。化學工業出版社，北京市。

朱文深，2016。基因改造微生物食品之安全評估與管理。食品工業，48(5)，3-10。

趙梅琍，2016。國際重大基改作物新聞事件真相。食品工業，48(5)，19-26。

陳柚伶，2017。政府風險溝通之研究—以日本福島核災事故後調整特定地區食品輸台管制措施為例。國立台灣大學社會科學院政治學系政府與公共事務碩士在職專班論文計畫書。

姜至剛，2021。109年度「輸入食品風險分析」委託辦理計畫。衛生福利部食品藥物管理署。

第十六章

-，2012。餐盒食品工廠對食材供應商之衛生管理參考手冊。食品工業研究所，新竹市。

-，2018。餐具中殘留油脂及澱粉之簡易檢查法。衛生福利部食品藥物管理署。

食藥署，2016。食材供應商建立衛生管理系統。中華食品安全管制系統協會，台中市。

施明智，2021。實用食品工廠管理。五南圖書公司，台北市。

傅安弘，2014。餐飲衛生與安全管理，第三版。華都文化有限公司，台北市。

雄傳武，2021。食品異物管理指南。合肥工業大學出版社，合肥市。

索　引

3-單氯丙二醇　355, 356, 384, 385, 389, 390, 391, 392, 393, 394, 395, 396, 397, 398, 399
4-甲基咪唑　355, 356, 407, 408, 409
A型肝炎病毒　141, 254, 255, 256, 257, 615

一畫

一般毒性試驗　86, 96, 97

二畫

二次代謝物　198
二氧化矽　495, 496
人芽囊原蟲　236, 239, 249

三畫

三級品管　20, 59, 613, 614
三級品管　20, 59, 613, 614
三聚氰胺　10, 18, 20, 24, 35, 36, 42, 77, 110, 139, 141, 482, 536, 537, 541, 542
下痢性貝毒　141, 307, 309, 311
口蹄疫　9, 15, 262

四畫

內照射　595, 596
公認安全物質　93
壬基酚　320, 503, 504, 505, 521, 532, 533
孔雀綠　76, 448, 487, 488
水活性　149, 150, 151, 153, 157, 162, 164, 165, 166, 168, 170, 176, 178, 179, 181, 184, 187, 189, 190, 191, 193, 194, 196, 404
水楊酸　432, 481

五畫

丙烯醛　355, 356, 377, 419, 420, 421
丙烯醯胺　13, 109, 272, 355, 356, 364, 376, 377, 378, 380, 381, 382, 383, 384, 577, 583
仙人掌桿菌　141, 142, 163, 175, 176, 178, 615
加工助劑　46, 48, 466
半數致死劑量　91, 97, 98, 433
失憶性貝毒　307, 309, 312
奶油黃　109, 485
玉米赤黴毒素　200, 202, 216, 217, 219
甲狀腺腫素　274, 278, 280, 281

六畫

伏馬毒素　200, 201, 202, 203, 215, 224
全球食品安全倡議　26, 31, 139

危害鑑定　127, 128
吊白塊　13, 77, 478, 482
多氯聯苯　8, 16, 36, 115, 320, 492, 501, 502, 504, 505, 506, 507, 513, 514, 515, 516, 517, 518, 519
多環芳香族碳氫化合物　355, 356, 364, 365, 366, 367, 368, 371, 372, 373, 375, 376
安姆氏試驗　102, 104, 106
曲狀桿菌　190, 191
有機氯劑　429, 436
有機磷劑　426, 428, 429, 436
次氯酸　12, 390, 519, 527, 528, 529, 530, 531, 532
次氯酸鈉　12, 519, 527, 528, 529, 530, 531
肉毒桿菌　9, 11, 19, 36, 91, 141, 142, 174, 176, 186, 187, 188, 496, 497, 615
血球凝集素　276, 278, 279, 280

七畫

含氰配糖體　273, 275, 280, 281, 287
志賀氏桿菌　191, 192
呋喃　10, 221, 355, 356, 399, 400, 401, 402, 403, 404, 460, 504, 505, 506, 513
技術增強天然放射性物質　597
李斯特菌　15, 22, 141, 142, 188, 189, 615
每日容許攝取量　88, 89, 93, 119, 120, 129, 482, 497, 540
汞　69, 110, 319, 320, 321, 322, 323, 324, 325, 326, 327, 328, 348, 349, 350, 351, 352, 504, 505
沙波病毒　253, 260, 261
沙門氏桿菌　101, 102, 103, 162, 175, 180, 181, 182
皂素　278, 281, 282
肝吸蟲　228, 234, 235, 236, 237, 239, 244, 245, 246
貝毒　9, 141, 276, 307, 309, 310, 311, 312, 544
阪崎腸桿菌　194, 195
防腐劑　9, 63, 161, 162, 225, 465, 468, 476, 479, 481, 488, 505, 546
防腐劑　9, 63, 161, 162, 225, 465, 468, 476, 479, 481, 488, 505, 546

八畫

亞急性毒性試驗　86, 87, 96, 97, 99
服裝儀容　630
河豚毒素　307, 308, 309, 507, 544
玫瑰紅B　480
芥酸　274, 278, 291, 292
金黃色葡萄球菌　22, 141, 175, 176, 177

阿斯巴甜 490, 491
非追不可 19, 38, 43, 53, 54, 56, 61
非游離輻射 594
非登不可 19, 38, 43, 53, 61, 471

九畫

保色劑 465, 468, 496
急性毒性試驗 86, 87, 90, 96, 97, 98, 99, 117, 118, 121, 122, 124
星連玉米 586
洗手 184, 186, 189, 190, 191, 192, 235, 238, 241, 250, 252, 255, 259, 260, 261, 629, 630, 631, 632, 633, 635
洗手消毒設施 629
茄鹼 11, 273, 278, 285, 286, 287, 546
風險分析 32, 37, 40, 85, 125, 126, 130, 131, 132, 133, 134, 136, 604
風險評估 34, 35, 36, 45, 47, 85, 86, 100, 125, 127, 128, 129, 130, 131, 132, 133, 134, 136, 137, 138, 145, 360, 380, 381, 395, 401, 409, 424, 433, 464, 473, 494, 541, 589, 593, 604, 605
風險溝通 34, 36, 39, 40, 125, 126, 131, 132, 514
風險溝通 34, 36, 39, 40, 125, 126, 131, 132, 514
風險管理 18, 31, 40, 45, 47, 85, 86, 124, 125, 126, 127, 129, 130, 131, 132, 133, 375, 381, 385, 409, 412, 593, 605
食安五環 14, 20, 21, 42, 52, 61
食品用洗潔劑 48, 49, 62, 501, 502, 519, 521, 522, 527, 528, 533, 614, 635
食品安全（food safety） 2, 138, 139
食品安全衛生管理法 3, 12, 16, 20, 41, 42, 44, 45, 50, 51, 59, 62, 81, 84, 452, 465, 466, 472, 486, 519, 572, 589, 610, 619
食品良好衛生規範準則 29, 45, 51, 175, 179, 471, 528, 610, 626, 632, 633
食品防護 43, 85, 86, 138, 139, 140, 144
食品詐欺 7, 37, 138, 139, 140, 141, 142, 143
食品腐敗 3, 34, 147, 148, 154
食品履歷 5
食品衛生（food hygiene） 2
食品衛生（food sanitation） 2

十畫

庫賈氏病 262, 263, 264
海獸胃線蟲 250, 251
特殊毒性試驗 86, 100
病原性大腸桿菌 141, 142, 176, 183, 615
病媒 154, 179, 182, 228, 248, 264, 267, 268, 269, 628
砷 10, 18, 294, 319, 320, 321, 322, 323, 324, 325, 326, 327, 328, 330, 331, 332, 333, 334, 335, 336,

433, 458, 496, 507, 525, 527
草酸 276, 277, 283, 284, 482
起雲劑 11, 483, 539

十一畫

基因毒性試驗 87, 100, 101, 106, 121, 124
基因漂流 585
基因編輯 34, 576, 579, 580, 581
寄生蟲 2, 5, 143, 227, 228, 229, 230, 231, 232, 233, 234, 235, 236, 237, 238, 239, 243, 244, 248, 249, 250, 251, 265, 267, 442, 487, 545, 615
從農場到餐桌（From farm to table） 4
旋毛蟲 235, 236, 239, 248, 249
梨形鞭毛蟲 141, 228, 234, 237, 243, 244
清眞認證 25, 26, 32, 141
產氣莢膜桿菌 141, 142, 176, 193, 194, 615
異環胺類 355, 356, 357, 358, 359, 360, 361, 362
硫酸銅 353, 432, 454, 475, 476
組織胺 35, 315, 543, 544, 545, 549, 550, 551, 558, 566, 567, 568, 569, 570, 615, 616
脫氧雪腐鐮刀菌烯醇 200, 201, 203, 216, 219, 224
蛋白酶抑制劑 276, 278, 279, 280
麥角毒素 202, 217, 218
麻痺性貝毒 9, 141, 307, 309, 310, 311

十二畫

揮發性鹽基態氮 543, 566, 567
最高無作用量 87
棉籽酚 278, 291, 292
棒麴毒素 199, 202, 213, 214
植酸 207, 278, 283
游離輻射 594, 599, 600, 606, 607
無（毒害）作用量 87
痢疾阿米巴 233, 234, 237, 247, 248
蛔蟲 228, 229, 232, 233, 234, 236, 237, 240, 241
順丁烯二酸 11, 19, 36, 42, 76, 484
黃樟素 8, 296, 297
黃麴毒素 109, 199, 200, 201, 202, 203, 204, 205, 206, 207, 208, 210, 211, 212, 217, 219, 221, 222, 223, 224, 360, 507

十三畫

塑化劑 3, 11, 19, 36, 42, 483, 484, 503, 504, 516, 534, 535, 536, 537, 538, 539, 540
新月毒素 199, 202, 216, 217, 219
溥之泰事件 586
溴酸鉀 76, 484, 485
硼砂 478, 479
禽流感 34, 261
條蟲 228, 229, 232, 233, 234, 235, 237, 239, 240,

242, 243, 267

羥甲基糠醛　355, 403, 404, 405, 406

腸炎弧菌　9, 17, 175, 179, 180

腸桿菌科　22, 23, 161, 191, 194

過氧化氫　159, 224, 465, 477

過敏原　5, 35, 37, 66, 139, 141, 142, 276, 277, 543, 544, 546, 548, 549, 550, 551, 552, 553, 554, 555, 556, 558, 559, 560, 561, 583, 586, 590, 591, 615, 616

鉛　8, 69, 109, 319, 320, 321, 322, 323, 324, 325, 326, 327, 328, 336, 337, 340, 341, 342, 347, 476, 496, 503, 504, 505

鉤蟲　228, 232, 233, 234, 235, 236, 237, 244, 245

十四畫

實質等同　589, 590

慢性毒性試驗　86, 87, 90, 96, 97, 99, 100, 115, 117, 122, 124

漂白劑　9, 13, 465, 468, 476, 529

福馬林　482

聚氯乙烯　534, 535

腐化作用　148, 157

鉻　109, 321, 323, 324, 325, 354

銅　8, 12, 154, 283, 320, 321, 322, 323, 325, 326, 327, 328, 337, 342, 353, 354, 432, 454, 475, 476

銅葉綠素　12, 475

十五畫

廣東住血線蟲　236, 239, 252

熱帶性海魚毒　313, 314, 544

蔗糖素　490, 491, 492

赭麴毒素　171, 199, 200, 201, 202, 203, 210, 211, 212, 217, 224

鄰苯二甲酸酯類　483, 504, 505, 537, 538, 539

銻　321, 325, 326, 327, 328, 354

麩質　66, 555, 556, 557, 558, 559, 560, 563, 616

十六畫

橘黴素　210, 213, 214

糖化最終產物　355, 356, 413, 415

螢光增白劑　480, 525, 527

諾羅病毒　11, 13, 36, 141, 174, 253, 258, 259, 260, 615

錫　320, 321, 324, 325, 326, 327, 328, 336, 348, 352, 353, 430, 458, 503, 504, 505, 520

閾值　88, 92, 97, 129, 596

十七畫

戴奧辛　9, 10, 14, 36, 91, 109, 115, 320, 365, 501, 502, 504, 505, 506, 507, 508, 509, 510, 511, 512, 513, 514, 515, 517, 518, 535, 616

縮水甘油脂肪酸酯　21, 355, 356, 384, 385, 386, 387, 388, 389, 398

十八畫

蟯蟲　228, 229, 234, 235, 236, 250

鎘　8, 15, 69, 320, 321, 322, 323, 324, 325, 326, 327, 328, 342, 343, 344, 345, 346, 347, 496, 504, 505

雙酚 A　504, 505, 536, 540, 541

十九畫

鯖魚中毒　315, 545

二十畫

蘆薈素　293, 294

蘇丹紅　14, 75, 110, 486, 487

蘇鐵素　296

二十二畫

黴菌毒素　2, 35, 164, 171, 197, 198, 199, 200, 201, 202, 203, 205, 210, 211, 217, 218, 219, 221, 222, 223, 224, 225, 544, 615

二十四畫

鹽基性芥黃　76, 486

國家圖書館出版品預行編目資料

食品衛生與安全／施明智，陳俊成作. －－初
版.－－臺北市：五南圖書出版股份有限公
司, 2023.01
面；　公分
ISBN 978-626-343-499-8(平裝)

1.CST: 食品衛生　2.CST: 食品衛生管理

412.25　　　　　　　　　　111017547

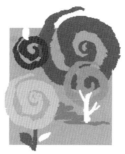

5P29

食品衛生與安全

作　　　者 — 施明智（159.7）、陳俊成（262.8）

發 行 人 — 楊榮川

總 經 理 — 楊士清

總 編 輯 — 楊秀麗

副總編輯 — 王正華

責任編輯 — 張維文

封面設計 — 姚孝慈

出 版 者 — 五南圖書出版股份有限公司

地　　　址：106台北市大安區和平東路二段339號4樓

電　　　話：(02)2705-5066　　傳　　真：(02)2706-6100

網　　　址：https://www.wunan.com.tw

電子郵件：wunan@wunan.com.tw

劃撥帳號：01068953

戶　　　名：五南圖書出版股份有限公司

法律顧問　林勝安律師

出版日期　2023年1月初版一刷

定　　　價　新臺幣800元

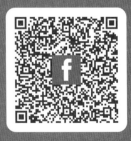
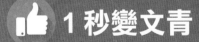

經典永恆·名著常在

五十週年的獻禮——經典名著文庫

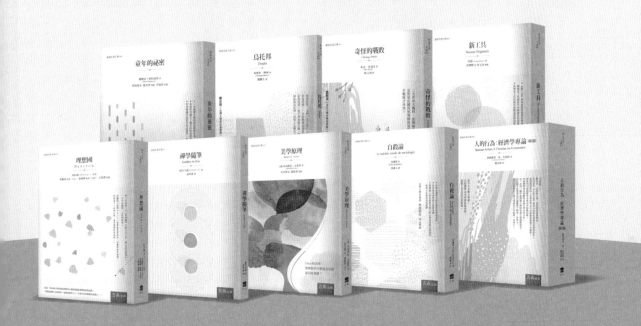

五南，五十年了，半個世紀，人生旅程的一大半，走過來了。

思索著，邁向百年的未來歷程，能為知識界、文化學術界作些什麼？

在速食文化的生態下，有什麼值得讓人雋永品味的？

歷代經典·當今名著，經過時間的洗禮，千錘百鍊，流傳至今，光芒耀人；

不僅使我們能領悟前人的智慧，同時也增深加廣我們思考的深度與視野。

我們決心投入巨資，有計畫的系統梳選，成立「經典名著文庫」，

希望收入古今中外思想性的、充滿睿智與獨見的經典、名著。

這是一項理想性的、永續性的巨大出版工程。

不在意讀者的眾寡，只考慮它的學術價值，力求完整展現先哲思想的軌跡；

為知識界開啟一片智慧之窗，營造一座百花綻放的世界文明公園，

任君遨遊、取菁吸蜜、嘉惠學子！